中医名医名家讲坛系列

张登本　王晓玲 ◎ 著

张登本
中医经典二十讲

中国健康传媒集团

中国医药科技出版社

内 容 提 要

　　本书为"中医名医名家讲坛系列"丛书之一，由当代著名中医基础理论专家张登本教授撰写。张登本教授长期从事中医理论研究与教学工作，对中医经典《黄帝内经》有非常深的造诣。本书采用专题形式，对《黄帝内经》《难经》《神农本草经》等中医经典深度挖掘，反映了张登本教授50余年教学研究的经验与体会。内容丰富，重点突出，是一部中医经典理论研究的重要著作，可供中医学生、爱好者及资深中医工作者参阅。

图书在版编目（CIP）数据

张登本中医经典二十讲/张登本，王晓玲著.—北京：中国医药科技出版社，2022.8
（中医名医名家讲坛系列）

ISBN 978-7-5214-3145-2

Ⅰ.①张…　Ⅱ.①张…　②王…　Ⅲ.①中医临床–经验–中国–现代　Ⅳ.①R249.7

中国版本图书馆CIP数据核字(2022)第123153号

美术编辑　陈君杞
版式设计　友全图文

出版　**中国健康传媒集团** | 中国医药科技出版社
地址　北京市海淀区文慧园北路甲22号
邮编　100082
电话　发行：010-62227427　　邮购：010-62236938
网址　www.cmstp.com
规格　710×1000 mm $\frac{1}{16}$
印张　28 $\frac{1}{4}$
字数　504千字
版次　2022年8月第1版
印次　2022年8月第1次印刷
印刷　三河市万龙印装有限公司
经销　全国各地新华书店
书号　ISBN 978-7-5214-3145-2
定价　**89.00元**

获取新书信息、投稿、为图书纠错，请扫码联系我们。

《黄帝内经》《黄帝八十一难经》(以下简称《难经》)、《神农本草经》和《伤寒杂病论》四书涵盖中医药学理论体系的理、法、方、药，以及临床应用之核心观念和学术立场，是生发和支撑中华民族健康医学参天大树的根干，被尊称为中医药学形成的奠基之作，也是该医学知识体系建立的显著标志和理论源头。纵览波澜壮阔的中医药发展史，就是以《黄帝内经》为代表的四部典籍流传沿革的历程。但凡谈论中医学知识时，无不言及于此；凡是学习、研究中医理论的继承、发展、守正、创新时，莫不遵从于此，这就是本书诞生的初衷和思维背景。

　　在中医药典籍中，《黄帝内经》是众经之首，其与秦越人之《难经》共同奠定了中医药学理论体系的根基。所以本书首先从其名义、沿革、学术地位方面，回答了"什么是《黄帝内经》"的问题；继则从先秦诸子之学、西汉文化背景和社会价值观，探求中医药知识形成的文化渊源、学术环境等方面，求证其构建的医药学知识体系、传承的中华民族传统文化的优秀基因、彰显的中华民族传统文化核心观念，故而称其为中国古代科学知识瑰宝的文化之源，回答了"《黄帝内经》是怎样成书的"这一命题；然后从其哲学基础（阴阳、五行、精气、神论等）和医学学科之藏象、精气血津液、经络、病因与发病、病变机理、诊察方法、临床病证、组方法度、用药规律、养生保健、五运六气等方面，概要地陈述了"《黄帝内经》讲了些什么"。

　　由于《黄帝内经》传承着中华民族优秀文化的基因，是中华传统文化的优秀代表，是中华民族历经数千年繁衍生息而不衰的可靠保障，时至今日仍然彰显着有力的实用价值和积极意义，于是从9个方面阐述学习《黄帝内经》的现实意义。

　　"怎样学习《黄帝内经》"是多数临床中医人的心结，为此，本书通过大量经文实例，分别从"读通原文""解析经义""纵横联系""结合实践""溯本求源"5种古今治经大家的解经方法入手，结合原文进行实战推演和示范。

近来在完成《黄帝内经灵枢经》（点评本）和《<黄帝内经灵枢经>校注》的写作之后，深切地感触到研读《黄帝内经灵枢经》时，务必要从宏观层面把握其中的精髓，如人类"和态"健康观念的意涵；多次强调"法天、法地、法人、法时、法音、法律、法星、法风、法野"（简称"九法"）的内涵及其意义；经络理论的发生；"九宫八风"时、空、物"三位一体"模型的内涵（包括"洛书""八卦"思维模型）及其意义；书中传载的北斗七星和北斗历法知识；以多篇原文构建的人类体质学知识；诊法中的尺肤诊法（《论疾诊尺》）、腹诊方法（《胀论》《水胀》）建构，以及首次记载解剖概念的意义等。

在完成《黄帝内经素问》（点评本）和《张登本解读五运六气》之后，对五运六气的知识有了新的认识。笔者认为五运六气理论是以"气—阴阳—五行—神论"为基础，应用干支甲子为演绎工具，论述天时气候与人类生存环境的变化关系、与气候变化相关的脏腑疾病流行特征，以及如何预测疾病、用药的规律，无论是藏象、气机气化、组方法度还是治则治法，都是以五运六气知识为背景提出的，舍此则无以求中医药学的文化源头和理论根基，这就是笔者认为五运六气理论所凝练的学术立场是中医药理论发展的"圭臬"和"准绳"的理由。《黄帝内经》的运气九篇中涵盖了"藏象"之论、"气机、气化"之论、"标本"之论、"组方法度"之论、"治则治法"之论、"君火相火"之论、"用药规律"之论，还蕴含着十月太阳历及十二月太阳历法制式的交合应用。可以看出，如果不明白五运六气理论，就很难从深层次上理解上述奠定中医药理论基础的重要概念及其理论的背景和本源意义。据此也能体现五运六气理论在中医药学中的重要地位，故专章予以讲述。

《黄帝内经》以生命科学知识为材料，第一次将发生于先秦诸子之学中的精气、阴阳、五行、神论等哲学理念，赋予生命科学的知识内涵，并且系统地将其以全新面目展现于世人，自此这些理念便成为中医人解决生命科学问题的世界观和方法论，同时也是中医药学科的核心内容及灵魂。本书分别将精气、阴阳、五行、神论、五运六气各自基本概念、理论的发生、核心内容、原文中的应用、对后世理论发展和临床实用等知识，依次单列陈述。

鉴于《灵枢经》的解读包括精气、阴阳、五行、神论、五运六气等重大命题，难以通过一讲的文字尽数表达其厚重浓郁的内涵，故而在各讲之末附以历年研习经典的心得，以便产生叠加、增益之效，烘托各专题主旨。

当笔者完成《〈难经〉通解》时，通过对《难经》八十一节原文零距离接触，对其羽翼《黄帝内经》而成为中医药学四大经典之一的学术地位，有了更深切的感受。《难经》托名春秋时期的秦越人，其实是东汉时期的医学人所撰，在采撷秦越人之《脉书》等上古医学文献编撰而成。该书内容虽然较《黄帝内经》单薄，但却使"独取寸口"的诊脉方法落地生根，付诸实践：厘定了寸、关、尺三部脉位；确定了两手六部脉的脏腑分属定位；将《黄帝内经》之"三部九候"诊脉方法，改造为寸口诊脉时的布指方法和指力的应用指标；率先应用纲脉统领其他诸种脉象的思维方法等，都是今日临床广泛应用的中医脉法之源头。

《难经》在藏象理论方面，详述了内脏的解剖形态；创立了原气概念及其相关理论；首次将命门与肾联系起来，并将命门纳入"脏"的范畴；规定右手尺脉以候命门的生理病理状态。该书基于内脏实体解剖观察提出了"三焦有名而无形"的著名观点，引发了长达2000多年的"三焦形名之争"，成为藏象理论中的特殊知识版块；在经络理论方面，界定了"是动病""所生病"之内涵，首次提出"奇经八脉"的概念；在腧穴学方面，基于临床实践的应用，发挥了原穴、五输穴知识，还总结出"八会穴"及其临床意义；在病证学、治疗学方面，该书也有其独特的见解和出色的贡献，与《黄帝内经》一道，成为中医药知识体系的基础和学术源头。所以，借助此书经典讲解之机，笔者将深刻地感受2000多年来历代医学大家对《难经》研究的印记，也把笔者对《难经》学术贡献刻骨铭心的体悟分三讲予以扼要陈述。

在编著出版《全注全译〈神农本草经〉》时，笔者第一次深刻地体会《神农本草经》古朴的风格及其在中药学发展历程中沉甸甸的分量。其虽然成书于东汉时期，但其中传载的365味（另有40余味附在相关品名条目之内）药物，却是与中华民族发展进程共生并存的。因为所载药物中相当数量的品类，既是人类赖以果腹的食材，也是疗疾祛厄之药品。因此，就《神农本草经》内容而言，其形成轨迹应当与中华民族的兴衰相伴而行。本书从该药物学经典的成书与沿革，以及其奠定中医疗病之用药的理论基础和遣方施药的规范操作之贡献，分列两讲而置于书末。

《黄帝内经》《难经》《神农本草经》虽然都是以生命科学为主体的健康医学奠基之作，但其在传承中华民族传统文化方面，有着其他任何一部古代文献都无法替代的重要作用，就其医学地位而言，都是我国现存最早、也是迄今为止地位最为崇高的经典巨著，是中华民族的先辈对全人类健康事业所做出的巨大贡献。其传承的医药学主旨，是以人类的健康为前提的，无论是未病之先，已病之中，还是疾病之后，研究的核心内容都是机体的和谐与康宁，因而将其构建的知识体系称之为人类的"健康医学"。光大其宏旨大义，继续服务于人类健康事业，是笔者历经艰辛完成《张登本中医经典二十讲》的初心和动力。书中难免存在着因学力不济之瑕疵，敬祈大方之家不吝赐教以正之。

张登本

2022年5月

目录

第一讲
《黄帝内经》是一部怎样的书

　　《黄帝内经》虽然是一部以生命科学为主体的健康医学奠基之作，但其在传承中华民族传统文化方面却有着任何一部古代著作都无法替代的、十分重要的作用，要想深入解读《黄帝内经》是一本怎样的书，还要从其书名入手。

一、《黄帝内经》释名

（一）《黄帝内经》书名的含义

　　1.《黄帝内经》以"黄帝"为名的意义　《黄帝内经》作为书名，始见于刘歆所著《七略》，后载于东汉班固的《汉书·艺文志·方技略》。其之所以冠以"黄帝"之名，是受汉代托古学风的影响，不外乎申明其道也正、其源也远而已。

　　黄帝（公元前2697—公元前2599），少典之子，本姓公孙，出生成长于陕西姬水，居轩辕之丘，故号轩辕氏，葬于陕西桥山黄帝陵。以土德王，土色黄，故曰黄帝。黄帝与炎帝是华夏族的始祖。《国语·晋语》载："昔少典娶于有蟜氏，生黄帝、炎帝。黄帝以姬水成，炎帝以姜水成。成而异德，故黄帝为姬，炎帝为姜。二帝用师以相济也，异德之故也。"炎黄二帝都是起源于陕西省中部渭河流域的两个血缘关系相近的部落首领。后来，两个部落争夺领地，黄帝打败了炎帝，两个部落渐渐融合成华夏族，即后来的汉族。炎帝和黄帝也是中国文化、技术的始祖。

　　2.《黄帝内经》以"内"为名的意义　古书以"内""外"命名者，一般是就其内容而言的，如《汉书·艺文志》所载书目以"内""外"命名者众，正如丹波元胤《医籍考》所说，"内、外，犹《易》内、外卦，及《春者，不必有深意。"而明代吴崑认为，"五内阴阳谓之'内'，万世宗法谓之'经'"，以"五内（即五脏）阴阳"释《黄帝内经》之"内"，颇显牵强，恐非本义。

3.《黄帝内经》以"经"为名的意义 书名称为"经"者始于汉初。陆明德《经典释义》解释"经"为"常也，法也，道也"，即规范，必须遵循的法规。此书之所以被称为"经"，是指其中所阐述的有关生命科学的理论和原理都是业医者必须遵循的规范和原则。因为书中所言医学道理至真至要而又至善，是传授济世活人妙术之大典，是医林习业的最高法则和圭臬准绳。虽然古医籍中以"经"名之者众，但《黄帝内经》是医学诸"经"之首、之源、之宗。是因其在诸经之中的意义最大、流传最广、影响最为深远、地位最为尊贵，故自西晋皇甫谧以降，以"内经"为《黄帝内经》之简称、专称而别无他指。

（二）《素问》书名的含义

《黄帝内经》中的《素问》之名，始见于东汉张机（仲景）《伤寒杂病论·序》，其中记载："感往昔之沦丧，伤横夭之莫救，乃勤求古训，博采众方，撰用《素问》《九卷》《八十一难》《阴阳大论》《胎胪药录》，并平脉辨证，为《伤寒杂病论》合十六卷。"

其次在西晋皇甫谧《针灸甲乙经·序》中也有提及："今有《针经》九卷，《素问》九卷，二九十八卷，即《内经》也。"

1.《素问》——方陈性情之源，五行之本 《素问》书名之解的第一人为梁代的全元起。全氏认为："素者，本也。问者，黄帝问岐伯也。方陈性情之源，五行之本，故曰'素问'。"（《新校正》引）"素问"，即"问素"。"素"有本、本原之义，"问素"，即探寻根本，认为此书广泛陈述了人体生命的本源（"方陈性情之源"，"方"训为"溥"，有广泛、普遍之义）和五行的根本，故称之为"素问"，但北宋林亿认为全氏之解太宽泛，不够贴切，"义未甚明"。

2.《素问》——"太素者，质之始也" 《新校正》之说似近经旨。"按《乾凿度》云：'夫有形者生于无形，故有太易，有太初，有太始，有太素。太易者，未见气也；太初者，气之始也；太始者，形之始也；太素者，质之始也。'气形质具，而疴瘵由是萌生，故黄帝问此太素，质之始也，《素问》之名，义或由此。"太易—太初—太始—太素是古人探讨天地万物形成过程的四个阶段，《素问》所载内容正是从天地宇宙的宏观角度，运用"精气—阴阳—五行"的哲学方法，论证"天人"相关理论，揭示生命规律，阐述疾病的发生演变以及防治方法，确有陈源问本之意，更近乎于"太素者，质之始也"之论。王洪图认为，此说也不准确，难以表达《素问》之内涵，故不可取。

3.《素问》——"平素讲问"的记录 明代吴崑、马莳、张介宾等人认为，此书为黄帝与岐伯等对医学"平日讲求""平素问答""平素讲问"的记录。其解贴切朴实，准确通达，也符合古人名书尚质，不求深奥难懂的基本原则，如孟轲所著的书就命名为《孟子》，不另起他名。所以钱超尘先生说："把黄帝与岐伯等人平素（对医学）互相问答的内容记录下来整理成篇而名为《素问》是完全合理可信的。"

（三）《灵枢经》书名的含义

《灵枢经》作为《黄帝内经》分册之名始见于中唐时期王冰的《黄帝内经素问注·序》："《内经》十八卷：《素问》即经之'九卷'也，兼《灵枢经》九卷，乃其数焉。"王氏在其原文注语中将《灵枢经》与《针经》两名并提，如《素问·生气通天论》等篇之注引作《灵枢经》，而《素问·刺要论》则引作《针经》。可以看出，一书二名、并称、并存是中唐王冰时期医林共知之事。学者一般认同"灵枢经"之命名为王冰所为。之所以把《针经》易名为《灵枢经》，与他所处的以道教为国教的隋唐文化背景分不开。在隋唐时期，以"灵""宝""神""枢"命名的书籍很多，王冰本人既是名医，又是道教信徒，故受道教思想影响而将《针经》更名为《灵枢经》是可信的。至于明代马莳所解的"谓《灵枢经》者，正以'枢'为门户，阖辟所系，而'灵'乃至神至玄之称"，也是一种通俗易懂的诠释。

另外，《灵枢经》在隋唐时期还有《九灵》《九灵经》《九墟》等别称，"枢"字在楚地至今仍然读为 qū，"区"与"墟"一音之转，是否是取《九灵经》与《九墟》之合称为《灵枢经》，亦未可知。

（四）《黄帝内经》162篇的命名规律

1.以篇中所论内容命名 以这一方法命名的篇目占绝大部分，但细究之下，又有差别。

（1）以该篇全部内容之精髓命名者：如《素问》的《上古天真论》《四气调神大论》《阴阳应象大论》《六节藏象论》《三部九候论》《通评虚实论》《太阴阳明论》《热论》《疟论》《刺疟论》《咳论》《厥论》等，《灵枢经》的《邪气脏腑病形》《经脉》《经水》《经筋》《骨度》《脉度》《癫狂》《海论》《痈疽》等等。上述诸篇，内容与篇名是完全一致的，见其篇名即可知其内容之全部。

（2）以该篇主要内容命名而兼论其他者：如《素问》的《脉要精微论》《平人气象论》《骨空论》等，《灵枢经》的《九针十二原》《本脏》《邪客》《论疾诊尺》等。有以篇名提示本篇的一小部分，将这一小部分内容作为篇目命名的发端导语者，如《素问》的《汤液醪醴论》，《灵枢经》之《水胀》《大惑论》等。

（3）以篇名向读者提示该篇内容为解释别篇、阐发别篇者：如《素问》的《阳明脉解》《针解》，《灵枢经》的《小针解》《九针论》等。

（4）以总括别篇内容为名者：如《素问》的《标本病传论》就是总结汇论《灵枢经》的《病本》和《病传》的。

（5）以篇名提示本篇内容，篇中所论内容与篇名不符者：如《灵枢经》的《上膈》，文中只有"上膈"之名而无"上膈"之实，所论内容实乃"下膈"之理。

2. 以该篇内容的重要性而命名 如《素问》的《金匮真言论》《灵兰秘典论》《玉版论要》《玉机真脏论》《宝命全形论》《至真要大论》，《灵枢经》的《玉版》《通天》等篇。还有称为"大论"的9篇均如此。言"大论"者，认为该篇所论的内容都是生命科学中的重大命题，故曰"大论"。

3. 以提示本篇与他篇所论有别而命名 如《素问》的《五脏别论》《经脉别论》《阴阳类论》《长刺节论》，《灵枢经》的《杂病》《周痹》《水胀》等篇。

4. 以学习方法、职业道德、思维方法以及治疗宜忌事项等示教内容命名 如《素问》的《诊要经终论》《移精变气论》《异法方宜论》《刺要论》《刺齐论》《刺禁论》《刺志论》《著至教论》《示从容论》《疏五过论》《征四失论》，《灵枢经》的《外揣》《禁服》等篇。

5. 以该篇当时流传方式命名 如《灵枢经》的《师传》《口问》等篇。

二、《黄帝内经》的流传沿革

（一）《黄帝内经》书名的出现及流传

"黄帝内经"作为书名首见于刘歆所著的《七略》，由于《七略》后来亡佚，所以现存最早记载其书名的是东汉班固所著的《汉书·艺文志·方技略》之中，这一书名至今没有变更。

西晋皇甫谧第一次指出："《七略》《艺文志》：《内经》十八卷，今有《针经》九卷，《素问》九卷，二九十八卷，即《内经》也。"是历代研究《黄帝内经》流传沿革的源头。

《黄帝内经》自问世以来，历代医学家对其考校编次、注疏研究、演绎发挥者多达200余家，著作多达450多部。目前已经将《黄帝内经》视为一门独立的学科进行全方位的研究，足见其在中国传统文化中的地位之重要。

（二）《素问》的流传沿革

《素问》之名，在张机（仲景）的《伤寒杂病论·序》中首次出现："感往昔之沦丧，伤横夭之莫救，乃勤求古训，博采众方，撰用《素问》《九卷》《八十一难》《阴阳大论》《胎胪药录》，并平脉辨证，为《伤寒杂病论》，合十六卷。"自此以后，从无变更，但内容却有变化。

《素问》流传到西晋皇甫谧时，就"亦有所亡失"。梁代全元起第一次训解时，散佚了第七卷，九卷本只剩下了八卷，杨上善的《黄帝内经太素》可为证。中唐时期王冰所见的《素问》本，已是满身疮痍，面目全非。王冰历经十二载艰辛工作，对《素问》进行了全面深入的研究整理，校注补佚，即便是历时7年的"安史之乱"，也未能使其次注工作中断，才基本还《素问》原貌并使之盛传不朽。后世尽管有对王氏妄补运气七篇而有指责者，却都无碍于对王氏研究《素问》所做出重大贡献之评价。

由于《素问》"其文简，其意博，其理奥，其趣深"，具有"垂不朽之仁慈，开生命之寿域"（《类经·序》）的重要意义，所以自梁代全元起首注释《素问》以来，对其注疏发挥者众，尤其经过中唐时期王冰重新编次注释的《素问》本，是此后诸多研究者研究的基础和祖本。

《素问》的流传沿革历程可以概括为"名谓未变而内容多有变化"。

（三）《灵枢经》的流传沿革

《灵枢经》的沿革情况与《素问》不同，虽然书名数经变迁，但内容却基本依旧，并无大的增损。《黄帝内经》称《灵枢经》为《针经》（《灵枢经·九针十二原》），张仲景、王叔和将其称为《九卷》，《针灸甲乙经》仍称其为《针经》，《旧唐书·经籍志》又改称为《九灵经》，简称《九灵》。中唐王冰称之为《灵枢经》，南宋元祐八年（1092），在高丽国所晋献的医书中有足本《黄帝针经》，于是经南宋的史崧结合家藏本，反复勘校后颁行，成为今人所见的《灵枢经》九卷足本。《灵枢经》文辞古朴，简洁扼要，南宋史崧勘校后的版本成为明清至今研究的蓝本。对其注疏和演绎发挥者相对较少，明代马莳首开全面注释《灵枢经》之先河。

《灵枢经》的流传沿革历程可以概括为"内容无变化而名称几经变迁"。

三、《黄帝内经》的医学地位

《黄帝内经》是我国现存最早、也是迄今为止地位最高的中医理论经典巨著，是我们的祖先对全人类健康事业做出的巨大贡献。其传承的医学主旨，是以人类的健康为前提，无论是未病之先、已病之中，还是病愈之后，研究的核心内容是机体的和谐与康宁，因而将其称为人类的"健康医学"。自其问世之日起，就被尊为"至道之宗，奉生之始"（《素问次注·王冰序》）。

《黄帝内经》包括《素问》9卷81篇和《灵枢经》9卷81篇两部分，合计18卷162篇。其内容是托黄帝及6位属臣之名，以问对的方式讨论了生命科学的相关内容，用现代语言表达，就是以问题为导向，展开生命科学知识体系的相关讨论。该书之所以被历代医家奉为经典，是因为其运用了古代多学科知识分析和论证了生命规律，从而建立起了以人类健康为中心的中医学知识体系，使中医学成为一门以健康为中心的，具有独特科学内涵和思维方法的分支科学而屹立于世界医学之林。该书是中国现存最早的一部医学经典巨著，是中医学理论与防病、治病技术的源头，主要记录了春秋战国时代对生命科学研究的成果。其汇编成册并以"内经"的名谓出现，则是在西汉中晚期。据班固编纂的《汉书·艺文志》所载，当时还有《黄帝外经》《扁鹊内经》《扁鹊外经》《白氏内经》《白氏外经》《白氏旁篇》等7部医学典籍，史称"医经七家"。由于其他6部均已失传，唯有此一书传世，足见其珍贵。

中医学虽然有"四大经典"之说，但是除本书之外的《伤寒杂病论》《黄帝八十一难经》《神农本草经》三者不但成书较晚，而且在建构生命科学知识的影响力方面，都无法与《黄帝内经》相提并论。

自其问世至今的2000多年以来，历代医学家都是以其为理论源头，运用其中创造的哲医结合的知识体系，在运用中国传统的系统思维构建的医学原理及发明创造的各种诊疗技术基础上，通过不断地实践、探索、创新，促使中医药学不断发展。

因此说，雄伟壮阔的中国医学史无处不体现着《黄帝内经》的烙印；异彩纷呈的众多医学流派，无一不是以《黄帝内经》为其理论之渊薮；古今无数对中医发展有卓越贡献的医学家，或者在理论上独树一帜，或者在防治疾病方面取效如神，究其成功之路，莫不以《黄帝内经》为其学术思想本源。

四、《黄帝内经》的文化地位

就《黄帝内经》的文化地位而言，该书是一部以生命科学为主体，汇集了汉代以前中国古代文化、科学知识研究成就的，具有集成性质的巨著，其中运用了汉代以前的历法、天文学、地理学、生物学、气象学、心理学、体质学，甚至数学、建筑学等多学科的知识与方法来揭示生命奥秘，探索生命规律。其所传载的相关知识将汉代以前人文科学与生命科学知识进行了有机的结合，形成了具有东方文化特色的医药学知识体系。尤其是赋予了此前形成的精气、阴阳、五行、神论、天人合一等哲学思想以鲜活的生命科学知识内涵，并使多种哲学思想趋于系统化。因而，谈论汉代以前的古代哲学时，不读该书是有缺憾的。

《黄帝内经》传载的生命科学知识体系蕴涵着丰富的先秦诸子思想。先秦诸子百家之学奠定了中华民族传统文化的基础，也是《黄帝内经》理论发生的重要文化背景。例如道家思想中的道气论、辩证思维；儒家的治国方略、等级观念及"以和为贵""过犹不及"等思想；法家以"法"治事及灵活处世原则；墨家"三表法"观点；名家论证"合异同""离坚白"所用的取象比类思维；阴阳家的阴阳观、五行观；杂家兼收并蓄、反对迷信，以及用药如用兵思想对其生命科学知识体系的形成均有深刻的影响。该书虽然成编于《淮南子》《史记》之后的西汉中晚期，但其理论与先秦诸子之学几乎是相伴发生的，其学术思想乃至遣字用词都深受诸子之学的影响，所以有"《内经》一书，闻气坚削，如先秦诸子，而言理该（赅）博，绝似管、荀，造词质奥，又类鬼谷"（祝文彦《庞府堂华》）的评价。

《黄帝内经》保存了汉以前语言文字的表述特点。语言文字是知识的载体，自然科学知识与人文社科知识的语言文字表达虽然不能截然区分，但却有着显著的差异。自然科学，尤其是医学学科知识的语言文字表达必须以写实为主要的写作方法，同时又不能脱离中国传统文化中人文社科知识的大背景，所以其中的语言文字（包括语法），既有古代汉语言的共性特征，又有其医学用语的个性特质，在诸多古代中医学著作中，《黄帝内经》在这方面是最为显著、最为独特、最具个性的。

因此说，《黄帝内经》虽然是一部以生命科学为主体的医学奠基之作，但其在传承中华民族传统文化方面却有着其他任何一部古代著作都无法替代的作用。中华民族的本原文化由7000多年前的仰韶文化时期延续至今，《黄帝内经》具有极其丰富的历史遗存，如"河图""洛书""十月太阳历法""北斗历法"等相关知识。所以，但凡谈论中华民族本源文化的时候，该书应当是不可或缺的参阅文献。研究国学就必须对中华民族本源文化有所认知，《黄帝内经》便是很好的切入点。

第二讲
《黄帝内经》是怎样成书的

《黄帝内经》这一中医学中地位崇高的鸿篇巨制是怎样成书的？这也是谈论该书时必须思考的问题。在思考其成书的背景时，则要从成编的时代背景、文化背景、社会背景、医学背景等多个维度予以审视。

一、《黄帝内经》的成编年代

就其成书年代而言，虽然有成书于黄帝时代（约5000年前）说、成书于春秋战国说、成书于秦汉之际说、成书于西汉说等，但晚近的研究趋于一致地认为，其成编于西汉的中晚期，确切地说，是在《史记》成书（公元前91年年底—公元前90年初）之后至《七略》成书（公元前26年）之前的时段。

二、《黄帝内经》成书的文化背景

《黄帝内经》大部分内容是春秋战国时代医学经验的纪实和总结，也有一部分内容是成书以后又补入了东汉后期的医学研究成就，例如"五运六气理论"内容（不包括《素问》的两个"遗篇"）；也有人认为其成书于西汉的中晚期，晚近学者在前人研究的基础上，进一步从其学术思想、社会背景、语言修辞特点、所载内容的科学技术水平、相关的考古发现（如长沙马王堆考古、敦煌考古等）及人文现象等多学科、多角度研究考证，从而得出了《黄帝内经》是中国古代医学理论文献的汇集，其主体部分汇编成书应于西汉的中晚期，大约在公元前91—公元前6年的近百年之间。因为司马迁记载汉初名医淳于意（仓公）的"诊籍"26例（名医诊籍共计29例，扁鹊3例，淳于意26例，含其在第25案例中的"案中案"1例），以及公乘阳庆传给仓公的一批"禁方书"名与《黄帝内经》所引古医籍名有相同者，但独无《黄帝内经》这一书名，可见其成书不可能早于《史记》。其成书的时间下限

9

即刘歆奉诏校书时所撰的《七略》。《七略》是我国第一部图书分类目录学专著，医药类属于其中的"方技略"，这部分内容由当时朝廷侍御医李柱国负责编著，时间是在西汉成帝河平三年（即公元前26年），说明此时《黄帝内经》十八卷本已经成编问世，并著录于刘歆的《七略》之中。由此可知，《黄帝内经》的成书年代应当在《史记》成书（司马迁出狱之后，于公元前91年完成了《史记》的编纂）至李柱国校医书完稿（公元前6年《七略》问世）的近百年间。

（一）先秦诸子思想对《黄帝内经》的影响

《黄帝内经》理论构建的文化背景蕴涵了丰富的先秦诸子思想。先秦诸子虽然号称"百家"，就学术立场而言，仅有10余个学术流派。西汉司马谈在《吕氏春秋》对先秦诸子总结的基础上，将诸子流派分为阴阳、儒、墨、名、法、道6家（《论六家要旨》），刘歆在此基础上增加了农、纵横、杂、小说家为10家（《七略》）。后来人们以兵家易小说家，亦为10家。在这10余家学术流派之中，对中国传统文化影响最大者莫过于儒、墨、道、法四大学派。此处仅就"诸子百家之学"的主要学术思想对《黄帝内经》理论构建的影响予以简要陈述。既体现了《黄帝内经》理论形成的文化背景，也说明其缔造的中医药学萃取了中华民族优秀文化中精华，还体现中医药理论传承彰显着中华民族传统文化的优秀基因。

1.管仲学术思想的影响　管仲（约公元前723—公元前645），姬姓，管氏，名夷吾，字仲，谥敬，世人尊称其为管子，春秋时期法家代表人物，颍上人（今安徽颍上），周穆王的后代。他是先秦第一子，中国古代著名的经济学家、哲学家、政治家、军事家，被誉为"法家先驱""圣人之师""华夏第一相"，就其学术立场而言，应当属于战国末期以吕不韦为代表的"杂家"学术流派之鼻祖，这就是后来学者无法用道家、法家、名家、阴阳五行家、兵家等将其归类的缘由。

管仲是较早将先秦早期的阴阳观念上升到哲学层面的贡献者之一。他用阴阳对立、互根、互用、转化关系解释四时气候的寒暑变迁和一年四季昼夜的长短变化，故《管子·四时》有"阴阳者，天地之大理也；四时者，阴阳之大经也"的记载。《管子·乘马》又言："春夏秋冬，阴阳之更移也；时之长短，阴阳之利用也；日夜之易，阴阳之变化也。"这些记载认为阴阳变化是自然界有节律地运动变化的根本原理与法则，这也是《黄帝内经》"阴阳者，天地之道也，万物之纲纪，变化之父母"的"阴阳概念"定义的文化源头之一。

管仲还以十月太阳历为背景，为五行知识步入哲学领域做出相应贡献。他在《水地》《幼官》《五行》等篇中虽然还没有明确的五行相生相克概念，但已经具备了相应思想，并用以解释相关的事物，《黄帝内经》中的五行知识无不与此有着千丝万缕的联系。

管仲在《水地》篇中，第一次提出"地（即'土'）者，万物之本原，诸生之根菀（通'源'）也"观点，直接影响了《黄帝内经》"脾者，土也……生万物而法天地，故上下至头足，不得主时"（《素问·太阴阳明论》）理论的构建。而该篇第一次提出的"水者何也？万物之本原也"，"人，水也"，以及该篇所言"男女精气合"等，为《黄帝内经》将具有生殖功能的肾称之为"水脏"（《素问·上古天真论》）之文化之源。

管仲的《内业》篇在精气论方面有较高的地位，可视作《黄帝内经》精气理论发生和具体应用的理论源头的重要史料。此外《管子》多篇对人体脏腑、官窍功能具有论述，无不对《黄帝内经》中的藏象理论构建产生一定的影响。

管仲在《管子·白心》中首次建立了"养生"概念（"既知行情，乃知养生"），此后"养生"的内容经庄子、吕不韦、刘安、董仲舒等学者的丰富和发展，《黄帝内经》将此前的研究予以总结，使养生理论和实践趋于完善，成为中医药理论的重要组成部分。

2.道家思想的影响 道家的起源可以追溯到春秋战国时期。老子（李聃）为其创始人和学术代表，其所著的《道德经》为这一学术流派的理论标志。"道家"学术思想对《黄帝内经》理论形成的影响是多方面的，其中"道论""气论"及辩证思维等方面的影响尤为突出，如"道生一，一生二，二生三，三生万物。万物负阴而抱阳，冲气以为和"（《老子·四十二章》）的论述，是道家对宇宙万物的起源以及宇宙万物结构模型的认识。书中认为"道"是演化生成"气"（即"一"）的母体，气（即"一"）是万物一体、万物同源、万物相通相应、万物相互联系的传媒和中介，因此有"通天下一气"（《庄子·知北游》）的结论，这也是道家"道气论"的源头。

《黄帝内经》继承了道家的学术立场，其中论"道"269次，广泛地运用"道"的概念来表达宇宙万物、生命活动的演化规律和相关的理论原则。具体言之，《黄帝内经》所言之"道"有宇宙、天地、自然规律之"道"的应用，如"五运阴阳者，天地之道"（《素问·天元纪大论》）；有脏腑、经络、气血、营卫等生理规律之"道"，如"经脉之道""营气之道"等；有疾病发生、发展、演变过程之"道"，如"有道以来，有道以去。审知其道，是谓身宝"（《灵枢经·五乱》）；有诊脉、望色、察病、辨标本顺逆的理论原则之"道"，如"持脉有道，虚静为保"（《素问·脉要精微论》），"标本之道，要而博，小而大，可以言一而知百病之害……天之道毕矣"（《素问·至真要大论》）等；有针刺、用药治病原则和方法的理论之"道"，如"针道"等；还有将养生称为"道生"的养生保健的理论原则和具体方法之"道"，如"将从上古合同于道，亦可使益寿而有极时"，"其知道者……能形与神俱，而尽终其天年"（《素问·上古天真论》）。

可见，《黄帝内经》在以"道论"的概念和观点全面地构建其理论体系的同时，对"道"不可直视的客观规律已经有了深刻的认识和广泛的应用，指出"窈窈冥冥，孰知其道？道之大者，拟于天地，配于四海。汝不知道之谕，受以明为晦"（《素问·征四失论》）。认为"道"虽然是不可直视的，但却是无处、无时不在的，大至天地、四海，小到万事万物，无不受"道"的支配，无不遵循其"道"。掌握了宇宙万物生成变化之"道"，就可以发蒙解惑；如果不能认识、掌握和利用自然万物变化之"道"，只能是"以明为晦"，迷惑不解。

《黄帝内经》认为宇宙万物变化规律之"道"是客观存在的，不以人的意志为转移。人们既不能创造，也不能改造或者违逆客观规律之"道"，只能认识、掌握、利用、遵循、顺应客观规律之"道"，因此有"道无鬼神，独往独来"（《素问·宝命全形论》）的研究结论。在这一观念的指导下，道家提出了"道法自然""无为而治"的价值取向，《黄帝内经》不但秉承了这一思想，而且将其加以拓展、弘扬和引申，广泛地将其运用于治则治法和养生理论的建立。如直接将《老子》"天之道，其犹张弓，高者抑之，下者举之，有余者损之，不足者补之"（《老子·第七十七章》）的思想用于创立自己的治病大法，不但有"高者抑之，下者举之，有余折之，不足补之"等弘扬、发展道家思想而成的治病原则，还有"寒者热之，热者寒之，微者逆之，甚者从之，坚者削之，客者除之……开之发之，适事为故"（《素问·至真要大论》）等具体治病方法。据《老子》倡导的"甘其食，美其服，安其居，乐其俗"（《老子·第八十章》）思想构建自己的养生方法，不但直接将"恬淡虚无，真气从之，精神内守，病安从来。是以志闲而少欲，心安而不惧，形劳而不倦，气从以顺，各从其欲，皆得所愿。故美其食，任其服，乐其俗，高下不相慕"作为具体的养生方法，还将"圣人为无为之事，乐恬淡之能，从欲快志于虚无之守"（《素问·阴阳应象大论》）作为养生的最高境界。

《黄帝内经》更是直接将道家的气、精、精气概念引入医学领域，将它们作为构建医学理论的重要概念。书中有2956次论述"气"，217次论述"精"，38次论述"精气"。道家所论的精气多属哲学范畴，具有高度的抽象性。《黄帝内经》中的气、精、精气虽然还带有哲学的烙印，但却富含深刻的自然科学特征，出于生命科学表达的需要，又创造了120余个以"气"构词的气的概念，并且形成了具有生命科学特定意义的精气理论。

道家辩证思维对《黄帝内经》建构理论的影响也是多方面的，其中"有无相生，难易相成，长短相形，高下相倾，音声相和，前后相随"（《老子·第二章》），就表达了事物相反相成、对立统一的辩证思想。《黄帝内经》深受这一思想的影响，不仅将其运用于阴阳对立互根、五行的相生相克关系的阐述，而且将阴阳、五行之中的对立统一关系全面地运用于解释人体的形体结构、生理功能、病理变化、疾病诊断、治则治法、遣药组方、养生防病各个层面，并从医学角度提出了"升降出入""标本根结""上下表里""邪正盛衰""虚实逆从""寒热进退""正治反治""补虚泻实""治未病与治已病"等对立概念，使道家创立的辩证思维在生命科学的层面得以体现和深化。

3.儒家思想的影响 儒家是由孔子创立、孟子发展、荀子集大成，之后延绵不断为历代儒客推崇，至今仍有一定生命力的学术流派。汉武帝为了维护封建专制统治，听从董仲舒"罢黜百家，独尊儒术"的建议，使儒家得以兴起，自此为历代所尊崇。

儒家学术思想对《黄帝内经》建构医学理论的影响是深刻的，如将治国与治医进行类比，用中央集权的建制类比人体各脏腑功能系统之间相互协调的整体配合关系，充分体现了儒家的治国方略。这一观点在以十二官类比生命活动中分担不同角色的脏腑之《素问·灵兰秘典论》一章有充分的体现。

有"凡此十二官者，不得相失也。故主明则下安，以此养生则寿，殁世不殆，以为天下则大昌。主不明则十二官危，使道闭塞而不通，形乃大伤。以此养生则殃，以为天下者，其宗大危"的论述。《黄帝内经》还十分明确地将儒家治国之道与针刺治病之道类比，认为"司外揣内"的认识方法可以广泛地应用于多个领域，《灵枢经·外揣》："非独针道焉，夫治国亦然。黄帝曰：余愿闻针道，非国事也。岐伯曰：夫治国者，夫惟道焉。非道，何可小大深浅，杂合而为一乎？"儒家的治国理念以及用治国类比治医的观点表露无遗。

儒家的"天命观"承认自然规律，承认自然规律对社会及人类生命活动的主宰作用，在此思想指导下研究人体禀赋、体质类型（《灵枢经》的《阴阳二十五人》《五音五味》《通天》等篇）。在探讨生命活动固有规律时提出了"天年"期颐、寿夭面相等理论（《灵枢经·天年》）。《黄帝内经》在"天命观"指导下，构建养生的相关理论，认为养生必须顺应并遵循自然规律，只有如此才可能达到"谨道如法，长有天命"（《素问·生气通天论》）的最佳养生效果。

《黄帝内经》受儒家"三才观"的影响，构建了"天—地—人"医学模型。"三才观"是《周易》提出的世界观和方法论，也是儒家对宇宙结构模型的基本看法。将其儒家予以继承和发扬，强调发挥天时、地利、人和的综合作用。这一观点促进了《黄帝内经》对医学模型的构建，几乎将其中所论的生命科学知识都置于这一整体模型的构架之中，在大多篇论之中均可觅"三才观"踪迹，该学术观点贯穿于《黄帝内经》所论的生理、病理、病证、诊法、治疗、养生等各个层面。这一医学模型的内容比较集中地反映在《素问》的《金匮真言论》《阴阳应象大论》《六节藏象论》《玉机真脏论》《脏气法时论》以及"运气七篇"之中。值得一提的是，《黄帝内经》还将"天—地—人"三才宇宙结构模型运用在诊法理论的构建之中，认为"天地之至数，始于一，终于九焉。一者天，二者地，三者人……故人有三部，部有三候，以决死生，以处百病，以调虚实，而除邪疾"；"有下部，有中部，有上部，部各有三候。三候者，有天、有地、有人也，必指而导之，乃以为真"（《素问·三部九候论》），于是在"三才"理论的指导下，创立了"三部九候诊脉技术"，后来《难经》将其浓缩在寸口诊脉方法之中并广泛应用，东汉张仲景将其改良为人迎（上部即"天"）、寸口（中部，即"人"）、趺阳（下部，即"地"）三部诊脉法。三焦气化理论的建立仍未脱"三才"的观念，即便是经络系统的组成也是如此。《黄帝内经》认为经络系统是由主干（经脉）、分支（络脉）以及附属部分三者组成，每部分又分之为三。主干（经脉）又有十二正经、奇经八脉及十二经别，分支（络脉）也有别络、浮络和孙络，附属部分也有十二经筋、十二皮部和四气街三者；手足阴阳十二正经又各有手三阴经、手三阳经、足三阴经和足三阳经，如此等等，足见该理论构建时所受儒家"天—地—人"三才理念影响之深、之广、之远。

　　《黄帝内经》直接将儒家"过犹不及""不得中行而与之，必也狂狷"，应当"允执其中"（《论语》）的"中庸"观点用以构建自己的医学理论。"中庸"观点的核心是保持相对平衡是事物存在、发展的根本条件。儒家中庸思想全面体现在阴阳、气血、营卫、脏腑、经络等医学相关理论之中。如认为"阴平阳秘"是生命活动最佳的和谐有序状态，这种平和状态一旦失常，就会出现"阳盛则阴病""阴盛则阳病"，或者有"阳不胜其阴""阴不胜其阳"，甚至"阴阳离决"的病理变化。临床医生治疗疾病的终极目的就是使患病机体复归到平和状态，这也是指导治疗的最高行为准则，故有"因而和之，是谓圣度"（《素问·生气通天论》）；"谨察阴阳所在而调之，以平为期"（《素问·至真要大论》）的治病观点。

　　4.法家思想的影响　法家是提倡以法治为核心思想的重要学派，其思想也是着眼于法律的实际效用。春秋时期齐国的管仲、晋国的郭偃、郑国的子产等人，为春秋时期法家学派的思想先驱。战国、秦朝时期，法家理论得以全面实践。

　　"法家"之"法"，是指法律政令。法家认为无论是治国、治人、治事都应当有一定的法度。《黄帝内经》全面地接受并运用了法家"以法治事"的原则，并在此基础上形成和构建自己的医学理论。法，就是规范人们行为的律令、原则和准绳，治医也是如此。医生必须以"法"诊病，并确定相应的诊病方法，如三部九候遍身诊脉法、人迎寸口二部合参诊脉法、独取寸口诊脉法、尺肤诊法、面部色诊法、虚里诊法、腹诊法等等。临证在具体应用这些诊法时，还应当遵循"诊法常以平旦"；"持脉有道，虚静为保"；"察色按脉，先别阴阳"；"见微得过，以诊则不失"（即"见微知著"的诊治原则）；"视其外应，以知其内脏"的"司外揣内"；"常以不病调（diào，音吊，察也）病人……平息以调之为法"；人迎寸口"两者相应，俱往俱来，若引绳大小齐等"；以及人"一吸脉再动，一呼脉亦再动，呼吸定息脉五动，闰以太息"等等诊病法度。治疗疾病更应当严守法度，"用针之服，必有法则"（《素问·八正神明论》）。在"法"精神的指导下，制订了相应的治病原则和方法，认为医生治病必须遵循"虚则补之，实则泻之，寒者热之，热者寒之，逆者正治，从者反治"等等法则，组方也应当遵循"君、臣、佐、使"的法度，才能达到"谨道如法，万举万全，气血正平，长有天命"（《素问·至真要大论》）的治疗效果。

法家"世异则事异，事异则备变"的动态灵活的处世原则，在《黄帝内经》建构的理论中也得以充分的展示。例如在论述人体生长发育变化规律时，《黄帝内经》认为受肾气以及五脏气血盛衰变化的影响，人体在不同年龄状态，表现为生（出生）—长（发育）—壮（壮盛）—老（衰老）—已（死亡）的不同状态，男女两性虽然都遵循这一生命演化的总规律，但又有差异，因此在各个时期存在着不同的生理特征，要根据不同特征采用不同的养生方法，达到"形与神俱，而尽终其天年"（《素问·上古天真论》）的养生效果。病症也是不断演变的动态过程，就外感热病（伤寒病）而言，随着发病时日的延长，其病变部位、病理反应、临床表现必然是有区别的，于是《黄帝内经》在"世变则事异"的思想影响下，以六经理论为辨证体系建立的基础，初创外感热病六经辨证的思路（《素问·热论》）。内脏病症也是如此，随着时间的迁移，疾病在五脏之间传变的顺序、病变所在的内脏、病理反应、症状特征均有明显的差异（《素问·玉机真脏论》）。这一认识既是《黄帝内经》同病异治、异病同治、因人制宜、因地制宜、因时制宜等治病理论发生的基础，也是法家"事异则备变"思想的体现。这是中医"辨证论治"理论产生的文化背景。

5.墨家思想的影响 墨家是东周时期的哲学派别，为诸子百家之一，与孔子所代表的儒家、老子所代表的道家共同构成了我国古典三大哲学体系，法家代表韩非子称其和儒家为"世之显学"，而儒家代表孟子也有"天下之言，不归杨（杨朱，道家代表人物）则归墨（墨子）"等语，均证明了墨家思想的影响之大。

墨家学派是当时社会下层人民的思想代表，其创始人是手工业者出身的墨子（翟）。墨子早年受过儒家思想的影响，以后则"背周道而用夏政"，创立了自己的思想体系。墨子的主导思想是"历物十事"，即"尚贤""尚同""兼爱""非攻""节用""节葬""非乐""非命""天志"和"明鬼"。在认识论方面，墨子提出了"三表法"，即检验认识当推究来历，详察实情，以及考验实用。这是中国历史上首次在认识论方面提出了"对人的认识进行检验，以及实用是检验认识（即理论）标准的"观点。此后包括医学在内的自然科学，在形成与发展过程中无不自觉或不自觉地受其思想的影响。

《黄帝内经》在确定其医学理论观点时遵循了墨子倡导的"三表法"，其诊法、病症、治疗，甚至五运六气理论的建立，均是"三表法"中的"详察实情"认识原则的体现，因为这些理论都是古人在生产生活中对天地万物、生命现象、气象物候以及临床实践等实情详察的基础之上提出的。就临床医学而言，如果病人"数食甘美而多肥也，肥者令人内热，甘者令人中满，故其气上溢，转为消渴"，症见"口甘"（《素问·奇病论》），久则"足生大丁"（《素问·生气通天论》）。总结了消渴病（糖尿病）的发生与病人长期高热量饮食有关，其主症为消瘦（即"消"）、口渴多饮（即"渴"）、口甜而黏，后期多合并皮肉感染化脓。并制定了"治之以兰，除陈气也"（《素问·奇病论》）的治疗方法。这是《黄帝内经》作者在长期临床"实情"观察基础上总结提出的理论观点，也是这些理论时至今日仍行之有效的原因。

"墨子之学，以兼爱，尚同为本"，指出了"兼爱"和"尚同"是墨学的核心观念，其他内容都是对这两者的补充和扩张。孟子对墨子"兼爱"的哲学思想进行了相当精辟的概括，认为"墨子兼爱，摩顶放踵（意为吃苦受累），利天下，为之"。因此，墨子的兼爱是以他人为中心，强迫自己去为别人服务，这也就是墨子自己所说的"欲天下之治，而恶其乱，当兼相爱，交互利，此圣王之法，天下之治道也，不可不务也"。可见，"兼爱"考虑的更多的是他人的利益或幸福。《黄帝内经》是一部以医学为主体的百科全书式的典籍，而医学的目标和任务正是解除大多数人的身心疾苦，任何一个从事医学事业的人都是墨子"兼爱"思想的践行者，因而《黄帝内经》中的内容无处不体现"兼爱"思想。例如《灵枢经》开卷篇首即曰："余子万民，养百姓，而收其租税，余哀其不给，而属有疾病。余欲勿使被毒药，无用砭石，欲以微针通其经脉，调其血气，营其逆顺出入之会，令可传于后世，必明为之法，令终而不灭，久而不绝，易用难忘，为之经纪……先立针经。"（《灵枢经·九针十二原》）此段既是《灵枢经》的开卷道白，也是作者开宗明义，畅明撰著此书的主旨，即解除广大民众的疾苦是创建医学学科的宗旨。可见，墨子"兼爱"思想也是治医的基本道德观念，不懂得"兼爱"是不能治医的。

讲究"实用"是墨家学术思想的主要价值取向，《黄帝内经》正是一部以医学内容为主体、实用性极强的典籍。医学的价值取向就是讲究实用，就在于解除患者的病痛，尽可能地使人健康不病而"长有天命"。《黄帝内经》一旦发现某一理论偏离"实用"（即治疗无效）就会立即加以校正，如"论言治寒以热，治热以寒，而方士不能废绳墨而更其道也。有病热者，寒之而热；有病寒者，热之而寒，二者皆在，新病复起，奈何治？……诸寒之而热者，取之阴；热之而寒者，取之阳，所谓求其属也"（《素问·至真要大论》）。此处充分的表现了《黄帝内经》在创建治法理论方面吸取了墨家讲究"实用"的价值取向，并将之发挥得淋漓尽致。

6.名家思想的影响　名家又称为"辩者"或"刑（形）名家""名辩家"。名家学术思想的创立者有老子、墨子等人，后来经惠施和公孙龙等人的发展，成为一家。名辩家的辩证逻辑与希腊的形式逻辑以及古印度的因明学说被称为世界古逻辑学三大流派。名辩家注重"名"与"实"关系的论证，主要观点有惠施的"合同异"和公孙龙的"离坚白"。其论证推理方法主要是取象比类。

惠施认为"大同而与小同异，此之谓小同异；万物毕同毕异，此之谓大同异"（《中国哲学史》）。墨子提出了"同异交（交，交互，相兼）得"和"二必异"两个著名且重要的命题（《经上·八十九》）。所谓"同异交得"是指"同"和"异"是相互兼得的，任何事物之间总是同中有异，异中有同的。这一认识在现代哲学中称为"同一性"和"差异性"。所谓"二必异"是指世间的所有事物莫不相异，天地间没有两个完全相同的事物。这一观点在现代哲学里被称为"相异律"。无论是"同异交得"或者"二必异"，都是讲事物的"同""异"关系，《黄帝内经》以此论证人与宇宙万物发生、发展、变化的总规律，并认为天地万物的总规律是相同的。但人不同于宇宙万物，人是"天地之镇"，万物"莫贵于人"并以此为异。在此理论指导下构建的相关医学知识，如生理、病理、治则治法、养生等理论，无不体现着人与宇宙万物都遵循"阴阳者，天地之道"这一"万物纲纪"（此为大同），但人体的生理病理又有不同的阴阳变化。如"阳盛则热""阴虚则热""阳虚则寒""阴盛则寒"，以及"阳盛则阴病，阴盛则阳病"等等。又如"异病同治"和"同病异治"(《素问·病能论》)的治疗原则也是这种"合异同"思想的体现。

公孙龙的"离坚白"观点与"合异同"相反,认为"假物取譬,以守白辨"(《公孙龙子·迹府》)。所谓"假物取譬"就是运用取象比类思维,说明或论证相关道理的思维方法。《黄帝内经》将其作为认识人体各系统相互联系、人体五脏系统与自然界万事万物联系、构建"天—地—人"医学模型的主要思维方法,因此有"不引比类,是知不明","及于比类,通合道理……可以十全"(《素问·示从容论》)等论述,例如以月地引力对海水潮汐的影响为例,类比论证月地引力影响人体气血的运行和分布状态,认为"人与天地相参也,与日月相应也,故月满则海水西盛,人血气积……至其月郭空,则海水东盛,人气血虚"(《灵枢经·岁露论》)。像这样运用类比思维论证相关的医学理论,在《黄帝内经》中可以说俯拾皆是,不胜枚举。充分体现了名辩家"离坚白"类比思维是《黄帝内经》阐述医学理论的主要思维方法。

7.阴阳家思想的影响 阴阳家是盛行于战国末期到汉初的一种哲学流派,齐国人邹衍是其标志性人物,其实质是阴阳与五行合论流派,倡导阴阳对立统一规律,并用该规律解释宇宙万物的发生及演化过程;用五行特性及归类方法,解释宇宙万物之间的广泛联系;将阴阳和五行两套理论相结合,解释宇宙万物的起源、演化,甚至历史变迁、社会更替。由于这一学术流派以阴阳对立、统一、消长、变化为学说根本,故汉以后学者称其为"阴阳家"。邹衍的阴阳五行合论观点被《黄帝内经》全面接受,《素问·天元纪大论》言:"五运(即五行之气的运行变化)阴阳者,天地之道也,万物之纲纪,变化之父母,生杀之本始,神明之府也,可不通乎?"《黄帝内经》运用阴阳五行理论,解释相关医学知识,并由此构建了以《素问》的《阴阳应象大论》《金匮真言论》《六节藏象论》等为代表篇论的核心医学命题——四时—五脏—阴阳功能系统结构模型。

8.杂家思想的影响 杂家是中国战国末至汉初的哲学学派,以博采各家之说见长。杂家的出现是封建国家统一过程中思想文化融合的结果。杂家著作以战国《尸子》《吕氏春秋》、西汉《淮南子》为代表。

杂家是战国后期出现的试图折衷、杂糅诸子思想的学术流派,具有"兼儒墨,合名法"特点,其代表作是战国末期的《吕氏春秋》和西汉初期的

《淮南子》。今人在详论杂家代表作《吕氏春秋》时说："此书于孔子、曾子、庄子、墨子之言，伊尹、刘子之书无不采辑，不主一家，故内容庞杂。但已亡佚之先秦古籍如阴阳家、农家……之说，可由此考见一斑。"（《诸子通考》）

《吕氏春秋》是杂家学术流派的开山之作，在"兼收并蓄，博采众长"的治学理念指导下，以儒家思想为主体，将经过改造和发展的道家理论作为基础，全面吸纳法、墨、名、兵、农以及阴阳五行诸家观点中有用的部分，构建其独有的治国理念和政治立场。该书虽然不是医药学著作，但却传载了丰富的生命科学知识，吕氏以政治家的立场和视角，审视和运用人们易于理解的医药学知识阐扬其政治主张和治国方略，用治医之理以明治国之道。此处仅从医药学的立场，还原其中有关生命科学的知识，一方面有助于评估此前医药学所取得的成就，另一方面也能审视《黄帝内经》构建生命科学知识体系之前的社会背景、文化背景，尤其是前期的医药学成就背景。《吕氏春秋》反对用宗教迷信方法治病的立场得到《黄帝内经》的深刻认同，如《素问》在"上（崇尚）卜筮祷祠，故疾病愈（更加）来"（《吕氏春秋·尽数》）的思想影响下，高举反对迷信鬼神的旗帜，态度鲜明地表示"拘于鬼神者，不可与言至德"（《素问·五脏别论》）；"道无鬼神，独往独来"（《素问·宝命全形论》）。

《淮南子》有关人与自然关系的篇章对《黄帝内经》论述自然与人类疾病发生的关系产生了影响。《淮南子》认为"清阳者，薄靡而为天；重浊者，凝滞而为地"；"天倾西北，故日月星辰移焉；地不满东南，故水潦尘埃归焉"（《天文训》），而《素问》对其稍加改造，认为"清阳为天，浊阴为地"；"天不足西北，故西北方阴也……地不满东南，故东南方阳也"（《阴阳应象大论》）。至于"天圆地方，人头圆足方以应之……此人与天地相应者也"可以说几乎全文援引于《淮南子》。此外，天周二十八宿、十二地支、二十四节气等相关知识，均被《黄帝内经》在建构生命科学知识体系时接受、运用。

9.兵家思想的影响 兵家是以孙武、吴起、孙膑等一批军事家为代表的学术流派。这一学术流派又有兵权谋、兵形势、兵阴阳、兵技巧的不同学术思想。这些兵家不同的学术思想对《黄帝内经》理论形成也有不同程度的影响，如其中以自然界无穷变化说明用兵之法无常道的军事思想时说："色不过五,五色之变不可胜观也；味不过五,五味之变,不可胜尝也。"(《孙子兵法·势》)《素问》直接将此观点用于解释相关医学道理,指出"草生五色,五色之变,不可胜视；草生五味,五味之美,不可胜极"(《素问·六节藏象论》)。

在疾病治疗上,《黄帝内经》在治病用针、用药如用兵理念的指导下确立自己的治疗思想。在"善用兵者,避其锐气,击其惰归,此治气者也……无邀正正之旗,勿击堂堂之阵,此治变者也"(《孙子兵法·军争》)这一用兵之道的影响下,要求医生施针治病不但要掌握左病刺左、右病刺右、阳病治阳、阴病治阴之常规方法,还应当掌握"善用针者,从阴引阳,从阳引阴,以左治右,以右治左"(《素问·阴阳应象大论》)的变通方法。甚至还直接证引《孙子兵法》,制定病症的具体治法,"《兵法》曰：无迎逢逢之气（气,指高昂的士气）,无击堂堂之阵。《刺法》曰：无刺熇熇之热,无刺漉漉之汗,无刺浑浑（音意同'滚'）之脉,无刺病与脉相逆"(《灵枢经·逆顺》)。《素问·疟论》确立疟疾刺治方法时也有类似记载："经言无刺熇熇之热,无刺浑浑（浑,音义同'滚'）之脉,无刺漉漉之汗,故为其病逆未可刺也。"这种刺疟之法,是"其盛,可待衰而已"(《素问·阴阳应象大论》)治疗思想的具体应用,也是兵家"避其锐气,勿击堂堂之阵"的用兵战术思想对治病原则的影响。《灵枢经·玉版》在论疮疡刺治、脓肿切开引流、针具选择时也引用兵家的观点,认为针刺所用的针具虽小,但对人身的副作用犹如"五兵","五兵者,死之备也,非生之具……夫针之与五兵,其孰小乎？"又说："两军相当,旗帜相望,白刃陈于中野者,此非一日之谋也。能使其民,令行禁止,士卒无白刃之难者,非一日之教也、须臾得之也。夫至使身被痈疽之病、脓血之聚者,不亦离道（养生、生理之道）远乎？"此处以两国开战的酝酿积累过程类比人体痈疽化脓性疾病的发生,两者均非一日之灾、须臾所得,又将医生治病的针具与作战所使用的武器进行类比,其论证过程和论证所得的结论恰如其分,切中该病形成的原由及针刺治病的意义。

先秦诸子之学还有纵横家和农家。纵横家是指当时专门从事政治、外交活动的谋士、政客们,结合其政治、外交经历创立的学术流派。其中主要有以苏秦为代表的"南与北合"的"合纵"论和以张仪为代表的"西与东合"的"连横"论两大学术流派。农家是代表当时农民思想的学术流派。

《孟子》记载有农家相关内容，其主张人人都必需从事农业劳动，自食其力。《黄帝内经》所载的五谷、五果、五畜、五菜，以及五脏病症分别对五种谷、果、畜、菜之所宜的内容（《灵枢经·五味》），又有"籴贵""籴贱"（《灵枢经·岁露论》），认为太阴司天之政的年份，"其谷黅玄"者收成好；少阴司天之政年份，"其谷丹、白"者能获丰收等等（《素问·六元正纪大论》），均受农家思想的影响。

（二）西汉社会背景对《黄帝内经》的影响

西汉早期在政策上采用了道家"黄老之术""无为而治"的理念，经过文、景、武帝的励精图治、奋力经营。奉行了于民休养生息的"重民"治国方略，发展生产，使农业、手工业、商业、人文艺术以及自然科学都得到了长足的发展。因而这一时期国家强大、统一，政治上基本是稳定的。盛世修书是一条亘古不变的规律。在这种政治背景之下孕育并产生了《淮南子》《春秋繁露》《史记》等文化巨著，同样也为《黄帝内经》这部以生命科学为主体的百科全书的诞生，提供了充沛的养分。了解了这种以"黄老之学"为社会价值观的时代大背景，就不难理解该书以"黄帝"命名的理由了。

（三）西汉文化对《黄帝内经》的影响

《黄帝内经》主要内容的构建汲取了秦汉时期的医学成就，其理论体系也无疑会受到秦汉诸家思想的影响，至于这一时期的"重生""重民""重阳""重土""天论""天人合一"政治理念，以及《淮南子》《春秋繁露》《史记》等重要著述的文化成就，都会在《黄帝内经》的生命科学知识体系中留下深刻的印记，该时段的天文历法研究成果，更是其理论构建时必须吸纳的基本材料。

1.西汉对先秦诸子的研究，有助于《黄帝内经》理论的构建和成书 《淮南子》全面继承了杂家的学术思想，融诸子百家学术思想于一炉，全面地将生命科学的相关知识应用于对诸子思想的阐释，为《黄帝内经》理论的构建产生了十分重要的借鉴和示范作用。司马谈的《论六家要旨》梳理了先秦诸子思想，按学术体系概括为阴阳、儒、墨、名、法、道六家。其六家之说，不仅为后来司马迁给先秦诸子作传具有重要的启示和借鉴意义，也为西汉末期刘向、刘歆给先秦诸子十家的分类奠定了基础。《黄帝内经》在其理论构建过程中，除了受到精气、阴阳、五行、神论等哲学思想的深刻影响外，"诸子百家"的学术思想很自然地浸润并渗透于其中，糅杂于其间，用以解释生命现象，解决医学问题，构建医学体系。

2.黄老之学对《黄帝内经》的影响 "黄老之学"兴起于战国中后期，盛于西汉前期，是官方的思潮，为著名的"文景之治"奠定了意识形态基础。《黄帝内经》成书于西汉时期，与昌盛的"黄老之学"有十分密切的关系。"黄老之学"对《黄帝内经》理论构建和成书的影响，不仅是托名"黄帝"的意识形态背景和文化背景，黄老之学倡导的"道论""气论"等理念也直接影响着生命科学理论的发生。《黄帝内经》构建的生命科学的每一个层面都浸润在"道""气"文化氛围之中，这也是这一医学鸿篇巨制在这一时期成编面世的社会背景。

3."民本"思想对《黄帝内经》的影响 "民惟邦本，本固邦宁"（《尚书·五子之歌》），"为政之本，务在安民"（《淮南子·诠言训》）是自汉朝开国至武帝年间确立"民本"国策的思想基础。与"民本"国策联系紧密的医学学科自然也会受到朝野的重视而得到相应的发展，这也就是能突显文景时期文化和思想特征的重要文献《淮南子》的成书背景，汉武帝时期的《春秋繁露》中大量的医药学知识和丰富的养生知识也展示了这一时期的医药学成就。《黄帝内经》之所以能在这一时期成书，与这一时期休息民力的"民本"政策有着十分紧密的关系，"民本"思想在该书中也有所体现。

4."重生"理念对《黄帝内经》的影响 《吕氏春秋》开卷首论"重生"，《春秋繁露》于《循天之道》中专论养生，无一不是"重生"这一全人类共同理念的体现，《黄帝内经》正是在这一人类共同理念兴盛的文化背景下成书的，其所传载的全部医学及语义学有关的知识，无一不是"重生"理念的体现。其主旨就是"重生"理念，"天覆地载，万物悉备，莫贵于人"（《素问·宝命全形论》）便是对这一主旨的明确表达。"宝命全形"不仅道出其成书的目的和构建理论的意义，同时也反映其成书的"重生"文化背景。

5."天论"理念对《黄帝内经》的影响 "所谓天者，纯粹朴素，质直皓白，未始有与杂糅者也"（《淮南子·原道训》）就给予"天"以明析、唯物的内涵界定，"自然之外别无天"（北宋邵雍注疏语）。若用今天的语言表达，"天"就是指一切事物客观的自然存在，当然也包括自然界中与地相对的"天空"。《黄帝内经》理论中但凡涉及"天"的相关论述，无一例外地秉承了这一旨意，如仅仅就其中涉及"天"的篇名而言，就有《素问》的《上古天真论》《生气通天论》《天元纪大论》,《灵枢经》的《天年》和《通天》等。在其中588次涉"天"之论中，除了延伸到生命科学领域而被赋予特定的医学内涵之外，别无其他意涵。

6."重土"思想对《黄帝内经》的影响 西汉时期"重土"思想与西汉崇尚"黄老之学"有着十分密切的关系。五帝中的"黄帝"以土为德，故当时文化界的著书立说多托名于黄帝。董仲舒更是这一思想的极力倡导者，在他的著述中力主"以土为重"的理念就不足为奇了。如"土者火之子也，五行莫贵于土……土者，五行最贵者也"(《春秋繁露·五行对》)。《黄帝内经》充分接受了这一思想并将其用于解决医学中的实际问题。如《素问·平人气象论》的脉以胃气为本理念的建立，《素问·玉机真脏论》"胃为五脏之本"观念的发生，《素问·太阴阳明论》脾胃与五脏六腑、与全身密切相关的理论等等，无不与"重土"思想有关。

7."重阳"思想对《黄帝内经》的影响 "重阳"思想源于人类对太阳的崇拜，这一思想充斥于《春秋繁露》之中。《黄帝内经》秉承了"阳为主阴为从"的"重阳"理念并将其运用于医学体系之中，故有"阳气者，精则养神，柔则养筋","阳气者，若天与日，失其所则折寿而不彰"(《素问·生气通天论》)之说，明确地指出了阳气是生命活动的动力，在生命过程中具有十分重要的作用，形成了"阳气盛衰寿夭观念"。并由此提出了阳气昼夜、四季盛衰规律，总结出了阳气所具有的温煦机体组织、抗御外邪侵袭、主持气化开合、维系阴阳平衡等多方面的重要功能。"重阳"思想也成为后世医家重视阳气理论的源头，是明代"温补派",以及现代"火神派""扶阳抑阴"治法创立的依据。

8."天人合一"观对《黄帝内经》的影响 西汉时期的思想界十分重视"天人合一"的整体观念，无论是刘安还是董仲舒都是如此，该时期流行"人与天地相参""人事与天地相参"的天人相应论点。"天人合一"的内涵可以概括为"天人同源(同源于气)、天人同道(规律同步)、天人同构(一元结构——气模式、二元结构——阴阳模式、三元结构——三阴三阳模式、四元结构——四象模式、五元结构——五行模式)、天人同化(宏观气化、中观气化、微观气化)、天人同象('阴阳应象'即是指此)"。西汉思想界认为人与天地万物皆禀一气而生，在天人同气思想的指导下创建了天人同构理论，即天人感应的思想。强调了天人相应的整体联系的观念，指出人类生活在宇宙之间，和自然界万事万物是息息相通的。《黄帝内经》所构建的生命科学内容与此精神基本一致。

（四）西汉主要文献对《黄帝内经》的影响

1.《淮南子》与《黄帝内经》 《淮南子》的内容全面影响了《黄帝内经》的理论建构和成书。如"兼收并蓄"治经理念成为其理论建构的重要思路；秉承先秦道家宇宙观的本体论；认为宇宙万物同源于气，气是宇宙万物生成本原；"道"是宇宙万物运动变化的共同规律，在此大前提之下，《黄帝内经》也以"道""气"论述人类生命活动；在气、阴阳、五行哲学思想之下解释相关现象，其中包括人类生命活动，这些内容都与其中的生命科学理论具有高度的一致性；其中有关养生、病证（7类59种病症）、治疗以及药物的50余种（专讲功效的20多种）内容，不但反映了西汉早期医药学成就，也说明这一时期的医学成就对包括《黄帝内经》在内的医学理论构建具有十分重要的奠基作用。

2.《春秋繁露》与《黄帝内经》 《春秋繁露》82篇，运用当时人们对人类的形体大致构造、生理功能、脏腑形体关系、形神关系的医学认识，言思想、言文化、言治国、言治事、言治人。宣扬了"天人合一""天人感应"观点，运用精气、阴阳、五行等世界观和方法论阐释治国方略、社会关系、伦理道德及生命科学等相关道理。专章讲述养生内容，较全面地勾勒出这一时期人们对养生的认识。作为影响汉武帝时期朝野思想的《春秋繁露》，也就很自然地体现了这一时期的医学成就，也可以从中窥视到此后成书的《黄帝内经》生命科学理论构建的相关背景。

3.《史记》与《黄帝内经》 《黄帝内经》成书虽然晚于《史记》，但是《史记·扁鹊仓公列传》仅仅29个医学案例，约1.1万字的内容，就与《黄帝内经》中征引医学文献名谓、行文格式、问对体例、医学术语、精气—阴阳—五行的哲学思想、疾病传变规律、"治未病"理念、"病人为治病之本"的观念、用"整体观念"阐述医学知识、每10岁一段的年龄段划分、重视"胃气"在疾病预后变化中的意义、"杂合以治"的治病理念等12个方面具有高度的一致性。根据其中所传载的医学信息，提示司马迁及其以后时代的医学成就已经为《黄帝内经》理论的构建和成书打下了充足的文化基础、哲学基础、思维基础、方法学基础，尤其是构建医学理论时所必需的临床实践基础。

4. 西汉天文、历法成就对《黄帝内经》的影响　西汉天文、历法成就的影响可以从以下几个例证予以审视。就天体的结构而言，《黄帝内经》原文蕴涵有西汉以前的三种宇宙结构模型，即盖天说（《灵枢经·邪客》）、浑天说（《素问·五运行大论》），宣夜说（《素问·六节藏象论》《素问·天元纪大论》）等。

有关二十八宿的内容，如《灵枢经》的《五十营》等篇，尤其是《灵枢经·卫气行》之"天周二十八宿，而一面七星，四七二十八星。房昴为纬，虚张为经。是故房至毕为阳，昴至心为阴。阳主昼，阴主夜"解释人体营气卫气昼夜循行规律。还有《素问·天元纪大论》，与西汉时期主流天文理论所言皆同。关于"日行一度，月行十三度有奇"的记载，是对计量日月运行的表述；关于太阳运行一度，月球运行13又7/19度的认识，《淮南子·天文训》与《素问·六节藏象论》的表述完全一致。

"正月建寅"的历法规定最早见于夏代，西汉时期沿用了这一历法模式。古人发现，北极星的相对位置基本不动，斗纲始终指向北极星并以此为圆点做圆周运动，一昼夜循行一周，一个太阳回归年循行一周。为了计量一昼夜的不同时辰、计量一年的不同时节阶段，于是就在天球宇宙建构观念和北斗七星的天文背景之下，将十二地支（又称十二辰）、十天干沿天赤道从东向西将周天进行等分，并与二十八宿星座有一定的对应关系。通过对斗纲指向时空区位的天象观察，就可对相关节令月份予以计量。这在《淮南子·天文训》中有了完整记载，这是"正月建寅"发生的天文背景，与汉武帝于太初元年颁行的《太初历》是一致的，也是《黄帝内经》中应用的历法制式。

（五）西汉及其以前的医药学成就对《黄帝内经》的影响

《黄帝内经》所引的古文献大约有50余种，其中既有书名而内容又基本保留者；有《逆顺五体》《禁服》《脉度》《本脏》《外揣》《五色》《玉机》《九针之论》《热论》《诊经》《终始》《经脉》《天元纪》《气交变》《天元正纪》《针经》等16种；仅保存零星佚文者；有《刺法》《本病》《明堂》《上经》《下经》《大要》《脉法》《脉要》《揆度》《奇恒》《奇恒之势》《比类》

《金匮》《从容》《五中》《六十首》《脉变》《经脉上下篇》《上下篇》《针论》《阴阳》《阴阳传》《阴阳之论》《阴阳十二官相使》《太始天元册》《天元册》等26种。正缘于此，才说《黄帝内经》的成书是对我国上古医学的第一次总结，是现今仅存的西汉以前医学的集大成者。

《黄帝内经》虽然成编于《淮南子》《史记》之后的西汉中晚期，但其理论与先秦诸子之学几乎是相伴发生的，其学术思想乃至遣词用字都深受诸子之学的影响。此处仅举例简介诸子十家学术思想对其理论建构的影响，略示《黄帝内经》是中国古代优秀传统文化结晶之轮廓。

任何重大事件的发生都不是偶然的，都与特定时代背景相关，关乎中国人健康事业的《黄帝内经》成书这一重大事件的出现也不例外，《黄帝内经》是我国先民在长期与疾病做斗争的过程中积累的大量实践经验的结晶，也只有在西汉这个政治稳定、经济富庶、思想文化繁荣的时期的大背景之下才能产生。

第三讲
《黄帝内经》讲了些什么

《黄帝内经》的内容是极其丰富的，可从哲学基础和生命科学内涵两个方面概述。

一、《黄帝内经》中的哲学基础

哲学是人们对各种自然知识和社会知识进行归纳、概括后发展而成的，是关于物质世界最一般运动规律的理性认识，是理论化、系统化的世界观和方法论，是关于自然、社会和人类思维及其发展最一般规律的知识体系。《黄帝内经》运用中国古代哲学思想中的有关概念、原理、思维方法，解释生命现象。在构建医学理论时，不但将精气、阴阳、五行、神论、天人合一等古代哲学思想作为解释生命现象的认识方法和思维方法，并且直接将这些哲学中的基本概念、基本原理移植于其所构建的医学理论之中，渗透于医学的各个领域和层面，与相关的医学知识融为一体。因此其中的精气、阴阳、五行、神论等观念已经离了开纯哲学的轨迹，蕴涵着相当丰富的医学知识，并将这些哲学知识赋予了明显的自然科学特征，使这些哲学知识成为其生命科学知识不可分割的组成部分。所以此处所论述的内容，是站在医学的角度来解读《黄帝内经》中的哲学观念。

（一）精气学说在《黄帝内经》理论构建中的作用和意义

《黄帝内经》在"天地合气，命之曰人"，"人以天地之气生"（《素问·宝命全形论》）等精气生命观的思想指引下，全面地应用精气理论解释人类存在、人体结构、生命活动、病理变化及人与万物的关系，广泛地运用精气理论指导疾病的防治，使这一哲学理论成为中医理论体系的基础和核心。

精气学说又称"气一元论"，是研究精气的内涵、运动规律以及用以解释宇宙万物形成变化规律的哲学理论。这种哲学思想产生于先秦，成熟并广泛地运用于秦汉时期，此时也正是医学理论的形成阶段，因而成书于这一时期的《黄帝内经》理论全面地接受了这一哲学思想，其中所载的医药学知识，处处散发着浓郁的精气理论气息。《黄帝内经》将气概念引入到医学领域之后，构建了一个以医学理论为主体的庞大的气论知识体系，将其广泛地应用于医学科学的各个层面，其内涵得到了很大的拓展，其内容得到了极大的丰富。

《黄帝内经》中气概念的内涵有四。

其一，指人们生活常识中对极细小的、不断运动的物质微粒之"气"的称谓。

"气"的这一内涵是哲学概念的"气"的原型。如天寒时人体水液所转化的"溺（音义同'尿'）与气"（《灵枢经·五癃津液别》）；"五气（臊气、焦气、香气、腥气、腐气）入鼻"（《素问》的《六节藏象论》《金匮真言论》），以及"天气（天空中的水蒸气）下为雨，地气上为云"等原文所说的"气"（《素问·阴阳应象大论》）都是这一内涵的表现。

其二，《黄帝内经》中仍保留了哲学理论中的"气"概念。哲学理论中的"气"概念，即"宇宙万物形成的物质本原"，如"气合而有形，因变以正名"（《素问·六节藏象论》）的"气"即是如此，相当于现代哲学中"物质"的概念。

其三，气是指构成人的形体，维持人体正常生命活动的、充满活力的精细物质。如宗气、营气、卫气、真气等等。

其四，气是指人们可感知的状态。如就药物或食物而言，其中的"阳为气，阴为味""气归精""精食气"的"气"，即是指人们能感知的药物或食物在人体内产生的效应，即后世所称的寒、热、温、凉的"性质"。还有如诊法中的"神气""气色"之"气"。

从哲学背景审视精气概念的发生，先有宇宙万物的形成本原是"气"的观点，《管子·水地》在液态"水"能生万物的启示下，将医学中男女两性媾和时性器官中流溢像"水"一样的能构成胚胎人形之物称之为"精"，于是以"精"解"气"，把精与气联系在一起。后来《春秋繁露》又有了"元者，万物之本"的观点。

气的哲学观念认为，气具有弥散、透达、能动的特征，天地间形形色色的事物虽然都是相对独立的实体，但彼此之间凭借着具有弥散、透达、能动特征的气为中介、为信息传递的物质载体，由气介导传递各种信息，从而使事物之间存在着相互感应和融合的关系。人类也凭借着气的媒介作用与天地万物、四时气候息息相通，所以说"天地之间，六合之内，其气九州、九窍、五脏、十二节，皆通乎天气"（《素问·六节藏象论》）。

《黄帝内经》在"气是构成宇宙万物的本原"这一哲学观念的指导下，形成了庞大的具有医学意义的"气"概念及其相关理论。具体言之，体现在：认为人类是宇宙之"气"演化到一定阶段生成的；在气论指导下形成人与自然相通相应的整体生命观念；认为"气"是人体生命活动的基本物质，并用以说明生理；用气论构建病因概念及其理论；用气论构建病理概念及其理论；用气论构建诊法理论；用气论构建辨证理论；用气论构建治法理论；用气论构建药物理论；用气论构建用药、针刺、艾灸、推拿等知识体系；用气论构建五运六气理论等。

（二）阴阳学说在《黄帝内经》理论构建中的作用和意义

《黄帝内经》为什么要运用阴阳学说构建自己的理论？

一是阴阳乃宇宙万物变化的总规律。"阴阳者，天地之道也，万物之纲纪，变化之父母，生杀之本始，神明之府也，治病必求于本"（《素问·阴阳应象大论》）。这是在对阴阳这一哲学概念及相关理论深刻认识的基础上，将其引入医学领域，用以揭示与人体生命相关事物或生命活动本身的奥秘、构建医学理论的认识方法和思维方法。

二是阴阳理论是人们认识宇宙万物最基本的世界观和方法论。阴阳理论是研究阴阳的概念内涵及其变化规律，用以解释宇宙万物的发生、发展、变化的古代哲学理论，是古人认识宇宙万物及其变化规律的世界观和方法论。用阴阳学说认识物质世界的关键在于分析既相互对立，又相互统一，相反相成的阴阳两种物质或势力之间的关系。阴阳学说渗透到医学领域，成为中医学的独特思维方法，深刻地影响着中医理论的形成、发展和具体运用。

《黄帝内经》认为"明于阴阳，如惑之解，如醉之醒"（《灵枢经·病传》）。这是当时开启人们探索生命奥秘殿堂大门的钥匙，因此《黄帝内经》全面广泛地运用这一世界观和方法论来构建其医学理论体系，将此前逐渐形成的阴阳哲学观念与医学内容融合为一体，成为源于而又深刻于哲学的理论，这也是中医理论体系发生的基石和源头。

三是因为阴阳理论可以全面地解释人类的生命活动过程。《黄帝内经》在"生之本，本于阴阳"（《素问·生气通天论》）的阴阳生命观念的指引下，全面地应用阴阳理论来解释生命现象，认为"阴平阳秘，精神乃治"是生命活动最有序的和谐状态；一旦"阴平阳秘"的和谐有序状态失常，就成为疾病发生的最基本的病机；"谨察阴阳所在而调之，以平为期"（《素问·至真要大论》）是医生诊察疾病，分析病理，指导临床施针、用药治病的最高行为准则。因此说，"医道虽繁，而可以一言以蔽之曰：阴阳而已"（《景岳全书·传忠录》）。

《黄帝内经》揭示了阴阳是"天地之道也，万物之纲纪，变化之父母，生杀之本始，神明之府也"（《素问·阴阳应象大论》）。这是对自然界相互关联且属性对立双方的某些事物、现象的高度概括，是对物质世界最一般运动变化规律的抽象表达，其中几乎对人们所能目及和认识到的事物都予以阴阳属性的规定，于是抽象出了生命科学中的阴阳概念。所谓生命科学中的阴阳，是指人体内相互关联的某些特定的功能对立的物质及其双方属性的概括，也即物质本体意义上的阴和阳，这在医学学科中有别于哲学属性意义上的阴和阳。

（三）五行学说在《黄帝内经》理论构建中的作用和意义

五行概念源于十月太阳历法的一年分为五季，作为哲学观念则是春秋战国中期之后的事情。五行理论形成及盛行之际，也正是《黄帝内经》医学理论构建并形成的时期。随着人们对五行认识的深入，其物质元素的意义被方法论的作用取代，演变为认识物质世界的理论和思维方法。

五行的特性是以"水曰润下，火曰炎上，木曰曲直，金曰从革，土爰稼穑"（《尚书·洪范》）的经典表述为依据进行阐发的。自五行特性被抽象以后，五行就被用作分析、归纳、标记各种事物和现象的属性特征，以此作为研究各类事物内部联系的依据。此时的五行不再是某些自然事物的本体原型，而是具有一定属性或功能的特定符号标志。

《黄帝内经》就是运用五行的特性，解释并阐发五脏的某些生理功能及生理特性，进而解决五脏病理方面的相关问题。而这些生理功能和特征是无法通过解剖直视，或者对生命现象的观察就能认识的。《黄帝内经》对五行理论不但予以继承，还广泛地将其应用于解释人体的生命现象，赋予了其丰富的医学内涵。使哲学范畴的五行理论与具有丰富实践经验的医疗知识紧密地结合在一起，从而使五行理论脱离了单纯的哲学属性和机械唯物论的羁绊，蕴涵了丰富医学的内容，并且表现出了应有的自然科学特征。

总之，五行学说形成之际，也正是《黄帝内经》生命科学知识体系的构建时期。此正是人们对长期积累的丰富临床知识和对生命活动深刻体验的日益增加，急切需要寻找阐释疾病发生机理，揭示生命奥秘的关键时期，所以发展日渐成熟的五行和精气、阴阳等哲学理论，能够被深刻地应用于医学理论的构建就是情理之中的事情。广泛地用以解释人与自然关系、人体自身的整体性和系统性、人体各系统之间的相互联系，全面地运用以指导临床的诊断，指导病理和药理的分析，以及治疗用药、针刺腧穴配伍等等各个层面，使这一哲学理论和系统思维方法与医学知识紧密地结合在一起。《黄帝内经》不但应用了五行理论，同时也丰富和发展了五行理论，既应用五行的概念、特性、归类方法、生克制化关系，但又不为其所局限、所束缚，因而能有效地解释医学领域中的一些复杂问题，并与医学内容融为一体。因此《黄帝内经》中的五行学说和精气、阴阳学说一样，既是认识和研究医学领域相关问题的思维方法，也是学习和应用医学知识的重要内容。

（四）《黄帝内经》中"神"概念的产生及其意义

"神"是中华民族传统文化中十分重要的命题，深深地根植于中华民族传统文化沃土之中的《黄帝内经》，虽然是以研究和传载人类生命规律及其现象为主旨的医学典籍，但其理论的产生，不但全面地吸纳了"神"这一命题，而且从生命学科的角度，使这一命题的内容得到科学、系统的传扬。《黄帝内经》所缔造的生命科学知识体系的各个层面，都能寻觅到"神"之踪迹。因此，解读《黄帝内经》理论不同层面的神论内涵，无疑对人们更准确地把握并运用以"神"为核心的相关理论有所裨益。

"神"与道、气、阴阳、五行一样，是中华民族传统文化中十分重要的概念和命题，是中国古代哲学的重要范畴，是先哲们在长期的生活、生产、社会实践过程中，通过对可感知的大量事物进行深刻理解的基础上，运用他们当时所掌握的知识，经过认真地分析、归纳、演绎，将世间一切客观事物存在、发生、发展、变化的固有规律抽象为"神"。这是中华民族传统文化中（除社会科学中的宗教文化之外，下同）"神"概念的基本格调，也是

《黄帝内经》论"神"的主旨大义。

就《黄帝内经》造就的生命科学知识体系而言，"神"指人类社会的发展规律，指自然界一切事物的变化规律，指人类的生命运动规律，指人类生命活动与外界（社会的和自然界的）万事万物相通相应的规律等。

就人类生命运动规律而言，"神"也指"心"对生命活动的支配、心理活动，以及五脏、六腑、奇恒之腑、形体官窍、经络，乃至精、气、血、津液等物质参与生命活动过程中的相关规律。这就是《黄帝内经》造就的医学理论体系中所言"神"概念内涵的本质，也是其科学的内核。

《黄帝内经》运用中国古代哲学思想中的有关概念、原理、思维方法解释生命现象，并受其相当深刻的影响。在构建医学理论时，不但将精气、阴阳、五行、神等古代哲学思想作为解释生命现象的认识方法和思维方法，并且直接将这些哲学中的基本概念、基本原理移植于其所构建的医学理论之中，渗透于医学的各个层面，与相关的医学知识融为一体。

二、《黄帝内经》中的医药学知识

《黄帝内经》毕竟是一部生命科学的典籍，传载医药学知识必然是其主旨。所以要思考《黄帝内经》讲了些什么的时候，医药学内容是必不可少的。

（一）《黄帝内经》中的生命整体观

《黄帝内经》在探索人体生命活动规律的过程中，不是把人体分割成各个孤立的部分进行分析和研究，而是从人体内部之间的相互联系和人体与自然及社会环境的相互联系中宏观地把握生命规律，认为人体是一个由多层次结构构成的有机整体。构成人体的各个脏腑形体官窍之间，在结构上是不可分割的，在功能上是相互协调、相互为用的，在病理上又是相互影响的。人生活在自然和社会环境之中，人体的生理功能和病理变化，必然受到自然环境、社会条件的影响。人类在适应和改造自然及社会环境的斗争中维持着机体的生命活动，从而形成了独具特色的整体观念，即关于人体自身的完整性、人与自然、人与社会环境统一性的认识。

整体观念是中国古代哲学思想和思维方法在其理论形成中的具体体现，是同源异构及普遍联系思维方法的具体表达。整体观念要求人们在观察、分析、认识和处理有关生命、健康和疾病等问题的时候，必须注重人体自身的完整性以及人与自然、人与社会环境之间的统一性和相关性。整体观念贯穿于《黄帝内经》所论生命科学知识体系中的生理、病理、诊法、辨证、养生、防治等理论各个方面的每一层级知识版块，是中医学基础理论的基本特点和临床实践的指导思想、思维方法。

《黄帝内经》中的生命整体观，体现在整体生理观、整体病理观、整体察病观、整体治疗观、整体养生观以及医学模式整体观等方面，而这一整体观念的产生，离不开中华民族传统文化中的"天人合一"理念。

什么是"天人合一"？该理念认为人类生活在自然界中，自然界中存在着人类赖以生存的必要条件。大自然中的阳光、空气、水、温度、磁场、引力、生物圈等，构成了人类赖以生存、繁衍的最佳环境。同时，自然环境的变化又可直接或间接地影响人体的生命活动。人类是宇宙万类物种之一，与天地万物有着共同的生成本源和存在的条件。这种人与自然环境息息相关的认识，即是"天人合一"的整体观。

"天人合一"理念的基本内涵包括天人同源、天人同构、天人同道、天人同化、天人同象等方面。所谓天人同源，是指人类与天地万物一样，都是"气"演化生成的，如"天之在我者德也，地之在我者气也，德流气薄而生者也。故生之来谓之精，两精相搏谓之神"（《灵枢经·本神》）之论，以及"天地合气，命之曰人"（《素问·宝命全形论》）就清楚地表达了"天人同源"的观念。

其中的"天人同构"观念表现有"一元结构"，即"气"结构模式，认为天地万物都是"气"的运动变化所形成的，因而"气"也是构成人体（包括脏腑经络、精气血津液及其功能活动），维持人体生命活动的最基本的物质；有"二元结构"，即阴阳结构模式，如"阴阳者，天地之道也，万物之纲纪，变化之父母，生杀之本始，神明之府也，治病必求于本"（《素问·阴阳应象大论》）即是最直接的表达；有"三元结构"，即阴阳一分为三（即太阳、阳明、少阳，太阴、少阴、厥阴）结构模式，无论是人体经脉，还是人体气化活动的"开阖枢"，无不如此；有"四元结构"，即四象结构模式（将阴阳一分为二：太阳、少阳、太阴、少阴），这一结构在体质分型中发挥重要作用；有"五元结构"，即五行模式；还有"六元结构"（即三阴三阳相加）。

所谓"天人同道"，是指人与万物都是在同一自然规律的支配下发生、存在和演化的，阴阳者为"万物之父母"（《素问·阴阳应象大论》）即是言此。当然，天地之道又有精气之道、阴阳之道、五行之道等。

所谓"天人同化"，是指人类与天地万物同步气化。人体气化是以天地万物气化为本源，天地气化支配着万物气化、人体气化。气化是指气的运动及其所发生的一切变化（包括物质间转化、物质与能量的转化等），人体就是在脏腑经络、精气血津液的气化活动之中完成生命过程的，而这一气化过程是与天地万物的气化活动同步进行的。

人与天地万物之间既然同源、同道、同构、同化、同象，其表现于外之象必然也是相同的。因为外在的现象与内在的本质是必然联系的，现象虽然不等于本质，但现象必然体现着本质。这既是"阴阳应象大论"命题的真实含义，也是其以整体观念为出发点确立"生命整体观"的理由。

（二）《黄帝内经》的人体功能结构观

《黄帝内经》中脏腑、精气血津液、经络的相关理论及结构是以人体功能状态为前提的，是通常所说的重功能而轻形态，形态结构附属于功能结构。

人体的功能结构包括以五脏为中心的脏腑结构，这是按五行结构模式建构的联系着相关的六腑、五体、五官（九窍）、五体（筋、脉、肉、皮、骨）、五华（爪、面、唇、毛、发）、五液（泪、汗、涎、涕、唾）、五志（怒、喜、思、悲、恐）、五音（角、徵、宫、商、羽）、五声（呼、笑、歌、哭、呻）等，这一结构模型，除有哲学、文化的因素外，人体功能活动的联系也是支撑该结构的基本立场。因而可以看出，离开人体功能活动的相互联系，这个结构就不复存在。

精气血津液、经络结构也是在相同理念之下建构的，并且依附于以五脏为中心的脏腑结构。前者既是脏腑活动的产物，同时又是脏腑活动必不可少的物质基础，其一切生理的、病理的活动均是在脏腑之中，并必须在脏腑参与之下进行；后者则是人体脏腑联系、物质的传送、各种信息传输的通道。所以二者都是人体功能结构不可或缺的重要部分。

可见，《黄帝内经》虽然运用解剖技术认识了人体的内脏器官，并由此产生了五脏、六腑、奇恒之腑、经络、形体官窍等基本概念，但仅凭解剖知识只能发现并确定其中一部分结构较为简单的生理活动，对于人体复杂的、更为深刻而精细的生命活动认识，就显得力不从心，于是不得不采用"视其外应，以知其内脏"（《灵枢经·本脏》），"五脏之象，可以类推"（《素问·五脏生成》）的"司外揣内"（《灵枢经·外揣》）认识方法，探求复杂的生命奥秘及其规律，使其原有独立的解剖学概念演变为以功能为主的结构概念，人体的结构名称大多不再是单纯的解剖形态概念，大多数情况下，这些解剖学概念更侧重于功能状态的内涵，其原有的解剖知识仅仅从属于功能状态结构，是人们认识人体相关功能的标志性符号。

（三）藏象理论

藏象一词，出自《素问·六节藏象论》。

"帝曰：藏象何如？

岐伯曰：心者，生之本，神之变也，其华在面，其充在血脉，为阳中之太阳，通于夏气。肺者，气之本，魄之处也，其华在毛，其充在皮，为阳中之太阴，通于秋气。肾者，主蛰，封藏之本，精之处也，其华在发，其充在骨，为阴中之少阴，通于冬气。肝者，罢极之本，魂之居也，其华在爪，其充在筋，以生血气，其味酸，其色苍，此为阳中之少阳，通于春气。脾、胃、大肠、小肠、三焦、膀胱者，仓廪之本，营之居也，名曰器，能化糟粕，转味而入出者也，其华在唇四白，其充在肌，其味甘，其色黄，此至阴之类，通于土气。凡十一脏取决于胆。"

"藏象"一词，非常精辟地表达了五脏之本及与外象间的辩证关系。此节明确提出了"五脏为本"的观点："心者，生之本"；"肺者，气之本"……明确指出精、气、血、津液、神的主要藏处是五脏，是生命活动的根本，也与"血脉营气精神者，此五脏之所藏也……是故五脏主藏精者也，不可伤，伤则失守而阴虚，阴虚则无气，无气则死矣"（《灵枢经·本神》）的论述相呼应，突出了人体以五脏为中心，联系了人体的各个器官，构成一个以五脏为中心的五大生理系统，从而成为有机的统一体，而"心者生之本"等原文就是强调五脏在人体中的重要性。

"心者，神之变也"；"肺者，魄之处也"……古人通过长期的生活实践和临床观察认识到人的精神思维活动分五种形式，由心统管，分属五脏，这和现代医学精神活动归属于脑有很大的不同。因五脏参与精神活动，故将五脏称之为"五神脏",而"五神"活动的物质基础依赖于五脏所藏的精气。

本节论述了五脏与组织(体、华、窍)结构的关系、五脏与四时的关系等内容,都是藏象理论的基础。

"藏象"之论。藏象二字,最早见于本篇,"藏"之义有三:一为脏,指人体的内脏,是具有一定形态的组织器官,如五脏六腑;二指内藏,躯壳在外,人体内脏藏于躯壳之内;三指包纳收藏,言内脏藏精、气、血、脉、神。

"象"之义亦有三:一指现象,内脏活动表现于外的现象,如心脏活动正常则可见面色红润光泽,脉搏和缓有力,肺脏功能正常,则呼吸均匀,皮肤润泽等;二指形象,即任何内脏都有一定的形态;三指内脏与自然界相关联事物之间的联系,如四时、五味、五化、五方、五音等。

"藏象"之义亦可归纳为三点:

其一,通过内脏活动表现于外的现象来研究内脏活动的规律。"有诸内必形诸外",内有脏腑活动,其外必有象可察。张介宾说:"脏居于内,形现于外,故曰藏象。"王冰说:"脏者,藏也,言腹中之所藏也。象谓所现于外可阅者。"藏象二字突出地说明了中医研究内脏活动规律的方法,主要是通过外象(包括生理病理之象)来研究了解内脏的活动规律,并不完全依赖于形态解剖。中医的脏腑理论是长期的大量的实践经验的产物,经过这种生动的实验得出的中医理论是有科学根据的。近代有"黑箱理论",即不打开黑箱,而判断黑箱内情况,以此说明藏象理论的科学性,可以参考。

其二,藏象指内脏的形象而言。说明中医学对内脏的认识以一定的解剖理论为依据,如《难经·四十二难》所说之"心重十二两,中有七孔三毛,盛精汁三合"者即是。"三毛"可能指心脏的脉络组织,"七孔"可能指心脏瓣膜的开口,"精汁"指心脏内的血液,这种认识是符合心脏解剖特征的。《医学入门》对心脏形体的描述更逼真:"有血肉之心,形如未开之莲花,居肺下膈上是也。"明确地说明了心脏的解剖位置及形态特征。中医学对解剖的记载是很早的,如《灵枢经·经水》之"若夫八尺之士,皮肉在此,外可度量切循而得之,其死可解剖而视之"。由于社会条件的限制,我国解剖学虽然诞生得很早,但却没有得到相应的发展,因而对脏腑组织器官的认识并不完全依赖解剖学的成就。

其三,藏象指内脏活动有自然界的物象与之相应,如本文提出的心为

"阳中之太阳，通于夏气"。就是将心与自然界四季中的夏季相对应，说明心为火脏，以阳气为主，具有温煦全身的特性。张志聪说："论脏腑之形象，以应天地阴阳也。"心脏的生理之象和病理之象可通过其所连属的体华窍等组织器官表现于外。如心的功能正常，则脉搏有力，神采奕奕，思维敏锐。

关于藏象的这段原文，是中医学对脏腑方面的论述最重要的文献，它奠定了脏腑学说基础，在后世生理、病理、诊断、辨证诸方面都有广泛的意义。自本篇提出藏象二字后，后世医家对其进行了发挥和补充，丰富了藏象学说的内容，并把有关脏腑的理论编在一起，理论化系统化后形成了中医独特的藏象学说。如滑伯仁《续素问钞》，张介宾《类经》，李中梓《内经知要》等都以藏象为篇名，主要研究脏腑的生理功能、病理变化及脏腑间相互关系。

藏象学说在发展过程中形成了自己的特点：其一，本质和现象的关系。脏居于内为本质，象现于外为现象，本质不同于现象，但本质与现象相联系，透过现象求本质。其二，生理和病理的关系。二者相互印证，论述生理以病理为反证，论述病理以生理为依据。其三，局部和整体的关系，突出重点，强调整体，整体由局部组成，局部是整体的一部分，又隶属于整体，局部可体现整体，在生理上形成了以五脏为中心的五大系统，五脏之中以心为主。其四，脏腑是生理病理的概念，是功能单位，不单纯是解剖概念。因此，中医和西医皆谈脏腑，但有本质的区别，不能相提并论，更不能对号入座，生搬硬套。

关于十一脏取决于胆的问题，历代解释不一，王冰认为："胆者，中正刚断无私偏，故十一脏取决于胆也。"李东垣则从胆主少阳春生之气立说，指出："胆者，少阳春生之气，春气升则万化安，故胆气春升，则余脏安之，所以取决于胆也。"张介宾则指出："惟胆以中虚，故属于腑，然藏而不泻，又类乎脏。故属少阳为半表半里之经，亦曰中正之官，又曰奇恒之腑，所以能通达阴阳，而十一脏皆取乎此也。"纵观各家之说，均从胆的功能方面加以阐释，然这些解读实属牵强，因文中"凡"以上所述脏腑只有十个，若言"十一脏"则包括胆本身，这就很难自圆其说，殊不知此"十一脏"当为"土脏"之误。古代书刊多是竖排，在传抄过程中有误将二字合为一字者，亦有将一字误为二字者，此即将"土"字误抄成"十一"。从医理言，《灵枢经·本输》云："肝合胆，胆者中精之府。"赵献可《医贯》曰："饮食入胃，犹水谷在釜中，非火不熟，脾能化食，全赖少阳相火之无形者。"张锡纯亦指出："为其寄生相火也，可借火以生土，脾胃之饮食更赖其腐熟。"说明在生理上，脾胃对饮食水谷的消化、吸收、排泄依赖于肝胆疏泄及胆汁的正常分泌，反之，肝胆疏泄失职，则将导致脾胃功能失常，所以说原文应是"凡土脏取决于胆"。又有人认为"取决"为"阙"的切音，即指上文十一个内脏（即五脏五、六腑六，共十一脏）阙胆的内容。故云此七字为注文窜入。此说也有可取之处。当然，以上这些分析的准确性还待进一步探讨。

（四）气血津液理论

气、血、津液是构成人体的基本物质，也是维持人体生命活动的基本物质。气是不断运动的、极其细微的物质；血是循行于脉内的红色液体；津液是人体一切正常水液的总称。

气、血、津液是人体脏腑生理活动的产物，又为脏腑经络进行生理活动提供所必需的物质和能量，所以说气、血、津液也是脏腑经络功能活动的物质基础。气血津液学说是研究人体基本生命物质的生成、输布及生理功能的学说。气血津液学说是从整体角度来研究构成人体和维持人体生命活动的基本物质，着重揭示人体脏腑经络等生理活动和病理变化的物质基础。这一内容集中体现在《灵枢经》的《决气》《五癃津液别》等篇中。

（五）经络理论

中医经络理论是在《黄帝内经》中逐渐形成的，这一理论集中反映在《灵枢经》相关篇论之中，而《素问》诸篇则多为该理论的具体应用。经络是人体结构的重要组成部分，其与脏腑、形体官窍等组织器官，共同构成了完整的人体。经络是经脉和络脉的总称。经脉是经络系统中的主干部分，多行于人体的深部，有一定的循行路径；络脉是经脉小的分支，多行于较浅的部位，纵横交错，网络全身。经络遍布周身，彼此相贯，通过有规律的循行和复杂的网络交汇，把人体脏腑、肢体、官窍等紧密地连接成统一的有机整体，从而保障了人体生命活动的有序进行。所以说经络是运行全身气血、联络脏腑肢节、沟通上下内外、调节人体功能的特殊网络系统。

经络学说是阐述人体经络系统的内容、循行分布、生理功能的理论。经络学说的形成是基于古人长期的医疗实践，尤其是针灸、推拿、气功等各个方面经验的积累，并结合当时的解剖知识，逐步上升为理论。经络学说在《灵枢经》中有较详细的记载，并已形成了比较系统的理论，历代医家用经络学说理论指导医疗实践，不断地总结和发展，使经络学说的内容得到了充实和提高。中华人民共和国成立以后，开展了中西医结合对经络实质的研究，尤其是针刺麻醉技术的发明，开创了世界麻醉史上的新纪元，由此引发的针麻原理和经络实质研究，已经引起了世界医学界的普遍重视。

关于经络实质的研究，国内中西医工作者做了大量的工作，主要包括：①经络实质与神经、脉管的关系；②经络与中枢神经功能的关系；③经络与神经-体液调节系统功能的关系；④经络与机体生物电的关系。初步认为经络是一个大的概念，包括了西医学中的脉管系统、神经系统、神经-体液调节系统的部分形态、生理功能及病理现象。目前学界对经络的实质还持有不同的看法，必须进一步深入研究，以便更好地指导医疗实践。

在正常情况下，经络具有沟通表里上下、感应传导等生理功能，而在人体发生病变时，经络则成为传递病邪和反映病变信息的通路。例如，经络是外邪内传脏腑的途径，对于侵袭人体的病邪有传递作用，且外邪多有由表入里的特点，所以当体表受到病邪侵袭时，就可以通过经络而传入内脏。由于经络在内脏之间有多种联络关系，所以可成为内脏疾病相互传变的途径。各脏腑的经络在体表都有一定的分布部位，同时脏腑又通过经络直接或间接地与五官九窍发生联系，所以脏腑疾病通过经络的传导，可以在体表某些部位或有关孔窍反映出症状和体征，从而说明了经络是内脏病变反映到形体官窍的途径。

由于经络有一定的循行部位和属络脏腑的联系，可以反映内脏和形体组织器官的病症，因而在临床上就可根据病人出现的症状和体征，结合经络循行的部位及所联系的脏腑，作为辨别病位和证候以及诊断某些疾病的依据之一。例如头痛，可以依据疼痛的部位来分析：痛在前额，病变多在阳明经；痛在两侧，病变多在少阳经；痛在枕项，病变多在太阳经；痛在巅顶，病变多在足厥阴肝经与督脉。又如《灵枢经·经脉》中叙述了十二经脉与十五别络的病症，每一经络的病症都与其循行部位和属络的脏腑有关。后世从十二经病症分类发展为六经辨证，为中医辨证论治奠定了基础。此外，人体出现病症时，在经络所通连的体表部位上，通过审视、按压等方法，可发现多种异常变化，这些反应点在近代称为压痛点或过敏带。如肺脏有病时可在肺俞穴出现结节或在中府穴有压痛，肠痈可在阑尾穴有压痛，长期消化不良的病人可在脾俞穴见到异常变化，胆囊炎病人在阳陵泉穴下方往往有压痛等等。

经络学说被广泛地应用于临床中医各科的治疗，特别是对针刺、艾灸、推拿、按摩和药物治疗更具有重要的指导意义。例如按照经络学说进行辨证，判断疾病属于何经，然后根据经络的循行路线和联系范围来选取穴位进行治疗，就称为"循经取穴"。临床上常用的上病下取、下病上取、中病旁取、左右交叉、表里互取等方法，皆体现了循经取穴的特点。又如药物治疗也是以经络为通道，并借其传导作用使药达病所，发挥治疗作用。药物归经是根据药物对经脉（脏腑）病变所起的特殊治疗作用，分别将其归纳于各经之中，使之系统化。药物归经理论的临床价值，主要在于指导分经用药，即病属何经，就选用何经的药物进行治疗。引导其他药物的药力到达病所，起着"向导"作用的药物，被称为"引经药"。当前临床运用的针刺麻醉，以及耳针、电针、穴位埋线、穴位结扎、穴位注射等治疗方法，亦都是在经络学说的指导下创立和发展起来的，并已取得了可喜的成果，这些成果又促使经络的理论得到进一步的发展和充实。

（六）体质理论

所谓体质，是指人类个体在生命过程中，由遗传性和获得性因素所决定的表现在形态结构、生理功能和心理活动方面综合的相对稳定的固有特性。体质理论是藏象学的内容之一，是以中医理论为指导，研究正常人体体质的形成、特征、类型、差异规律，及其对疾病发生、发展、演变过程的影响，并以此指导对疾病进行诊断和防治的理论知识。该理论发端于《黄帝内经》，正名于张介宾，成熟于现代。《黄帝内经》曾就体质分类提出过阴阳含量划分法、五行归属划分法、形态与功能特征分类法、心理特征分类法（包括刚柔分类法、勇怯分类法、形志苦乐分类法）等。由于体质的特殊性决定着发病后临床证候类型的倾向性，证候的特征中包含着体质的特征，故临床辨证特别重视体质因素，将判别体质状况视为辨证的前提和重要依据。

人是形与神的统一体。人类有着脏腑经络、形体官窍、气血津液等相同的形质和功能活动，也有着神、魂、魄、意、志，以及喜、怒、悲、思、恐等相同的心理活动，这是人类的共性生理。但正常人体间也是有差异的，不同的个体在形质、功能、心理上又存在着各自的特殊性，这种个体的身心特性便称之为体质。体质影响着人对自然、社会环境的适应能力和对疾病的抵抗能力，以及发病过程中对某些致病因素的易感性和病理过程中疾病发展的倾向性等，进而还影响着某些疾病的证候类型和个体对治疗措施的反应性，从而使人的生、老、病、死等生命过程带有明显的个体化的特异性。中医体质理论可以用来说明个体对某些病因的易感性、耐受性和发病倾向性，阐释发病原理，解释病理变化，指导辨证、治疗和养生，具有广泛的临床意义。因此重视对于体质问题的研究，不但有助于从整体上把握个体的生命特征，而且有助于分析疾病的发生、发展和演变规律，对诊断、治疗、预防疾病及养生康复均有重要价值。

（七）病因与发病理论

就病因理论而言，《黄帝内经》首次提出"风、寒、暑、湿、燥、火"六淫概念（《素问·至真要大论》），对致病因素有阴阳分类（《素问·调经论》）和"三部之气，所伤异类"的三类分法（《灵枢经·百病始生》），并对各种病因的致病特点均有研究，因而自此奠定了中医学的病因理论基础。

就发病原理而言，既有"生病起于过用"（《素问·经脉别论》）发病理念。认为疾病的产生是由人体内外界各种因素发生异常变化超越了人体适应的限度，损伤脏腑气血所导致的。又有"风雨寒热，不得虚，邪不能独伤人。卒然逢疾风暴雨而不病者，盖无虚，故邪不能独伤人。此必因虚邪之风，与其身形，两虚相得，乃客其形。两实相逢，众人肉坚。其中于虚邪也，因于天时，与其身形，参以虚实，大病乃成"（《灵枢经·百病始生》）的邪正盛衰发病观，认为正气不足是发病与否的前提，是疾病发生的矛盾主要方面，故而有"正气存内，邪不可干"（《素问·本病论》），"邪之所凑，其气必虚"（《素问·评热病论》），以及邪之"中人也方乘虚时"（《灵枢经·邪气脏腑病形》）的研究结论。还有"乘年之衰，逢月之空，失时之和，因为贼风所伤"的"三虚"发病观（《灵枢经·岁露论》）。这三者就是后世研究中医发病理论的源头。

（八）病机理论

病机是指疾病发生、发展、变化的机制，包括病性、病位、病势、脏腑气血虚实变化及其预后等。病机是中医学特有的概念，不仅反映疾病的病因、病性、病位、病势，而且还包括对疾病发病环境和发病途径的判断。病机是证候的核心、是证候的基础，抓住了病机，对证候本质的揭示也就不远了。最能体现中医诊疗特色的就是辨证、识机和立法，而辨证的过程，实际上就是识别病机的过程，而病机便是制定治法的根据。

就病机的具体内容而言，《黄帝内经》中有"病机十九条"（《素问·至真要大论》），概括了六气病机和五脏病机。又有虚实病机，其判断依据有二：一是以邪正关系为前提判断虚实病机，如"邪气盛则实，精气夺则虚"（《素问·通评虚实论》）；二是以病变局部的气血分布状态为前提判断虚实病机，如"有者为实，无者为虚，故气并则无血……血并则无气，今血与气相失，故为虚焉……血与气并，则为实焉"（《素问·调经论》）就是其例。还有经络病机（《灵枢经·经脉》），脏腑病机（《灵枢经·邪气脏腑病形》《素问·玉机真脏论》）、精气血津液病机（《灵枢经·决气》）等。

（九）病证理论

《黄帝内经》传载的病症约有380种，这些病症涉及内、妇、儿、外、五官诸科，乃至肛门、外阴、皮肤疾病和肿瘤等。其中所论的重要病种如外感热病（伤寒病）、内伤热病、疼痛疾病、咳病、疟疾、风证、痿病、痹病、厥病、各种腹部疾病、癫病、狂证、水肿病、胀病、肿瘤、疮疡（内痈、皮肤疮疡）等，这些近乎临证纪实的资料不但是对此前临床丰富实践经验的总结，也是后世中医病症学的研究和发展的文献源头和基础。

（十）诊断学知识

诊断学包括诊法和辨证两个识病过程，前者为察病，即医生对疾病的感性认识过程；后者是对疾病的理性分析，追求疾病的原因、性质、病变部位，以及疾病过程中的邪正关系，这一理性认识过程就称之为辨证。《黄帝内经》原文将其概括为"善诊者，察色按脉，先别阴阳；审清浊，而知部分；视喘息，听音声，而知所苦；观权衡规矩，而知病所主。按尺寸，观浮沉滑涩，而知病所生以治。无过以诊，则不失矣"（《素问·阴阳应象大论》）。

在诊断疾病时，要"察色按脉，先别阴阳"，这是八纲辨证的前提，也是临床诊断疾病必须遵循的原则，是非常重要的诊断名言。就是说医者在观察病人的气色，按察病人脉象时，首先要看其是阳证还是阴证。如果满面红，苔色黄，脉洪大有力者，即属阳证；反之面色萎白，舌质淡，苔白，脉沉迟细弱，就属阴证。这对于确定治疗方法具有方向性的指导意义，故必须首先辨别。其次，审查鼻涕、带下、小便的清白或混浊，观察病人的声音，呼吸喘息状态，结合四时脉象等情况，进行综合分析，就可判断疾病的部位、虚实、病因，这样做出诊断就会"诊则不失"。

"善诊者，察色按脉，先别阴阳。"这是诊断总的指导方针，后人把阴阳、表里、寒热、虚实称为"八纲"，而阴阳为总纲，这样可以执简驭繁，抓住疾病的本质。从大的方面，阴阳可以概括整个病证阴阳，如阴证（里证、虚证、寒证）、阳证（表证、热证、实证）。小的方面可以从色泽、脉象、声息等单一细小的方面分辨阴阳。所以在中医诊断方面，无论望、闻、问、切，均以分辨阴阳为首务，这样才能不犯方向性、原则性错误。明代名医张介宾将此概括为："凡诊病施治，必须先审阴阳，乃为医道之纲领，阴阳无谬，治焉有差？医道虽繁，而可以一言蔽之者，曰阴阳而已。故证有阴阳，脉有阴阳，药有阴阳……设能明彻阴阳，则医理虽玄，思过半矣。"（《景岳全书·传忠录》）

就具体诊病方法而言，《黄帝内经》传载的有望诊法（通过神、色、形、态方面观察病人的整体、局部以及排出物的色、质、量），闻诊法（嗅闻病体或排出物散发的气味，听闻病体发出的各种声响），问诊法（询问各种与病情有关的内容，张介宾将其归纳为"十问歌"），切诊法（包括按诊法和切脉诊法，就切脉诊法而言，《黄帝内经》就有独取寸口诊脉法、三部九候诊脉法、人迎寸口合参诊脉法），尺肤诊法（《素问·脉要精微论》），腹诊法（《灵枢经》的《胀论》《水胀》等）。

（十一）药物学知识

《黄帝内经》的用药规律，是指其中对药（食）气味理论的认识，以及根据不同地域、不同气候、不同脏腑病证，以及不同体质的药（食）选择和宜忌规律。书中虽然载方13首，涉及的药物也仅20余种，然而其中对药物气味的理论以及药（食）五味的临床运用的内容却十分丰富。其中有对药食气味的阴阳属性、五行属性以及功效的研究；有对四时五脏阴阳，病随五味所宜的研究（包括"合人形"用药规律、"法四时"用药规律、"法五行"用药规律）；有对毒药攻邪，五谷为养的研究；有根据病人体质状况的用药规律研究；有根据病情变化选择用药的研究等，这些内容不但是中医药学的宝贵财富，而且是后世药物学发展和临床用药的典祖。

（十二）组方法度

《黄帝内经》虽然只有13方，但为后世确立了制方法度的规矩，不但对方中君臣佐使进行了定义（"主病之谓君，佐君之谓臣，应臣之谓使"），而且规定了奇偶制方法度（"君一臣二，奇之制也；君二臣四，偶之制也"）；又规定了缓急（轻重）制方法度，认为"补上治上，制以缓"；"缓则气味薄"。上为阳，轻清味薄升上而治上。"补下治下，制以急"；"急则气味厚"。下为阴，重浊味厚沉下而治下。还规定了反佐制方法度，如经用通常制方法度（奇偶、缓急制方）组方治疗而病不愈者，则反佐以取之。谓以寒药中反佐热药以治热证，以热药中反佐凉药以治寒证。此类病证多为阴阳交错，寒热格拒，病情复杂之属。后世的"白通加猪胆汁汤""左金丸"等，就是反佐制方的例子。或以热药凉服，寒药温服，皆是反佐变通之用。正如《素问·五常政大论》所谓："治热以寒，温而行之；治寒以热，凉而行之。"盖欲因其势而利导之。即是"所谓寒热温凉，反从其病也"之义。

（十三）刺法灸法的知识

"用针之服，必有法则"（《灵枢经·官能》）。而补虚、泻实则是《黄帝内经》确立的最基本的刺灸原则。所以才有"凡用针者，虚则实之，满则泄之，宛陈则除之，邪胜则虚之"（《灵枢经·九针十二原》）以及"盛则泻之，虚则补之，热则疾之，寒则留之，陷下则灸之"（《灵枢经·经脉》）的治法要求。施行补泻的依据在于熟悉经络腧穴的相关理论，"凡刺之道，必通十二经络之所终始，络脉之所别处，五输之所留，六腑之所与合……阔数之度，浅深之状，高下所至"（《灵枢经·本输》），指出针刺补泻法的运用即以经络理论为指导。具体刺法有"三刺法""五刺法""九刺法""十二刺法"（《灵枢经·官针》）等，主要是根据病变部位的深浅、大小及九种针具的不同规格、形状等情况，提出了刺浅、刺深和发针多少以及运用不同的针刺角度，以适应十二经的各种病症的"十二刺"。总之，其中的刺灸方法是治病的主要手段，内容十分丰富。

（十四）养生理论

《黄帝内经》十分重视养生，不仅有《素问》的《上古天真论》《四气调神大论》，以及《灵枢经》的《天年》《寿夭刚柔》等专篇论述，其他篇章也有散在的讨论，提出了顺应自然、调摄精神、起居有节、食饮有度、劳逸结合等养生原则与方法，奠定了中医养生保健学的理论基础。所以说《黄帝内经》既是治病的法典，也是养生保健的宝典。

1. 养生的意义　《黄帝内经》强调养生意义在于：其一，增强体质（全形）。体质虽然有先天因素，但只要重视后天调养，如饮食充足而精良，饥饱适度不偏嗜；生活起居有规律，劳逸结合不妄作；经常锻炼行气血，动静有度不懈怠等，皆可积极主动地改善体质，使体质日益增强，促进人体的身心健康。其二，预防疾病。疾病可以削弱人体的脏腑功能，耗散体内的精气，缩短人的寿命，对健康的危害是显而易见的。由于人类生存在一定的自然环境和社会环境之中，不可避免地要受到各种致病因素的侵袭，因此有效地预防疾病的发生，维护健康，也是养生的意义所在。其三，延年益寿。人的一生要经历生、长、壮、老等不同的生命过程，衰老是生命活动不可抗拒的自然规律，但衰老之迟早、寿命之长短，并非人人相同，究其原因，多与养生有关。只要顺应自然界的气候变化，保持乐观开朗的心情，注意饮食和生活起居，适当进行劳动和体育锻炼，在日常生活中能够持之以恒地注重自我养生保健，就可延缓衰老，保持健康，尽享其天年。

2. 养生的基本原则　中医养生学有着丰富的实践基础，方法颇多，《黄帝内经》将养生的基本原则总结为四个方面：

其一，顺应自然。"人与天地相参也，与日月相应也"（《灵枢经·岁露论》）。因此人类必须掌握和了解自然环境的特点，顺乎自然界的运动变化来进行护养调摄，与天地阴阳保持协调平衡，使人体内外环境处于和谐的状态，这样才有益于身心健康。

其二，形神兼养。形乃神之宅，神乃形之主。形体物质是生命的基础，只有形体完备，才能产生正常的精神活动；精神活动是生命的主宰，只有精神调畅，才能促进脏腑的生理功能。从而得出了"形与神俱，尽终其天年"（《素问·上古天真论》）的结论。所以中医养生学非常重视形体和精神的整体调摄，提倡形神兼养，守神全形。

养形，主要是指摄养人体的内脏、肢体、五官九窍及精气血津液等。大凡调饮食、节劳逸、慎起居、避寒暑、勤锻炼等养生的方法，多属养形的重要内容。

调神，主要指调摄人的精神、意识、思维活动等。由于心为五脏六腑之大主，精神之所舍，故调神又必须要以养心为首务。

其三，动静结合。道家养生观点认为，静以养神；吕不韦以"流水不腐，户枢不蠹"（《吕氏春秋·尽数》）为喻，强调运动养生理念，而《黄帝内经》结合生活实践，提出了动静结合的养生原则。动与静，是自然界物质运动的两种形式。形属阴主静，是人体的物质基础，营养的来源；气属阳主动，是人体的生理功能，动力的源泉。只有动静结合，刚柔相济，才能保持人体阴阳、气血、脏腑等生理活动的协调平衡，人体才能充满旺盛的生命力。因此，《黄帝内经》提倡"动静结合"，以"形劳而不倦"（《素问·上古天真论》）为原则。

其四，调养脾肾。其中"食饮有节"就是调养脾胃，"起居有常"中的节制房事，就是养肾。人体的生命根基是肾，生命活动的重要保障是脾。养生保健，调摄脏腑，应以脾肾为先，既要顾护肾脏，又要调理脾胃，使精髓足以强中，水谷充以御外，各脏腑功能强健，精气血津液充足，从而达到健康长寿之目的。

大凡谈论养生，只要严格按照《黄帝内经》提出的四条原则去做，就能达到"宝命全形"的养生效果。

（十五）运气理论

运气学说发生在秦汉时期，以《黄帝内经》的"九篇大论"（包括《素问》的《本病论》和《刺法论》）为其形成的标志。《素问》运气七篇，结合古代的天文、历法、气象、物候等自然科学知识，阐述了人体的生理病理变化及其与自然的联系。

运气学说是基于天人相应认识和阴阳五行理论，探讨自然变化的周期性规律及其对人体健康和疾病影响的一门学问；是中医学在古代探讨气象运动与人体健康关系的知识体系；以整体观念为指导思想，以阴阳五行为理论框架，以天干地支为演绎符号，探讨了气象、气候、天文、地理变化与疾病发生及防治的关系。这一理论是《黄帝内经》的重要内容，仅就篇幅而言，就占《素问》的三分之一，足见其地位。五运六气理论通过天干地支、气、阴阳、五行知识，演绎60年、10年、12年、6年、1年，以及1年之中的73.05天、60.875天等7个时间周期，并相互重叠，用以预测某年某时段气候、物候和人类身心状态的理论。

运气学说不是古人臆测得出的，而是古代劳动人民在长期的实践中，通过对天体的运行、时间的推移，以及与此相应的气候变化做了长期、反复、仔细的观察和研究，认识到自然界的气候随着时间的推移而表现出有规律的循环变更，以及包括人体在内的各种生物也会随之表现出相应的物化特征。

运气理论的发生是民众气象观测经验积累的结果。明代顾炎武《日知录》"三代以上人人皆知天文。'七月流火'，农夫之辞也。'三星在户'，妇人之语也。'月离于毕'，戍卒之作也。'龙尾伏辰'，儿童之谣也。后世文人学士有问之而茫然者矣"。"七月流火"，七月火星（心宿）向西流逝，气候转凉。"三星在户"，参星是东方七星之一，五月末六月初"月离于毕"，将有大雨天气。"龙尾伏辰"（《左传》），西方毕宿出现时天将大亮。说明春秋以前的天象知识在群众中是极为普及的。

运气理论完整系统的表述是东汉建武以后的事。之所以将"12"作为基数，如十二地支、一年十二个月、一日十二时辰，经脉确定为十二之数等，都是在木星回归周期等分为十二星次的天文背景下发生的；运气理论中所涉及的五星、二十八宿、二十四节气内容都与木星（岁星）回归周期十二星次背景有关；十干纪日法，或者干支纪日法是以地球在绕太阳公转时的自转一周的时间单位，天文学称为"周日视运动"。无论是天干纪法或者地支纪法，或者干支纪法，都有天文背景。

运气理论认为，宇宙万物都客观地呈现周期性的循环，强调天人一体、万物一气。认为自然界"之化之变"的基本模式是阴阳五行，自然变化的周期性节律是有迹可循，可以求知的。中国古代将自然界周期性的循环称为"圜道"。在《吕氏春秋·圜道》论述了这一命题，认为天球二十八宿的运转、日月运行、一年四季的寒暑变迁、月亮的朔望、日夜晨昏、云雨的形成、气候物候的变化、草木的生长收藏等，正是基于气象物候是循环运动的认识。吕不韦的"圜道"观是构建运气学说的基本学术立场，也是《黄帝内经》构建经脉理论、营卫气血理论等生命科学理论的基本观念。

运气理论认为万物一气，疾病的发生都是自然变化的产物。"气"是中华民族传统文化最重要的哲学范畴和文化基因，是我国古人的世界观和方法论。自《黄帝内经》将"气"理论引入到医学领域以后，就成为构建中医理论的重要思维方法。无论是"五运"或"六气"，都是自然界客观存在的"气"运动变化的结果。运气学说是以"阴阳五行为基本模式"解释自然界"运"和"气"的"之化之变"。"化"是运气的一般状态，即是按干支甲子推算的结果。"变"是运气运行的特殊状态，是适时的实际气候，与干支甲子推算有差异的结果。《素问·天元纪大论》之"夫五运阴阳者，天地之道也，万物之纲纪，变化之父母，生杀之本始，神明之府也"即是明证。

时至今日，运气学说逐渐受到学界关注，其内容被引入中医高等教育的教材之中，尤其是自20世纪70年代末至90年代初前后的20多年间，专事研究"七篇大论"者有之，从现存气象资料印证运气变化规律者有之。相当一部分学者从临床流行病学角度研究气运变化与某些病种的发病、病情变化、死亡率、临床用药等方面的关系，进行理性、回顾性的调查研究，使运气学说这一古老的医学内容服务于临床。

以上就是对"《黄帝内经》讲了些什么"的回答。

第四讲
学习《黄帝内经》的现实意义是什么

在当今社会，科学技术飞速发展，知识更新、淘汰加速进行，为什么至今在中医临床、教学乃至科学研究中，还要强调学习成书于2000多年前的《黄帝内经》呢？这是经常被其他学科人士诟病的问题。此处仅仅提出个人的几点思考，以期与同道交流。

我认为，《黄帝内经》是中华民族传统文化皇冠上的明珠，其缔造的中医药学萃取了中华民族传统文化的精华。因此，学习研究《黄帝内经》具有非常重要的现实意义。

一、学习《黄帝内经》，可以提高中医理论水平

现有的中医理论未能涵盖《黄帝内经》全部生命科学知识内容，缘于当代中医学科体系中的《中医基础理论》，是20世纪中叶学者们在其生命科学知识体系的基础上，结合后世医家的发展，梳理、规范而形成的，这对中医理论的规范、传承、普及发挥了重要作用。由于历史的原因，在理论的规范化、标准化过程中，原有的一些观点、知识被遮蔽、被淘汰，或者被异化，所以有学者认为，现有的中医基础理论体系是以西医学为参照系加以整理的结果，并不等同于传统中医学，故有中医理论归真之呼声，如气街理论即是其例。

二、学习《黄帝内经》，可以甄别错误的学术观点

"气虚发热"观点即是其例。"气虚"是不可能"发热"的，无论是《黄帝内经》的旨意、历代医家的研究，还是从气的生理作用和病理变化，均证明"气虚"与"发热"之间不可能是简单的因界关系，其间一定存在着因虚致虚、因虚致郁、因虚感邪的复杂病理环节，如果简单地认为"气虚"

可以导致"发热"，那么这一命题将是有严重缺陷的。

（一）"气虚发热"命题有悖《黄帝内经》旨意

大凡探讨"气虚发热"病机，莫不追溯于《黄帝内经》，然而只要认真解读其中的相关原文，就会发现"气虚"不可能直接引起发热，"气虚发热"命题与经旨有较大的距离。

其一，"有所劳倦，形气（此处指脾气）衰少，谷气不盛，上焦不行，下脘不通，胃气热，热气熏胸中，故内热。"（《素问·调经论》）这是李杲创立"甘温除热"治法并运用补中益气汤的理论源头，也是"气虚发热"论者常常引用的说辞。然而此节经文是指劳倦内伤，脾气不足，失于运化，一方面致使化生人身之气的"谷气不盛"，另一方面又因脾虚无力运化，而使"上焦不行，下脘不通"，三焦气化不利，胃肠中的水谷之气郁积而化热。显然，其病机是脾气不足（"形气衰少"），运化无力，中焦气机郁滞之因虚致实而发热，绝非"气虚"直接引起"发热"。李杲运用补中益气汤之目的，一方面补益受损伤的脾胃之气，另一方面通过柴胡、升麻等药物之力升清降浊，中焦之郁得以消解，其热象自然清除。

其二，"气虚身热，此谓反也。"为何反也？因为气虚失温而身寒是常态，之所以言其"反"，是缘此处之"气虚身热"是缘于"得之伤暑"之故（《素问·刺志论》）。暑为阳邪，其性炎热、升散，耗气伤津，感之则使人腠理舒张，以至于病人出现多汗、身热。可见，"身热"之象，既有暑热炽盛的作用，又有阴津损伤的影响，绝非"气虚"之故，因此王冰以"热伤气，故气虚身热"注之。临证当以清暑益气养阴之法为治。

其三，"荣卫稽留，卫散荣溢，气竭血著，外为发热，内为少气。"（《素问·气穴论》）显然，此处指气虚血瘀病机而致发热，绝不能以"外为发热，内为少气"八字而径直指向"气虚发热"病机，否则就有窃切经文，曲解经义之嫌。

（二）"气虚发热"命题有悖气的生理功能

"气主煦之"（《难经·二十二难》）是对气有温煦生理作用的高度概括。而"卫气者，所以温分肉，充皮肤，肥腠理，司开阖者也"（《灵枢经·本脏》），这是对气生理作用较全面的总结。若就气的温煦作用在针刺效应中的体现而言，"气实者热也，气虚者寒也"（《素问·刺志论》）。具体言之，"刺虚则实之者，针下热也，气实乃热也。满而泄之者，针下寒也，气虚乃寒也。"（《素问·针解》）此处从针刺补泻效应的角度，肯定了气具有温煦的作用。因此，临证出现气虚病机时，其温煦作用只能降低，人的体温就会产生负向变化而有畏寒怕冷、肌肤不温等寒象特征，不可能直接产生体温的正向变化而出现发热。

（三）"气虚"引起的"发热"有其复杂的病理环节

近几十年来，有关"气虚发热"命题的热议连绵不绝，有关论文时时见诸报端，其中不乏对这一命题发生的源流予以探赜者；有对其机理予以深究者；也有从临床实例予以求证者；还有以具有甘温除热功效的补中益气汤之临证应用予以用阐析者。凡此等等，只要仔细分析相关研究就不难发现，"气虚发热"这一命题不是简单的"气虚→发热"之线性关系。

纵观古今对这一命题的认识，"气虚"与"发热"之间是"气虚→n个中间病理环节→发热"的多层次复杂关系。这一复杂的中间病理环节表现在三个层面：

其一，因虚致虚而发热。气除具有温煦作用外，还有推动、气化、营养等功能，当人体气虚，尤其是中焦脾胃之气不足时，就会使人体之精、血、津液等属阴的物质生成不足，用阴阳消长原理予以解释，即属"阳（气）消阴（精、血、津液）亦消"。而人身属阴的精、血、津液，在人体阴阳对立制约关系中，都有抑制和拮抗属阳之气的作用，所以在精、血、津液减少，对阳的抑制作用降低时，就会使阳的温煦作用呈现虚性亢奋而有发热等临床表现。此类因气虚而致虚的发热，其间具体病机有气虚精亏、气虚血虚、气虚津枯和气虚液亏等。临证对于此类因虚致虚之发热，只要采用"甘温"之品，通过益气生精、益气养血、益气生津、益气化液等措施进行治疗，就可收到"阳长阴亦长"的功效，其热象也会随之消除。

其二，因虚致郁而发热。人体的精、气、血、津液等都是具有不断流动特征的物质，都有"喜温而恶寒"（《素问·调经论》）的性质。因此，如若"气虚"而温煦作用减退，加之因"气虚"而使其推动、气化之力下降，所以就会产生气虚精瘀、气虚血瘀、气虚津液内停以及（脾胃）气虚而致水谷滞碍肠胃等复杂的病理状态，甚至还会产生气机因虚而郁的病机。无论是气虚所致的精瘀、血瘀、气滞、结石，还是津液停阻形成的痰、饮、水、湿等病理产物，滞停日久会引起局部或全身化热的病理变化。《素问·调经论》所论脾气不足引起的发热，《素问·气穴论》所言的气虚血瘀发热均属于此。此类虚实夹杂之发热，是因有气虚致郁的复杂病理变化存在。只要对李杲所创甘温除热代表方剂——补中益气汤的药物组成及方义进行分析，就可明白其中的道理。至于李杲所言脾气亏虚，清阳不升，阴火下流，郁为湿热的观点，仍在因虚致郁而发热的病机之中。

其三，因虚感邪而发热。气的防御作用，一方面能固护肌表、抗御外邪的入侵；另一方面是能与邪抗争，驱邪外出，促进疾病早日痊愈。若因气虚而卫外御邪作用下降，便易受外邪的侵袭，形成气虚感邪的病机。如果外感之邪为属阳的风邪、温邪、热邪、暑邪，必然会有"发热"表现。临证中小儿的"疰夏"病多属于此。因为小儿是稚阴稚阳之体，幼小的机体对环境的适应能力和自身的调节能力都很脆弱，所以在炎热的盛夏，当外界的气温较高时，小儿常常有高于正常体温的轻度发热现象，这就是所谓"气虚身热，得之伤暑"（《素问·刺志论》）之例。"气虚"是"伤暑"的病理基础，"身热"是"气虚"而"伤暑"的临证表现。

综上所述，无论从理论还是临床实践来看待"气虚发热"命题，绝不是"气虚"导致"发热"的简单线性关系。而是在"气虚"病机前提下，又派生了更为复杂的病理环节。也有人认为是"气虚"病机与"发热"表现并存的复杂病理变化。总之，"气虚"与"发热"之间用简单的因果关系来表述是很难成立的，是有缺陷的。只有从《黄帝内经》原文的基本内涵出发，才能给予"气虚"能否"发热"以合理的解释。

三、学习《黄帝内经》，可以提升学术品位

如《素问·调经论》之"阴盛生内寒奈何……厥气上逆，寒气积于胸中而不泻，不泻则温气去，寒独留，则血凝泣，凝泣则脉不通，其脉盛大以涩，故中寒"。此节有如下观点：①胸痹心痛证的病机是因寒气积于胸中，致使血脉凝涩不畅，久则损伤胸中阳气。②"阴盛"，指内伤邪气引起厥逆之气郁遏阳气的温煦作用。③"阴盛生内寒"不同于"阴盛则寒"。后者泛指一切脏腑之寒证，治以温中散寒；前者是胸阳不振之胸痹证病机，故为仲

景应用瓜蒌薤白白酒汤、瓜蒌薤白半夏汤、瓜蒌薤白桂枝汤的理论依据。④开启"扶阳抑阴"的治病思路。

四、学习《黄帝内经》，可以启迪中医临床智慧

中医学作为一门经验特色鲜明的医学科学，其理论体系的建构，主要来自临床实践经验以及日常生活经验的归纳总结，从经验归纳总结而形成的理论，反映了中医经验医学的特色。许多有关病证的内容完全是临床经验的实录，是病案讨论。《黄帝内经》作为中医理论之渊薮，同时也是临床实践经验的结晶。其所提供的防治疾病的手段和方法至今仍然具有实用价值，并可以不断拓展其在临床中的应用范围。

五、学习《黄帝内经》，可以训练中医思维方法

中医思维方法作为中医理论体系与临床活动的内在核心，对中医理论体系的建构、演变以及中医临床诊疗活动都具有深刻的影响，也是中医学与西医学的根本区别。中医理论建构与临床思维涉及众多的思维方式、方法，包括经验思维、取象思维、逻辑思维、辩证思维、系统思维、直觉与灵感等等，而这些思维方式、方法可以通过读《黄帝内经》来加以感悟。

中医思维是指在中医药学知识背景下对人类生命活动及其相关联问题的思考。中医的思维方式，是在中华民族传统文化长期发展过程中形成的，是具有长久稳定而又普通起作用的思维定式（或曰思维惯性），是一种被定型化的思维样式、结构和过程，是学习、研究、掌握和运用中医理论的基本样式、基本立场和基本态度。这也是学习、掌握、运用，甚至评价中医药知识时应当具备的最基本的立场和态度，舍此则不能言中医。

六、学习《黄帝内经》，可以推动中医学术发展

纵观中医学的发展之路，无不处处显露着《黄帝内经》的运行轨迹。《伤寒杂病论》既是方书之祖，又是六经辨证体系的奠基之作，仲景的成就就是受其启迪而后人说的，故有"感往昔之沦丧，伤横夭之莫救，乃勤求古训，博采众方，撰用《素问》《九卷》《八十一难经》《阴阳大论》《胎胪药录》，并平脉辨证，为《伤寒杂病论》合十六卷，虽未尽愈诸病，庶可以见

病知源，若能寻余所集，思过半矣"(《伤寒杂病论·叙》)。从其自叙所见，正是其认真汲取包括《黄帝内经》在内的先贤经验，才成就了他作为"医圣"的崇高学术地位；《针灸甲乙经》是经络腧穴学的奠基之作，是皇甫谧将《素问》《针经》(即《灵枢经》古名)和《明堂孔穴针灸治要》三书分类合编而成，主要论述脏腑经络、脉诊理论、腧穴部位、针灸法及禁忌、病因病理及各类疾病的证候、针灸取穴等。是我国现存最早、内容较完整的一部针灸著作，也是研究《黄帝内经》古传本的重要文献；"金元四大家"如李杲的重脾胃和"甘温除热"理论、刘完素的火热论、朱丹溪的相火论、张从正的攻邪论，都是在其基础上的发展和延伸；明清时期的温补学派、温病学派、三焦理论、血瘀理论，以及现代的面针、耳针、头皮针等等，无一不是在其建构的理论基础上之学术发展与创新。

国医大师王琦院士在研究《素问》(如《腹中论》)《灵枢经》(如《邪气脏腑病形》《胀论》《水胀》等篇)，以及《难经》三部经典著作有关篇章基础上，创立了中医诊病、治病方法，提出了腹诊机理、腹诊分位、切腹定病、辨别虚实寒热、预测疾病预后、针刺疗法等内容，为中医腹诊的发展奠定了理论基础；他系统研究《黄帝内经》(尤其是《灵枢经》的《五阅五使》《逆顺肥瘦》《五变》《本脏》《论勇》《论痛》《卫气失常》《阴阳二十五人》《五音五味》《通天》等篇)与体质相关的经文之后，创新性地编著出版了《中医体质学说》(江苏科学技术出版社，1982)将《黄帝内经》中的相关理论加以总结和发展，创立并形成中医学的体质学说。认为形成不同体质的因素有先天、年龄、性别、精神、生活条件及饮食、地理环境、疾病、体育锻炼、社会因素等；体质因素与发病有很大的相关性，个体体质的特殊性，往往导致对某种致病因子或疾病的易感性；疾病的性质和病理过程，与患者的体质关系密切；疾病的演变往往取决于机体内部阴阳矛盾运动的倾向性，其中包括机体平素阴阳盛衰、阴阳动静等情况和趋势，由此规定病势发展和阴阳表里寒热虚实的不同类型。根据中医基本理论，结合临床体质调查，将中国人的体质划分为平和质、气虚质、阳虚质、阴虚质、痰湿质、湿热质、血瘀质、气郁质、特禀质9种临床体质分型。临证必须注意素禀特点、年龄长幼、男女之别、生活条件、地区差异等体质因素，重视体质与治病求本的关系，认识到体质是同病异治、异病同治的重要物质基础，以及体质差异与针刺和药物的耐受性、反应性的关系，体质与用药宜忌的关系等。中医体质学说还认为，探讨体质的本质应与研究阴阳学说、脏腑经络的实质相结合，与探讨八纲和机体反应性的关系相结合。

再如学者型中药制药企业家吴以岭院士，在研读《黄帝内经》（如《素问》的《皮部论》《经络论》《缪刺论》，《灵枢经》的《经脉》《血络论》等）的基础上，首次明确提出"络"的概念，并确定了经络系统的基本组成和循行路线，同时还论述了经脉的生理功能、病理变化，提出了初步的诊络方法和络病治法。创造性地将"络病学"作为一门独立完整的中医学科体系提出，使络病研究自叶天士之后经历百年的沉寂，又重新焕发出夺目的光彩，这一学说的发展完善不但可以在理论层面上推进中医学自身理论的完善，还能在临床层面上极大地促进心脑血管疾病、糖尿病血管并发症的诊疗发展，这是吴院士在研读《黄帝内经》原文基础上取得的成就。

七、学习《黄帝内经》，可以提高人文素养

医乃仁术，医学从本质上讲是人学，随着现代医学技术的迅速发展，人们对健康概念有了全新的诠释和理解，在享受医学技术服务的同时，开始重新审视医学的价值和终极目的，对医学人文关怀的期盼和要求愈来愈强烈。因此，现代医学正在呼唤科学技术与人文关怀的融会整合，人文关怀将成为21世纪医学发展的主旋律，也是当前提倡以人为本，构建和谐社会大环境对医学提出的要求。

为何学习《黄帝内经》能提高人文素养？

植根于中国传统文化沃土中的《黄帝内经》学术体系，是医疗实践经验与哲学思想的有机结合，是在先秦诸子思想影响下构建的，并秉承了儒家仁、义、忠、孝、礼等道德规范与社会伦理思想，蕴含着丰富的人文精神。

《黄帝内经》要求医生将人文精神贯穿于医疗实践的活动之中：

1. 要求医者务必要以人为本，珍视生命 要求医生在为病人诊治疾病时，务必全神贯注，万分谨慎。施针时要"如临深渊，手如握虎（虎，古代下达军事命令的'虎符'），神无营于众物"（《素问·宝命全形论》）。

2. 要求医者务必要关爱病人，如待亲朋 医学的目的不仅是治病疗伤，更重要的是对人的关爱。医生要善待病人，视病人为亲人，要如"亲戚兄弟远近"（《素问·汤液醪醴论》）。临证时，不但要治疗其肉体疾苦，还应当

辅以心理干预和精神抚慰。"人之情，莫不恶死而乐生，告之以其败，语之以其善，导之以其所便，开之以其所苦，虽有无道之人，恶有不听者乎？"（《灵枢经·师传》）

3.要求医者务必要严守职业操守，遵循道德规范 医生是一个特殊的职业，需要从业者具备这个特殊职业的所应有的品德和操守。这就是《黄帝内经》所要求的"诊有大方，坐起有常，出入有行，以转神明，必清必净"（《素问·方盛衰论》），言谈举止得体，思维敏捷，头脑清醒，如此，才能做到恪尽职守，尽到医生的神圣职责。同时对于"粗工嘻嘻，以为可知，言热未已，寒病复始"（《素问·至真要大论》）等对待职业满不在乎，草率敷衍的不良职业作风，予以严厉地批评。

4.要求医者务必要尽职尽责，高度负责 医生在诊治疾病时，要有尽职尽责的高度负责精神。做到详审病情，认真分析，不放过任何一个细小的临床表现，正所谓"故诊之或视息视意，故不失条理，道甚明察，故能长久；不知此道，失经绝理，亡言妄期，此谓失道"（《素问·方盛衰论》）。只有如此，才能做到全面诊察，审慎分析病情，准确把握治病时机，收获良好的疗病效果。因此说，认真学习《黄帝内经》有助于自身人文素养的提升。

八、学习《黄帝内经》，可以成就名医

不想当名医的医生，一定不可能成为一个合格的医生。因为"名医"不仅仅是荣誉，更重要的是一种责任，是患者可以托付身家性命的担当，这才是争当名医的核心价值取向。大凡成为中医大家者，无一不熟悉《黄帝内经》等经典的主旨大义，并通过临床实践将其灵活运用而有所建树和发明，或续先贤之绪余，创立新说；或发皇古义，融会新知，推动中医学术的发展。张仲景、皇甫谧、巢元方、孙思邈、"金元四大家"等，莫不如此。其中明代的大医学家张介宾之例尤为典型，正因为他对《黄帝内经》的认真研读和深刻领会，才成就了他高深的中医药理论造诣和丰富的临床实践。"《类经》三部"（《类经》《类经图翼》《类经附翼》）将其研读经文的成果和结晶，体现得淋漓尽致，其相关创新性的学术观点均呈现于此，如以"命门学说"为核心观点的"温补"治法、"扶阳抑阴"为治病纲领立场等。他丰富的临床经验颇受经文的启迪，如他在《景岳全书》各临床学科分卷对

相关疾病的论治中，几乎每一病证，都是在先复习上自《黄帝内经》相关原文，下呈历代诸家传承的基础上，才有其对相关病证的辨治以及处方用药。

至于当代的中医学者，无一不是从《黄帝内经》中汲取智慧，开启思路，形成自己的学术思想而成为"明医"大家的。

第五讲
怎样学习《黄帝内经》之一：读通原文

怎样学习《黄帝内经》？这是中医人"做临床，读经典"时必须要面对的问题。

所谓"读通文字"，就是要对原文中的疑难字、词、文句予以必要的校勘、注释，使其"文通理顺"，这是学习原文不可缺少的环节，即要按照《素问·著至教论》"治经五字真言"中的"诵""解""别"的思路去做。"诵"，即诵读、通晓原文义理；"解"，解释、理解原文的内涵；"别"，鉴别、分析、判断历代诸家研读原文的学术观点是否准确、是否适用，要对历代诸家对某些原文有争议的阐释予以鉴别判断并加以取舍等。在此基础上，要对经文分别予以"校勘"和"注释"，以达到"读通原文"的目的。

一、校勘

由于《黄帝内经》原文的形成年代久远，加之历代流传转抄过程难免发生的错、衍、脱漏现象，这也就是叶德辉在《藏书十约》中所说"书不校勘，不如不读"的理由。因而"校勘"就成为学习经文的重要案头工作之一。

陈垣《校勘学释例·校法四例》认为"校勘法"有如下四种。

（一）本校

"本校法者，以本书前后互证，而抉摘其异同，则知其中之谬误。"即以本书前后互证，抉摘异同，辨别是非。可以是正文与正文比较，也可以是正文与注文的互校，或文义与体例、文辞押韵等的互校。就书中原文的校勘而言，可以用《素问》和《灵枢经》两书的相关原文互校，也属于"本校"之列。如《素问·生气通天论》"味过于甘，心气喘满，色黑，肾气不衡。味过于苦，脾气不濡，胃气乃厚"句中的"甘""苦"二字，杨上善依据《素问》的《宣明五气》《至真要大论》等内容，认为"甘""苦"互倒，且"不濡"无"不"字，义顺当从。这就是"本校"之例。

再如《灵枢经·病传》"诸病依次相传，如是者，皆有死期，不可刺也！间一脏及二三四脏者，乃可刺也"句的"次"，《素问·标本病传论》"次"下有"是"字，"一脏"下有"止"字，"及二"作"及至"等，也属于"本校"。

再如《灵枢经·阴阳二十五人》"故五五二十五人之政"，而下文答词为"愿闻二十五人之形"，前后文对照，显然"政"当作"形"字，文通理顺。还有该篇开端之"伯高"，守山阁校本注云："按下文所引，系二十卷《通天》篇文，彼云'少师'，而此云'伯高'。张介宾疑'伯高'即'少师'。然张仲景《伤寒论·叙》云：'上古有神农、伯高、岐伯、雷公、少俞、少师、仲文'。则伯高、少师之为二人明矣。疑经文有误字。检《甲乙经》亦作'少师'。"此处先行本校，而后又以他校验证。

这些都是依据《黄帝内经》一书前后文的内容进行校勘，即属于"本校"。

（二）对校

"同一文献，不同时期的不同版本之间予以校对。其主旨在校异同，不校是非，故其短处在不负责任，虽祖本或别本有讹，亦照式录；而其长处则在不参己见，得此校本，可知祖本或别本之本来面目。"故凡校一书，必须先用"本校"，再用"对校"法，如若不能解决问题，然后再用其"他校"之法。就《素问》的原文校勘而言，可以用全元起的《素问训解》、王冰的《素问次注》、人民卫生出版社1956年影印明代顾从德刻本、人民卫生出版社1963年的校勘本、上海涵芬楼影印正统道藏本等原文予以校勘，都属于"对校"。如《灵枢经·顺气一日分为四时》之肝"其日甲乙"，郭霭春引守山阁《灵枢经校注》："五脏并以色、时、日、音、味为次。原刻肝脏日在味后，与余三脏不类，必传写之误。"就属于"对校"。

还有如《灵枢经·癫狂》言："狂始生……治之取手太阴。"郭霭春言："统本、金陵本'太阴'并作'太阳'。按：《太素》作'太阳'与统本合。"就是将对校与他校相结合的复合式校勘，使所得结果更加可信。

（三）他校

"他校法者，以他书校本书。凡其书有采自前人者，可以前人之书校；

有为后人所引者，可以后人之书校之；其史料有为同时之书所并载者，可以同时之书校之。此等校法，范围较广，用力较劳，而有时非此不能证明其讹误。"即运用其他相关文献对《黄帝内经》原文予以校勘的方法，如《灵枢经·百病始生》中"三部之气，所伤异类"之"异类"，《针灸甲乙经》作"各异"，这就是他校。另外，如引《诸病源候论》《千金要方》《黄帝内经太素》等书对原文予以校勘者均属"他校"。此法注重以其他文献与本书相关内容的引文作为校勘证据。

（四）理校

"理校"是根据个人学识，进行推理而予以校勘的方法。段玉裁曰："校书之难，非照本改字不讹不漏之难，定其是非之难。所谓理校法也。遇无古本可据，或数本互异，而无所适从之时，则须用此法。此法须通识为之，否则卤（鲁）莽灭裂，以不误为误，而纠纷愈甚矣。故最高妙者此法，最危险者亦此法。"（《说文解字注·叙》）如《素问·生气通天论》之"因于寒，欲如运枢，起居如惊，神气乃浮。因于暑，汗，烦则喘喝，静则多言，体若燔炭，汗出而散"一句，《素问吴注》认为文句应当为"是故阳因而上，卫外者也。欲如运枢，起居如惊，神气乃浮。因于暑，汗，烦则喘喝，静则多言。因于寒，体若燔炭，汗出而散"。吴崑随意改动原文的做法固不可取，但是此处应用了"理校"的方法对原文予以校勘，使原文之义理顺畅通达。再如《素问·逆调论》之"人身非衣寒也，中非有寒气也，寒从中生者何"句，清代张琦的《素问校义》疑"中"为讹字，就属于"理校"。再如《素问·举痛论》"寒气入经而稽迟，泣而不行，客于脉外则血少，客于脉中则气不通，故卒然而痛"句中的"泣"，王冰训为"涩"，而任应秋则依据汉字的造字和字形演变，应用"理校"而认为当作"沍"字之误。沍，水不流。此校之后，可使原句文通理顺。

凡运用此法时，一定是在古书无可校之依据，或检阅数本文献仍觉文义不通，只好用理校法，以理分析，断其是非。通常根据是书相关的体例原则、遣词造句的特色来校勘，需要研究者对古籍、音韵、训诂、历史、典故等知识有很深的造诣。

在对经文"校勘"时应当注意，一是要选择好的版本。尤其是"对校本"，《素问》元刻本，有胡氏古林书堂及读书堂刻本（13卷本），但今人多以明代顾从德翻刻宋刻本为最优。二是"他校本"，当以西晋皇甫谧之《针灸甲乙经》（简称《甲乙经》）、杨上善《黄帝内经太素》（简称《太素》）为他校本，有时参阅《备急千金要方》（简称《千金方》）等。三是学习经文的校勘，不能用应校尽校的"全校"方法，应当以不影响医学义理学习和理解为标准，否则就不做"校勘"，如《素问·生气通天论》开篇之"皆通乎天气……数犯此者……此寿命之本也"。《太素》"通乎"作"通于"，"数"作"谓数"，为"寿命之本"作"寿之本"，就不做"校勘"。

二、注释

在"诵"读原文时，必然会遇到疑难的字、词、文句，需要查找相关的文献予以恰当的识读，方能使原文顺畅，因此"注释"就成为"读通原文"必须做的功课。

"注释"，是对书籍或文章的语汇、内容、背景、引文作介绍、评议的文字。为古书注释开始于先秦，古代分得较细，分别称之为注、释、传、笺、疏、章句等，注释是学习《黄帝内经》时必不可少案头工作。

例1：《素问·生气通天论》"天地之间，六合之内，其气九州"之"六合""九州"之注。①六合：王误以"上下四方"为解，且该说为后来历代注家所遵循，但仔细分析原文上下之义就会发现，此解与"天地之间"之义重复，故此处"六合"应当指"一年四季"，表达时间。因为《淮南子·时则训》有"六合：孟春与孟秋为合，仲春与仲秋为合，季春与季秋为合，孟夏与孟冬为合，仲夏与仲冬为合，季夏与季冬为合"之论，可见，此处"六合之内"与"天地之间"，一表时间，一表空间，是指在任何空间、任何时间之中，人体阳气（"生气"）与自然之气都是相通相应的。②九州：王冰误为"冀、兖、青、徐、杨、荆、豫、梁、雍"。此处之"州"字，是为古"窍"字，下文"九窍"为注文窜入。显然，此处两个注释均体现了《素问·著至教论》治经"五字真言"中"别"的含义及意义。"智者千虑，必有一失"。对名人的相关见解也应当评判鉴别，他们也会出现见解的偏差。

例2：研读《素问·生气通天论》"故圣人传精神，服天气，而通神明"段时，要对其中的"传""服""神明"予以注释。①传：尤怡《医学读书记》"传"当作"专"，言精神专一；②服：服从，顺应；③神明：即"神"，"道"也。《黄帝四经·明理》："道者，神明之原也。"即用阴阳概念表达的自然界固有规律，如"阴阳者……神明之府也"（《素问·阴阳应象大论》），及"阴阳莫测谓之神"（《素问·天元纪大论》）即是其例，并可联系《素问·至真要大论》之"人神之同应"句理解。

例3：学习《素问·逆调论》中"人身非常温也，非常热也"和"人身非衣寒也，中非有寒气也，寒从中生者何"句时，既要"注释"，也要"校勘"。①"非常温、非常热"："常温""常热"，指常例之外感"温""热"。"非"字强调此"温"、此"热"为内伤所为。②"中非"：张琦《素问校义》"中"字疑讹，但诸家皆谓"中"为肌肤之中无外感之寒气。

"别"，就是要辨别诸家观点的确当与否，评价之后认为，可以不做校勘。在对原文做校、做注时，务必要重视"治经五字真言"中的"别"：一是鉴别、判断原文是否需要"校""注"；二是诸家之校、之注不同，甚至意见相左时，更应当鉴"别"孰优孰劣，择善从之。

例4：通过对注家观点的鉴别，寻找更贴切的解释。如《素问·经脉别论》之"气归于权衡，权衡以平，气口成寸，以决死生"段中的"权衡"之解，古今注家中有作"平衡"为解、有作"寸口"为解。经过"鉴别"比较，尤其是将所解术语"代入"文句之中予以斟酌，评价其解是否贴切。清代于鬯释"肺"为"权衡"，郭霭春从之，结合此节文义，此解既符合肺的生理特征，也契合此节文义，将训解之义代入原文后，又能使原文义理通达顺畅。这一训解是在"衡"具"秤"的基础上解释，"权衡"引申特指肺脏。因为肺的宣发、肃降，调理气机，主治节，主水液代谢等功能，犹如秤的权与衡一样，"高者抑之，下者举之"，对人体气、血、津液有着重要的调节作用。

这一解释还有如下几点理由：

其一，强调肺在血液循环中及对水谷精气的输布过程中的作用，突出气口（肺的动脉）在诊断中的重要意义。

其二，突出肺之"气口"决死生的机理，以肺为关键。气口脉是肺的动脉，是肺及其手太阴经脉功能反应的敏感点，全身经脉气血的盛衰及功能状态，都可以从肺脉的寸口之脉象予以表达。再横向联系《素问·五脏别论》"气口何以独为五脏主……五味入口，藏于胃，以养五脏气，气口亦太阴也。"

是以五脏六腑之气味，皆出于胃，变见于气口"一段原文精神，强调了肺朝百脉，脏腑经络与肺相联系。突出气口为肺经的"经穴"（经渠）"输穴"（太渊）的部位，是肺经的气血最旺盛、经气输注最显著、最能反映经气盛衰的部位，是全身脉气反应的敏感点，故曰"脉会于太渊"。

其三，以肺释"权衡"，与肺的功能相合。肺主气，司呼吸；朝百脉，通调水道；调节全身诸多的功能，故概括为"肺者……治节出焉"。

释"权衡"为"肺"，体现肺调节全身，维持机体动态平衡功能：①肺宣发肃降，调节呼吸，完成体内外清浊之气交换，使呼吸节律平衡；②肺宣发肃降，促进整体气机升降运动平衡协调；③肺宣发肃降，维持水液代谢的平衡，"肺为水之上源"，即下文所说的肺"通调水道，下输膀胱"之义；④肺协助心脏，维持血液循行的平衡协调。

例5：《素问·阴阳应象大论》"帝曰：调此二者奈何？岐伯曰：能知七损八益，则二者可调，不知用此，则早衰之节也"一段中的"七损八益"之解。自唐初杨上善将原文"阳胜则身热……腹满"训解为"八益"，将"阴胜则身寒……厥则腹满"训为"七损"以降，至今对此有十余种解释。自1973年长沙马王堆出土帛书《天下至道谈》中描述房中养生法中的"七损八益"面世之后，诸家莫不以此为据而释之，似乎找到了对其最合适的解释。只要认真研读该篇全文，仔细翻检《黄帝内经》全书对人类"性"活动的表述之后，不难发现此处"七损八益"这一术语另有其意。在鉴别比较诸家之解中，惟明代张介宾完全领悟了经文旨意，他认为"上文言阴阳之变病，此言死生之本原也。七为少阳之数，八为少阴之数。七损者言阳消之渐，八益者言阴长之由也。夫阴阳者，生杀之本始也。生从乎阳，阳不宜消也；死从乎阴，阴不宜长也。使能知七损八益之道，而得其消长之几，则阴阳之柄，把握在我，故二者可调，否则未央而衰矣……七损八益者，乃互言阴阳消长之理，欲知所预防也"（《类经·法阴阳》）。

经过认真"鉴别"分析之后，"七损八益"就是指遵循一年四时阴阳消长规律的养生方法。确定这一观点的内证有五（即《黄帝内经》内在证据，即本证）：

①九宫八风对"七""八"之意有明确表达。

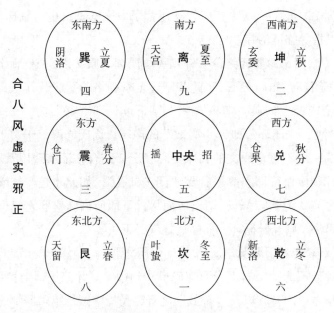

合八风虚实邪正

图5-2-1　九宫八风图

（陕西中医药大学内经研究室绘制）

　　图中"七"表达的时间区位为秋分，在此时间节点，自然界的阴阳变化特征为阴气渐长，阳气渐消；"八"表达的时间区位为立春，在此时间节点，自然界的阴阳变化特征为阳气渐长，阴气渐消。②契合《素问·阴阳应象大论》论述四时阴阳应象的全文主旨。③《素问·脉要精微论》有"冬至四十五日，阳气微上阴气微下"（应合"八益"）、"夏至四十五日，阴气微上阳气微下"（应合"七损"）之论述。④契合《素问·四气调神大论》全篇论养生，尤其是"春夏养阳，秋冬养阴，已从其根……逆之则灾害生，从之则苛疾不起"的四季养生原理和养生方法。⑤《黄帝内经》但凡涉及"性"生活时，无一例外的将其纳入内伤致病因素，没有正面宣扬或者阐述者。⑥《黄帝内经》中没有一处与"性文化"有关的内容。

　　在"鉴别"他人的注释时，务必不能被错误的注解所误导，此处尽举数例示之：

　　例1：对《素问·诊要经终论》中"闭"字的误读。原文说："太阴终者，腹胀，闭，不得息，善噫，善呕。"此节原文是讲肺脾精气衰竭时的临床症状（腹胀，二便闭塞不通，善噫、善呕，此乃脾气衰竭之征；肺气衰竭则有呼吸异常症状）及其诊断。但是周海平在《黄帝内经大词典》中将"闭"字下读，误训为"必"为"一定"。既违背了原文本意，也与临床实践不合，更难以用以指导临证治疗。

例2：《素问·诊要经终论》针刺手法误读。原文说："夏刺络俞，见血而止，尽气闭环，痛病必下。"此节阐述夏季刺络的手法及其意义。而周海平的《黄帝内经大词典》却将"闭"字下读，训"必"为"一定"；又训"环"为"散"。"闭环"即为"必散"的声转。周氏之解，于文于理，既不通，也不顺，更不符合原文的临床实际状况。结合临证实践以及王冰之解，此节是指针刺放血待邪气散尽后要"闭按针孔"，如此才是经气继续循环运行。王冰之解认为："尽气，谓出血而尽针下取所病脉盛邪之气也。邪气尽已，穴腧闭密，则经脉循环，而痛病之气必下去矣。"

例3：《素问·阳明脉解》之"足阳明之脉病，恶人与火，闻木音则惕然而惊，钟鼓不为动，闻木音而惊何也"句中的"木音"，因注释失误常闹出笑话。此之"木音"以及"钟鼓"之音，是指中国传统乐器中的"八音"。在西周时期将乐器按制作材料，分为金（如钟、镈 bó）、石（如磬 qìng）、丝（如琴、瑟）、竹（如箫、篪 chí）、匏（páo）（如笙、竽）、土（如埙 xūn、缶 fǒu）、革（如鼗 táo、雷鼓）、木如（柷 zhù、敔 yǔ）8 类。角、徵（zhǐ）、宫、商、羽五音中的"角"，其五行属性虽然为"木"，但却绝不等同于"木音"。角、徵、宫、商、羽是指按音调的高低分为五个音阶，而八种材质所制作的八类乐器中，任何一种乐器都能演奏出由五种不同音阶组合成的美妙音调来，单独的"角"音是无法达到这一音乐效果的。可是在某养生栏目的字幕上，赫然显示出："角"（木），如笛、萧；"宫"（土），如埙 xūn；"商"（金），如编钟、锣；"徵"（火），如琴、瑟等。还言"埙"是"宫"音，五行为土，听这种音乐，可以调理人体的脾胃。聆听吹"埙"的音乐可能达到调理脾胃的养生效果，但是吹"埙"的悦耳音乐绝不是单一属"土"的"宫"音所能达到的效果。因此，绝不能将八音中的"木音"与角、徵、宫、商、羽五音中的"角"音相混淆，足见正确地注释对读通原文何等重要。

例4："肝者，罢极之本"的注释。语出《素问·六节藏象论》篇。原文说："肝者，罢极之本，魂之居也，其华在爪，其充在筋，以生血气，其味酸，其色苍，此为阴中之少阳。"

"极"，《说文解字》："燕人谓劳曰极。""极"有劳困疲倦之意。各家对"罢"的解释很不一致，王冰训解为"疲"，认为肝主藏血，血能养筋，筋束关节，与运动有关，过于疲劳，肝必疲极，故曰"肝者，罢极之本"。此解直至目前，仍为多数人所从，意虽通，但似与上下文文义相悖。如原文指出"心者，生之本""肺者，气之本"，皆从生理上阐述各脏的功能特征，那么"肝者，罢极之本"语亦当如此。近来从生理角度训"罢"者有三：其一是据《说文》，云："罢（音 pì，离散、遣散），遣有辠（音 zuì，"罪"的古写）也，从网从能，言有贤能入网而贯遣之。"言肝有贮存精微，有汇聚精华之义，肝有调节血量的功用，以遣派血液于机体所需部位之义。其二，湖北李今庸教授认为，"罢"通"能"，音义同"耐"，与《素问·阴阳应象大论》之"能冬不能夏"，"能夏不能冬"句中的"能"义相同。故"罢极"，就是耐疲劳（《读古医书笔记》）。其三，"罢"可按常规读为"bà"，"罢"有免去、解除之义，"罢极"就是消除，免去疲劳。上述对"罢"共有四种不同的读解方法，但殊途同归。相较而言，后三种读解均较唐代王冰以"罢"作"疲"为优，而后三者似以读"罢"为"bà"为胜，因为在符合原文精神的前提下，这样读解更直接，更易理解。

例5："生病起于过用"句的注释。语出《素问·经脉别论》。原文说："春夏秋冬，四时阴阳，生病起于过用，此为常也。"

此句是该篇提出的一个有关发病学的重要观点。"过"，有不正常之意。《素问·脉要精微论》之"故乃可诊有过之脉中的"过"即是明证。"用"有"因也、由也"之意，所以此处的"过用"是指能致人于病的原因。"过用"当包括以下几方面的内容：从自然界四时阴阳的气候变化而言，风、寒、暑、湿、燥、火发生太过或不及时，能成为致人于病的六淫邪气，《素问·六节藏象论》有"未至而至，此谓太过……命曰气淫"；"至而不至，所谓不及……命曰气迫"。无论气候变化是太过或不及，都是"失时反候"，都可成为致病因素，对于人体来说，都属"过用"。

其次，喜怒哀乐的情志变化，虽是人的正常生理，倘若情志波动剧烈，或精神持续不断地受到创伤，都是违反常度的，所以不正常的精神刺激，也是"过用"，如《素问·阴阳应象大论》有"怒伤肝""喜伤心""思伤脾""忧伤肺""恐伤肾"，正如《灵枢经·百病始生》篇说："喜怒不节则伤脏，脏伤则病起于阴。"所谓的"喜怒不节"就是"过用"之意。

还有，饮食不节亦能伤人，不正常地进食，包括进食太过、太急、不足、不卫生，都会成为"过用"而使人生病。如《素问·痹论》："饮食自倍，肠胃乃伤。"《素问·生气通天论》之"阴之五宫，伤在五味，是以味过于酸，肝气以津，脾气乃绝"就属于五味偏嗜之"过用"。同样，进食不足也是"过用"，如《灵枢经·平人绝谷》篇说："半日不食则气少，一日不食则气衰……不食七日而死者，水谷精气津液皆尽故也。"

此外，劳逸失度也是疾病发生的重要原因。过劳能致病，过逸同样是不正常的，如《素问·宣明五气》之"五劳所伤：久视伤血，久卧伤气，久坐伤肉，久立伤骨，久行伤筋"。该篇所讲的持重远行，《素问·厥论》中之"入房太甚"等，同样都属"过用"之列，都是致病因素。当然，医生的失误（如过度用药、针刺取穴过多、留针过久、手术切除组织过多等）所造成的医源性疾病，也属"过用"范畴，如用药不慎，药不对证，或医疗态度不好，反而增加病人精神负担；或误诊、漏诊而贻误病情等，均可成为加重病情或变生他病的缘由，故可称为"过用"。

总之，此语的"过用"就是指致病因素，"生病起于过用"，是指疾病的发生，都是由于不正常的因素所致。所以，任何外感、内伤，或是其他方面的疾病，其发病都离不开"生病起于过用"的观点，这一观点对研究发病规律有一定指导意义。

例6："谨道如法，长有天命"句，语出《素问·生气通天论》篇。"道"，即规律、道理，在此指养生保健方面应当遵循的规律。《素问·生气通天论》篇主要通过天人相应、人与自然息息相通的理论，详细论述人体阳气的作用和保持阴阳平衡的重要意义，以阐明和突出养生保健的重要性。

该提出以下"谨道如法"的具体措施：

一是应时养生，外避邪气。由于人体各部"皆通乎天气"，四时阴阳变化对人体有着重要的影响，既能长养身体，也能损害身体，只有按不同季节时令的气候特点进行养生，才能祛病延年，《素问·四气调神大论》篇就是论述这方面知识的专章，并有"春夏养阳，秋冬养阴，以从其根"的名训，成为指导后世研究养生和治疗方面的重要论点。

二是食饮有节，五味和调。人体所需的饮食五味来源于自然界，是生命活动不可缺少的，只有五味和调有节才能养人，如果饮食无节，五味偏嗜就反会伤人，所以原文有"阴之所生，本在五味。阴之五宫（五脏），伤在五味"之说，并列举五味所伤五脏发生相应病证进行印证，要求人们要"谨和五味"。同时还指出饮食要有节制，不能吃得太饱，饮得太多，否则也会伤害身体而多生"肠澼"；也不能酗酒，否则就会出现"大饮则气逆"（可致胃气上逆，出现呕吐、恶心；可致肺气上逆，如咳嗽、气喘；可致心气逆乱，发生心悸、谵语、狂乱之"酒悖"；可致肝气上逆，如见头痛、头晕、目眩甚至晕厥）的病证。

三是遵循日节律、年节律进行养生，否则就会有"反此三时，形乃困薄"之厄。

四是要七情和合，否则就会发生因"烦劳""大怒"而发生"煎厥""薄厥"之疾。

五是要劳逸适度，形劳过度会耗气（"劳则气耗"），房劳过度会耗损肾中阴阳，以至于发生诸如"热厥""寒厥"病证（《素问·厥论》），或者因强力伤肾引起"高骨"损害的病证，这是从精神调摄和劳逸适度两方面补充养生保健措施。只要认真地按照上述养生方法去做，就能达到却病延年的目的，所以该篇以"谨道如法，长有天命"做全文结尾，其用意即是强调遵守养生保健规律的重要性，理解这句话时，必须结合全篇内容，方能悟出真谛。

例7：如"太阳为开，阳明为合，少阳为枢；太阴为开，厥阴为合，少阴为枢"句，此语出于《素问·阴阳离合论》篇。其含义有三：

其一，说明了阴阳可分性在人体组织结构方面的具体运用。经脉总的可以划分为阴经和阳经两大类别，阳经和阴经又可再分为三，三阳经有开、合、枢之分，三阴经亦有开、合、枢之别。这就是本篇篇名所说的"离"。

其二，说明阳经和阴经虽然一分为三，但三者之间不是各自孤立而是密切相关的，虽然各司其职，但都是互相合作的，开、合、枢就是对三者之间以及阴经与阳经之间既分工又合作关系的最好描述。所谓"开"是指相对位于表浅部位的有开放向外的作用；"合"是指相对位于身体内部的，具有闭合收敛作用；"枢"的本义是指"枢机"，在此是比喻事物运动的关键，用以论述经脉进行开放、收敛闭合运动的关系，所以分则为三，合则为一，彼此密切配合，三阳或三阴之间如此，阴经和阴经之间也是如此，可分而不可离，这就是本篇篇名"合"的意思。

其三，开、合、枢中的"枢"的部位究竟在哪里？这是历来争论的焦点，也是涉及对开、合、枢第三点含义的认识。结合本篇精神，不论是三阳之枢，或是三阴之枢，均当按开、合、枢的顺序排列，即在合之后的第三位，理由有三：

一是从句子的字面排列看，在三阳经中，"太阳为开，阳明为合，少阳为枢"；三阴经中，"太阴为开，厥阴为合，少阴为枢"。作为"枢机"的少阳经和少阴经均当在第三位，其部位分别在阳明和厥阴之后；二是从文中对三阴经和三阳经的分布部位看，太阳为开，位居最表层是大家公认的，文中言太阳、阳明均为"阴中之阳"，唯少阳称为"阴中之少阳"，以"阳"与"少阳"相较，"阳"自当在外在表，而"少阳"在太阳、阳明之里的第三位是无可置疑的。三阴中太阴位三阴之表为开，对此认识无争论，唯"太阴之后，名曰少阴"句，却为理解三阴之间的顺序关系增添了干扰因素，但是原文的前后精神是相贯的，并不矛盾，"太阴之后"句只是讲了个大致方向，居于三阴之中间部位是属"太阴之后"，而居于三阳之末又何尝不是在"太阳之后"呢？只要结合紧承此句的下文"少阴之前，名曰厥阴"句，就可顿开茅塞。更何况上文还有"前曰广明，后曰太冲，太冲之地，名曰少阴"句。所以太阴为开在表，厥阴为合居中，少阴为枢机在第三位的顺序也就明朗化了；三是原文在论述三阴三阳"开、合、枢"关系后，紧接着说："阴阳𩅞𩅞（zhōng，音中，往来不已），积传为一周，气里形表而为相成也。"并以此作为全文结束语，这段文字对理解少阳、少阴作第三顺位的枢机部位也是很有意义的。这段文字的意思是说，阳经和阴经之气往来运行不已，依次流传于三阳和三阴便是一个周次，这是阴阳表里相辅相成的缘故。既然经气依次流行于三阳和三阴，那么经气由三阳转入三阴必然要经过一个转折的关键部位，这就是居于第三位的少阳。由于人体之气是"阴阳相贯，如环无端"，由阳转阴，还要由阴转阳，才能"环周不休，往复不已"的循环，少阴就是由阴转阳的枢机，其部位必然是阴经的第三位。

综上三点可以看出：①少阳和少阴的排列顺序只能是分别在三阳和三阴之末的第三位；②少阳、少阴都是阴和阳之间的枢，应当从阴经阳经的总体范围率理解，而不能仅局限于三阳之间或三阴之间；③只有把"枢"理解为经气出入游行于阴和阳之间的关键，才更符合经脉"'离'则为三，'合'则为一"的基本精神，以及本篇"阴阳离合"之名的本义；④正因为有由阳转阴的少阳之枢和由阴转阳的少阴之枢的作用，才能充分体现人体经气周行不息、往复不已的环流状态。

通过上述原文注释的案例，可以看出"读通原文"是学习《黄帝内经》的基础和前提。

第六讲
怎样学习《黄帝内经》之二：解析经义

研读《黄帝内经》时，在通过校勘、注释方法而"读通原文"的基础上，更要对经文的医学内涵予以深刻地解析。《黄帝内经》原文内涵结构有多种情况，有的涉及重要的医学内容，需要采取横向集成其他篇论相关经文而予以集成解析；有的经文内容较为复杂，需要采取图示的方法给予解析；有的经文需要列表，才能将其医学内涵予以展示；有的经文医学层级内涵清晰，则要根据其内在医理的逻辑关系，逐层解析。凡此种种，都必须遵循经文的内在意涵而解读，既不能曲解，也不能无限拔高，更不能有所遗漏。这是《黄帝内经》经文研读的基本要求。

怎样对经文予以解析？傅贞亮主编的《黄帝内经素问析义》《黄帝内经灵枢经析义》以及张登本主编的《黄帝内经通解》等著作即已做了示范。此处将这一经文学习方法予以归纳。

一、经文集成整合解析法

"解析经义"，既是"读经"的目的，也是正确应用经典解决医学实际问题的前提。一要准确把握经文的主旨大义，用恰当的文字准确表达经文含义；二是要注意，既不能对经文的医学义理有所遗漏，也不能为了"满足个人的偏见"而强加超越经文内涵的解释。所谓"经文集成解析法"，是指在对相关原文进行解析时，为了整体呈现《黄帝内经》对某一内容的学术观点或学术立场，将散见于其他篇论之同一主题的原文予以集成、整合，通过认真研读，使经文中的学术观点得以完整表达。这种"横向联系"相关经文，综合分析经义，将整合后较为完整的学术立场予以呈现的方法，就是"经文集成整合解析法"。

［例1］《灵枢经·百病始生》论积证发生机理

"黄帝曰：积之始生，至其已成，奈何？岐伯曰：积之始生，得寒乃生，厥乃成积也。黄帝曰：其成积奈何？岐伯曰：厥气生足悗，悗生胫寒，胫寒则血脉凝涩，血脉凝涩则寒气上入于肠胃，入于肠胃则䐜胀，䐜胀则肠外之汁沫迫聚不得散，日以成积……卒然外中于寒，若内伤于忧怒，则气上逆，气上逆则六输不通，湿气不行，凝血蕴裹（原作'裹'，简体作'里'，形近致误）而不散，津液涩渗，着而不去，而积皆成矣。"

在研读该段原文时，首先通过校勘、注释、疏通原文之后，就要对其医学义理予以解析。此节的核心观点讲述的是"积证"发生的病因病机。虽然《黄帝内经》162篇非一人一时之作，但是其内在的医学知识却是有机的整体，所以对于积证（即肿瘤，见《灵枢经·刺节真邪》）发生机理这样的重要内容，则要横向联系相关篇论的原文观点，才能得出《黄帝内经》论述该病发生机理的完整立场，如《灵枢经·五变》篇的核心观点是不同体质和发病的关系，认为"人之善病肠中积聚者……恶（脏腑功能异常）则邪气留止，积聚乃伤，脾胃之间，寒温不次，邪气稍至。蓄积留止，大聚乃起"。将两篇相关原文予以整合分析之后，就会得出《黄帝内经》有关"积证"发生的集成原理，示意如图6-1-1：

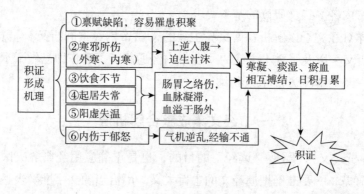

图6-1-1 积证形成机理示意图

气滞、血瘀、津停是"积证"（肿瘤）的核心病机。人体血气津液等，都具有"寒则凝，温则行"的特性，故原文强调"寒邪"在其中的作用。

[例2]《黄帝内经》论水肿

为了完整地理解《黄帝内经》对水肿病证的论述，此处节选了4篇相关原文予以集成整合解析示范。其中《素问·经脉别论》相关经文论述了津液代谢与脏腑关系，这是认识水肿发生的生理基础；《素问·水热穴论》的相关经文，论述了水肿发生的机理，以及水肿病的发生与肺、胃（脾）、肾的相关；《素问·评热病论》则以"肾风""风水"为例，讲述了水肿病的病机和临床表现；《素问·汤液醪醴论》末段原文则专论水肿病的证治思路。现将这4篇有关水肿病证的原文集成解析，示范如下：

其一，《黄帝内经》论述水液代谢过程——水肿形成的生理基础。

"饮入于胃，游溢（渗透吸收）精气（此指津液），上输于脾，脾气散精（指津液），上归于肺。通调水道，下输膀胱（此处省文，省去'肾'）。合（配合、契合，引申为变化规律同步）于四时（四时寒温气候以及引起变化的阴阳消长规律。见下句的'阴阳'），五脏阴阳（人体津液代谢变化，既要契合自然界的阴阳消长变化规律，又要与人体自身阴阳变化规律同步），揆度（duó，推测、估计）以为常（常态、生理状态）也"。（《素问·经脉别论》）

此节原文讲述了以下观点：

1.生理状态下，津液在体内吸收、输布过程。

2.津液来源于饮食，由胃肠吸收。

3.津液由脾运化于肺（心）而后输布于全身。

4.代谢后的残液下输于肾，由膀胱排出体外。

5.津液代谢虽以脾胃、肺、肾（膀胱）为主，但各脏腑参与其中。

6.津液代谢受季节气候变化的影响。

7.津液代谢与人体、自然环境的阴阳消长变化规律同步（可参《灵枢经·五癃津液别》）。

将上述解析的学术观点，示意如图6-1-2：

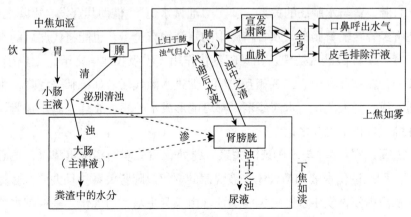

图6-1-2　津液输布代谢示意图

其二,《内经》论述水肿病因病机及其与脏腑关系。

"黄帝问曰:少阴何以主肾?肾何以主水?

岐伯对曰:肾者至(极、最)阴也,至阴者盛(chéng,容纳)水也。肺者,太阴也,少阴者,冬脉也,故其本在肾,其末在肺,皆积水也。

帝曰:肾何以能聚水(使水液聚集)而生病?

岐伯曰:肾者,胃之关也,关门不利,故聚水而从其类也。上下溢于皮肤,故为胕肿。胕肿者,聚水而生病也。

帝曰:诸水(水肿病)皆生于肾乎?

岐伯曰:肾者,牝(pìn,雌性,即'阴')脏也,地气(阴气、水液)上(上,上下,泛指全身)者属于肾,而生水液也,故曰至阴(阴之极)。勇(自恃体质强壮)而劳(房劳)甚则肾汗出,肾汗出逢于风,内不得入于脏腑,外不得越于皮肤(从皮肤外散),客于玄府,行于皮里,传(通'转',转化)为胕肿,本之于肾,名曰风水。所谓玄府者,汗空也……故水病,下为胕(通'肤')肿、大腹,上为喘呼,不得卧者,标(指'肺')本(指'肾')俱病,故肺为喘呼,肾为水肿。肺为逆(水气逆乱)不得卧,分为相输(谓肺肾之间的水气逆乱病机互相呼应),俱(肺肾二者)受(水气逆乱的影响)者,水气之所留也。"(《素问·水热穴论》)

此节原文论述了肺、脾、肾与水肿证发病的关系及临床表现。尤其关于肺、脾、肾三脏与水肿证发生病机的认识,对后世有深刻的影响。

原文对水肿病机的认识,是基于"肾主水"而立论的,将水肿的病机概括为"其本在肾,其末在肺,皆积水也",认为与胃(脾)也有密切的关系。

1.肺、肾与水肿证的关系 肺主"通调水道",借助其宣发、肃降之力,既能将经脾转输胃肠吸收水谷精微中的水液输布全身,也能将代谢后的水液降于肾,由肾做最后处理。在肾阳蒸化作用下重吸收浊中之清,上输于肺,继续循行输布和利用。二者相互协调,促进水液代谢。如果肺失宣降,水道不通,或者肾失蒸化,水液停聚,都可能形成水肿病,故有"其本在肾,其末在肺,皆积水也"之论。

2.肾、胃(脾)与水肿证的关系 此处"胃"实乃指中焦脾胃,核心是"脾"。脾之运化水液,是人体水液代谢的枢纽。脾肾关系一旦失调,必然会导致水液内停,发生水肿之类的病证。由于肾主水,司气化,是控制水液代谢和残液排泄的闸门,故谓"肾者,胃之关也",而有"关门不利,聚水而从其类也"之论。

3.风水证的发病及其与肺肾关系　此节以风水证为例，强调肺肾在该病发生机理中的重要作用。此节所论"风水证"，是以头面肿，漫延至四肢、胸腹为特点的病证。其病机为肺肾失调，"标本俱病"：在肺则为风邪袭表，肺卫失宣，水道不通；在肾则为"勇而劳甚则肾汗出"，自恃体壮而房劳感风。此证实乃过劳伤肾，再感风邪而致。这就是"其本在肾，其末在肺，皆积水也"结论发生的依据。所以，张介宾结合临床实践而深有感触地认为："凡水肿等证，乃脾肺肾三脏相干之病，盖水为至阴，故其本在肾；水化于气，故其标在肺；水惟畏土，故其制在脾。今肺虚则气不化精而化水，脾虚则土不制水而反克，肾虚则水无所主而妄行，水不归经则逆而上泛，故传入于脾而肌肉浮肿，传入于肺则气息喘急，虽分而言之，而三脏各有所主；然合而言之，则总由阴胜之害，而病本皆归于肾。"（《景岳全书·水肿论治》）

其三，水肿证的主要表现。

"帝曰：有病肾风者，面胕（fū，足背）痝（máng，茫）然壅（浮肿貌），害（妨碍）于言，可刺不（fóu，否）？

岐伯曰：虚不当刺，不当刺而刺，后五日其气（引起水肿的逆乱之气）必至（一定会发生）。

帝曰：其至何如？

岐伯曰：至必少气（气短）时热，时热从胸背上至头，汗出手热，口干苦渴，小便黄，目下肿，腹中鸣，身重难以行，月事不来，烦而不能食，不能正偃（yàn，仰卧），正偃则咳甚，病名曰风水，论在《刺法》中。

帝曰：愿闻其说。

岐伯曰：邪之所凑，其气必虚。

阴虚者阳必凑之，故少气时热而汗出也。

小便黄者，少腹中有热也。

不能正偃者，胃中不和也。

正偃则咳甚，上迫肺（水湿之气上迫于肺，而致肺气不降）也。

诸有水气者，微肿先见于目下也。

帝曰：何以言？

岐伯曰：水者阴也，目下亦阴也。

腹者至阴（脾、肾均称'至阴'）之所居，故水在腹者，必使目下肿也。

真气（指心中的虚火）上逆，故口苦舌干，卧不得正偃，正偃则出清水也。

诸水病者，故不得卧，卧则惊，惊则甚也。

腹中鸣者，病本于胃也。

薄（通'迫'，波及）脾则烦不能食，食不下者，胃脘隔也。

身重难以行者，胃脉在足也。

月事不来者，胞脉闭也，胞脉者，属（zhǔ，连接）心而络于胞中，今气（水湿之气）上迫肺，心气不得下通，故月事不来也。

帝曰：善。"（《素问·评热病论》）

解析原文，其核心观点为"风水证为肾风误刺而致之证"，又描述了该病的临床表现。

1.风水证的概念　此是由肾风误刺伤正，水湿内停，以水肿为主并兼多种临床表现的病证。

2.基本病机　肾风误刺，使肾虚风袭，阴虚阳乘，水停内外所致。

3.兼论邪正关系　"邪之所凑，其气必虚"。

4.风水与肾风的关系　两证的共同点为：肾虚不能行水→水肿。

5.二者的因果关系　肾风证误刺伤肾之变证→风水证。

6.临床症状复杂多样　身热、汗出、尿黄、不能仰卧、时咳、眼睑肿、口干苦、时惊、烦、不能食、食不下、身重难以行、腹中鸣、月事不来等。

其四，论水肿病证的辨治。

"帝曰：其（指代水肿病）有（选择连词，有的）不从毫毛而生，五脏阳以竭（遏、阻止，与下文'五阳已布'对应）也，津液充郭（物体外围，此指'皮肤'），其魄（此指属阴的津液）独居，孤精（指津液）于内，气（卫外阳气）耗于外，形（肿胀的形体）不可与衣相保（相称），此四极（四肢）急（肿胀之极）而动（扰动）中（指内脏），是气拒于内，而形施（yì，易，改变、变化）于外，治之奈何？

岐伯曰：平（biàn，音义同'辨'）治于权衡，去宛（yù，通'郁'）陈莝，微动四极，温衣，缪刺其处，以复其形。开鬼（通魄，粕）门，洁净府，精（精美食物）以时服（食用），五阳（五脏阳气）已布（输布、布散），疏涤五藏。故精自生，形自盛，骨肉相保，巨气（人体正气）乃平。"（《素问·汤液醪醴论》）

此节专论内伤所致水肿病的辨证治疗。原文解析如下：

1.水肿类型　内伤水肿而非外感。内伤原因：①精神因素；②饮酒太过。

2.基本病机　阳气郁遏（五脏阳以竭、气耗于外），水湿不化而泛滥（津液充郭，其魄独居，孤精于内）。

3.临证表现　全身高度浮肿（形不可与衣相保），四肢肿胀尤甚（四极急）。

4.治疗

（1）治则：辨证施治（平治于权衡）

（2）治法：

1）内治法：①通便利水——开鬼门。②利尿消肿——洁净府。故《医学正传》"治湿不利小便非其治也"，方如金匮肾气丸、防己茯苓汤、真武汤、五苓散之类。③血化瘀——宛陈莝。如《金匮要略·水气病》有"血不利则为水"之论。《医碥·肿胀》有"气水血三者病常相因，有先病气滞而后血结者，有病血结而后气滞者，有先病水肿而血随败者，有先病血结而水随蓄者"之论。

2）外治法：①缪刺——刺络放血。②舒展阳气——微动四极（四肢为诸阳之本）。③护阳气——温衣。张介宾："欲助肌表之阳，阴凝易散也。"

3）饮食调养——精以时服："精"，指精美的食物，即富含营养的食物；"时"，按不同时令服食某些食物以防病、治病；"服"，即食用。《素问·病态论》之"食入于阴，长气于阳"，也体现食用精美食物与"五阳已布"的内在联系，与《黄帝内经》关于药物攻邪，食物扶正，药食配合的治疗思想完全一致。

此处集成整合了《黄帝内经》4篇与水肿病证相关的原文，其内容各有侧重。《素问·评热病论》所论之风水证，是肾风误刺伤正所致；《素问·水热穴论》原文围绕水肿病肺、脾、肾三脏分别有不同的致病机理；《素问·汤液醪醴论》针对内伤性水肿的病机、治疗和护理予以阐述。因此，整合4篇相关原文予以集成解析，就能对经文中有关水肿病证的内容有深刻而完整的认识。

二、经文图示解析法

所谓"经文图示解析法",就是将复杂、抽象、单靠文字难以表述清楚的经文,运用示意图的方式进行解析,使其简洁明白,并且便于记忆。

[例1]《灵枢经·贼风》

"黄帝曰:夫子言贼风邪气之伤人也,令人病焉,今有其不离屏蔽,不出空穴之中,卒然病者,非不(《太素》作'必')离(遭,遭遇)贼风邪气,其故何也?

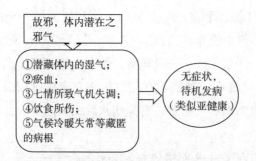

图6-2-1 论"故邪"发病示意图

岐伯曰:此皆尝(副词,曾经)有所伤于湿气,藏于血脉之中,分肉之间,久留而不去。若有所堕坠,恶血在内而不去。卒然喜怒不节,饮食不适,寒温不时,腠理闭而不通。其开而遇风寒,则血气凝结,与故邪相袭,则为寒痹。其有热则汗出,汗出则受风,虽不遇贼风邪气,必有因加而发焉。"

研读该篇原文时,在对原文进行必要的校勘、注释,疏通义理的基础上,就要对此节经文予以分层次地剖解分析,发现此节原文主要论述了"'故邪'发病原理"和"疾病'因加而发'的机理",如果用示意图的方法,就会对原文的理解更为清晰明白。图解分析如下:

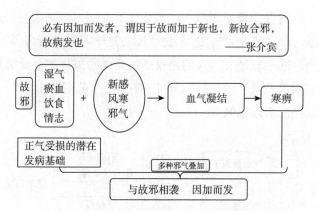

图6-2-2 疾病"因加而发"机理示意图

[例2]《素问·阴阳应象大论》论云雨形成过程

将该篇相关原文如"地气上为云，天气下为雨"；"云出天气，雨出地气"；"清阳为天，浊阴为地"；"寒气生浊，热气生清"；"阳化气，阴成形"予以集成整合，然后以图解析经文，就能使相关原文通过云雨形成之例得以落在实处，从而加深对理解。

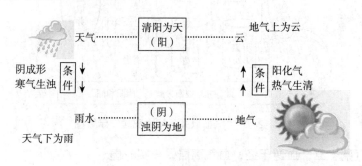

图6-2-3 云雨形成过程示意图

[例3]《素问·调经论》

"帝曰：善。余已闻虚实之形，不知其何以生。

岐伯曰：气血以并，阴阳相倾。气乱于卫，血逆于经，血气离居，一实一虚。血并于阴，气并于阳，故为惊狂。血并于阳，气并于阴，乃为炅中。血并于上，气并于下，心烦惋善怒。血并于下，气并于上，乱而喜忘。

帝曰：血并于阴，气并于阳，如是血气离居，何者为实？何者为虚？

岐伯曰：血气者，喜温而恶寒，寒则泣不能流，温则消而去之，是故气之所并为血虚，血之所并为气虚。"此节原文是学习《黄帝内经》难度最大、最容易使人迷惑的一段经文，人们很难通过自学得以理解。此节原文总体讲述"气血虚实病机及其所致病证"，可以通过12个分图解析。

1.气血以并，阴阳相倾

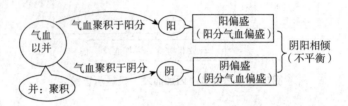

图6-2-4 "气血以并，阴阳相倾"示意图

2.气血以并，气血离居

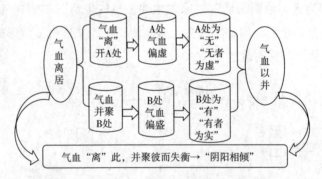

图6-2-5 "气血以并，气血离居"示意图

3.气乱于卫，血逆于经，血气离居，一实一虚

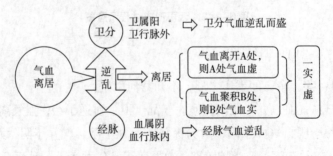

图6-2-6 "气乱于卫，血逆于经，血气离居，一实一虚"示意图

4.血并于阴，气并于阳，故为惊狂

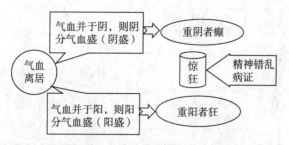

图6-2-7　"血并于阴，气并于阳，故为惊狂"示意图

5.血并于阳，气并于阴，乃为炅中

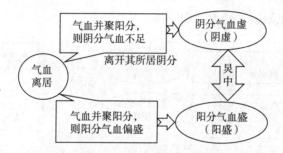

图6-2-8　"血并于阳，气并于阴，乃为炅中"示意图

6.血并于上，气并于下，心烦惋善怒

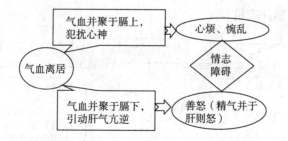

图6-2-9　"血并于上，气并于下，心烦惋善怒"示意图

7.血并于下，气并于上，乱而喜忘

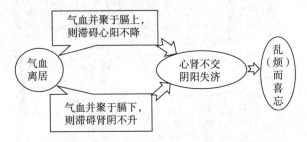

图6-2-10 "血并于下，气并于上，乱而喜忘"示意图

8.血与气相失为虚

血与气相失，又有虚实之分：

（1）无气血偏盛之处为"虚"

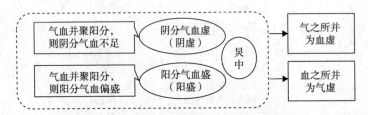

图6-2-11 "无气血偏盛之处为"虚""示意图

（2）有气血偏盛之处为"实"

"血气离居"的3种类型

①气离居相并病机

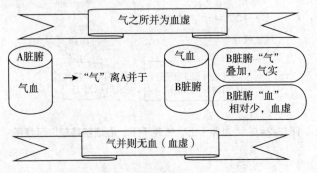

图6-2-12 气离居相并病机示意图

②血离居相并病机

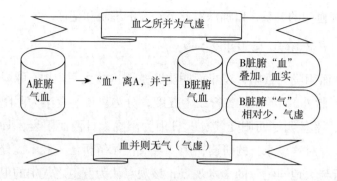

图6-2-13　血离居相并病机示意图

③血气离居相并病机

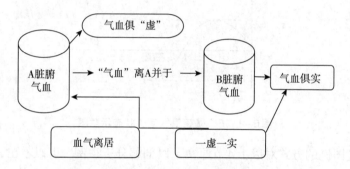

图6-2-14　血气离居相并病机示意图

此节原文还论述了气血的生理特性。"血气者，喜温而恶寒，寒则泣不能流，温则消而去之"是对气血生理特性的表达。

其意义在于：

①气血在体内"如环无端"的循行需要体内"阳气"温煦。

②阳虚或者阴寒内盛，是导致血行瘀阻的重要机理。

③温阳方法是治疗血瘀病证的方法之一。

原文列举的病机中，除"炅中"病机外，均为"气与血"同时并聚于机体的某处之"实"的病机。

《黄帝内经》对虚实病机有两种评价标准：一是以邪正盛衰的实力较量作为评价依据，如《素问·通评虚实论》之"邪气盛则实，精气夺则虚"经典论述；二是本篇依据气血分布状态论虚实，正因为如此，此节原文反复列举临床实例予以论证，如当下临床所见的"心肌梗死""脑梗死"等脏器缺血性疾病，其中医病机多为气血分布状态异常。在对此节原文进行研读时，务必强调气血间的关系，以加深对此节经文的理解和记忆。

〔例4〕《灵枢经·营卫生会》

"日中而阳陇为重阳，夜半而阴陇为重阴。故太阴主内（脉内的营气），太阳主外（脉外的卫气），各行二十五度，分为昼夜。夜半为阴陇，夜半后而为阴衰，平旦阴尽而阳受气矣。日中为阳陇，日西而阳衰，日入阳尽而阴受气矣。"对这段原文的研读，用"经文图示解析法"展示此处所论述的"营卫运行与天地同纪"的学术观点，该观点认为营卫之气中的卫气，昼夜消长与自然界阳气的变化同步。这一变化规律示意如图6-2-15：

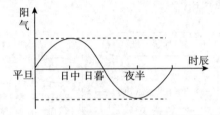

图6-2-15 昼夜卫气消长状态示意图

通过图例的方式对以上4节原文予以剖解分析举例，可以看出，对《黄帝内经》原文的研读是很不容易的，要在反复玩味经文主旨大义之后，开动脑筋，凝练和升华其内涵，尽可能地用通俗易懂、简洁明了的形式呈现出经文的精神实质，展示其理论意义和临床实用价值。

三、经文表式解析法

所谓"经文表式解析法"，是指对内涵属于并列关系的相关原文的解析方法。在《黄帝内经》教学中，此法的应用较为普遍，可将相关原文用表格的有序化处理，使烦冗的经文条分缕析，一目了然。

〔例1〕《素问·阴阳应象大论》

"病之始起也，可刺而已；其盛，可待衰而已。故因其轻而扬之，因其重而减之，因其衰而彰之。形不足者，温之以气；精不足者，补之以味。其高者，因而越之；其下者，引而竭之；中满者，泻之于内；其有邪者，渍形以为汗；其在皮者，汗而发之；其慓悍者，按而收之；其实者，散而泻之。

审其阴阳，以别柔刚，阳病治阴，阴病治阳，定其血气，各守其乡，血实宜决之，气虚宜掣引之。"

进行本段原文研习时，在做必要的注释之后，就可以应用"经文表式解析法"归纳解析。首先要凝练出此节表达的是"阴阳理论指导疾病治疗"的学术观点，在此基础上，原文针对各种虚实病机提出补（扶正）、泻、宣散（祛邪）等多种治法。对于具体治法则表解如下：

表6-2-1　虚实治法一览表

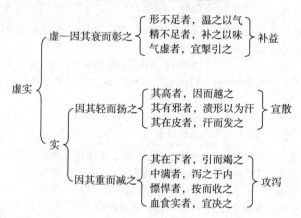

原文经过如此的表格化、有序化解析，既不失经文的本意，又能揭示其内涵，还能彰显其临床实践的指导意义。

[例2]《素问·至真要大论》

"帝曰：愿闻病机何如？岐伯曰：诸风掉眩，皆属于肝；诸寒收引，皆属于肾；诸气膹郁，皆属于肺；诸湿肿满，皆属于脾；诸热瞀瘛，皆属于火；诸痛痒疮，皆属于心。诸厥固泄，皆属于下；诸痿喘呕，皆属于上；诸禁鼓栗，如丧神守，皆属于火；诸痉项强，皆属于湿；诸逆冲上，皆属于火；诸胀腹大，皆属于热；诸躁狂越，皆属于火；诸暴强直，皆属于风；诸病有声，鼓之如鼓，皆属于热；诸病胕肿，疼酸惊骇，皆属于火；诸转反戾，水液浑浊，皆属于热；诸病水液，澄澈清冷，皆属于寒；诸呕吐酸，暴注下迫，皆属于热。"

本段之原文学习，在对原文作必要的校勘、注释之后，深刻理解19条经文内涵的基础上，可以应用"经文表式解析法"处理。

表6-2-2 病机十九条经文解析表

		原文	病症	基本病机
六气病机	火	诸热瞀瘛，皆属于火（心） 诸禁鼓栗，如丧神守，皆属于火 诸逆冲上，皆属于火 诸躁狂越，皆属于火 诸病胕肿，疼酸惊骇，皆属于火	身热、神昏、抽搐 鼓颔、口噤、颤栗等真寒假热特征 呕吐、呃逆 神志错乱、烦躁不安、躁扰不宁 局部红肿、溃烂、疼痛、酸楚、惊骇不宁	热结阴竭，火扰心神 火邪郁结，不得外达，阳盛格阴 胃火上冲，肝火上逆 邪郁化火，五志内郁，火扰心神 血热腐肉，火热内迫脏腑
	热	诸胀腹大，皆属于热 诸病有声，鼓之如鼓，皆属于热 诸转反戾，水液浑浊，皆属于热 诸呕吐酸，暴注下迫，皆属于热	腹部胀满膨隆、疼痛拒按、大便难解 肠鸣有声、腹胀、叩之如鼓 筋脉拘挛、扭结、涕、唾、痰涎、带下混浊 呕吐酸水、泛酸、突然下利清水	外感热邪内传，壅结肠胃 热伤气机，升降失常，郁阻于腹 热邪损伤筋脉，煎熬津液 热聚肠胃，传导失常
	风寒湿燥	诸暴强直，皆属于风 诸病水液，澄彻清冷，皆属于寒 诸痉项强，皆属于湿 诸涩枯涸，干劲皴揭，皆属于燥*	颈项、躯干、四肢关节出现拘急、抽搐 分泌物、排泄物清稀、寒凉 项僵不舒、曲颈困难、身体僵直、角弓反张 口鼻干燥、咽干口渴、毛发干枯、皮肤干涩、皲裂脱屑、尿少、便干	风邪内犯肝脉，经筋失养 寒邪伤阳，津液失于温煦蒸化 阻遏阳气，经筋失温而拘挛 燥性干涩，易伤津液，津液亏少，脏腑组织失于滋润
脏腑病机		诸痿喘呕，皆属于上 诸厥固泄，皆属于下 诸风掉眩，皆属于肝 诸痛痒疮，皆属于心 诸湿肿满，皆属于脾 诸气膹郁，皆属于肺 诸寒收引，皆属于肾	肢体痿弱无力、咳喘、呕恶 四肢厥冷、晕厥、二便不通或泄利不禁 肢体震颤、摇晃、头晕目眩、疔、疮、痈、疖（痒，通"疡"） 痞塞不通、水肿、脘腹胀满 气息不利、咳喘、心胸窒涩闷胀 肢体筋肉拘挛、关节屈伸不利	肺热叶焦，失于宣肃，胃气上逆 肾阳虚而失温，气化逆乱 肝血虚，血不养肝，风气内动 心火炽盛，腐肉成脓而生疮疡 脾恶湿，失于健运，水湿内停 肺失宣降，气机气化机能失常 肾阳不足，失于温养，筋肉不柔

*据《素问玄机原病式·六气主病》补。

[例3]《素问·咳论》

"帝曰：何以异（区别、分开）之？岐伯曰：肺咳之状，咳而喘息有音，甚则唾血；心咳之状，咳则心痛，喉中介介（喉中气阻不利）如梗状，甚则咽肿喉痹；肝咳之状，咳则两胁下痛，甚则不可以转，转则两胠（qū，腋下）下满；脾咳之状，咳则右胁下痛，阴阴（通'隐'）引肩背，甚则不可以动，动则咳剧；肾咳之状，咳则腰背相引而痛，甚则咳涎。"

本段的学习，在予以必要的注释、疏通原文之后，应用"经文表式解析法"展示。

表6-2-3　五脏咳的辨证分析一览表

证型	发病季节	病变机理	临床表现
肺咳	秋季	邪气阻肺，肺气不利	咳，喘息有音，唾血
心咳	夏季	心脉不畅，热蕴咽喉	咳，心痛，喉中梗状，肾则咽喉肿痛
肝咳	春季	肝气郁结，络脉不畅	咳，胁下痛，不可转身，转则膝下满
脾咳	长夏	脾气不运，脉络不畅	咳，右胁下痛，引肩背，咳剔
肾咳	冬季	肺肾气虚，水液不化	咳，腰背相引而痛，肾则咳涎

通过以上原文以表解的方式予以剖解分析的学习方法举例，可以看出，此法能让学生更易掌握经文表达的内在医学逻辑关系。

四、经文层级解析法

所谓"经文层级解析法"，就是指在《黄帝内经》原文的研读过程中，根据原文内在医理的逻辑层级关系予以解析，使其昭然展示，有利于对经文的理解，进而以经致用。这是当今《黄帝内经》原文学习的常用方法。

[例1]《素问·生气通天论》

"阳气者，若天与日，失其所则折寿而不彰，故天运当以日光明。是故阳因而上，卫外者也。"

此节原文运用类比思维的方法，以自然界的万事万物依赖太阳的实例为喻，强调了阳气在人体生命活动中的重要性。通过对经文内涵的逻辑关系分析，此节从阳气的生理功能、生理特性和活动规律3个思维视角，展示其重要作用。

1.阳气的生理作用　①阳气是生命的动力；②阳气具有卫外御邪的作用；③隐指阳气具有温煦功能。

2.阳气的生理特性　①运动的特性；②运动趋向是向外向上；③节律性（下文有四季节律、日节律）。

3.阳气活动规律与太阳的活动规律一致　显然，只有将该段原文置于该篇全文背景下予以3个层级的解析，才能展示《黄帝内经》重视阳气的学术理念，给研读者留下"此处是中医药理论中重视阳气理念源头"的深刻印象。

［例2］《灵枢经·本神》

"故智者之养生也，必顺四时而适寒暑，和喜怒而安居处，节阴阳而调刚柔，如是则僻邪不至，长生久视。"

在深刻理解此节所论"养生的最高境界及其最佳效果"的医学内涵之后，可以遵循"经文层级解析法"将其展示如下：

1.养生的最高境界的具体方法

（1）顺四时而适寒暑：包括形体和饮食的寒温调适。

（2）和喜怒：和，平和；喜怒，泛指人的情绪、心理状态。

（3）安居处：生活起居、居住环境。

（4）节阴阳：节，节制；阴阳，指男女双方的性生活。

（5）调刚柔："刚"即"劳"，"柔"即"逸"，劳逸结合。

2.养生的最佳效果

（1）僻邪不至：健康不病。

（2）长生久视：长寿。

如此，遵循原文内在的医学义理，按照不同层级的逻辑关系予以解析，使经文的全部内容毫无遗漏地予以呈现。

"解析经义"法是学习《黄帝内经》经文时的核心部分，只有将经文的医学内涵理解清楚，才能有可能完成"以经明理，以经致用"的学习目的。所以要在这方面多下功夫。在运用"解析经义"法时要注意以下几点：

1.在对原文进行解析时，无论是列表、图示，还是分为不同层级的原文解析，要总以简捷、明晰、通俗、易懂为务。

2.应全面解析原文中的医学义理，不得遗漏。

3.不能给原文"强加"学术观点。

4.不能"曲解经意"，如《素问·玉机真脏论》之"胃者五脏之本"是指"脉气"而言的，不宜直接用作讲述脾胃功能。

5.结合原文内涵，凝练出经文的学术观点，如"嗜欲不能劳其目，淫邪不能惑其心"等句，要凝练出"修德养性"等主旨。

怎样学习《黄帝内经》之三：纵横联系

学习《黄帝内经》，无论是"读通原文"，还是"解析经义"，都要进行"纵横联系"，广泛联想。所谓横向联系，局限一点讲，就是要把所解析的原文放置于全篇内容之中去理解。如此才能深入透彻地领会其基本精神。

例如上一讲列举的《素问·生气通天论》原文，如何体现阳气卫外御邪的作用呢？原文只用"折寿而不彰""卫外者也"简略述之。但紧承此段的下文，就指出阳气失于卫外功能之后，会在一年之中的任何季节分别感受四时不正之气而发病：于春季则可"因于（风）气"而病；于夏季就可"因于暑"而生暑病；于秋季则会"因于湿"而病；于冬则会"因于寒"而病。内伤之邪也可致阳气失常而发病，如因"烦劳""大怒""高粱之变"等原因，使阳气失常而分别致人患"煎厥""薄厥""大丁"之病等。可见，通过横向联系，可以加深对原文的理解，并使文义系统而完整。

所谓纵向联系，就是要进行古今联系，将历代研究《黄帝内经》原文的著名医家、医著、论点加以联系。为何要如此呢？一则，该经典是医学之宗、医理之源，通过纵向联系，可使一些重要医学理论脉络清晰流畅；二则，通过对历代研究成果的联系梳理，可以加深对相关学术理论沿革过程的认识；三则，历代不乏研究《黄帝内经》的高明者，通过对他们研究成果的整理，还可以学习名家们的治学态度和严谨学风。

一、注释中的"纵横联系"

注释中的"纵横联系"，是指那些意涵丰富、又能深刻影响所在段落原文的义理解析的文句"注释"。如对《灵枢经·百病始生》中的"虚邪"进行注释时，如果不运用"纵横联系"的方法，就很难诠释其来龙去脉。

"虚邪"概念源于"虚风"，是相对于"实风"而言的。所谓"风从其所居之乡来为实风"，如张介宾（《类经·卷二十七》）就认为"月建居子，风从北方来，冬气之正也。月建居卯，风从东方来，春气之正也。月建居午，风从南方来，夏气之正也。月建居酉，风从西方来，秋气之正也。四隅十二月也，其气皆然。气得其正者，正气王也，故曰实风，所以能生、长、养万物。"

所谓"从其冲后来为虚风"，是指与月建节令的相反方向所来之风。"冲后"指北极辰（即太一）所居相反的方位。"冲者，对冲也。后者，言其来之远，远则气盛也。如太一居子，风从南方来，火反胜也。太一居卯，风从西方来，金胜木也。太一居午，风从北方来，水胜火也。太一居酉，风从东方来，木反胜也。气失其正者，正气不足，故曰虚风，所以能伤人而主杀主害，最当避之。"（《类经·卷二十七》注）

"虚邪"源于"虚风"之论还可从《灵枢经·岁露论》中找到依据，该篇说："冬至之日，太一立于叶蛰之宫，其至也，天必应之以风雨者矣。风雨从南方来，为虚风，贼伤人者也……其以昼至者，万民懈惰而皆中于虚风，故万民多病。虚邪入客于骨……立春之日，风从西方来，万民又皆中于虚风……因岁之和，而少贼风者，民少病。"本节经文有以下三点重要的提示：一为"虚风"指与节令所应方位相反（即前篇之"冲后"虚乡）方向来的风。二是"虚风"极易伤人致病，故称为"虚邪"，言"邪"，是因其能致人发病。以"虚"命"邪"之意有二：①此邪从"冲后"虚乡而来，即指反节令气候；②在人体正气恰逢虚时，即人体处于对此反节令气候的不适应状态时伤人，这就是以"虚"命"邪"的理由。三为"虚邪"又称为"贼风"。贼者，伤害之义。节令性气候即"实风"，"主生、长、养万物"。"虚风"即为反季节气候，极易伤人致病，故曰"虚风，贼伤人者也"。所以《素问·上古天真论》将"虚邪""贼风"叠用。由此观之，《黄帝内经》中"虚邪"一词源于"虚风"且与其意同，又称之为"贼风"，《素问·生气通天论》称为"贼邪"，此四者皆可用"四时不正之气"（《黄帝素问直解·卷一》）释之。

可见，"虚风"即非时之气，也即反季节气候，因其极易成为伤人致病的邪气，故此处经文上言"虚风"，下谓"虚邪"，均云"避之"，二者在此处有等价效果。若从源流关系认识，"虚风"属八风范围，是形成"虚邪"概念之源，由于"虚风"较之"实风"更易成为致人于病的邪气，于是将其以"虚邪"名之。《难经》以降，"虚邪""贼邪"之义与《黄帝内经》大殊，且"虚邪"与"贼风"两者的内涵亦有严格界定。《难经·五十难》之"病有虚邪，有实邪，有贼邪，有微邪，有正邪。何以别之？然，从后来者为虚邪，从前来者为实邪，从所不胜来者为贼邪，从所胜来者为微邪，自病者为正邪。何以言之？假令心病，中风得之为虚邪，伤暑得之为正邪，饮食劳倦得之为实邪，伤寒得之为微邪，中湿得之为贼邪"。《难经》之"虚邪"与"贼邪"是指来源不同，五行属性各异的两类邪气，与《黄帝内经》中的"虚邪""贼邪"名同义殊。正如徐大椿《难经经释》所说，《难经》"袭其名而义自别"。

可见，"纵横联系"的学习方法，是《黄帝内经》重要理论观点研读的重要途径。

二、解析经义时的"纵横联系"

在分析解读对中医药理论发展具有重要影响、对辨证施治有重要指导作用的原文时，务必要运用"纵横联系"的方法，方能透彻解析，参透经旨。

[例1]《素问·生气通天论》

"阳气者，若天与日，失其所则折寿而不彰.故天运当以日光明，是故阳因而上，卫外者也。"

对这段原文的解析层次最具代表性。本段用类比思维的方法，以自然界的万事万物与太阳的关系为喻，强调了阳气在人体生命活动中的重要性。

[原文解析]

1.阳气的生理作用 ①阳气是生命的动力；②阳气具有卫外御邪的作用；③阳气具有温煦功能。

2.阳气的生理特性 ①运动的特性。②运动趋向是向外向上。③阳气具有"节律性"（如该篇下文表述的日节律、年节律）。

此段的原文意义在于：集中体现了《黄帝内经》重视阳气的学术立场。只有横向联系该篇前后文义及其相关篇论的原文，才能对其中的医学义理予以全面解析。

其一，在生理方面：阳气是"气化""气机"的动力，必然也是人身各个脏腑活动的动力源泉，具体体现在以下几个方面：①阳气促进人体的生长发育；②阳气促进脏腑功能活动的实现；③阳气是精、气、血、津液化生、输布、代谢的动力源泉；④阳气促进人体气化、气机活动；⑤阳气是形体活动的动力。⑥"阳气者，精则养神，柔则养筋"（《素问·生气通天论》）。指出阳气具有养筋肉而使其柔韧的作用，有利于筋肉骨节的灵活运动。否则，阳气虚弱，温煦、推动乏力，则会有骨节筋肉拘急挛缩之症，即所谓"诸寒收引"（《素问·至真要大论》）之意。此即为"纵向联系"解读之例。

其二，此段原文体现了《黄帝内经》中的"阳气盛衰寿夭观念"，并能指导养生。

本篇中以"天运当以日光明"类比人体阳气是生命功能的动力源泉，通过"失其所则折寿而不彰"，彰显其"阳气盛衰寿夭观念"。后人亦有"要知保扶阳气为本……亦可保百余年寿矣"（北宋窦材《扁鹊心书》）及"阳强则寿，阳衰则夭"（《景岳全书·传忠录》）的论点。

其三，本段经文也是后世扶阳治疗方法确立的依据和理论源头。《黄帝内经》所说的"阴病治阳"（《素问·阴阳应象大论》）"诸热之而热者取之阳"（《素问·至真要大论》）即为这一重阳理念在治病理念上的体现。后两点即是运用"横向联系"的方法对经文予以解读。

张介宾在其《类经附翼·医易义》中首次提出了"扶阳抑阴"治法，并认为该法是"医道之纲纪"，此后经清代末期蜀医郑钦安的发挥，创立了"火神派"，活跃在珠江三角洲地区的岭南医学流派也主张"扶阳抑阴"治病方法，重用附子、乌头、干姜、肉桂、吴茱萸、山萸肉等药物，这都是在《黄帝内经》重视阳气理念影响下的具体体现（"故圣人作易，至于消长之际，淑慝之分，则未尝不致其扶阳抑阴之意，非故恶夫阴也，亦畏其败坏阳德，而戒伐乎乾坤之生意耳。以故一阴之生，譬如一贼，履霜坚冰至，贵在谨乎微，此诚医学之纲领，生命之枢机也"《类经附翼·医易义》）。

［例2］《素问·举痛论》

"余闻善言天者，必有验于人；善言古者，必有合于今；善言人者，必有厌（厌，合也）于己。如此，则道（医学理论）不惑而要数（技艺、方法、道理）极（穷尽），所谓明（于医学道理彻底明了）也。今余问于夫子，令言而可知（问诊、闻诊），视而可见（望诊），扪而可得（切诊），令验（检验、验证）于己而发蒙解惑，可得而闻乎？"

"验"，检验、验证，只有结合自己的临床实际，才能对前人的经验予以检验、验证，故"验"必然蕴含结合之意；"合"，结合；厌，亦"合"也。因此，解析此节经义之后，必然会凝练出原文所论的核心议题是"三结合"的治经学习方法：

一是将天时气候等自然规律与人类生命规律结合——"天人相应"观念的应用。

二是将古人的经验与适时的医学应用结合——"古为今用"认知方法的应用。

三是将别人的研究成果与自己认知相结合——"人为己用"的学习思路。

［例3］《灵枢经·百病始生》

在学习《灵枢经·百病始生》之"重寒伤肺"病机时，"横向联系"书中相关篇目，才能对其内涵进行深刻而富有理论意义和临床实践价值的阐发：一要联系《灵枢经·邪气脏腑病形》之"形寒寒饮则伤肺"；二要联系《素问·咳论》之"皮毛先受邪气，邪气以从其合也。其寒饮食入胃，从肺脉上至于肺则肺寒，肺寒则外内合邪，因而客之，则为肺咳"的临床咳病发生之实例。在此基础上，才能更加深刻地理解为何在《素问·宣明五气》《灵枢经·九针论》等篇有"肺恶寒"的认识，也才会对"肺恶寒"这一生理特征的理论意义和临床使用价值有所理解。

［例4］《灵枢经·营卫生会》

在学习《灵枢经·营卫生会》"上焦如雾，中焦如沤，下焦如渎"句时，只有应用"纵横联系"的方法予以解析，才能彰显此节原文的重要医学意义。自《黄帝内经》提出三焦概念之后，《难经》认为其"有名而无形"，后世对此争论不已，众说纷纭。不同医家是从不同的角度来看待三焦的。

其一，部位三焦说的学术立场——认为"三焦"是将人体内脏划分为三个区域。

"部位三焦"认为，三焦并非一个独立的脏腑器官，而是用以划分人体内脏的特殊概念。把人体分成上、中、下三大生理病理区域，人体内脏分别辖于三大区域之中，更能体现脏腑功能的联系观。

其二，气化三焦说的学术立场——认为"三焦"是对物质代谢三阶段的表达。

"上焦如雾，中焦如沤，下焦如渎。"(《灵枢经·营卫生会》)就表达了人体物质代谢过程的三个阶段。这一观点，可以结合《素问·经脉别论》有关水液代谢的相关原文予以理解。"饮入于胃，游溢精气，上输于脾，脾气散精，上归于肺，通调水道，下输膀胱，水精四布，五经并行。合于四时，五脏阴阳，揆度以为常也。"

此节论述人体水液代谢的原文主要分为三个阶段：

第一阶段，即"如沤"阶段，是以脾胃活动为中心。"沤"，是《黄帝内经》作者以生产生活中的实例和切身体验为例，类比中焦脾胃将饮食物化为食糜并吸收其中养分的生理过程。中焦脾胃之"沤"，既要有脾胃之阳的温煦，又要有脾胃之阴液的滋润。这就是医家所说的"釜底无火，难以熟谷；釜中无水，谷亦难熟"之义。所以，"中焦如沤"是对以脾胃为中心的中焦气化活动之高度概括。

第二阶段，胃肠吸收的精微物质向全身输布、互相转化、能量释放，此过程"如同雾露"，由上焦心肺实现。即所谓"上焦开发，宣五谷味，熏肤、充身、泽毛，若雾露之溉，是谓气"(《灵枢经·决气》)。原文以"雾露"类比以心肺为中心的、人体精微物质转化过程以及能量代谢的象态。

第三阶段，代谢后废弃物质的排出。在肝肾等脏腑的协同作用下，大部分有形废弃物则从大肠和膀胱等"沟渠渎道"畅通排出。原文之所以用"渎"予以概括，是因为生产生活经验告诉人们，"沟道水渠"应当畅通而不能堵塞。在人体中，无论是通过"魄门"排出的粪渣，或者从膀胱"净府"排除的尿液，在任何时候，都必须是顺畅通利的，否则就属病态。这也是人体物质代谢过程的第三阶段。

所以说，"上焦如雾，中焦如沤，下焦如渎"也是对"气化三焦说"学术立场的具体表达。

其三，辨证三焦说的学术立场——认为三焦是温病演变过程的三种象态(或曰过程)，即辨证三焦。

清代温病大家吴鞠通在其《温病条辨》中，用三焦理论概括温病发生、发展、演变的三种象态(也称三阶段)。所以此时的"三焦"，就属于温病学中的"辨证三焦"，该辨证方法被叫做"三焦辨证"。将三焦概念引入温病学理论之中的意义在于：一是说明温病的传变过程。二是表示病位的深浅和病势的轻重。三是明确病位的诊断，即上焦证，肺、心包；中焦证，脾、胃；

下焦证,肝、肾、大肠、膀胱。四是指导治疗用药,"治上焦如羽,非轻不举;治中焦如衡,非平不安;治下焦如权,非重不沉。"(《温病条辨·治病法论》)

其四,脏腑三焦说的学术立场——认为三焦是六腑之一。

脏腑三焦说是《黄帝内经》的基本观点。之所以说这一学术立场是其基本观点,只要对《素问》《灵枢经》两书中有关"三焦"论述的原文予以梳理,就不难得出这一结论。

所谓脏腑三焦说,就是将三焦作为六腑之一的独立器官,因而必须具备脏腑的所有特征。①有明确的解剖部位:"下膈,历络三焦。"(《灵枢经·经脉》)②有所属经脉及其表里关系:手少阳三焦经,与手厥阴经为表里。③有独立的功能:"三焦者,决渎之官,水道出焉。"(《素问·灵兰秘典论》)④有相关病证:"三焦病者,腹气满,小腹尤坚,不得小便,窘急,溢则水肿,留即为胀。"(《灵枢经·邪气脏腑病形》)⑤有其外应组织:"三焦膀胱者,腠理毫毛其应。"(《灵枢经·本脏》)⑥有相应的诊断指征。⑦有相关的治疗手段和方法。

由于《黄帝内经》是162篇医学论文的汇编,又非一人一时之作,所以有些重要的学术观点在不同文献背景之下,以不同的面目呈现。因此在解读那些有重要意义的原文时,只有应用"纵横联系"的方法,才可能有完整的理解。

三、纵横结合联系解读《黄帝内经》

研读《黄帝内经》时的"纵向联系"和"横向联系"只是从概念上进行区分,在研读经文的实际活动中,很难将二者截然分开。尤其是解读那些具有重要意义(临床实践意义或者理论意义)的原文时,更应当应用纵横结合的、复合式的研读经文方法。

[例1]《黄帝内经》经络理论的产生及其意义

经络是运行气血、联系脏腑和体表及全身各部的通道,是人体功能的调控系统;也是人体针灸和按摩的基础,是中医学的重要组成部分;是中医药学基础理论的核心之一,源于远古,服务当今。在2000多年的医学长河中,一直为保障中华民族的健康发挥着重要的作用。《黄帝内经》不但保留了经络知识发生的早期认识，还可以窥测其从早期逐渐向理论成熟时期的发生路径。

［例2］《灵枢经·百病始生》对积证病因病机的论述

积是腹内肿块，或胀或痛的一种病证，以其日积月累形成而得名，相当于西医学子宫肌瘤、肝硬化、脾脏肿大，腹腔肿块等病。原文在述及各部位的积时，均认为积块可以手触及，是邪气"稽留而不去""日以成积"。认为其病因病机为寒邪与气机逆乱，因此原文说："积之始生，得寒乃生，厥乃成积也。"但不同原因引起的积证，其病理过程不同，一为外感寒邪。如原文说："厥气生足悗，悗生胫寒，胫寒则血脉凝涩，血脉凝涩则寒气上入于肠胃，入于肠胃则䐜胀，䐜胀则肠外之汁沫迫聚不得散，日以成积。"即清湿之气伤下，寒起于足，血脉凝涩，胫寒足悗，寒邪循脉上犯肠胃，肠胃寒凝气厥胀，迫使肠外汁沫聚结，日久成积。二为饮食居处失节，劳力过度。原文说："卒然多食饮，则肠满，起居不节，用力过度，则络脉伤。阳络伤则血外溢，血外溢则衄血，阴络伤则血内溢，血内溢则后血。肠胃之络伤，则血溢于肠外，肠外有寒，汁沫与血相抟，则并合凝聚不得散，而积成矣。"即饮食居处失节，劳力过度可致肠胃络伤出血，血溢遇寒，寒汁与血相抟，凝聚成积。三为忧思情志太过。如原文说："卒然外中于寒，若内伤于忧怒，则气上逆，气上逆则六输不通，湿气不行，凝血蕴里而不散，津液涩渗，着而不去，而积皆成矣。"即情志太过导致气机紊乱，气血凝滞，津液输布失常，寒邪与水、瘀相互抟结而形成积证。以上积证形成的三种机理，提示积证的主因是寒邪，但饮食、劳倦、情志、起居等致病因素均可影响津液、血脉运行而久见积证。其病变总不离"寒凝、气滞、血瘀、津停"四个方面的综合因素，四者互为因果。故后世张介宾说："以饮食之滞，或以脓血之留，凡汁沫凝聚，旋成肿块者，皆积之类。"尤怡又说："痰食气血，非得风寒未必成积，风寒之邪，不遇痰食气血，亦未必成积。"这对后世对肿瘤发病机理及治疗方法的研究，颇有启发。

［例3］横向联系《灵枢经·百病始生》及《素问·调经论》有关病因的论述

解析其中病因分类的命题。从字面分析，前者"三部之气，所伤异类""上下中外，分为三员"是病因的三分类法；后者是"邪之生也，或生于阴，或生于阳"之阴阳分类法。两篇分类方法是交织在一起的。由于致病因素的性质不同，故伤人的部位、途径有异，即不同邪气对人体的不同部位有特殊的亲和性。实质上是病邪和病位的阴阳属性相同而有特殊的收受关系。如风雨寒暑为源于天阳的六淫病邪，均来自自然界，其致病特点是从外及内，从上及下侵犯人体，常直接侵犯人体头部和体表上半部；而情志、饮食、劳倦等是生活方式等人为因素，多影响脏腑功能，导致脏腑气机失常而生病；源于地阴的寒湿因素，则直接接触下肢和体表下半部，从下而上，多侵犯人体下部和皮肉筋脉，造成肢体皮肉等的病证。故"三部之气，所伤异类"，即风雨寒暑六淫因素为上部之气，情志、饮食、起居、劳倦（包括房劳）、醉酒等人为因素为中部之气，寒湿因素为下部之气，这就是《黄帝内经》关于疾病病因的三部分类法。

"三部之气各不同，或起于阴，或起于阳。"又把三部病因放在阴阳学说的指导之下，风雨寒暑清湿，均为天地自然之气，故言其"起于阳"，"喜怒不节则伤脏，脏伤则病起于阴"，即"五脏所伤"均"生于阴"，可见"三部分类"与《素问·调经论》之"夫邪之生也，或生于阴，或生于阳。其生于阳者，得之风雨寒暑；其生于阴者，得之饮食居处，阴阳喜怒"的"阴阳分类"实质是一致的，与《黄帝内经》多篇对病因的论述也是一致的，如《素问·太阴阳明论》曰："伤于风者，上先受之；伤于湿者，下先受之。"《灵枢经·小针解》曰："清气在下者，言清湿地气之中人也，必从足始，故曰清气在下也。"《灵枢经·邪气脏腑病形》也说："身半以上者，邪中之也；身半以下者，湿中之也。"《灵枢经·口问》也说："夫百病之始生也，皆生于风雨寒暑，阴阳喜怒，饮食居处。"《灵枢经·顺气一日分为四时》还说："夫百病之所始生者，必起于燥湿、寒暑、风雨、阴阳、喜怒、饮食、居处。"均说明了各类病邪的致病特点与发病部位有一定的规律性关系，这种把病因和发病途径部位结合起来的方法，对中医病因学说的形成和发展及后世的临床实践，均有一定的指导意义。

既然邪气伤人有一定的部位，"三部之气，所伤异类"，那么，不同部位发病，其病证表现也就不同，因此，病证名称也就各异，这就是原文所说的"气有定舍，因处为名"。这是在论述病因的基础上，对疾病病位的描述，是《黄帝内经》为病证命名的依据之一，与《灵枢经·顺气一日分为四时》之"气合而有形，得脏而有名"意义相同。本篇下面所述的虚邪中于皮毛、络脉、经脉、输脉、冲脉、肠胃、募原等的病症表现即是"气有定舍，因处为名"的体现。《素问·热论》所述的邪客六位名太阳病、阳明病、少阳病及太阴病、少阴病、厥阴病，也是据"气有定舍"，舍于经脉而命名的。正是因为这一观点的确立，才有可能在临床工作中做到审证求因。如果气无定舍，客观上致病邪气与机体的反映性没有规律可循，就无法去审证求因和治疗疾病。可见，应用纵横联系的方法，解读不同篇章的原文，才能对经文中某一重要命题有明晰、透彻的认识。

[例4]《素问·金匮真言论》之"五脏应四时，各有收受"

解读《素问·金匮真言论》"五脏应四时，各有收受"一句，更应当加以"纵横联系"之后，才能明白其义。句中的"收受"，张介宾注云："收受者，言同气相求，各有所归也。""收受"，可作"通应"理解，即人之五脏在天通应季节、气候，在地通应五音、五味、五色等等。从本句原文所处的段落来看，其主要讨论了以五脏为中心，按自然事物的五行归类，阐明了人体五脏系统外应五方、五时、五味等五脏与五时各有收受的理论，是五行学说具体应用于医学的一个范例，重点阐发了"四时五脏阴阳"理论。

"四时五脏阴阳"理论，属于《黄帝内经》"天人相应"观的基本内容。这些学者认为，经文中的"天人相应"观之基本思想是说明人体不是一个密封的内环境，其生理变化、病理转归与千变万化的自然界紧密相连的，两者运动变化的协调和统一，是生命存在的基本条件。近年来不少的学者并对"天人相应"观做了大量的文献研究，同时也开展了一些有益的实验研究，都为古老的理论增添了新的内容。对"天人相应"观的现代化实验研究，主要是汲取时间生物学和气象医学的研究成果来进行分析和探讨。对此，郭霞珍作了总结。兹录有关内容，以供参考。

1."天人相应"观与气象医学　气象医学，是研究天时气候对人体健康影响的新兴学科，其研究方向与"天人相应"观所强调的天人一体观具有一致性。如《灵枢经·五癃津液别》篇说："天暑衣厚则腠理开，故汗出……天寒则腠理闭，气湿不行，水下流于膀胱，则为溺与气。"气象医学研究证明，在高温环境中，人体为了加强散热，周围血管扩张，85%～90%的水分经汗腺排泄，排尿量减少；冬季寒冷，为了防止体温散失，周围血管收缩，汗液排泄减少，60%～80%的水分由肾排出，这样就变成少汗多尿。说明古人对气温变化与人体出汗关系的观察是十分细致的。又如对正常青年人四季脉象的测定，结果是夏季较洪大、冬季较沉细、春秋两季分别处于冬夏之间的过渡阶段，此与《黄帝内经》所论的四时五脏脉相一致。此外，人体钙磷代谢、血浆胆固醇含量都有明显的季节性差异。男性胆固醇代谢有冬增夏降的变化倾向，而尿中 17-甾酮类排泄表现为秋冬高春夏低的特点。有的学者还报道了白细胞有两种类型，一是在暖锋过境时增多，一是在冷锋过境时增多。有的实验证明，天气恶劣时，毛细血管的渗透性增高。一位美国学者观察到，他的学生在满月的时候，血管比平时更容易流血，在满月到新月之间，心脏病患者发病增多，疼痛加剧，此外，他还观察到了月亮对人类行为影响的其他迹象。这些实验结果说明了《灵枢经·岁露》篇所说的"月满则海水西盛，人血气积……至其月郭空，则海水东盛，人气血虚"的科学含义。有的学者在天气对自主神经张力的影响的研究中得到的结果是：当冷空气入侵时，血压反应大；当暖空气入侵时，反应则小。近年来临床研究还说明不仅是生理变化，许多疾病的演变也都受到气象因素的影响。如在 2115例精神分裂症患者病情的复发及波动情况的调查研究中，提示有春季易发病、病情波动及复发的规律。有的医生在临床治疗中发现肺性脑病患者的发病有一定的季节分布。在冬至日和夏至日，某些病的病死率明显提高。可见"天人相应"观强调"必先岁气，无伐天和"的治疗原则，是有科学道理的。临床药理实验则见到氯丙嗪的药效在冬夏两季有区别；东莨菪碱夏天应用易使人中暑等报道也是有力的证据。可见气象因素对人体生理病理的影响，是不可忽视的。《黄帝内经》"天人相应"的观点越来越受到国内外学者的关注。

2. "天人相应"观与时间医学　"天人相应"观另一个重要方面是根据昼夜交替、四季更换的恒动性，认为人体阳气的消长、气机的升降存在着与这种恒动变化一致的周期性振荡和节律性变化。比如《黄帝内经》认为皮肤腠理的开合、脉象的变化、十二经气血的运行和经穴的启闭，与一年二十四节气和一日十二时辰的交替变更有同步性节律。近代生物学把这种周期性变化称为"生物钟"，专门研究生物钟的学科谓"时间生物学"。时间医学是其分支，以人体的生命节律为研究对象。

时间生物学的发展，用实验证明不仅是植物的生长有周期节律，人体多种生理指标亦具有节律性可循，有些生理功能的变化与《黄帝内经》的论述有一致性。如《黄帝内经》认为随自然界阴阳变化、明暗交替，人体阳气随之有升降的变化，其昼夜消长规律与现代医学 cAMP 和 cGMP 的昼夜升降节律相吻合。在对激素分泌的昼夜节律测定中，学者们发现与人体应激抗病能力相关的肾上腺皮质激素分泌的昼夜高峰节律，正好与《黄帝内经》所论疾病旦慧、昼安、夕加、夜甚的节律相符。从有些死亡病例的分析中，亦发现一日中死亡的高峰在午夜。很多学者在对其中原文整理研究中提出经文对人体生命节律的认识，不仅有昼夜节律，还有旬节律、月节律、年节律和超年节律等。

从《黄帝内经》记载的丰富内容来说，古代医家观察到人体生命运动存在节律。但对其形成机制的理解是模糊的，然而它的基本思想原则对我们深入开展生命科学的研究有着不可估量的作用。《黄帝内经》的"天人相应"观，不仅认为天象和天气变化对人体的血液、经络、腠理、汗液、尿液及脏腑功能的变化发生影响，同时还看到这些变化随着时间的延伸，昼夜的交替，具有一定节律性周期。人体的这种特点已受到国际社会的重视，并已制定对"医学—生物学—太阳地球物理学—气象学"进行同步观察的全面科研规划。国内学者在深入研究《黄帝内经》及历代医家"天人相应"相关原著的基础上，积极开展实验研究。

总之，对《黄帝内经》原文的学习，没有固定之法，务必要结合读者个人之学习目标、知识结构、认知能力、对原文的感悟程度等个性特征来选择不同的研读路径，此处介绍的"纵横联系"读经方法，不过是个人屡试屡效的心得而已，于同道此与共享。

第八讲

怎样学习《黄帝内经》之四：结合实践

学习《黄帝内经》必须在遵循经义内涵的前提下，紧密地结合临床实践，否则就失去了学习经典的意义。《黄帝内经》162篇文献中相当大比例的原文，是对当时医疗实践的纪实，即便是理论性记述，也是古人对临床实践的总结。因此，无论是"校勘""注释"，还是"原文解析"，务必要联系临床实践。更何况我们今天研究、学习《黄帝内经》的最终目的，仍然是服务于临床、运用于实践。

"结合实践"学习应用于两个方面：一是"注释、校勘"环节的"结合实践"；二是"原文解析"环节的"结合实践"。

一、"注释、校勘"环节的"结合实践"

如《内经》原文中"听"字的误读。

〔例1〕"听力障碍"症状误读

《素问·大奇论》："脉至如华者，令人善恐，不欲坐卧，行立常听，是小肠气予不足也，季秋而死。"《黄帝内经素问校释》将"听"释为"偷听别人谈话"。结合临床实践，并纵向联系历代诸家的相关注释，据杨上善之注："心虚耳中如有无声，故恒听。"张志聪之解："如耳作蝉鸣，或如钟磬声，皆虚证。"此处"听"释为幻听，或耳鸣，则于义为胜。此句原文认为，如若脉至如花，轻浮软弱脉软无力，浮于肤表，是小肠精气虚弱，病至季秋而死（九月小肠属火，水气渐盛，水克火）。心与小肠为表里，故病人多有恐惧、坐卧不安、幻听或耳鸣等心主神志失常的症状。

此节原文的临床意义有：①幻听或耳鸣，与恐惧，坐卧不安等为心与小肠虚证，心主神志失常的常见症状。②此症进一步体现"心，开窍于耳"（《素问·金匮真言论》）的论点是有临床依据的，故可参"为何要学习《内经》"中专论"心之窍与心藏神"的内容就更加明白此处的意义。③此类证候可以选用补益心气的酸枣仁汤、甘麦大枣汤之类治之。④此可横向联系《灵枢经·口问》之"上气不足，脑为之不满，而为之苦鸣，目为之眩"的病证举例，句中的"上气"，包括上焦心肺之气，故对胸阳不振，心肺不足，清阳不能向头部输送，故有耳鸣、脑鸣或者幻听等症状，临证可用瓜蒌、薤白加桂枝、附子，振奋胸阳以治之。

[例2]"听"为对脉象等症状之"考量、判断"的误读

《灵枢经·九针十二原》："一其形，听其动静，知其邪正。"《灵枢经校释》将其误读为"听取。指闻诊方法"。如果能应用"横横联系"的释文读经方法，翻检与该篇密切相关的《灵枢经·小针解》《灵枢经·四时气》中相同句式的原文以及后世医家的训解就不难发现，原文中的"一"，有专心致志、一心一意义。"形"，指病形、病态、临床表现；"听"，有考察、考量、思辨并决断之义；"动静"，指脉象的搏动变化状态。《灵枢经·小针解》解释为："一其形，听其动静者，言上工知相五色于目，有知调尺寸小、大、缓、急、滑、涩，以言所病也。"故杨上善释训为："调寸尺脉之六变，谓'听其动静'。听动静者，为神思脉意也。"《灵枢经·四时气》进一步表明，"一其形，听其动静者，持气口人迎以视其脉，坚且盛且滑者，病日进，脉软者，病将下，诸经实者，病三日已。气口候阴，人迎候阳也"。如果结合《灵枢经·小针解》就能明白，此"听"是指医生对脉象变化状态的思量、考察，以及对脉象所主邪正盛衰变化的断决。

[例3]"治求其属"的注释

此语出自《素问·至真要大论》篇。原文说："有病热者，寒之而热；有病寒者，热之而寒。二者皆在，新病复起，奈何治？岐伯曰：诸寒之而热者取之阴，热之而寒者取之阳，所谓求其属也。"这是《黄帝内经》对临床误治案例的讨论。目前将此语作为一般性的辨证论治原则之运用，认为"治"就是论治，即确定治疗原则。"求"，寻求、推究之意；"其"指证候及其病机；"属"是指证候与治法的联系。而"治求其属"就是说辨别疾病的一系列症状属于哪一个脏的证候，属于何种性质的证候，从而确定治疗。结合上下文看该语，目前的这种理解，是对原意的延伸和

扩大。

"治求其属"句，是在黄帝提出按"治寒以热，治热以寒"的常规治疗措施不但无效，反使病情加重的情况下，提出"治求其属"的命题，从岐伯的回答来看，这种情况不能按一般的"寒者热之，热者寒之"之法处理，对于"诸寒之而热者"（用寒药治疗热病而反见发热更甚的病证），应当从阴虚的角度论治，这是由于阴虚不能制阳，引起阳气相对偏亢而致之虚热，由于矛盾主要在于阴虚而不在阳亢，所以用苦寒药物泻除阳热，就未能抓住矛盾的主要方面，阴虚未能纠正，所以病情继续发展，阴虚更加严重，故愈用寒药治虚热，其热更甚。正确的治法是要用滋阴之法，抓住主要矛盾，阴虚得到纠正，阴阳之间的制约关系复归到平衡状态，其虚热之状自会消退。同理，"热之而寒者，取之阳"是指用温热之法去寒而寒更盛时，则要补阳虚，使偏虚的阳气得以恢复，其寒自消。

根据上述分析，"求其属"的"属"，是针对阴阳双方的制约关系讲的。就"发热"来说，阳盛和阴虚都可以引起。《素问·阴阳应象大论》篇所说的"阳盛则热"是属于实证发热范围，矛盾主要方面在阳盛，当用苦寒清热之法，以达"阳病治阳"之目的，如黄连解毒丸、银翘散、承气汤之类均是。"阴虚则热"的病机，其主要矛盾为阴虚，属虚热，当用甘寒滋阴之法，以奏"阳病治阴"之效，诸如六味地黄丸、知柏地黄丸、百合固金汤、一贯煎等皆属此类。此即王冰说的"壮水之主，以制阳光"。

同样，寒证也有阴盛和阳虚两端，所以治疗时，既要"阴病治阳"，也要"阴病治阴"，也就是王冰所说的"益火之源，以消阴翳"。所以"治求其属"的本意是指在治疗属寒属热的病证时，要寻求此寒此热的病机是属阳或属阴，是属于盛还是属虚。在阴阳失调的双方，"属"含有矛盾主要方面之意。因此就不是证候与治法之间的简单联系。

二、"原文解析"环节的"结合实践"

在"原文解析"环节中，更应当贯彻"结合实践"的原文学习方法，使原文的学习，服务于临床、服务于实践，使原文回归于临床实践。这就是中医药院校开设《黄帝内经》课程的初衷和目的。

［例1］《素问·调经论》

"阳虚则外寒……岐伯曰：阳受气于上焦，以温皮肤分肉之间。今寒气在外，则上焦不通。上焦不通，则寒气独留于外，故寒栗。""帝曰：阳盛生外热奈何？岐伯曰：上焦不通利，则皮肤致密，腠理闭塞，玄府不通，卫气不得泄越，故外热。"

本段是对外感表证恶寒发热症状机理的表达。

学习此节原文时务必要明白，此处之"阳"，非本体之"阳"，也非脏腑之"阳"。"横向联系"紧邻此节的上文"夫邪之生也，或生于阴，或生于阳。其生于阳者，得之于风雨寒暑；其生于阴者，得之于饮食居处，阴阳喜怒"句可知，此处所言之"阳"，是指属于阳的外感之邪。"阳盛生外热"，是指属性为阳的外感之邪偏盛所致的外感发热症状机理；"阳虚则外寒"，是指属性为阳的外感之邪使卫气卫外功能不足而致的外感恶寒症状机理。

因此，阳盛生外热≠阳盛则热；阳虚则外寒≠阳虚则寒。

外邪袭表时，腠理郁闭，卫阳不能透达于肌表的外侧层，温煦外侧层的卫阳之气相对不足，故"恶寒"；趋向并卫护于外的卫气郁遏于肌表的内侧层，肌表内侧层的阳气因而相对偏盛，温煦作用呈亢奋状态，故"发热"。这是外感表证阶段恶寒发热并见的机理。

可将此处原文内涵解析如下图：

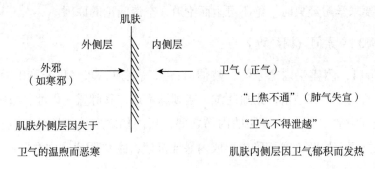

图8-2-1　邪正交争于肌表示意图

从解析的图例所见，此节原文是对外感表证病人出现恶寒发热症状机理的解释。

[例2]"阴虚则内热"

《素问·调经论》:"帝曰:阴虚生内热奈何?岐伯曰:有所劳倦,形气衰少,谷气不盛,上焦不行,下脘不通。胃气热,热气熏胸中,故内热。"

此节中的"阴"指属性为阴的内伤之邪。据本篇前文用"神、气、血、形、志"分别指代"心、肺、肝、脾、肾"五脏系统,以及"形有余不足奈何"的内容可知,此处之"形",指代脾(脾胃)。"内热",指内伤病因所致的发热。因此,这种"内热"实际是属阴的"内"伤病因所致的脾气虚之发热。因脾气虚不能运化,影响精气的输布,以致水谷精气郁积于中焦而发热。"阴虚"指紧承上文之"属阴的内伤邪气"。

请注意:"阴虚则内热"≠李杲之阴火≠朱丹溪之阴虚则热。

此处原文认为,劳倦内伤,损伤脾气,失于运化,而致水谷精气滞留于中焦(胃)—郁而化热("胃气热")—热气熏胸(腹)中—内热(内伤发热):治宜:甘温除热方法

李杲之阴火认为:饮食劳倦—损伤脾气—不能升清—阴火下流。治宜:补中益气汤,升提中气。

朱丹溪之阴虚发热:"阴虚则热"—阴精不足,不能制约阳而致阳气相对偏盛—虚热:治宜:滋阴降火,知柏地黄丸。

可见,只有结合临床实践,才能使原文内容落地生根,体现《黄帝内经》相关理论源自临床实例的品性;也能使其理论得以有效地指导实践,这也就是要求学习经典时,绝不可坐而论道,空谈阔论的原因。

[例3]《素问·调经论》

"帝曰:阴盛生内寒奈何?岐伯曰:厥气上逆,寒气积于胸中而不泻,不泻则温气去,寒独留,则血凝泣,凝则脉不通,其脉盛大以涩,故中寒。"

此节中的"阴"指属阴的内伤之邪,指内伤之邪偏盛所致的内伤寒性病证之机理。故此为寒积胸中形成内寒证机理,故"阴盛则内寒"≠"阴胜则寒"。

"阴盛"而阳气被遏郁,失其温养作用,气血"喜温而恶寒,寒则泣不能流,温则消而去之",即"血凝泣""脉不通"等内寒证机理。此证病位在胸,相当于胸痹心痛证机理。

此处可将原文所说的"阳虚则外寒，阴虚则内热，阳盛则外热，阴盛则内寒"4种病机予以列表解析。

表8-2-1　古今论阴阳虚实所致寒热病机之异同

《调经论》		现代	
阳虚则外寒	表证恶寒症状机理	阳虚则寒	虚寒证候机理（心、脾、肾多见）
阳盛则外热	表证发热症状机理	阳盛则热	实热证候机理（六腑、及心、肺、肝）
阴虚则内热	脾气虚，水谷之精郁滞发热机理	阴虚则热	虚热证候机理（心肺肝肾多见）
阴盛则内寒	胸阳被郁，阴寒内盛机理	阴盛则寒	实寒证候机理（肺、心胸、肝、胃肠）

[例4]阳气亢逆而致薄厥证的原文解读

《素问·生气通天论》："阳气者，大怒则形气绝，而血菀于上，使人薄厥。有伤于筋，纵，其若不容。汗出偏沮，使人偏枯。汗出见湿，乃生痤痱。"

首先"读通原文"，对其中相关的字词予以注释。

"菀"（yù），音义同"郁"。

"上"，此处指头、头部。

"薄"，音义同"暴"，有突然的、严重的之义。

"有"，选择连词，有的、或者。

"若"，有"如，如同"之义。

"不容"，"容"，通"用"。即不能作随意运动、为我所用。

"沮"（jǔ），低湿地带，引申为"湿"。

"偏枯"，病证名，偏瘫，半身不遂。

"痤痱"，病证名，本义指"痤疮""痱子"，此指"褥疮"。

在读通原文之后，就要分析其义理，即"解析经义"。结合临床实例分析本节原文，此处集中论述了薄厥证的病因病机、临床表现、后遗症及其并发症。具体言之：

病因病机：暴怒伤阳，气机逆乱。

症状特点：昏厥，瘫痪（中枢性软瘫"纵，其若不容"）。

并发症：褥疮（痤痱）。

病证演变过程为：素体肝阳上亢→突然恼怒刺激→肝阳暴涨化风→突然晕倒→半身不遂→并发褥疮。

此处强调了"薄厥"证的病因病机为暴怒伤阳，气机逆乱；其基本临床表现为突然昏倒，不省人事；此证有半身不遂的后遗症，由于肢体活动不便，所以极易并发褥疮感染。此节原文提示：本证缘于患者素体有肝肾阴虚而致的肝阳上亢基础病机，加之有恼怒等情绪刺激的诱发因素，致使气血突然上逆于头，而出现突然晕倒、不省人事等临床表现。若结合《素问·调经论》"血之与气，并走于上，则为大厥，气复反则生，气不反则死"之论，《医学衷中参西录·镇肝熄风汤》之解，认为"此节经文，不待诠解，即知其为肝风内动，以致脑充血也。其曰'暴厥'者，言其脑中所宛之血，激薄其脑部，以至于昏厥也"。这不但是张锡纯对经文的深刻理解，而且创新性地应用镇肝熄风汤予以治疗，践行了"结合实践"解析经文的研经方法与思路。

［例5］结合实践对与外周神经损伤之类病证相关的原文解读

《素问·逆调论》所论肉苛的病机、表现及预后，相当于今之外周神经损伤之类疾病。

"帝曰：人之肉苛者，虽近衣絮，犹尚苛（动词，烦扰、侵扰）也，是谓何疾？

岐伯曰：荣气虚，卫气实也。荣气虚则不仁，卫气虚则不用，荣卫俱虚，则不仁且不用，肉如故（肌肉形态没有变化）也，人身与志（意志）不相有（肢体的感觉、运动不受意志的支配），曰死。"

据原文旨意可知，肉苛病是营卫虚衰所致以肢体活动不灵、麻木不仁为主要临床特征的病证；临证以营卫俱虚，肌肤失荣，肢体失用为其基本病机；以肌肤麻木不仁（感觉神经损伤），肢体沉重，活动不灵（运动神经损伤）为临床表现。"虽近衣絮尚犹苛也。"（虽然穿衣保暖仍然顽麻无知活动不灵，意可排除因气候寒冷导致的冻僵状态）如若见有神不能支配形体活动者，标志其病情危重。结合病机，临证当以调和营卫，益气养血为法，可用黄芪桂枝五物汤、小续命汤、十全大补汤等予以治疗。

[例6] 结合实践对论狂证的原文解读

《黄帝内经》多篇涉及狂证内容，《灵枢经·癫狂》以专篇论述，此处仅就篇中所论狂证的病机、表现及预后予以述评。

狂是以精神亢奋，狂躁刚暴，喧扰不宁，毁物怒骂为特征的精神失常疾病。狂之为名，原文有作"狂越"者（《素问·气交变大论》），有作"狂妄"者（《灵枢经·本神》），有作"发狂"者（《灵枢经·厥病》），还称"阳厥"者（《素问·病能论》）。

就其临床表现特征而言，《黄帝内经》所论之狂，其临床特征一致，以神志狂乱，动作狂越，躁扰不宁，甚或打人毁物为特征的疾病，相当于今之狂躁性精神病。正如《灵枢经·刺节真邪》所论"狂而妄见、妄闻、妄言"，以及本篇所云之"狂始发，少卧不饥，自高贤，自辩智，自尊贵也，善骂詈，日夜不休"。

综合《黄帝内经》论狂证的原文情志刺激是本病的主要原因，与饥饿、疲劳等诱因有关；据"诸躁狂越，皆属于火"（《素问·至真要大论》）；"阴不胜其阳，则脉流薄疾，并乃狂"（《素问·生气通天论》）及"邪入于阳则狂"（《素问·宣明五气》）之论，阳热亢盛，扰乱神明，是其基本病机；也有因虚而致狂者，如此节之"少气之所生"者是。

《黄帝内经》将狂证的发病分为两个阶段：

其一，"狂始生"。此为狂证发生的先兆。患者常有"喜忘，苦怒，善恐"等情志异常时，提示狂病即将发作。

其二，"狂始作"。不同患者可有不同类型的精神障碍表现，就《黄帝内经》相关原文旨意而言，可有5种临床表现：①智力障碍，如"喜忘"等记忆力减退；②喜怒无常的情感障碍，如"善骂詈、自悲、苦怒善恐、善笑、好歌乐"等；③狂言妄想的思维障碍，如"自高贤，自辩智，自尊贵""狂言"等；④幻觉，如"目妄见，耳妄闻""善见鬼神"等；⑤妄行不休的行为障碍，如"妄行不休、少卧不饥、善呼、多食"（《灵枢经·癫狂》）；或"衣被不敛，言语善恶，不避亲疏"（《素问·脉要精微论》）；或"弃衣而走，登高而歌……逾垣上屋"（《素问·阳明脉解》）；或"恶人与火，闻木音惕然而惊、欲独闭户牖而居"(《素问·脉解》)等。

《黄帝内经》治疗狂证有5法：①针刺法；②放血法；③艾灸法。如新发狂证，"灸骨骶十二壮"；④控制饮食。如《素问·病能论》"有病怒狂者，夺其食即已"；⑤服生铁落饮法。

《黄帝内经》是对秦汉时期及以前医学实践经验的总结。其中相当比例的原文，是对当时医疗实践的纪实。即或是理论性原文，也是古人对临床实践的抽象。因此，在研读经文时，对针对相关原文，务必要密切联系临床实践。更何况我们今天研究、学习经典的终极目的，仍然是服务于临床、运用于实践，如此才能使经典的学习落地生根，使其更具时代意义和临床价值。

第九讲
怎样学习《黄帝内经》之五：溯本求源

　　《易经》《尚书》《诗经》是中华民族现存最早的显性文化之源，"河图""洛书"则是中国古代文化之根基，《黄帝内经》也毫无例外地将其视为重要的思维模型，用以构建自己的生命科学知识体系的重要方法和观念。

一、"河图""洛书"与《黄帝内经》的原文解读

　　《黄帝内经》构建生命科学知识体系时，会很自然地受"河图""洛书"理念的影响，因而"河图""洛书"是今日研习《黄帝内经》原文时所要追溯的思维模型之源，否则就难以读通经典原文，甚至会曲解经义。

（一）古今"河图""洛书"之辩

　　1. **"正方"立场**　"河图""洛书"最早见于《尚书》的《顾命》和《洪范》（九畴），后来在《易传》《礼记》《论语》《管子》中均有记载。汉初《大戴礼记》《乾凿度》虽然无其名，但其"九宫"结构与"洛书"一致。西汉的刘歆、孔安国、扬雄的著作也有表述。班固的《汉书·艺文志》《五行志》有较多文字记载。汉纬书有《河图》九篇，《洛书》六篇，并以九、六附会"河图""洛书"之数。三国、晋、隋、唐至五代末，约七八百年间文献缺失。北宋初期，易学家陈抟撰《龙图易》，刘牧精研后著书《易数钩隐图》，并命名为"河图""洛书"，该概念才被世人知晓。

　　清代经学家廖平，曾将《诗经》《易经》《黄帝内经》三者反复印证，证实了《黄帝内经》的理论本于《易经》，而《易经》之数理又取则于"河图""洛书"。1977—1987年，多地考古发现汉代以前地下文物中"九宫占盘""河图四象"等图示与陈抟所绘"河图""洛书"一致。

　　中国社会科学院资深自然科学史研究学者陈久金认为，"河图""洛书"、《周易》，都属于《尚书·洪范》的五行系统；《尚书·洪范》的五行，不属

于哲学概念，而是一年五季的历法内容；《易传·系辞》所说的五行生成数也不是哲学理论，而是十月太阳历的基本结构；还认为，易学家陈抟论证的"'河图'十个数，是指十月历的十个节气"是合理可信的。

2. "辩方"立场　以宋代二程为代表的"辩方"认为，陈抟、刘牧之"河图""洛书"非汉代之前所说的"河图""洛书"。理由有三：①刘歆所说"河图"为"八卦"，"洛书"为"洪范九畴"，与今之"河图""洛书"差较大。刘歆为大学者，而陈抟是个道士。前者的信度更高。②顾名思义，"图"当是图形，"书"当是文字，而陈抟之"河""洛"皆为"图"。③东汉末至宋约800年未见"河图""洛书"真面目。

鉴于上述观点，本书仅以"正方"立场予以表达。

（二）"洛书""河图"十月历的智慧

"河图""洛书"是史前人们记录他们对天文历法现象理解的符号。千百年来，人们在论及中华文化的起源和代表性文化符号时，总是离不开这一古人通过观察天象而逐渐建立的思维模式。其嬗变不仅对于古代易学、儒学的发展产生了影响，而且对《黄帝内经》构建的生命科学知识体系也产生了诸多影响。

其中所应用的阴阳符号是黑圈和白圈。太阳光不能照耀的用空心的黑圈"●"表示，太阳光能直接照耀的用实心的白圈"○"表示。这是现今已知最早的阴阳符号。黑白圈数目的多少则表示不同时间、不同空间太阳照射时间的长短、给予万物的热量的多少；黑白圈排列的次第则客观地反映了一个太阳回归年在不同时间、不同空间之白昼、黑夜的长短、气候的寒热变化等次序和周而复始的节律，这些知识属于天文历法范畴。此处具有数理所表达的时间、空间、序列，以及存在于不同时间、空间、序列之中的万事万物变化规律及其状态之内涵。其以子午（南北）卯酉（东西）为纵横坐标，用"数"表达了太阳周年视运动以及由此发生的自然界阴阳之气消长的动态变化，表达了木、火、土、金、水五季气候周而复始的运行象态。

1.洛书结构

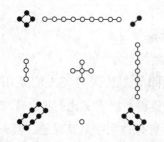

4	9	2
3	5	7
8	1	6

图9-1-1　"洛书"结构示意图　　　　图9-1-2　"洛书"结构数字图

天九地一（九　南　　夏　火　夏至）　　　（一　北　　冬　水　冬至）
左三右七（三　东　　春　木　春分）　　　（七　西　　秋　金　秋分）
四二为肩（四　东南　　　　　立夏）　　　（二　西南　　　　　立秋）
六八为足（六　西北　　　　　立冬）　　　（八　东北　　　　　立春）
五居中央（五　中　　　　　土）

　　"洛书"识图要领：①记布阵数字口诀。②牢记方位识图。面南而立，确定方位。上南（夏9）下北（冬1），左东（春3）右西（秋7），中央（5）是识图之"人"所居之位。③奇数位于四正，体现了"重阳"思想。冬→夏，1→3→9，数值渐大；夏→冬，9→7→1，数值渐小。偶数位于四隅，东北→东南，8→4→2，数值渐小；西北→西南，2→6→8，数值渐大。④白圈○，实心为阳；黑圈●，空心为阴（"阳道奇，阴道偶"；"阳道实，阴道虚"的原始含义）。⑤顺时针方向分布（顺生，左升右降）。⑥"洛书"之数的大小，表达了相应方位、季节日照时间的长短、强度之大小、气温的高低等内涵。

2."河图"结构

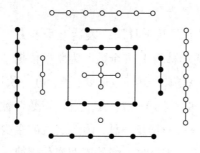

图9-1-3　"河图"结构示意图

　　黑白圆点表示阴阳、五行、四象。

　　北方：1白点在内，6黑点在外，玄武星象，为水。

东方：3白点在内，8黑点在外，青龙星象，为木。

南方：2黑点在内，7白点在外，朱雀星象，为火。

西方：4黑点在内，9白点在外，白虎星象，为金。

中央：5白点在内，10黑点在外，时空奇点，为土。

3．"河图""洛书"背景下的十月太阳历 黄帝时代人们是用"河图""洛书"表达十月太阳历的。这一历法资料在汉族文化的古文献之中有零星记载，也能在《黄帝内经》的生命科学知识体系中觅其踪迹，其内容完整地保存在彝族的经典《土鲁窦吉》（汉语义为"宇宙生代"）之中。《黄帝内经》运用了5种历法知识构建其生命科学理论体系，以"洛书"为背景形成的十月太阳历，有多次应用，如"三百六十日法""七十二日"等。生命科学理论中的阴阳、五行理论之也与此历法有着十分密切的关系。

在20世纪80年代，中国科学院的学者们对十月太阳历在中华民族传统文化中的重要地位已经有了深刻的研究和结论。这一研究的成果对学习中国传统文化的意义有如当时中国天文学会理事长张钰哲所说的那样，"由此开辟了天文学史中一个崭新的研究领域，即可以十月太阳历为基础，研究阴阳五行、十二兽纪日和八卦的起源问题"，《诗经·豳风·七月》中的"一之日""二之日"；《管子·幼官图》中的五方十图和三十节气等知识，"一旦将它们与十月历联系起来，则一切难以解释的问题都迎刃而解了"。十月太阳历既能释疑《诗经》《夏小正》《管子》等古文献，对于《黄帝内经》原文中的相关问题又何尝不是如此呢？

（三）"河图""洛书"的启示

1．五行之理

（1）"河图""洛书"及十月历，表达五季五方气候的运行规律——五行（五个季节气候的递相移行）。"奇数"为阳，依据"洛书"的结构，自冬（水，1）→春（木，3）→夏（火，9）→长夏（土，5）→秋（金，7）→冬（水，1），其运行过程是1→3→9→（5）→7→1，用"奇数"数值的大小客观地表达了一年五季（冬→春→夏→长夏→秋）阳热之气的多少、气温的高低，乃至在此作用下万物生→长→化→收→藏的周期变化规律。

（2）十月历一年分五行（即五季）：十月太阳历之所以将一季称为一"行"，是指随着时序的迁移，气候就会不断地移"行"。反映一年五季气候移行变化的规律，同时也体现了五行相生之序。所以五行以及五行相生之序是自然规律的体现。

（3）五行生成数："河图"布阵，是五行生成数发生的文化源头。其意义在于：①表达了一个太阳回归年五季气候的循环运行次第和规律。②回答了五行生成数发生的由来。③不同时间周期起止节点的半年节律。④不同物种有不同时间节点的萌生、衰老半年周期，如郁金香、秋水仙等是冬至前后萌芽，夏至前后进入到其休眠期；腊梅在冬至前后开花，夏至前后果实成熟等。⑤这一法则是以太阳回归年为背景发生的。

（4）表达五行相生规律：五行本意是指五季气候，以及在此作用下万物周而复始的运行变化规律。就时间"序列"而言，五季气候依次循环，如环无端，往复不已。"五行"之"行"，是指季节气候年复一年地运行不息。在太阳背景下的五季气候运行不息，万物也随之发生相应的变化，事物的一切运动变化莫不遵循于此。这就是五行及其五行相生之序发生的天文学背景。

（5）表达万物生、长、化、收、藏的年节律：在太阳回归年的天文背景下，春（3，木）→夏（9，火）→长夏（5，土）→秋（7，金）→冬（1，水）五季的温（3，木）→热（9，火）→湿（5，土）→燥（7，金）→寒（1，水）气候周而复始，运行不息，万物也因之而有生（3，木）→长（9，火）→化（5，土）→收（7，金）→藏（1，水）的变化状态和过程，天地间的一切事物的运动变化莫不遵循于此。

这一次序科学地反映了春季万物复苏，如"木"之萌发；炎夏万物盛长，枝繁叶茂，此时为全年气温最高，犹如"火"之温热；长夏气温高湿度大，植物开花结实，孕育新的生命，犹如"土生万物"；金秋送爽，万物成熟收获，生机收敛，植物的枝叶枯黄凋谢；严冬气候寒冷，阳热之气如同自然的"水"一样涵藏于地下，万物的生机伏匿敛藏。这也是"夫五运阴阳者，天地之道也，万物之纲纪，变化之父母，生杀之本始，神明之府也，可不通乎"之论（《素问·天元纪大论》）的天文历法背景。

（6）重土思想："重土"是中华民族自古有之的观念，这一观念自始就与中华民族的繁衍生息休戚与共，因此，很自然地就在"河图""洛书"中有所体现，并将"土"置于中央枢机的核心地位。可见，"重土"理念由来已久，西汉沿袭之，董仲舒更是极力倡导，认为"土者火之子也，五行莫贵于土……土者，五行最贵者也"（《春秋繁露·五行对》）。无论是"五"还是"天五生土，地十成之"，均将"土"置于中心的枢机地位。《黄帝内经》继承了"重土"思想并用其解决医学中的实际问题，故而有了脾胃居于中焦，是人体气机升降之枢纽观点。

2.阴阳之理 "河图""洛书"中使用的"●"黑圈和"○"白圈是最早的阴阳符号。这是古人通过"立竿测影"的方法，发现并测量出一年之中的阴阳消长变化规律，是可以复制、计量、实证的。"洛书"表达了以太阳为背景下建立的，以时间、空间、序列、节律、周期为基本要素的天文历法模型，深刻地影响着中华民族的传统文化，影响着《黄帝内经》的理论建构。

（1）阳道奇，阴道偶（《灵枢经·根结》）：为何称"奇"数的属性为"阳"，"偶"数的属性为"阴"？太阳光能直接照耀的用白圈"○"（实心）表示，属阳，其数奇；太阳光不能照耀的用黑圈"●"（空心）表示，属阴，其数偶。奇偶数的阴阳属性即源于"河图""洛书"。

（2）阳道实，阴道虚（《素问·太阴阳明论》）："河图""洛书"均以太阳能直接照射的白圈"○"（实心圈）表达"阳"，以太阳光不能照射的黑圈"●"（空心圈）表达"阴"。这恐怕是"阳道实，阴道虚"之论的文化源头。

（3）"奇数"表达一年不同季节的阳气消长规律："奇数"为阳，自冬→春→夏→长夏→秋→冬，其运行过程是1→3→9→（5→）7→1；用"奇数"数值的大小客观地表达了一年之中自然界的阳（热）气由渐盛（上半年1→3→9）到渐衰［下半年9→（5→）7→1）］的消长过程。"5"居中央而"自旋"。

（4）"偶数"表达一年不同季节的阴气消长规律："偶数"为阴，其布阵表达了一年阴（寒）气自立春→立夏→立秋→立冬是由盛而衰（上半年8→4→2），再由衰而渐盛（下半年2→6→8）的消长过程。上半年阳长阴消，故为"阳年"，起点日"冬至"称为"阳旦"；下半年阴长阳消，故为"阴年"，起点日"夏至"称为"阴旦"。

（5）重阳思想："洛书"将五个阳数置于五方正位，其重阳理念得以充分展示。这是中华传统文化阴阳理论的基本立场。《春秋繁露》将其作为全书的主旨，进而得出"阴者，阳之助也""阳贵而阴贱，天之制也"（《天辨在人》）的结论。《黄帝内经》据此提出阳气盛衰寿夭观（《素问·生气通天论》），是"火神派""阳主阴从"立场的源头。

3."顺生逆死"的顺时运行规律 "河图""洛书"布阵，确立了"左旋顺生"的顺时运行法则，是五行相生之序发生的由来。当人们面南而立，所看到天体的运转方向是自左（东）向右（西），水生木、木生火、火生土、土生金、金生水，为五行相生顺时针（"左升"）运行。

就"河图"而言，土（5、10）居中心为枢机，1、3、5、6、9为阳数，2、4、6、8、10为阴数，二者所表达的阴阳内涵虽不同，但均为顺时针旋转，顺天而行，为五行万物相生之运行法则。

4.左升右降的运行法则 顺时旋转，仰视银河系各星的运行皆"左旋"，故有"生气上转左旋"之说。顺天而行是左旋，所以说顺生逆死，左旋主生。"左升"（"左旋"）也不是人为规定的，而是自然规律的表述。

顺时升降运行之理，也表达了五行顺相生观点。"河图"定五行的先天之位，东木西金，南火北水，土居中央。五行左旋而生，土为德为中，中土自旋，故五行以土为中心。

五行相生之序反映了自然万物的生存法则。人应自然，人体气化、气机的离散、聚合、升降、出入也遵循于此。在上者必降，降者右旋；在下者必升，升者左旋。

（四）"河图""洛书"在《黄帝内经》中的应用举例

《黄帝内经》大凡涉及"数"的术语，除了人们熟知的数目、数量、序数等意义之外，常常有"河图""洛书"数理所表达的时间、空间、序列，以及存在于不同时间、空间、序列之中的万事万物变化规律及其状态之内涵。这就是《灵枢经·九针十二原》开篇即将"始于一，终于九"作为医生施针治病必须掌握之"纲纪"的理由。此处的"一"和"九"都具有"河图"或"洛书"之数表达的天文历法、四时、五行、阴阳等自然法则之理的内涵。

何以言此？因为"洛书"是以太阳为坐标，以太阳回归年（365又1/4日）为参照系，用数理符号，客观地表达了自然界一岁五季气候的运行变化规律（及"五行相生"之序），以及自然界阴阳二气的消长规律，而这正是医生针刺治病或者临床处方用药所应遵循的原则。显然，只有从此源头之数理诠释"一""九"词语，才能准确地理解将其称为"纲纪"的科学内涵。

1."洛书"中"北斗历法"知识在《灵枢经·九宫八风》中的应用 历法，是推算年、月、日，并使其与相关天象对应的方法。《灵枢经·九宫八风》中全面地运用"洛书"之理，以此为据，创立了独特的北斗历并论证"八风"发病原理。北斗历是以北斗星的斗纲（第1、5、7星）旋转时所指时空方位来调整太阳回归年时间的历法。此历法一年为366天，是太阳历的闰年。

《灵枢经·九宫八风》：

"太一常以冬至之日，

居叶蛰之宫四十六日（冬至 一 叶蛰 北方 坎），

明日居天留四十六日（立春 八 天留 东北方 艮），

明日居仓门四十六日（春分 三 仓门 东方 震），

明日居阴洛四十五日（立夏 四 阴洛 东南方 巽），

明日居天宫四十六日（夏至 九 上天 南方 离），

明日居玄委四十六日（立秋 二 玄委 西南方 坤），

明日居仓果四十六日（秋分 七 仓果 西方 兑），

明日居新洛四十五日（立冬 六 新洛 西北方 乾），

明日复居叶蛰之宫，曰冬至矣（招摇 五 中央）。"

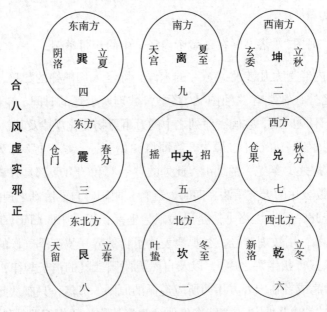

图9-1-4　九宫八风宫
（陕西中医药大学内经研究室绘制）

"太一"有不同的内涵，但此处是指北斗星。《鹖冠子·环流》之"斗柄东指，天下皆春；斗柄南指，天下皆夏；斗柄西指，天下皆秋；斗柄北指，天下皆冬"与此原文精神一致。本篇以斗柄旋转指向为依据，确定了一岁四时八节的时空方位、时间运行的序列和周而复始的运行规律，并以此论证和判断不同时空区位可能发生的贼风虚邪，邪气致病力的强弱和可能所伤害的内脏等。这是"洛书"在《黄帝内经》中应用的典型范例。

2."河图""洛书"之数理的应用

（1）五行之数的应用：五行之数即五行之生数，即水1、火2、木3、金4、土5，也叫"小衍"之数（5）。五行生数中的阳数1、3、5之和为9，"洛书"数之终亦为9，故9为阳极之数，又称"老阳之数"，即最大的阳数。2、4为阴数，其和为6，故6为阴之极数，又称"老阴之数"。老阴、老阳之数的和为15（9＋6），故化为"河图"数模纵横排列皆为15。

《黄帝内经》在构建生命科学知识体系时常常对"五行之数"加以应用。如《素问·上古天真论》关于男女生长过程年龄段的划分即是其例。原文在"五十有五"的基础之上，依据"阳主进（相加），阴主退（相减）"原则，而有55＋9＝64（八八六十四）（男），55−6＝49（七七四十九）（女）。这就是男女年龄段划分的"河图"数理之背景。

所谓"五行生成数"，就是将"河图"结构中的阴阳符号黑白圈的数目用数表达。即"天一生水，地六成之；地二生火，天七成之；天三生木，地八成之；地四生金，天九成之；天五生土，地十成之"。

五行可以对万物进行属性归类。所以"五行生成之数"也就是万物生成数，故曰：万物有生数，当生之时方能生；万物有成数，当成之时方能成。此即"万物生存皆有其数"之意，回答了五行生成数发生的由来。

五行生成数既客观地表达了太阳回归年不同时间节点的半年节律，也反映了生物体在太阳活动影响下不同的半年周期，如郁金香、秋水仙都是冬至前后萌芽，夏至前后进入休眠期即是其例。

《素问·金匮真言论》之东方，木，肝，"其数八"；南方，火，心，"其数七"；西方，金，肺，"其数九"；北方，水，肾，"其数六"；中央，土，脾，"其数五"。以及"运气九篇"也多次涉及。这些原文中的"数"，都是"河图"结构之数所奠定的五行生成之数。这些数表达了相应的空间方位、时间阶段，以及与这些时空区位的阴阳消长状态和与此有关事物的五行属性。

（2）天衍之数的应用：所谓"天衍之数"，言"数"可以演绎天地万物变化的规律及其现象。又有"五十"为"大衍之数"和"五"为"小衍之数"（五行有"五"，土生万物，土的生数为"五"，故称其为小衍之数）的分别。"大衍之数"的来历有几种说法：

①大衍之数50为五行乘以土之成数10，即50＝5（又称五行之数）×10（河图之数）。

②天地之数55减去小衍之数5，得大衍之数50，即50＝（1＋2……9＋10）（河图之数的和）−5（小衍之数）。

③"河图之数"与"洛书之数"之和除以二得大衍之数50，即50＝〔55（河图之数的和）＋45（洛书之数的和）〕÷2。之所以要除以二，是因为两者都用实心圆和空心圆表示，二者的黑点和白点都是50。

"五十"之数在《黄帝内经》中有多处应用。如"营在脉中，卫在脉外，营周不休，五十而复大会。阴阳相贯，如环无端。卫气行于阴二十五度，行于阳二十五度，分为昼夜"（《灵枢经·营卫生会》）即是其例。表述卫气（属阳）循行规律"二十五"之数，则是"河图"或"洛书"的阳数（1、3、5、7、9）之和。《灵枢经·五十营》篇中之"数"，其依据多宗于此，中华民族传统文化将其所演绎的一百、五十、二十五之数理称之为"天演之数"，即演绎天地万物变化规律之数，《黄帝内经》常将其用于说明营卫气血的循行等生命科学问题（《灵枢经》的《营卫生会》《五十营》《脉度》）。

那么，这几个数有无现今之意义呢？只要看看心脏窦房结、房室结、浦氏纤维三级的自律性分别为100次/分钟、50次/分钟、25次/分钟的事实，即可明白"河""洛"演绎的天演之数表达了某些自然规律，恐怕不能简单地用"巧合"概括！

（3）"七损八益"：《素问·阴阳应象大论》在论如何应用阴阳理论指导养生时指出，"帝曰：法阴阳奈何？岐伯曰：阳胜则身热，腠理闭，喘粗为之俯仰，汗不出而热，齿干以烦冤（音义同'闷'）腹满死，能（音义同'耐'。下同）冬不能夏。阴胜则身寒汗出，身常清，数栗而寒，寒则厥，厥则腹满死，能夏不能冬。此阴阳更胜之变，病之形能也。帝曰：调此二者奈何？岐伯曰：能知七损八益，则二者可调，不知用此，则早衰之节也。"

自从唐初杨上善依据该段"阳胜""阴胜"病机的临床表现解释"七损八益"之后，历代医家对此有近十种不同的看法。在1973年长沙马王堆出土的《天下至道谈》文献中分别有"七损"和"八益"的性保健内容公之于众至今，人们便以此作为标准解释，即使现行的《内经讲义》或者《内经选读》等中医药高等院校本科教材，甚至研究生使用《黄帝内经》原文教材莫不遵循于此。但是在学习或讲授时总觉得运用"性保健"内容解释"七损八益"存在着严重的缺陷：其一，因为在整部《黄帝内经》原文之中，从来不正面讲"性"，但凡涉及"性"，均将其归之于致病的因素；其二，读书认为"节欲惜精"是重要的养生措施，因而不可能从"七损"和"八益"方面详细介绍"性"技巧；其三，按此内容表述"七损八益"，这一养生方法既不能指导耄耋老人的养生，更不适宜指导青少年养生。其四，此语所在的《阴阳应象大论》全篇论述阴阳内涵、关系及其医学意义，从遵循一年阴阳消长规律养生予以诠释，符合全篇原文旨意。其五，从养生遵循全年的阴阳消长规律为解，与《素问·四气调神大论》所介绍的四季养生原则契合，更照应了"四时阴阳者，万物之根本"之结论。可见，如果从"性保健"的角度诠释"七损八益"，其缺陷是显而易见的。

所以，笔者认为"七损八益"是"洛书"这一文化之源在《黄帝内经》养生理论具体运用中的体现。

依据"洛书"的布阵，其中的"数"是在以太阳为天文背景下建立的时间、空间、序列、节律、周期为基本要素的科学模型，是史前古人以"图"的方式所构建的古老十月太阳历。这个模型自建立至今，深刻地影响着中华民族的传统文化，影响着《黄帝内经》理论体系的建构。就"时间"概念而言，五个"奇数"分布在春夏秋冬以及长夏五季，四个"偶数"分布在"四维"。"奇数"为阳，自冬→春→夏→长夏→秋→冬，其运行过程是1→3→9→（5→）7→1，就用"奇数"数值的大小客观地表达了一年阳气由渐盛（1→3→9）到渐衰［9→（5→）7→1］的消长过程。四个"偶数"为阴，其布阵表达了一年阴气自立春→立夏→立秋→立冬是由盛而衰（8→4→2），再由衰而渐盛（2→6→8）的消长过程。上半年阳长阴消，故为"阳"；下半年阴长阳消，故为"阴"。这就是阴阳概念及其理论发生的天文历法背景。

结合"洛书"在《灵枢经·九宫八风》篇中的应用，可见"七损八益"是指自然界一年四时阴阳消长的规律。"七"表达的是西方仓果宫兑卦位，时当秋分。"七损"表达了此时阳气渐衰，阴气渐盛的规律。"八"表达的是东北方的天留宫艮卦位，时当立春。"八益"表达了此时阳气渐盛，阴气渐衰的规律。"七""八"是指不同时空区位的阴阳消长状态。若结合《素问·脉要精微论》之"冬至四十五日，阳气微上，阴气微下；夏至四十五日，阴气微上，阳气微下"的论述，可知"七损八益"表达的是自然界一年四季的阴阳消长、盛衰变化规律。而"能知七损八益，则二者可调"，是指掌握了四季阴阳消长规律，就能使人体的阴阳之气得以调理，就可达到健康长寿的养生目标。这也正与《素问·四气调神大论》所说的"夫四时阴阳者，万物之根本也，所以圣人春夏养阳，秋冬养阴，以从其根，故与万物沉浮于生长之门。逆其根，则伐其本，坏其真矣。故阴阳四时者，万物之终始也，死生之本也，逆之则灾害生，从之则苛疾不起，是谓得道"之四时顺势养生之意相合。

可见，只要溯本求源，结合《灵枢经·九宫八风》篇中的"洛书"之数布阵所表达的时空节律以及阴阳之理，就很容易理解其中的科学内涵。

（4）"始于一，终于九"：《灵枢经·九针十二原》："黄帝问于岐伯曰：余子万民，养百姓，而收其租税。余哀其不给，而属有疾病。余欲勿使被毒药，无用砭石，欲以微针通其经脉，调其血气，营其逆顺出入之会。令可传于后世，必明为之法。令终而不灭，久而不绝，易用难忘，为之经纪。异其章，别其表里，为之终始。令各有形，先立针经。愿闻其情。岐伯答曰：臣请推而次之，令有纲纪，始于一，终于九焉。"

为何"始于一，终于九"是针道的"纲纪"？依据《灵枢经·九宫八风》篇的内容可知，"始于一，终于九"语就是指"洛书"及其所表达的天文历法理念。

结合"洛书"布阵规律，五个"奇数"分布在春、夏、秋、冬以及长夏五季，四个"偶数"分布在"四维"。"奇数"为阳，奇数数值的大小客观地表达了一年阳气由渐盛（1→3→9）到渐衰（9→5→7）的消长过程；"偶数"为阴，其布阵表达了一年阴气自立春→立夏→立秋→立冬是由盛而衰（8→4→2），再由衰而渐盛（2→6→8）的消长过程。

"洛书"以太阳为坐标，以数理为符号表达了自然界阴阳消长，五季气候变化的运行规律（即"五行"），都是针刺治病或者处方用药所应遵循的，在《黄帝内经》中随处可见依据季节气候变化来论证针刺选穴、进刺深浅、刺灸宜忌等，这就是以"始于一，终于九"作为临证治病"纲纪"的理由。

（5）"和于术数"："术数"出自《素问·上古天真论》之"上古之人，其知道者，法于阴阳，和于术数，食饮有节，起居有常，不妄作劳，故能形与神俱，而尽终其天年，度百岁乃去"段原文，认为"和于术数"是重要的养生方法。

何谓"术数"？术数，又称"数术"。是"古代关于天文、历法、占卜的学问"。依据班固在《汉书》中将"术数"类文献置于《艺文志》大类之下，而"术数"类文献包括了天文、历法类知识的事实，可以将"术数"做进一步诠释，是指运用"河图""洛书"之数理，所表达的天文历法、四时气候、阴阳五行等自然法则以及其相关的知识。这也就是该节原文所说的"法于阴阳，和于术数"，就是指掌握养生原理和方法，并善于养生的人，一定是严格遵循了"河图""洛书"之数理所表达的天文历法、四时气候、阴阳五行等自然法则及其相关的知识进行养生，所以才能获得"能形与神俱，而尽终其天年，度百岁乃去"的最理想的养生效果。《素问·阴阳应象大论》之"七损八益"的养生法则，即属于"和于术数"的举例。

3."河图""洛书"在藏象理论中的体现

（1）五方、五季、五行、五数、五脏配属：《素问·金匮真言论》之东方，木，肝，"其数八"；南方，火，心，"其数七"；西方，金，肺，"其数九"；北方，水，肾，"其数六"；中央，土，脾，"其数五"。以及"运气九篇"也多次涉及。这些原文中的"数"，都是"河图"结构之数所奠定的五行生成之数。

（2）"肝生于左……胃为之市"："肝生于左，肺藏于右，心部于表，肾治于里，脾为之使，胃为之市"（《素问·刺禁论》），是《黄帝内经》难解的原文，历代注家虽然不乏有见地的注释，但总是"按住葫芦浮起瓢"。应用"河图""洛书"的智慧，将五脏按东（肝）、南（心）、西（肺）、北（肾）、中（脾胃）顺序排列，此节似乎就能得到较合理的解释。

其一，"肝生于左"。

①面南而立，必然是：左东，春（少阳），三（洛书），"天三生木，地八成之"（河图），在脏为肝。这是"肝"与方位"左"联系的文化背景。②肝所应的东、春，均为阳气生发之所，故杨上善注"肝为少阳，阳长之始，故曰生"。③"河图""洛书"的布阵，确立了左旋而升的顺时运行法则，人身整体气机从左而升为肝所主，此为"肝左"的文化背景。④据"在下者必

升"原理，肝之升必从下，故将"肝"的功能效应定位于下焦。

其二，"肺藏于右"。

①面南而立，必然是：右西，七（洛书），"地四生金，天九成之"（河图），应时为秋，在脏为肺。这是"肺"与"右"联系的文化背景。②肺应西、秋（少阴），均主阳气收敛沉降，故杨上善有"肺为少阴，阴藏之初，故曰藏"之注。③"河图""洛书"布阵，确立了左旋右降的顺时运行法则，人整体气机从右而降，由肺所主。④据"在上者必降"原理，肺之降必从上，故将"肺"的功能效应定位于上焦。关于肺居右而降的认识，除了有上述背景之外，还有以下相关知识做支持：一是解剖学基础。肺是个分叶形内脏，肺叶为左二右三，重心在"右"。二是切身体验，人是先吸气，而后才呼气。三是生命活动的观察。呼吸运动是以吸气为主导，呼气为从属，吸气即肺气下降。

"肺藏于右"的认识是中医学的基本学术立场，这也是"尺肤诊法"中，"上附上，右外以候肺，内以候胸中"（《素问·脉要精微论》），以及寸口诊脉法中右寸候肺的依据。

其三，"心部于表"。

①面南而立，必然是：上南，九（洛书），"地二生火，天七成之"（河图），应时为夏，在脏为心。这是"心"与"南""夏"联系的文化背景。②心所应的南方、夏季（太阳），均主阳气最盛。③"表，上也"（《素问考注》）。在方位辨识中，南为"上"，心的解剖部位、功能效应均居于上而统帅、统领全身，故曰"心部于表"。部，有统帅、统领之意。④"表"，有"标记"之义。心所主的"南"方，是辨识方位的"标记"。

其四，"肾治于里"。

①面南而立，必然是：上南下北，冬季（太阴），一（"天一生水，地六成之"），在脏为肾。这是"肾"与"北""冬"联系的文化背景。②肾所应的北方、冬季（太阴），均主阳气潜藏而阴气最盛。③"里，下也"（《素问考注》）。在方位辨识中，北为"下"，肾的解剖部位、功能效应均居于下焦，故曰"肾治于里"。

其五，"脾为之使，胃为之市"。

①肝、肺、心、肾均有方位表述，脾胃则无。②这正是"河图""洛书"土居中央的体现。③是"脾胃者，仓廪之官，五味出焉"（《素问·灵

兰秘典论》）。"脾者主为卫，使之迎粮"（《灵枢经·师传》）；"胃者，五脏六腑之海也，水谷皆入于胃，五脏六腑皆禀气于胃"（《灵枢经·五味》）的具体应用。"脾为之使"，"使"，使用。指脾被利用为各脏腑提供所需的水谷精气。"胃为之市"，"市"，货物交易。喻胃纳、降、出、入、聚、散水谷，如同集市。张志聪："盖以四脏之气，分左右表里上下，脾胃居中，故为之市。"

（3）"河图""洛书"在《黄帝内经》心藏象中的应用举例：

其一，心火主降。

火性炎上，为何有心火反而主降之说？在"河图""洛书"思维模型结构中，心，南方，火，均为布阵在上，这也是《黄帝内经》结构"南方赤色，入通于心，开窍于耳，藏精于心，故病在五脏。其味苦，其类火，其畜羊，其谷黍。其应四时，上为荧惑星，是以知病之在脉也。其音徵，其数七，其臭焦"（《素问·金匮真言论》）藏象理论的文化源头。依据"河图""洛书"顺行升降，以及"在上者必降"的原理，心的气化运行特征是心火（即心阳），以下降为主要形式。如若心火不能下降反而上升，就是心火上炎的病理状态。所以，对于心火而言，下降是生理，上炎则是病理。心火上炎，是指心火升焰的病理状态，症见舌肿生疮，口腔糜烂，心烦失眠，舌质红绛等。其证多因六淫传里化火，或情志郁极火自内发，或过食辛辣之品，或过用辛热之品等因素，导致阳热内盛，形成心火上炎之证。此证也常会移热于小肠形成小肠实热证，亦可波及脾、肝形成心脾积热和心肝火旺等证。治宜清心降火，方用泻心汤与凉膈散加减；如若为心肾不交之心火上炎，可用知柏地黄丸合交泰丸加减。

其二，心应夏，旺丙丁月七十二日。

原文有"心主夏，手少阴、太阳主治，其日丙丁"（《素问·脏气法时论》）；"以夏丙丁伤于风者，为心风"（《素问·风论》）；"心为牡脏，其色赤，其时夏，其日丙丁"（《灵枢经·顺气一日分为四时》）等。此处原文中的"丙丁"，是指十月太阳历法中的第二季"火行"（夏季）之丙月、丁月，绝非是十二月太阳历之天干纪日中的"丙日""丁日"。所以"其日丙丁"是指心的望日在丙月、丁月的所有时日，如此才与"心主夏""其时为夏"相应。

（4）"河图""洛书"在《黄帝内经》肺藏象中的应用举例："河图""洛书"十月太阳历法知识在《黄帝内经》中多次应用，也是建构肺藏象知识形成的文化背景之一。

其一，肺气主降。

肺气主降观点的发生有诸多因素，其中有对人类生命活动的长期观察和生活体验，如生之始的第一件事就是先吸气，而后才有人一生的呼吸活动；吸气是呼吸运动为主导，呼气为从属地位，吸气即肺气的下降运动；还受"河图""洛书"布阵，"顺生逆死"的顺时运行自然法则的影响。

顺时升降运行之理，也表达了五行顺相生观点。"河图"定五行的先天之位，东木西金，南火北水，土居中央。五行左旋而生，土为德为中，中土自旋，故五行以土为中心。在上者必降，降者右旋这一天地升降运行规律的引领下，由于肺为"五脏六腑之盖"（《灵枢经》的《师传》《九针论》），位居尊高，其气必然下降，降必自右下行，这就是将"肺"的功能效应定位于上焦，肺气运行特征确定为"降"的文化背景。

其二，肺应秋，旺庚辛月七十二日。

十月太阳历法中，庚（七月）辛（八月）计七十二天为秋季（金行），肺气所旺，这就是"肺主秋，手太阴、阳明主治，其日庚辛"（《素问·脏气法时论》）；"以秋庚辛中于邪者为肺风"（《素问·风论》）；"肺为牝脏，其色白，其音商，其时秋，其日庚辛，其味辛"（《灵枢经·顺气一日分为四时》）发生的历法背景。"肺主秋……其日庚辛"是指肺气旺日在秋季庚月、辛月的每个时日，绝非肺气只旺于该季各旬的庚日、辛日。

（5）"河图""洛书"在《黄帝内经》脾藏象中的应用举例：

其一，脾胃居于中焦。

除解剖学知识外，脾胃居中焦的医学内涵，与"河图""洛书"将"土"之"五"，或"五、十"均置于"中央"的文化背景有密切的关系。这一立场影响着《黄帝内经》脾胃理论的建构以及临床应用，如"中央黄色，入通于脾，开窍于口，藏精于脾，故病在舌本……其应四时……其数五"（《素问·金匮真言论》）。并应用到临床实践，如"尺肤诊法"中的"中附上，左外以候肝，内以候鬲；右外以候胃，内以候脾"（《素问·脉要精微论》）。将右手关部脉象作为候察脾胃病症的脉象依据。

其二，脾胃为气机升降枢纽。

"河图""洛书"的布阵，确立了五行相生之序顺天而行的自然万物法则。人应自然，人体气化、气机的离散、聚合、升降、出入也遵循于此。在上者必降，降者右旋；在下者必升，升者左旋。肺为五脏六腑之盖，肺气以降为主，主宰全身气机之降；肝位于下焦，故主一身气机之升，故左升右降；脾胃居于中焦，为人身气化、气机升降枢纽。《临证指南医案·脾胃》总结为"脾宜升则健，胃以降为和"。"河图""洛书"思维模型都表达"土""数'五'"居中而自旋，就为"土"在升降周旋运动中枢纽地位的确立提供了文化基础。

其三，脾胃主长（zhǎng）夏。

一年分五季是十月太阳历的基本特点之一，脾胃所主的"长夏"为第三季（行）即戊（阳月）、己（阴月），计72天。因为此季已经由属阳的上半年开始转入属阴的下半年，故而该季属性为"至阴"。如"脾为阴中之至阴"（《灵枢经·阴阳系日月》）；"腹为阴，阴中之至阴，脾也"（《素问·金匮真言论》）；"脾主长夏，足太阴阳明主治，其日戊己"（《素问·脏气法时论》认为脾的旺日在戊己月）；以及《素问·风论》所说的"以季夏戊己伤于邪者为脾风"，即是其应用之例。

"长（zhǎng）夏"为何属"至阴"？因为十月太阳历上半年为阳年，第一季为木行（甲、乙月），第二季火行（丙、丁月），均为阳月；下半年为阴年第四季金行（庚、辛月），第五季水行（壬、癸月）均为阴月。唯有第三季土行称"长（zhǎng）夏"，其中的戊为上半年的阳月、己为下半年的属阴月份，到了属阴的下半年，故称"至阴"。

其四，脾旺四季，各十八日寄治。

一年分四季是十二月太阳历的特点，脾旺四季，各十八日寄治是依据这种历法确定的。如《素问·刺要论》之"刺皮无伤肉，肉伤则内动脾，脾动则七十二日四季之月，病腹胀，烦，不嗜食"；《素问·太阴阳明论》之"脾者土也，治中央，常以四时长四脏，各十八日寄治，不得独主于时也"等，均是太阳历法中十二月历和十月历并存的遗痕，即四时各寄十八日为七十二日。可见，脾主长夏、脾旺四季各十八日寄治是缘于两套历法不同制式的产物，不能用同一种思维去解释。

其五，"胃者，五脏之本。"

"胃者，五脏之本"是《黄帝内经》论证脉有胃气的基础和前提。认为"人以水谷为本，故人绝水谷则死，脉无胃气亦死"（《素问·平人气象论》）。

为何五脏之脉均以胃气为本？

因为"脾脉者，土也，孤脏以灌四傍者也……五脏者，皆禀气于胃，胃者，五脏之本也，脏气者，不能自致于手太阴，必因于胃气，乃至于手太阴也，故五脏各以其时，自为而至于手太阴也"（《素问·玉机真脏论》）的缘故。

"胃者，五脏之本"更被后世拓展为中医诊法理论通过色、舌、脉，乃至饮食口味之有无"胃气"，作为判断疾病预后吉凶依据的文化源头。如"浆粥入胃，泄注止，则虚者活"（《素问·玉机真脏论》）即是临床应用之例。

其六，阳明多气多血，具有代偿作用。

"阳明多血多气"（《灵枢经·九针论》）；"阳明主肉，其脉血气盛"（《素问·阳明脉解》）等观点，既是临床实践的总结，也是"河图""洛书"重土理念在《黄帝内经》构建脾藏象知识中应用的体现。《素问·热论》更将其应用于对外感热病的预后分析，认为热病表里两感逆传，发病三日，"五脏已伤，六腑不通，荣卫不行，如是之后，三日乃死，何也？岐伯曰：阳明者，十二经脉之长也，其血气盛，故不知人，三日，其气乃尽，故死矣"。这里充分体现了在疾病的紧急状态时，脾胃可以发挥代偿替补作用，对争取抢救病人的有效时间具有重要意义。

其七，重土思想在《黄帝内经》篇名中的体现。

为了将"河图""洛书"的"重土"观念发挥到极致，《黄帝内经》在其建构的生命科学知识中，将脏腑理论作为重点内容，但在162篇原文中，唯有脾藏象知识作为篇名而予以专论，即《素问》的《太阴阳明论》和《阳明脉解》，而其他脏腑则没有受到如此的珍视，对脾胃的重视由此可见一斑。

其八，"重土"思想在《黄帝内经》脾胃病机中的应用。

《灵枢经·本神》有五脏虚实病机及其所致病证的论述，唯有脾、肾病机有"五脏不安"，如"脾藏营，营舍意，脾气虚则四肢不用，五脏不安，实则腹胀经溲不利"。这不但是临床实践经验的总结，也是"重土"理念在脾藏象知识中的体现，为后世医家重视脾胃提供了理论依据。李东垣的重脾论、明代李中梓《医宗必读》"后天之本在脾"等，立论之根源无不受此影响。

其九，土之生数"五"的应用。

应用"洛书""五"数、"河图"之"天五生土，地十成之"位居中央为土，故数"五"在藏象理论中是指脾胃，脾瘅病的病机定位就对此加以运用。如"有病口甘者，病名为何？何以得之？岐伯曰：此五气之溢也，名曰脾瘅。夫五味入口，藏于胃，脾为之行其精气，津液在脾，故令人口甘也。此肥美之所发也，此人必数食甘美而多肥也。肥者令人内热，甘者令人中满，故其气上溢，转为消渴。治之以兰，除陈气也"（《素问·奇病论》）。

（6）"河图""洛书"在《黄帝内经》肝藏象中的应用举例：

其一，"肝主春……其日甲乙"。

"肝主春，足厥阴、少阳主治，其日甲乙。"（《素问·脏气法时论》）此处的甲乙，是十月历的甲、乙月，春季，属木，在脏为肝。原文中的甲乙、丙丁等十天干，就是十月历天干纪月方法的运用实例。其中的甲乙、丙丁……壬癸分别标记着春、夏、长夏、秋、冬五季，绝非纪日。

如果甲乙为纪日，则会有很多疑问：①每月3旬，计6个"甲乙日"，春季3个月有18个旺日为肝所主。那么还有72日与肝是何关系？②夏、秋、冬三季的"甲乙日"又与"肝"是何关系？肝脏是"主"还是"不主"？③如果确立"甲乙日"为肝所主，各个季节都有18个"甲乙日"，那么"肝主春"的意义如何体现？

其他四脏也有此类问题。如若"甲乙"按十月太阳历之天干纪月原理，文通理顺。《素问·阴阳类论》讲得更为明白："五中所主，何脏最贵？……春，甲乙，青，中主肝，治七十二日，是脉之主时，臣以其脏最贵。"这是十月历应用体现。此处回答了：①天干纪月的事实；②肝旺春七十二日，即十月历第一季（木行，春季）；③春是全年之始，影响全年气候，加之肝气主升对全身各脏腑的气化、气机活动都有至关重要的作用，故曰肝"其脏最贵"。

其二，肝气主升，位于下焦。

"河图""洛书"思维模型表达万物顺时左旋右降运行之理。"人与天地相参也，与日月相应也"（《灵枢经·岁露论》）。人体气机的升降出入也遵循于此。在上者必降，降者右旋；在下者必升，升者左旋。肺为五脏六腑之盖，肺气以降为主，主宰全身气机之降；肝位于下焦，故主一身气机之升。升者必从右，降者必从左。《黄帝内经》"运气九篇"所载五运六气理论中的五步气运、六步之气中在下的在泉之气和在上的司天之气运行，以及人体气机的运行过程，无不遵循这一规律。

（7）"河图""洛书"在《黄帝内经》肾藏象中的应用举例："河图""洛书"是中华民族传统文化的根，十月太阳历是目前还在使用的最古老历法。这些知识也是《黄帝内经》中肾属水，应冬，"肾为水脏""肾治于里""治七十二日"，等观点的发生。结合"河图""洛书"十月历法的启示，就不难理解"肾为水脏""肾主水""通于冬气""肾主生殖，为先天之本""其数六"等理论发生的文化背景。

关于"肾为水脏"，主水，藏精，主生殖理论发生的线路：

河图：天一生水；洛书：北，水；一→管子：水生万物、精生万物→老子、庄子：一（气）生万物→《黄帝内经》在此背景下形成的相关概念及其理论：肾者水脏、主水、藏精、主生殖、天癸。

可以从以下几个方面理解"河图""洛书"思维模式与肾主生殖理论发生的关系。①"一"为"数"之始，以"数"演绎天地万物，"一"也是天地万物发生之始。②就天文历法而言，"一"表达冬至节令，此前是一年之中日影最短、日照最弱之时，万物蛰伏、凋零，天地间的阳气也涵藏于地土之中。③"一"又表达冬至节令，也是新一年度阳气复盛的开始，自此日影渐长、日照渐强、天地间的阳气始旺。在阳气渐复的作用下，万物于一年之中的发生自此开始。这就是老、庄所说"道生一，一生二，二生三，三生万物"的文化背景。④在"无形""有形"之争论中，《管子》秉持"土"和"水"为"万物之本原也，诸生之宗室也"的学术立场。进而认为"人，水也。男女精气合，而水流形"（《管子·水地》）。后来的《易传·系辞传下》之"天地氤氲，万物化醇；男女构精，万物化生"，继承了这一思想，并将"精"的概念引入生命科学领域，用以解说人类生命个体的形成。无论是《管子》的"水生万物"，还是《老子》《庄子》的"一（即'气'）生万物"，都无法避开"天一生水"之内涵。⑤《黄帝内经》构建肾理论时，在"远取诸物（水生万物），近取诸身（精能繁衍新生命）"的思维背景下，发现五脏中只有肾能主管人类的生殖繁衍，因为男女生殖器官是肾形态结构的延伸，在性交活动时，从男子性器官排出到"受体"之内，并能使之孕育新生命体的如脂、如膏、如髓、如水之"精"。所以就有了"肾藏精，主生殖，主生长发育"的认识。⑥在"天一生水""水生万物"的文化背景下，加之肾通过排尿能维持人体水液代谢平衡，形成"肾者水脏，主津液"（《素问·逆调论》）"肾主水"的认识就不足为奇了。⑦女子"二七而天癸至，任脉通，太冲脉盛，月事以时下，故有子……七七，任脉虚，太冲脉衰少，天癸竭，地道不通，故形坏而无子也"。男子"二八，肾气盛，天癸至，精气溢写，阴阳和，故能有子……七八，肝气衰，筋不能动，天癸竭，精少，肾藏衰，形体皆极"（《素问·上古天真论》）。可见，男女"能有子"的条件不仅仅是肾精充足，还取决于"天癸"的作用。⑧"天癸"之名的发生。之所以将肾中精气所化生的、能促进性器官发育并影响生殖功能的物质及其功能称之为"天癸"，除了受"天一生水"影响外，还与十月历第五季是"壬月、癸月"为肾气所望时日的月份有密切的关联性，而壬为阳干，癸为阴干。肾及所藏的"精"均属"阴"，故将肾精化生的，能够促进性功能、性器官成熟物质，用属阴的"癸"表达。这从"以冬壬、癸中于邪者为肾风"（《素问·风论》），"肾主冬，足少阴、太阳主治，其日壬、癸"（《素问·脏气法时论》）之论亦可得以佐证。

综上所述，诸如此类的原文知识，不懂得天文历法是难以得到准确的理解和合理的认识。要想读懂包括《黄帝内经》在内的中医经典论著，必须要懂得一些天文历法知识，才不至于犯"盲人摸象"或"大树林里捡叶子"的错误。

二、历法知识与《黄帝内经》的解读

《黄帝内经》运用了五种历法知识来构建其生命科学理论体系。

何谓历法？历法，简称"历"，是推算日月星辰之运行以定岁时节气的方法。历法可以规范人类的一切行为，包括人类一切生活、社会、科学的行为活动，生命科学的研究也不例外。因此，历法知识的出现和运用，既是人类进入文明时代的重要标志之一，也是人类生存必须遵循的法则。

（一）十二月太阳历

十二月太阳历法，简称阳历，是以太阳回归年（365又1/4日）为背景构建而成的。《素问·六节藏象论》所谓"五日谓之候，三候谓之气，六气谓之时，四时谓之岁"中的"候、气、时、岁"节点即是这一历法的时间要素，其中的"年"和"月"是虚拟的。为了确保与太阳周年视运动同步，在"大小月三百六十五日而成岁"的基础上，通过"积气盈闰"的方法，每4年有一个366日（《灵枢经·九宫八风》）闰年。为了让该历法虚拟的十二个

"月"有实际意义，于是通过二十四节气的天文节点加以落实，每个月都有2个节气，使二十四节气与虚拟的月紧密地联系在一起。大凡《黄帝内经》中涉及365之数表示人体腧穴数、溪谷数、肢节数时皆为该历法的应用。

（二）太阴历

太阴历法，简称"阴历"。这种历法是以日、地、月为天文背景构建的历法体系。有年、月、日时间要素，"年"是虚拟的，而"月"是真实的。"月相"变化周期则是该历法确立的主要时间节点，十二个月相变化周期为一年，故一年的时间为354日或355日，显然较一个实际的太阳回归年约少11天。

大凡《黄帝内经》中运用354或355计数溪谷或腧穴时，即是该历法的具体运用。①用实际天文"月相"周期构建生命科学中的生理周期，如"二七而天癸至，任脉通，太冲脉盛，月事以时下，故有子"（《素问·上古天真论》），通过月经发生机理，体现了阴历历法知识的临床意义；②解释临床病证，如"二阳之病发心脾，有不得隐曲，女子不月"（《素问·阴阳别论》），"年少时，有所大脱血，若醉入房中，气竭肝伤，故月事衰少不来也"（《素问·腹中论》）；③确立治疗方法，如"月始生，则血气始精，卫气始行；月郭满，则血气实，肌肉坚；月郭空，则肌肉减，经络虚，卫气去，形独居。是以因天时而调血气也。是以天寒无刺，天温无疑，月生无泻，月满无补，月郭空无治，是谓得时而调之。因天之序，盛虚之时，移光定位，正立而待之。故曰：月生而泻，是谓脏虚；月满而补，血气扬溢，络有留血，命曰重实；月郭空而治，是谓乱经"（《素问·八正神明论》）；④甚至将历法作为刺灸时取穴多少的依据，如以"月生""月死"为"痏数"（《素问·缪刺论》）即是其例。

（三）阴阳合历

如何既能满足一年有十二个"月相"，又能确保太阳回归年的实际日数呢？为了解这个问题，《黄帝内经》在构建生命科学理论体系时运用了阴阳合历知识。如《素问·六节藏象论》源自《周髀算经·日月历法》的"日行一度，月行十三度而有奇焉"原文，就是太阳回归年的日数（365又1/4日）除以恒星月周期（27又1/2日）之商为13又7/19（王冰依据《周髀算经》注）。通过"积气余而盈闰"（《素问·六节藏象论》）的方法，三年一闰（闰一个阴历月），十九年七闰，可使太阳历与太阴历的年份与太阳回归年的实际时间节点基本同步。逢有闰月之年，全年为384天，此数契合了六十四卦有384条爻辞数（不含乾、坤卦的"用九"和"用六"两条爻辞），2014年之闰年即是其例。

（四）北斗历

北斗历法是《黄帝内经》继承了《淮南子·天文训》记载的历法。该历法是以北斗星的斗柄旋转为依据，划分出了二十四节气，每15日或15日多一点为一个节气，每45日或46日为一季，一年366日分为8个时间阶段（《灵枢经·九宫八风》），用以预测一年不同时段的气候变化、自然灾害及疾病流行等。

（五）十月太阳历

十月太阳历法，简称"十月历"，凡用360之数者即为十月太阳历的应用之例。除了《黄帝内经》及此前的《夏小正》《管子》《淮南子》等少数文献之中还能觅其踪迹外，几乎难见其踪影。但其内容却完整地保存在彝族的经典著作《土鲁窦吉》之中。

如《诗经·豳风·七月》就应用了十月太阳历法。其中4次将月份应用于诗歌内容的表达，所应用最大的月份只是"十月"；"七月流火"的"七月"，绝不是《诗经》的现代研究者们所解释的"农历七月"，而是十月历的"七月"。"火"是指二十八宿中心宿的第二星，即天蝎座α；多次说"一之日、二之日、三之日、四之日"等，即为360日后的过年节日。此后的《管子》文献中也有十月太阳历的应用遗痕。

一年分为五季是十月太阳历的最大特点。该历法有天、月、行、年时间要素，即一年360天分为十个月（天干纪月），每月36天（每旬12日，地支纪日），每两个月72天为一行（即一季），五行（季）为一年，从冬至之日过年之后算起。

将冬至日成为"阳旦"，夏至日为"阴旦"。上半年的5个月为"阳月"。第一季（行，甲乙月）、二季（行，丙丁月）依次属性为"木""火"，均由属阳的月份组成。下半年为"阴"，第四（行，庚辛月）、五季（行，壬癸月）

依次属性为"金""水"均由属阴的月份组成。唯有第三季（行，戊己月）属性为"土"由一个属"阳"的月份和一个属"阴"的月份组成。每一年所余的5～6天用于（冬至和夏至）2次过年节，不计入月数的划分。

天干在十月太阳历中是用来标记月序的。冬至是观测该年日影变化的起点，所以该月份就为"甲"，依次标记一年的十个月。每月有36天，分为上、中、下三旬，于是用十二地支依次标记每旬12天的日序。如《素问·风论》："以春甲乙伤于风者为肝风，以夏丙丁伤于风者为心风，以季夏戊己伤于邪者为脾风，以秋庚辛中于邪者为肺风，以冬壬癸中于邪者为肾风。"原文中的甲乙、丙丁等十天干，就是十月历天干纪月方法的运用实例。其中的甲乙、丙丁、戊己、庚辛、壬癸分别标记着春、夏、长夏、秋、冬五季，绝非是纪日。故清代孙鼎宜之"按所云十干，皆统一时言，非仅谓值其日也"的解释颇有见地，显然他在斟酌了用日干解释此处的甲、乙、丙、丁……十天干于理难通之后，才指出以"时"（季节）诠释的合理性。尹之章对《管子·四时》"是故春三月，以甲乙之日发五政"的"甲乙统春之三时也"之注，亦可佐证。据此精神，《素问·脏气法时论》的肝"其日甲乙"似应指逢甲逢乙之月的所有时日都为肝气所旺，绝非只旺于甲日、乙日。心"其日丙丁"，脾"其日戊己"，肺"其日庚辛"，肾"其日壬癸"皆应仿此。此处可引陈久金之考据再证之：甲，相当于植物开始剖符甲而出的时节。剖判符甲，就是种子胚芽突破种皮的包裹，意谓初春种子开始发芽了。《说文解字》也说："甲，东方之孟，阳气萌动。"东方为春季，孟为第一，即农历正月。乙，相当于植物初生始发时的轧轧之貌。轧轧，相当于乙乙。《说文解字》："乙，象春草木冤曲而出。阴气尚强，其出乙乙也。"《礼记·月令》"其日甲乙"疏："其当孟春、仲春、季春之时，日之生养之功，谓为甲乙……乙、轧声相近，故云乙之言轧也。"《素问·脏气法时论》"其日甲乙"的表述及其语境与《礼记·月令》完全契合。

鉴于一年十个月360天分为五季是十月太阳历的最大特点，所以《黄帝内经》中大凡涉及五季，每季72天的原文即可视为十月太阳历法的应用。《素问·六节藏象论》之"甲六复而终岁，三百六十日法也"，《素问·阴阳离合论》之"日为阳，月为阴，大小月三百六十日成一岁，人亦应之"原文，则是十月太阳历法应用的实例。至于《素问·刺要论》之"刺皮无伤肉，肉伤则内动脾，脾动则七十二日四季之月，病腹胀烦不嗜食"，以及《素问·太阴阳明论》之"脾者土也，治中央，常以四时长四脏，各十八日寄治，不得独主于时也"等原文，则是蕴含了十二月太阳历和十月太阳历两种历法制式。其中的四时之分，是十二月太阳历制式的应用，而四时各寄十八日为72日，五脏各旺72日，则又是十月太阳历内容的体现。在中华民族的历法史长河中，这两种历法都曾使用过。十二月太阳历既应和了一个太阳回归年约为12个朔望月，又有二十四节气，因而更有利于农耕活动，故得以兴盛和传扬。

简言之，十月太阳历的特点可以归纳如下：①将一个太阳回归年减去尾数作为年节（5～6日），为360日。②一年分为十个月，用十天干纪月，分别为甲月、乙月……壬月、癸月。③每月36天，每月为三旬，每旬十二日，用十二地支纪日。④每一年365又1/4日，取整数360日安排十个月的序数，所余的5～6天用于过年节日，不计入月数的划分。⑤将360日分为五行（季），两个月为一行（季），从每一年的冬至日作为一年的起始节点。一年五季的次序：木行→火行→土行→金行→水行。之所以将一季称之为"行"，是指每一年各个季节的气候变化依次递相迁移运行。⑥将冬至日称为"阳旦"，是上半年（阳年）的开始，有五个"阳月"。第一季（木行，甲、乙月）、二季（火行，丙、丁月），均由属阳的月份组成。这是五行中木、火属性为阳的历法背景。夏至日为"阴旦"，是下半年（阴年）的开始，有五个月"阴月"。第四（金行，庚、辛月）、五季（水行，壬、癸月），均由属阴的月份组成，是五行中金、水属性为阴的历法背景。

唯有第三季（行，戊、己月）属性为"土"，称"长（zhǎng）夏"，属性为"至阴"，这是缘于到了属性为阴的下半年之故。由一个"阳月"和一个"阴月"组成。

《黄帝内经》在构建生命科学理论体系时，广泛地运用五种历法知识，用以说明生理，解释病理，指导疾病诊断和治疗。尤其是将十二月太阳历和十月太阳历结合运用，构建了五运六气学说。其中的一岁分为五运五步，深受十月太阳历的影响。"不懂天文历法，读不懂中华文化"的道理，对于研读《黄帝内经》原文同样也适用，通过上述的原文举例是不难得出这一结论的。

三、论"九法"是《黄帝内经》建构生命科学理论体系的思维范式

"法天、法地、法人、法时、法音、法律、法星、法风、法野"（简称"九法"）分别是《灵枢经》开卷前九章篇名的缀词，之所以将其放在醒目的位置，就是要昭告《黄帝内经》生命科学理论体系构建的基本思路，自然也是后人研习和准确运用《黄帝内经》原文的思路和方法。但是自明代马莳首开《灵枢经》的研究至今，对此并未予以重视，更有甚者则将这些缀词径直删去，唯有刘明武的《换个方法读<内经>——<灵枢>导读》对其内涵及其意义给予了深刻的解读。

《黄帝内经》以此"九法"昭示其建构生命科学理论体系的思维范式，并将其贯穿于所构建理论体系的各个层面，并通过《素问》的《针解》《三部九候论》《八正神明论》及《灵枢经·九针论》等篇，分别以人之形体官窍、九针制备、九针的适应证、诊脉方法、施针治病等内容予以示范，充分表达了《黄帝内经》构建生命科学理论体系的思维背景。

（一）"九法"的基本内涵

"法"源于舜帝时代之皋陶，《吕氏春秋·察今》之"法其所以为法"；"治国无法则乱，守法而弗度则悖"的论述，首次对"法"具有典章、制度、模式、标准，效法、遵循等内涵予以表述。

"九法"是以"法天""法地""法人"为思维的基础和前提，故有"道，上知天文，下知地理，中知人事，可以长久"（《素问·著至教论》）的思维立场。

时至今日，人类虽然对"时"没有一个确切的定义，但对"时"的作用及其意义早已有了深刻的理解。如《易传》之"变通者，趣（趋）时者也……《易》之为书也，原始要终以为质也"（《系辞下》），以及"与时合其序"（《文言》）等认识，此处说的"序"即秩序；"原始要终"即是过程。这就明确地表达了"时"具有秩序、过程的内涵。人类的生命活动和天地间所有事物一样，毫无例外地存在着运动的"秩序"和"过程"，必然要用"时"予以认知和表达。可见，"时"就是所有物质的运动秩序和过程，是思维对物质运动过程的分割、划分和度量。《黄帝内经》广泛地运用年、季、月、日、辰、刻等"时"的计量单位构建其生命科学理论，并对相关的研究

对象进行度量。因此，时间是只能遵循而不能违逆的自然法则。一年有春夏秋冬四季，故"四曰法时"。

"音律"与历法一样同为天地自然的产物。《大戴礼记·曾子天圆》之"圣人谨守日月之数，以察星辰之行，以序四时之顺逆，谓之历；截十二管，以宗八音之上下清浊，谓之律也"，明确地指出了历法、音律同为天文所衍生，此也是《周髀算经·陈子模型》所说的"冬至夏至，观律之数，听钟之音"之论，故在《礼记》《吕氏春秋》《淮南子》《史记》《汉书》之中就将"历律"相提并论。因为音律有六律六吕，故"六曰法律"。

"日、月、星是中华元文化的三大坐标……也是中医文化的三大坐标。"此处的"星"是包括北斗七星在内的木、火、土、金、水五星，以及二十八宿，《黄帝内经》之"北斗历法"内容（《灵枢经·九宫八风》），即是对《鹖冠子·环流》《淮南子·天文训》该历法知识的传载。北斗为七星，故"七曰法星"，这也是后人从尚"七"之数的天文学背景。

"法风"之"风"，泛指全年各个季节的不同天气现象，而"四立""二分二至"是观察全年气候变化的八个重要标志，也就成为《黄帝内经》论病因（《灵枢经·九宫八风》）、论发病（《素问·金匮真言论》："天有八风"，《素问·八正神明论》："八正者，所以候八风之虚邪以时至者也"等）、论养生（"从八风之理"《素问·上古天真论》）等理论的重要依据。"风"有"八"，故曰"八曰法风"。

"法野"之"野"，即天地区间。天之区间"九野"称"九宫"，地之区间"九野"，又称"九州"。"夫自古通天者，生之本，本于阴阳。其气九州九窍，皆通乎天气……九分为九野，九野为九脏，故形脏四，神脏五，合为九脏以应之也"（《素问·六节藏象论》）之论，这就是《黄帝内经》在"法野"思维之下建构生命科学理论体系的典型范例。

（二）"九法"是确立整体观念的思维基础

人类源于天地自然的认知前提是"天人合一"整体观念发生的思维基础，如"天之在我者德也，地之在我者气也，德流气薄而生者也。故生之来谓之精……因虑而处物谓之智"（《灵枢经·本神》）之论述即是其例。此处的原文明确地表达了人类是天地间万类物种在演化进程某一阶段出现的必然产物，而这一过程是：天地→德（道也，规律、法则之谓也）气→"我"（万类物种）→生→生物体→人类（第二个"生"）。并且明确指出人类不同于其他物种的显著特征是人能思维（志→意→思→虑→智）、有思想、情感（下文之伤人致病的怒、喜、悲、忧、恐）等功能，所以才有了"天覆地载，万物悉备，莫贵于人。人以天地之气生，四时之法成"（《素问·宝命全形论》），以及"人者，天地之镇"（《灵枢经·玉版》）的结论。这就从生命科学的角度论证了"天人合一"之"天人同源"（源于气）、"天人同道"（同于演变规律之"道"）、"天人同构"（阴阳结构、五行结构）、"天人同化"（同步气化）四个维度的内涵，并据此形成了整体观念这一中医药学最本质的学术特征，也是在这一立场之下构建其生命科学理论体系的。

（三）"九法"是论证阴阳五行由来的基本立场

阴阳五行是《黄帝内经》构建生命科学理论体系的主要哲学基础和思维范式，而阴阳五行理论的形成则是古人"法则天地"（《素问·上古天真论》）所得出的结论。正如20世纪80年代中国天文学会理事长张钰哲评价十月太阳历研究结论那样，"由此开辟了天文学史中一个崭新的研究领域，即可以十月太阳历为基础，研究阴阳五行……八卦的起源问题"；"一旦将它们与十月历联系起来，则一切难以解释的问题都迎刃而解了"；"可以得到圆满的解释"。

1.太阳历法与阴阳理论　有日则为"陽"，无日是为"陰（黝）"。中国古代哲人在太阳背景下抽象出了"阴阳"概念，通过对太阳周年视运动的观察，逐渐形成了阴阳消长转化等相关理论。无论历法规定的岁、季、月、日，还是每日的不同时辰，都是以太阳活动为背景的。十月太阳历和十二月太阳历每年节令的冬至日交司时刻是一致的。据彝族经典《土鲁窦吉》记载，十月历是以立竿观测日影的长短变化为依据确定的。将一个太阳回归年分为阴阳两部分，当日影从最长的冬至日到日影变为最短的夏至日时，为前半年属阳（5个月）主热；当日影从最短的夏至日到日影变为最长的冬至日时，为后半年属阴（5个月）主寒。冬至夏至是一年中的阴阳两极，一年一寒暑，植物一年一荣枯。所以刘明武说："这里的阴阳可以实证，可以重复，可以测量，可以定量。"也能够合理地解释"阴阳者，天地之道也，万物之纲纪，变化之父母，生杀之本始，神明之府也，治病必求于本"（《素问·阴阳应象大论》）。太阳在南北回归线的一个往返，决定着阴阳二气的升降消长，是天地间万物生发、存在、衍生消亡所仰赖的"天地之道"；阴阳升降消长，表现为寒暑交替，也决定着万物的变化，故谓其为"万物之纲纪，变化之父母"；植物一年的生死荣枯，也由此而发生，故曰"生杀之本始"；人类是天地万物演化过程中诸多物种之一，无论其生理还是病理，同样也要受到天地阴阳消长的影响，因而必然是医生预防疾病、治疗疾病所要遵循的根"本"。"神明"，即阴阳之道。《黄帝四经·明理》："道者，神明之原也。"《鹖冠子·泰录》："夫神明者，大道是也。"可见，有了天文历法知识背景，才能更为准确地理解"夫四时阴阳者，万物之根本也。所以圣人春夏养阳，秋冬养阴，以从其根，故与万物沉浮于生长之门。逆其根，则伐其本，坏其真矣。故阴阳四时者，万物之终始也，死生之本也，逆之则灾害生，从之则苛疾不起，是谓得道。道者，圣人行之，愚者佩之。从阴阳则生，逆之则死，从之则治，逆之则乱。反顺为逆，是谓内格"（《素问·四气调神大论》）的精神实质。

2. 太阳历法与五行理论 《黄帝内经》构建生命科学知识体系时广泛运用的五行理论的发生与十月历也有着十分密切的关系。十月太阳历将一年360天分为五季（又称"五行"），每季（"行"）各72天，从冬至节日以后五季依次为木→火→土→金→水。十月太阳历之所以将一季称为一"行"，是指随着时序的迁移，气候就会不断地移"行"。这一反映一年五季气候移行变化的规律正好体现了五行相生之序，所以五行以及五行相生之序是自然规律的体现。五行相克理论也就由此衍生。这一内容在《管子·五行》《淮南子·天文训》以及《春秋繁露》中均有表述，只不过没有明确提出十月历而已。

（四）"九法"思维构建了生命科学理论体系

《黄帝内经》之"九法"昭告其构建生命科学理论体系的思维范式和方法，并体现在其构建的生命科学理论体系各个层面。

1. "法时"论人体生长发育 人体的生长发育是机体不断变化的"过程"，无论人的年龄按男子"八岁……八八"，女子"七岁……七七"（《素问·上古天真论》），或者按"人生十岁……百岁"（《灵枢经·天年》），都是可以用时间予以计量的。

2. 论藏象 藏象理论的形成有诸多因素，"法时"是其重要的思维基础。

《黄帝内经》将其概括为"五脏应四时，各有收受"（《素问·金匮真言论》），而"藏象何如……心者，生之本，神之变也，其华在面，其充在血脉，为阳中之太阳，通于夏气。肺者……肾者……肝者……脾、胃、大肠、小肠、三焦、膀胱者……通于土气"（《素问·六节藏象论》），则是"法时"思维方式论证人体脏腑结构及其功能时的基本立场，并在多篇予以体现，自此构建了中医药学特有的以五脏为中心，内连六腑、形体、官窍，外系自然界的知识体系。《素问·脏气法时论》以此构建了五脏证治的用药模型，成为"合人形以法四时五行而治"的思维范例。

3. 论经络 《黄帝内经》经络理论形成背景复杂，但是"法时""法音""法律""法星"是其理论建构的主要思维背景之一。人体经脉十二、二十八脉之数的发生与太阳回归年约有十二个朔望月、有十二音律、二十八宿等天文历法知识密切相关，此即"十二经脉，以应十二月"（《灵枢经·阴阳系日月》）之论的天文历法背景和学术立场，在此基础上论证了经络气血的运行状态，指导着经络理论在临床实践中的具体应用。

4. 论体质 音、律源于自然，人类之所以有不同类型的体质，也是自然法则在人的形体结构、功能状态和心理活动方面特有性质的体现。所以《黄帝内经》用角、徵、宫、商、羽五音及其太、少量级对"阴阳二十五人"的不同体质类型予以论证和命名（《灵枢经》的《阴阳二十五人》《五音五味》）。

5. 论发病 此处以"法时""法风"为例，以窥《黄帝内经》发病理论的构建模式。"春夏秋冬，四时阴阳，生病起于过用，此以为常也"（《素问·经脉别论》）；"五脏各以其时受病，非其时各传以与之"（《素问·咳论》）等原文，强调疾病的发生与时令季节的关系。不同时令季节有不同的气象特征，就会形成不同性质的致病因素，必然会有不同性质的疾病流行谱，这就是"春气者病在头，夏气者病在脏，秋气者病在肩背，冬气者病在四肢。故春善病鼽衄，仲夏善病胸胁，长夏善病洞泄寒中，秋善病风疟，冬善病痹厥。故冬不按跷，春不鼽衄，春不病颈项，仲夏不病胸胁，长夏不病洞泄寒中，秋不病风疟，冬不病痹厥、飧泄，而汗出也"（《素问·金匮真言论》）之"法时"论发病观点发生的缘由。还在"法风"思维背景下提出了"三虚"（《灵枢经·岁露论》："乘年之衰，逢月之空，失时之和，因为贼风所伤，是谓三虚。"）发病观，如"风雨寒热，不得虚，邪不能独伤人。

卒然逢疾风暴雨而不病者，盖无虚，故邪不能独伤人，此必因虚邪之风，与其身形，两虚相得，乃客其形，两实相逢，众人肉坚。其中于虚邪也，因于天时，与其身形，参以虚实，大病乃成"（《灵枢经·百病始生》）之论即是其应用之例。其中"两虚"之一与"不得虚""盖无虚"的"虚"，均为"三虚"之"虚"，于此可见一斑。

6.论病机　所谓病机，是指疾病发生、发展、变化、转归的过程机理。疾病的本质就是机体健康动态遭到破坏，又不能在短期内自我恢复的状态。病机变化是动态的，是可以度量的、可以预测的，是有规律可循的，仅就五脏病传而言，"五脏受气于其所生，传之于其所胜，气舍于其所生，死于其所不胜。病之且死，必先传行至其所不胜，病乃死。此言气之逆行也，故死"（《素问·玉机真脏论》）；若就每天不同时段的病情变化而言，"夫百病者，多以旦慧昼安，夕加夜甚"，这是因为"脏气之所不胜时者甚，以其所胜时者起"（《灵枢经·顺气一日分为四时》）的缘故。

7.论病证　"时"是所有物质的运动秩序和过程，而疾病是人体感染病邪之后功能失常的状态及其过程，无论是内伤疾病还是外感疾病都是如此。《黄帝内经》论述的所有疾病，无一不是以"法时"思维论证之。如热病、痛证、咳证、痹证、痿证等，随着病证迁延时日的差异而有不同临床表现，强调了疾病的动态变化过程，并据此提出了"同病异治"（《素问·病能论》）的治疗原则，这也就是"法四时五行而治"（《素问·脏气法时论》）理念的具体体现。

8.论脉诊　脉象最能反映人体功能受四时气候活动的影响，脉象变化也会因人而异，以"法时""法人"立场论脉诊就成为《黄帝内经》构建脉诊理论必然的思维方法，故有"诊法常以平旦，阴气未动，阳气未散，饮食未进，经脉未盛，络脉调匀，血气未乱，故可诊有过之脉"；"脉其四时动奈何……四变之动，脉与之上下"（《素问·脉要精微论》）；"脉得四时之顺，曰病无他；脉反四时及不间脏，曰难已"；"脉有逆从四时，未有脏形，春夏而脉沉细，秋冬而脉浮大，命曰逆四时也"（《素问·平人气象论》）；"所谓逆四时者，春得肺脉，夏得肾脉，秋得心脉，冬得脾脉，其至皆悬绝沉涩者，名曰逆四时"（《素问·玉机真脏论》）等论述。

9.论治病　"法人""法时""法地"是《黄帝内经》确立"三因制宜"治疗原则的基本思维方法，既是《素问·四时刺逆从论》立论的依据，也是

"用寒远寒，用凉远凉，用温远温，用热远热，食宜同法"（《素问·六元正纪大论》）的用处方药原则，以及这一根据不同时令选择不同治病药物的"司岁备物"思维背景。所以有"春夏秋冬，各有所刺，法其所在"（《素问·诊要经终论》）；"凡刺之法，必候日月星辰，四时八正之气，气定乃刺之……是以因天时而调气血也"（《素问·八正神明论》）等论述，《素问》的《脏气法时论》《四时刺宜从论》《至真要大论》等，都是应用"因时制宜"治疗原则的典型范例。《素问》的《异法方宜论》和"西北之气散而寒之，东南之气收而温之，所谓同病异治也"（《素问·五常政大论》），强调的是"因地制宜"。大凡《黄帝内经》涉及年龄长幼、性别男女、体质强弱之别的治病原文，皆是其对"因人制宜"原则的具体应用。

10. 论养生 《黄帝内经》十分重视"法时"养生，强调人体气血随着时序的迁延而有着不同的状态，认知和掌握这一规律进行养生则是最理想的养生方法。故有"夫四时阴阳者，万物之根本也，所以圣人春夏养阳，秋冬养阴，以从其根，故与万物沉浮于生长之门。逆其根，则伐其本，坏其真矣。故阴阳四时者，万物之终始也，死生之本也，逆之则灾害生，从之则苛疾不起，是谓得道"（《素问·四气调神大论》）之论，这是据一年之时养生。也有"阳气者，一日而主外，平旦人气生，日中而阳气隆，日西而阳气已虚，气门乃闭。是故暮而收拒，无扰筋骨，无见雾露，反此三时，形乃困薄"（《素问·生气通天论》）的观点。这是指如何根据一日不同时辰人体阳气的运行状态进行养生。可见，以"法时"论养生是《黄帝内经》构建养生理论的重要思维方式。

11. 论运气 《黄帝内经》全面运用"九法"思维构建五运六气理论，"法时"最为突出。其中涉及的60年、30年、12年、10年、6年、5年、1年（365又1/4日）、五运一步（73.05日）、六气一步（60.875日）都是以时间对"事件"进行计量。"法时"论生命科学的内容在《黄帝内经》中俯拾皆是，这既是将"不知年之所加，气之盛衰，虚实之所起，不可以为工矣"（《素问·六节藏象论》《灵枢经·九针十二原》）作为医生入职门槛的理由，也是"谨候其时，病可与期；失时反候者，百病不治"（《灵枢经·卫气行》）的道理所在，更是本文简要论及这一命题的出发点。其中的"五运"内容，受十月太阳历法一年分为五个时段制式的影响，而"六气"内容，是在十二月太阳历法一年十二个月分六个时段制式的影响。显然，五运六气学说时段的划分与两种太阳历法模式有密切关系。

《黄帝内经》以"九法"作为建构生命科学理论体系的思维范式，以此为据建构了特有的生命科学知识体系模本，并延续至今。因而现今的人们在研习和应用其构建的医学理论时，务必要遵循这一范式，才能更有效地运用于临床实践。

四、《黄帝内经》中北斗七星知识及其意义

中华民族的祖先给予北斗星颇为深刻且广泛的关注，因而北斗七星相关理论成为中华民族传统文化的重要源头之一，其也必然成为《黄帝内经》构建生命科学理论体系的重要元素，北斗七星知识在所建构的相关知识中均有所体现，诸如北斗七星与北斗历法、二十八宿、十二地支、太阳的周年视运动节律、四季节律、十二月节律、日节律、一昼夜的十二辰，以及与这些时间节律相关的人体生命节律等，其中的北斗历法就是将一年按八个时间阶段予以计量，从而有了"八风发邪""天有八纪"。因此，只有熟悉其中北斗以及北斗历法知识，才能较顺畅地读懂相关的原文。

（一）北斗星与十二辰及其意义

《黄帝内经》将北斗星称为"太乙"（或"太一"）（《灵枢经·九宫八风》）。在我国古人的眼里，北斗星是与太阳、月亮同样重要的天体，同样与人类的各项活动息息相关，所以当人们谈论中国古代传统文化时，关于北斗星的知识就成为绕不开的求索源头，对《黄帝内经》的学习和传承同样也是如此。

北斗七星从斗身上端开始，到斗柄的末尾，按顺序依次命名为天枢、天璇、天玑、天权、玉衡、开阳、瑶光。从"天璇"通过"天枢"向外延伸一条直线，大约延长5倍多，就可见到一颗和北斗七星亮度差不多的星星——北极星。古人观察发现，北极星的相对位置基本不移动，而斗纲始终指向北极星，并以北极星为圆点做圆周运动，一昼夜循行一周，一个太阳回归年循行一周。为了计量一昼夜的不同时辰、计量一年的不同时节阶段，于是就在天球宇宙建构观念和北斗七星的天文背景之下，就将十二地支（又称十二辰）、十天干沿天赤道从东向西将周天进行等分，并与二十八宿星座有一定的对应关系。通过对斗纲指向时空区位的天象观察，就可对相关节令月份予

以计量。

《灵枢经·经别》："人之合于天道……阴阳诸经而合之于十二月、十二辰、十二节、十二经水、十二时、十二经脉者，此五脏六腑之所以应天道。"十二辰知识，应用了古代天文学的概念，古人为了度量日月星辰的循行状态而对特定时空区位划分后计量的表达，是对时间空间区位的规定，因而有其特定的时间及方位之内涵。"辰"的本意是指日、月的交会点，即"日月之汇是谓辰"（《左传·昭公七年》）。

《黄帝内经》中的十二辰就是把黄道（即太阳一年在天空中移动一圈的路线）附近的一周天通过计量而予以十二等分，由东向西分别用子、丑、寅、卯、辰、巳、午、未、申、酉、戌、亥十二支予以计量和表达。就空间区位而言，大抵是沿天赤道从东向西将周天等分为十二个时空区段，每一区段之间的间隔为30度，分别用地平方位中的十二支（子、丑、寅、卯、辰、巳、午、未、申、酉、戌、亥）名称表示，并且与二十八宿星座有一定的对应关系。

由于十二支等分周天360度，每30度用其中的一个标记，北极星是北斗七星运行的中心点，此处对应的周天圆周也正是下一个太阳回归年的起始点，而"子"是十二支的起始标记，于是就将"子"置于北天极所在位置处。以"子"标记此处有多重意涵：一是标记下一个太阳回归年的起始时空区位；二是标记太阳回归周期中太阳运行于南极的时间节点，也是北半球日影最长之时；三是用十二辰恰好能标记一个太阳回归周期年的十二时段，基本与一个太阳回归周期年有十二次月相变化周期相对应。这就是"十二辰"之所以为夏历一年十二个月的月朔时太阳所在的位置，沿用子、丑、寅、卯、辰、巳、午、未、申、酉、戌、亥十二地支进行命名的理由。

1.十二辰标记周天十二宫　就方位言，以地球观之，每天在同一时间已由东向西移动约近1度，以北极星为中心画一圆周，并依子丑、寅、卯……戌、亥等划分为十二等宫，人们所见北斗七星约每30日，相当一个月，移动一个地支区位，一年遍历周天十二个空间区位（也称为"宫"）。这就是"月建"（《汉书·律历志》："辰者，日月之会而建所指也。"就说明了辰，即十二辰，月建所指，也就是斗纲所指的时间区位）发生的天文学背景。年复一年，循环不已，此即斗纲所建之天象。

2.十二支标记周年十二月　就时间而言，北斗星一年移动的十二个时间区位即十二个月，也用十二支标记，这一方法称为"月建"。十二支标记十二个月，依序称为建子月（十一月）、建丑月（十二月）、建寅月（正月）等。那么十二月份是怎样确定的呢？这个问题与太阳的周年视运动引起的北斗星转动有关。因为北斗星围绕北极星转动，因此北斗星亦用来辨方向，定季节。古人根据初昏时北斗星斗柄所指的方向来决定季节：斗柄指东，天下皆春；斗柄指南，天下皆夏；斗柄指西，天下皆秋；斗柄指北，天下皆冬。同样，我们可以根据北斗星斗柄所指十二辰中的不同位置来确定十二月份。以日南至（即冬至）所在之朔望月的日月相会日（朔日），北斗斗柄指辰位为"子"位，为建子月，即周历的正月；日月之会日的斗柄所指"丑"位，为建丑月，即殷历的正月；日月之会日的斗柄所指"寅"，为建寅月，即夏历的正月，这就是所谓"三正"。以此类推，日月之会日的斗柄所指十二辰中的那一支，就是建该支月，称为"月建"（《黄帝内经》就应用的是"正月建寅"）。然而随着时间的流逝，古人发现北斗星逐渐偏离原来的位置，于是改用赤道上直接定的十二支。

　　3.十二支标记昼夜晨昏十二时　就一日而言，每日从所处地球观之，北斗七星绕行北极星随时间亦由东向西进行圆周运动，每个时辰（即2个小时）移动一个地支区位（也是周天30度），一天十二地支恰为一周，此即《黄帝内经》所说的"凡三十度而有奇"（《素问·六微旨大论》）。此际更因斗建（即所处月令）之不同，北斗七星于天球上位置，在不同月令虽同一时辰，亦有所差别。

　　古来以每日初昏后，斗杓所指之处即月建之方，故有"月月常加戌，时时建破军"之说，意谓斗杓（破军星）在戌时（19～21时）指着月建方位，因此，以戌时加于月建之上顺行，数至所求之时辰，便知斗杓指何方，如正月建寅，运用掌诀以戌时加于寅宫之上顺行，则斗杓在亥时指卯方，在子时指辰方，丑时指巳方，寅时指午方……如是以推之，自得各时辰所指之方。北斗星也用于夜间计时，每转30度即为一个时辰。

　　由于夜半既是昼夜阴阳消长变化的终点，也是新的一天阴阳消长变化的开始，所以就将"子"这个十二地支之首放在这一时段，其他以此类推，十二支以间隔30度于周天排序的，等分一个太阳回归年，每支恰恰对应着一年的十二个月，即所谓"岁有十二月，日有十二辰"（《灵枢经·卫气行》）之意。所谓"日有十二辰"，就是汉代高诱在对《吕氏春秋·孟春纪》之"乃择元辰"所注的那样,"辰,十二辰,从子至亥也"。这就为《黄帝内经》中分析和计量人体气血昼夜循行的规律奠定了时间依据。

4.十二支是连接周天时空二维的纽带 空间、时间的二维建构,仍然是北斗七星将其所表达的时间和空间区位联系在一起而成的。因为当北斗七星的斗柄所指向由十二支标记的空间区位时,恰恰也相对应着太阳回归年相应的月份。所以古人在北斗星天文背景下,运用十二支标记相关的天球空间,同时也标记着北斗星的斗柄指向该空间的相应时间。

综上所述,在地球观察,以北天极为中枢划分为子、丑、寅、卯……戌、亥等十二宫(空间区位),北斗七星绕之而旋转,其每月、每日、每时所现天象,如同时钟之时针、分针、秒针各自的规律移转,古人凭借这一月日时运行规律性及循环周期,发明十天干十二地支纪历,以现代科学观之,实乃极高智慧之表现。

北斗星分别按年按日遍历十二宫(空间区位),所历一年之春、夏、秋、冬四季,与一日之晨、午、昏、夜,行度相符,即以斗纲所建,春行寅、卯、辰宫,夏行巳、午、未宫,秋行申、酉、戌宫,冬行亥、子、丑宫;一日则晨行寅、卯、辰宫,午行巳、午、未宫,昏行申、酉、戌宫,夜行亥、子、丑宫。是以对照行度,春比之日东升,夏比之日中天,秋比之日沉落,冬比之日反背。如此,北斗七星行度已寓一年中气候与一日中温度之变化,同有寒暖燥湿的大小循环于其中,且又可明地理之方位所在。盖晨行寅、卯、辰宫之际,正是日行天东,则东方配属寅、卯、辰;午行巳、午、未宫之际,正是日行天南,则南方配属巳、午、未;昏行申酉戌宫之际,日行天西,则西方配属申、酉、戌;夜行亥、子、丑宫之际,日行天北,则北方配属亥、子、丑,均为理所当然。

以北斗星之天象配合天干地支等符号之运用,不仅纪历方便,更可表天体之运行,季节之递嬗,气候之变化,地理之方位,而其间诸种现象之存在、运行、相互呼应,实足资为推论宇宙诸现象之根本逻辑。《黄帝内经》中应用了十二支纪年(《素问·天元纪大论》之"子午之上,少阴主之"即是运用于纪年)、纪月(如《灵枢经·阴阳系日月》之"寅者,正月之生阳也,主左足之少阳……亥者十月,主左足之厥阴")、纪日(《灵枢经·九针论》"其日戊寅、己丑"则是干支结合应用纪日)、纪时(《素问·六元正纪大论》),如"岁有十二月,日有十二辰"(《灵枢经·卫气行》)等就是北斗星配合十二支的具体应用。

人类活动早期就对北斗七星有所认识，据考古发现，6500年前的伏羲时期的河南濮阳西水坡45号墓星图就有北斗，处于原始社会的祖先由于数学逻辑尚不发达，出于对北斗星的崇拜，"七"这个数字最先成为最神秘的数字，"七"就是天数。伏羲时期也产生了四象理论的雏形。河南三门峡上村岭虢国墓地曾经出土一件西周时代的铜镜，年代约为公元前9世纪到公元前7世纪，此镜自下逆时针旋转顺序为雀、龙、鹿、虎四象（北宫玄武原为鹿麟，后来演化为龟蛇）。目前尚不知二十八星宿到底于何时形成，但其一定是四象与北斗七星相乘的结果，因为二十八宿分为四组，即四象，每组是七个星宿，这显然是按北斗七星的数目划分的，故有"天周二十八宿，而一面七星，四七二十八星"（《灵枢经·卫气行》）之论。所以，《黄帝内经》在构建生命科学知识体系时所涉及的二十八宿、十二辰，以及太阳的周年视运动节律、四季节律、十二月节律、日节律、一昼夜等相关知识，无一不与北斗七星知识有关。

（二）北斗星与南北子午线及其意义

北斗星横于子午线上，正处于中心位置。从璇玑玉衡（璇，北斗第二星；玑，北斗第三星；玉衡，北斗第五星。一说泛指北斗星）标记十二月十二辰的方位看当年冬至日在虚，虚宿（太阳）正值冬至（十一月中气）又虚宿正处于子时。所以知道璇玑玉衡上之天象是公元前2000年冬至夜半子时的星象。《淮南子·天文训》有"帝张四维，运之以斗，月徙一辰，复反其所，正月建寅，十二月建丑，十二月建丑，一岁而匝，终而复始"以及"子午酉卯为绳……日冬至则斗北中绳，日夏至则斗南中绳"的记载，既讲述了北斗星的斗建关系，也论及了冬至、夏至夜半子时北斗星处于子午线上南北不同方位的特殊天象。可见，在北斗星运行的天文背景下，赋予了十二地支以时间、空间的内涵，由此产生的子午（南北经线）卯酉（东西纬线）的时间空间分割依据，《黄帝内经》也以此为据计量人体气血（尤其是卫气）的循行，如"岁有十二月，日有十二辰，子午为经，卯酉为纬。天周二十八宿，而一面七星，四七二十八星，房昴为纬，虚张为经。是故房至毕为阳，昴至心为阴，阳主昼，阴主夜。故卫气之行，一日一夜五十周于身，昼日行于阳二十五周，夜行于阴二十五周"（《灵枢经·卫气行》）。这也是后世创新的

"子午流注针法"发生的天文学源头和理论基础。

（三）北斗星与二十四节气及其意义

中国古代最初是用土圭测日影定节气。最初只有夏至、冬至，随后逐渐增加了春分、秋分及立春、立夏、立秋、立冬八个节气，自从《淮南子·天文训》中以北斗星斗柄的方位定节气以来，始有了完整的二十四节气记载。当斗纲在周天每移动15度（大约15天）就是一个节气，所以斗纲移徙周天360度就历经二十四个节气（详见下图），若按北斗历法将一年分为八个时段，那么每个时段间隔45度，故《黄帝内经》有此应用，如"是故冬至四十五日，阳气微上，阴气微下；夏至四十五日，阴气微上，阳气微下"（《素问·脉要精微论》）中的"四十五日"，就是斗纲在周天每移动了45度（即3个节气）。显然，这段原文就是北斗历法的具体应用。见图9-4-1。

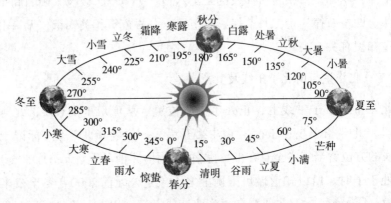

图9-4-1　二十四节气日地位置示意图

《黄帝内经》中有关二十四节气的内容除在运气理论中划分一年六气主时集中记载外，其他则散见于诸篇，如《灵枢经·九宫八风》有"二分""二至""四立"八个节气的记载，但凡涉及二十四节气的内容，均是北斗星确定时空区位的具体应用。

（四）北斗星与二十八宿及其意义

没有北斗星知识是不可能有二十八宿理论的。古人用二十八宿表示北斗星斗柄所指的方位，可见北斗星是二十八宿发生的天文背景。北斗有七星，古人在相对应的四个时空区位各选择七个亮星作为标记，这就是二十八宿发生的由来，即《黄帝内经》所说的"天周二十八宿，而一面七星，四七二十八星"（《灵枢经·卫气行》）。有了北斗星和二十八宿知识，古圣先贤才能在漫长的"仰观天文"过程中观察到月亮每天从一宿移动到下一宿，"镇星"（即土星）每年从一宿移动到下一宿，太阳每年沿着二十八星宿转一周，约13天移动一宿。《尚书·舜典》所说的"璇玑玉衡，以齐七政"的意义，就是以北斗星来确定日、月、五星的运行周期，二十八宿在天周上的排布规律是各宿间隔约13度。《黄帝内经》认为，"日行二十八宿，人经脉上下、左右、前后二十八脉，周身十六丈二尺，以应二十八宿"（《灵枢经·五十营》），显然是以此计量人体气血循行的。

1.北斗星与四象　古代汉人把东、西、南、北四方每一方的七宿想象为四种动物形象，叫作"四象"。四象在中国传统文化中指青龙、白虎、朱雀、玄武，分别代表东、西、南、北四个方向，源于中国古代的星宿信仰。在二十八宿中，四象用来划分天上的星星，也称四神、四灵。四象在《春秋》《易传》的天文阴阳学说中，是指四季天然气象。"一面七星，四七二十八星"（《灵枢经·卫气行》），就是《尚书·尧典》所谓的"分至四神"，即东方七星为苍龙（星座）、西方七星为白虎（星座）、南方七星为朱雀（星座）、北方七星为玄武（星座）。

2.北斗七星与四季　四季是《黄帝内经》中最常用的时间节点，其确立与斗纲运转所指方位有密切的关系。北斗星在不同的季节和夜晚不同的时间，出现于天空不同的方位，所以古人就根据初昏时斗柄所指的方向来决定季节。如果每天晚上同一时间抬头仰望北斗星，会看到斗柄指向逐渐沿逆时针旋转，到了夏至黄昏，斗柄已旋转到指向南方的位置，标志着夏季的开始；而到了秋分和冬至，斗柄则分别指向西方和北方，标志着秋季和冬季的开始。

具体言之：

角、亢、氐、房、心、尾、箕七星组成一个龙的形象，春分时节在东部的天空，故称东方青龙七宿；

斗、牛、女、虚、危、室、壁七星形成一组龟蛇互缠的形象，春分时节在北部的天空，故称北方玄武七宿；

奎、娄、胃、昴、毕、觜、参七星形成一个虎的形象，春分时节在西部的天空，故称西方白虎七宿；

井、鬼、柳、星、张、翼、轸七星形成一个鸟的形象，春分时节在南部天空，故称南方朱雀七宿。

这就是《鹖冠子·环流》篇所说的"斗柄指东，天下皆春；斗柄指南，天下皆夏；斗柄指西，天下皆秋；斗柄指北，天下皆冬"结论的天文依据，就是依据北斗星的斗纲所指的时空区位来判断相关节令的。以北斗为天文背景确立的四季时间节点，几乎应用于《黄帝内经》所构建生命科学知识体系的各个方面，用以说明生理，指导分析病理，指导临床诊断，指导辨证立法，处方用药，针刺艾灸，养生预防等。

（五）北斗星与北极星及其意义

北极星，是位于北天极附近的一颗亮星，离北天极很近，差不多正对着地轴，从地球北半球上看，其位置几乎不变，可以用来辨别方向。由于北极星几乎在地球的自转轴上，所以北半球的人们常年能看到其在北方的天空，故而可以用来指明方向。要找到北极星，最简单的方法就是从北斗星斗魁（勺）上的最外第2星（天璇），向斗魁外第1星（天枢）延伸约5倍距离，能看到一颗亮星，这颗就是北极星。

北斗星与二十八宿一起围绕北极星旋转（这也是南北子午线中"子"的定位），因此斗柄（即斗杓，又称斗纲。汉代《淮南子·天文训》"斗杓"注为"第五至第七为杓"，以北斗星第5、6、7星——玉衡、开阳、摇光三星的连线为准）永远指向同一个恒星星座（北极星），即二十八宿的斗宿，故而二十八宿记录四季的时间并非等分，而是春秋天数多，冬夏天数少，而且由于岁差的原因，历代还会有所变化，这与历代观察者所在纬度有关。

这就是古代以北斗七星为天文背景产生的最具实用之历法，是古人根据初昏时观测到的二十八宿某一宿在星空的位置，就可以推知目前是一年里的什么时节。据此可知，二十八宿最早起源于中国古老的北斗历法，在古天文中二十八星宿群又被作为步天尺，即天星运行轨迹经历过程的标记。这一知识集中体现于《灵枢经》的《卫气行》《九宫八风》等篇原文之中。

（六）北斗七星与历法制定及其意义

历法是推算年、月、日的时间长度及其之间的关系，制定时间序列的法则，协调历年、历月、历日和回归年、朔望月和太阳日的办法，所以，用以推算年、月、日的长度和它们之间的关系，制订时间顺序的法则被称为

"历法"。生命就是一种过程，人类无法回避、无法违逆、无法超越，这个"过程"是无论正常状态（即生理状态）或者特殊状态（即疾病状态），都是用日、月、年等时间单位进行计量的，而推算和计量时间的方法或曰"法则"就是历法，为了准确把握生命过程——无论是这个"过程"的正常状态（生理状态），还是这个过程的特殊状态（病理状态），都是要用时间单位予以计量，这就是历法的意义和魅力所在。正因为生命活动是一个极其复杂的过程，所以《黄帝内经》就应用了5种历法予以计量，其中就包括了北斗历法。

由于《黄帝内经》是以研究生命科学知识体系为主旨的经典论著，无论是人类在正常状态下按男子"八岁……八八"，女子"七岁……七七"（《素问·上古天真论》）年龄计量，或者按"人生十岁……百岁"（《灵枢经·天年》）进行计量；还是人类在特殊疾病状态下的病情演变，都需要用时间予以计量。所以，生命科学知识体系与其他所有学科知识一样，都必须要以相关的历法作为基础知识，并由此构建其相关的知识体系，这既是反复强调"而道，上知天文，下之地理，中知人事，可以长久"（《素问·著至教论》）的缘由，是其建构生命科学知识体系时，选择不同历法（十二月太阳历、十月太阳历、太阴历、阴阳合历、北斗历）知识背景的理由。此处仅就其中所载的北斗星以及北斗历法知识及意义予以表述。

所谓"北斗历法"，是指北斗星斗柄旋转指向为依据制定的历法。这一历法"历定阴阳（寒暑），历定四时，历定五行（即五季），历定八节，历定二十四节气"。由于北斗七星在天空运行的群星中最为耀眼，七星的位置、形态相对固定，且与太阳回归运行有固定的关系（这一关系与古代人类的社会活动关系十分密切）因而依据北斗七星作为天文背景制定的北斗历法就成为中国最早的历法。当今全世界都在使用的七日星期制度，以及二十八宿、四面八方、卜筮之用四十九等知识均为这一历法的遗存。

有关北斗历法的相关知识，《尚书·舜典》"璇玑玉衡，以齐七政"（司马迁认为是"北斗七星"。所谓"璇玑玉衡"在远古时代就是指北极、北斗。随着观测星象由斗极转移至恒星群，加以观测仪器的创制）就有了对北斗历法的初始记载。《鹖冠子·环流》篇认为："斗柄东指，天下皆春；斗柄南指，天下皆夏；斗柄西指，天下皆秋；斗柄北指，天下皆冬。"这是根据北斗星斗柄指向来确定一年四季的。《淮南子·天文训》在此基础上，更以北斗星的斗柄所指（称为"建"或"斗建"）一定节气时岁的，第一次完整地提出了二十四节气及其时间节点，其中就应用了一岁有八节八风（不过"八风"名称与《黄帝内经》有别），而且有关四时八节的时间节点都有明确表述。《史记·天官书》中"斗为帝车，运于中央，临制四乡。分阴阳，建四时，均五行，移节度，定诸纪，皆系于斗"等记载，后来《汉书·天文志》转载了司马迁对北斗历法的表述，这些显性文献无不与北斗历法知识相关联。

湖北随州出土的曾侯乙墓（公元前433年左右）漆箱盖的中央写有篆书"斗"字，代表北斗七星。围绕斗字写有二十八宿的名称。这是目前发现的最早的二十八宿文字实物。漆箱盖上中央那个特别大的"斗"字，分别向东西南北特意延长了四笔（即四象），而这四笔正好指向二十八宿四宫的四个中心宿。这幅图案意义重大，因为二十八宿代表整个天体，而北斗处于它们中央，正是"天心"。可见北斗七星历法最古老，也最持久。二十八星宿、四十九大衍之用，都是北斗历法的遗存。《灵枢经·九宫八风》中全面地运用"洛书"之理，以此为据，创立了独特的北斗历并论证"八风"发病原理。北斗历是以北斗星的斗纲（即斗柄，第1、5、7星，有一说指第5、6、7星。张介宾的《类经图翼》："斗有七星，第一曰魁，第五曰衡，第七曰杓，此三星谓之斗纲。"）旋转时所指时空方位来调整太阳回归年时间的历法。

张闻玉在《古代天文历法讲座》中明确指出："肉眼观察到的北极星，位置是固定的，北斗七星在星空中也十分显眼，那就不难测出它们方位的变化。所以，先民观察北斗的回转以定四时。古籍中众多的关于北斗的记载就反映了上古的遗迹。"这是北斗历法发生的天文学基础。

可以看出，从现存显性文献的角度看，是《黄帝内经》第一次运用生命科学知识对北斗历法的内容予以展示。

1.北斗历法的特征　结合《灵枢经·九宫八风》及其与《淮南子·天文训》的原文对照，可以看出北斗历法具有如下特征。

（1）北斗历法是以太阳回归年为依据制定的：北斗历法是依据人们观察北斗七星的斗柄在一个太阳回归年不同时段的指向方位，推算年、节、日的一种历法。从严格的意义来说，该历法仍然属于太阳历法的一种类型，其中的年周期就是太阳回归周期，即366日为一年（取其整数）。这也就是"中国历法"研究中所说的"汉朝以前的古代中国历法以366天为一岁，用'闰月'确定四时和确定岁的终始"。认为秦朝为中国历史上最后一个使用以闰月定四时成岁历法的朝代。"汉朝初期开始中国历法出现了大转折，全国统一历法，历法也成为了一门较为独立的科学技术。汉武帝责成司马迁等人编写了《太初历》，之后刘歆作《三统历》，这两历的重要特点是年岁合一，一年的整数天数是 365 天，不再是之前历法的 366 天。"

所以李守力说："中国古代曾经广泛流行北斗历，只是没有直接使用这个名字而已。"并且引用《鹖冠子·环流》的原文认为，这就是古人判断四时的依据。还认为，古人应用北斗七星的斗柄指向进行夜间计时，因为斗柄每旋转 30 度即为 1 个时辰。因此李守力认为："北斗历法是最早的科学。"

（2）北斗历法将一年 366 日分为八节：北斗历法是将一个太阳回归年（366 日）分为八个时段，用以度量一年四时八节的历法定制，各个时间阶段的划分在《灵枢经·九宫八风》篇有明确表述，是《黄帝内经》构建生命科学知识体系时所应用的历法之一，用以预测一年不同时段的气候、物候，以及可能发生的疫情和疫病，并以此为背景创立了诸如八正、八极、八风、八动、八溪、八节、八虚、八谬、八纪、八达等与医学知识相关的专用术语，足见该历法在中医药理论建构中的作用及其意义。

（七）北斗历法在《黄帝内经》中的应用及其意义

《灵枢经·九宫八风》应用北斗历法的意义在于以斗柄旋转指向为依据，确定了一岁四时八节的时空方位、时间运行的序列和周而复始的运行规律，并以此论证和判断不同时空区位可能发生的贼风虚邪、邪气致病力的强弱和可能所伤害的内脏等。

1. 肯定了宇宙天体运行是自然界变化的根本 《灵枢经·九宫八风》篇中的九宫图说与八风理论内容丰富，包容复杂宽广，极大地丰富了中医学内容，为人们认识宇宙天体运行，自然气候变化规律，提供了简便而又实用的方法与依据，对于指导气象预测及人事社会活动、农业生产的安排等方面，有着重要的意义。特别是研究气候变化，对于人体生理病理方面的影响，帮助人们认识疾病的发生、性质、流行等，更有极为重要的指导意义。

现代科学研究认为，宇宙星体相互位置的运行移动，形成了一年的四季春、夏、秋、冬周期性规律变化，从而引起了自然界生态物体、环境的变化，这就势必直接影响人体生理改变，通过对宇宙天象的观察，就可预知自然气候的变化规律，以及人体病与不病的具体情况。这些都与九宫八风理论所倡导的基本精神是极为相似的。该篇应用北斗历法的意义在于：以斗纲作为本篇生命科学知识相关问题的判断标准。

2. 突出以预防为主的思想　原文通过天体运行变化，充分讨论对四季气候、人事社会及其疾病变化的预测，以预防异常自然变化对人体生存健康造成的不利影响。其预防思想集中反映在对疾病的预防。原文一再强调"如避矢石"，要适时避其虚邪贼风，这也是中医学一贯主张积极预防疾病思想的又一突出体现，在很大程度上丰富了医学预防学内容。

3. 确立四时八节的判断标准　太阳历法（包括十月太阳历、十二月太阳历）是以"立杆测影"的方法确定四时八节的，而北斗历法则是依据北斗星的斗柄指向确定四时八节的。

斗柄指向正北方位，冬至节到；斗柄指向东南方位，时至立春；斗柄指向正东方位，春分节到；斗柄指向东北方位，时至立夏；斗柄指向正南方位，夏至节到；斗柄指向西南方位，时至立秋；斗柄指向正北方位，时至秋分；斗柄指向西北方位，立冬节到。

"太一"有不同的内涵，但此篇中的"太一"（又作"太乙"）指北斗七星。《汉书·天文志》所说的"斗为帝车，运于中央，临制四海，分阴阳，建四时，均五行，移节度，定诸纪，皆系于斗"所说的意涵正是对本篇应用北斗历法意义有力的注脚和说明。

4. 确立气候变化的判断标准　北斗历法认为，根据斗柄的旋转指向可以判断或预测一年八节的气候变化。四季有四时之气，八节有八时之风。四时八节之正风，可以长养万物；八节四时之虚邪贼风，可以毁伤万物，可以成为致人于病的邪气。

5. 一年一循环的判断标准　北斗历法一年一循环，是以北斗星的斗柄循环一周确定的。当北斗星的斗柄指向北天极（北极星）时，既是上一年的结束（时间节点为冬至），也是新一年的开始，当斗柄在此指向北天极时就是北斗历的一年。所以，北斗历法的岁首是"冬至"日，也是全年中午日影最长的一天。中国古代是依据4条标准确定"冬至"的：

（1）全年中午日影最长的一天。

（2）日出东南方位。

（3）二十八宿中的昴宿黄昏时出现在正南方。

（4）北斗星的斗柄指向子午线的子方位。

斗柄无限循环，历中千年万年不变。这是规律，也是永恒。

6.斗柄指向作为与生命科学相关事项的预测 原文认为，斗柄指向是区分正风邪风的判断标准，所以篇中原文说"太一入徙立于中宫，乃朝八风，以占吉凶也"。明确表达了应用北斗历法中八节时段划分的医学意义。

（1）预测天象："太一移日，天必应之以风雨，以其日风雨则吉，岁美民安少病矣。"以八风的不同与特征预测吉凶，原文中以实风与虚风代表正常与反常气候，判断天象的有益与不利。原文指出每一季节，都有当令的风向，即所谓的八正实风，也有不测的气候，谓八正虚风。这一较为系统的内容基本上可预测一年的气候变化。

（2）预测物候：如原文"所谓有变者，太一居五宫之日，病风折树木，扬沙石……风从其所居之乡来为实风，主生长，养万物"的记载。

（3）预测人事：如原文"太一在冬至之日有变，占在君……太一在夏至之日有变，占在百姓"之说。

（4）预测八风：八宫八风会产生八种"邪风"，八种邪风可以引起八种疫病。篇中以北斗七星斗柄为基准，可以清晰地确定八种邪风，从而预测相关季节在相关地域可能发生某种疫病。此即原文所说的"此八风皆从其虚之乡来，乃能病人"之义。

发生于不同时节的贼风虚邪，有不同的治病特征，因而会导致不同发病特点的病证。

（5）预测疾病："以其日风雨则吉，岁美民安少病矣。"又如："风从西南方来，名曰谋风，其伤人民，内舍于脾，处在于肌，其气主为弱。"这是本篇具有宝贵价值的内容，与《吕氏春秋·孟春纪》中"孟春行秋令，则民大疫"的认识以及有关疾病预防和流行的思想是一致的。

预测是预防的前提，又是做好预防的基础。由于九宫八风理论在指导气象预测方面有着以中央区域为主，兼及其他八方区域的预测优势，再结合年月时节，又有了定时确定方位的实用预测价值，为人们了解天气变化在年月时节的不同，地理位置的差异，奠定了理论基础，进而为认识和掌握不同季节、区域所发生的疾病提出了依据，在疾病的预测、预防等方面有着重要的实用意义。这在一定程度上丰富了中医学在诊治疾病时重视因时、因地、因人的三因制宜的学术内容，在疾病病因学、发病学等方面，同样也有着重要意义。

该篇是《黄帝内经》中的预测学专篇，其预测特点是把"洛书"的九宫格和后天八卦相合，再分布于四方四隅及中央，以确定方位，配以根据星辰观测的时节四立、二分、二至，以太一游宫为预测的基本方法，是一种方位与节令，时间与空间相结合的预测方法。太一游宫是指斗纲建月一年在天空通过的九个方位。即北极居中，斗运于外，北斗七星围绕北极而转，其斗杓旋指十二辰，九个方位。太一从一宫轮移九宫，论述二十四节气交替的气候变化规律及人体的影响，以此预测风雨灾害，疾病流行。这一重视季节与病候的关系，对气候异常而致的季节病的认识与研究有一定的指导意义。

7."三虚"与"暴病"的预测　人为何会暴病猝死或者瞬间偏瘫？原文认为，"三虚相抟，则为暴病卒死……其有三虚而偏中于邪风，则为击仆偏枯矣"。

何谓"三虚"？"三虚"是指风气与所当的年、月、时均相冲逆。虚，非时而至，亦即与太一所指位置相反，而具体又有年、月及时节的区别。杨上善释"三虚""谓年虚、月虚、时虚"。据《灵枢经·岁露论》可知，"乘年之衰，逢月之空，失时之和，因为贼风所伤，是谓三虚"。

该篇所言的八风，实指从当令季节相对方向而来的均属于虚邪贼风，故能使人生病。由于虚风之不同，为病当然各有所别。假若人体虚弱，又逢天气之三虚（乘年之衰，逢月之空，失时之和。分别是指当年岁气不及，月缺无光之时日及四时反常的气候。详见《灵枢经·岁露论》）而内外相感，正气不得胜邪，就会发生暴病死亡。如果三虚中只犯一虚，就可发生困乏疲惫、寒热错杂一类病症。若被雨湿所浸，则邪伤筋肉，便会出现痿病。人如果遇到三虚的时候，就可能偏中邪风，致突然昏仆倒地，而引发半身不遂一类病症。

8.冬至是北斗星的斗柄指向子午线的子方位　《黄帝内经》所载"子午为经，卯酉为纬"是以北斗星斗柄指向确定的。当北斗星的斗柄指向正北方的北极星即为"子"，与其正对的南极即为"午"，这就是前人确定南北子午线的天文依据。原文认为，"岁有十二月，日有十二辰，子午为经，卯酉为纬。天周二十八宿，而一面七星，四七二十八星，房昴为纬，虚张为经。是故房至毕为阳，昴至心为阴，阳主昼，阴主夜。故卫气之行，一日一夜五十周于身，昼日行于阳二十五周，夜行于阴二十五周，周于五脏。是故平旦阴尽，阳气出于目，目张则气上行于头，循项下足太阳，循背下至小指之端。

其散者，别于目锐，下手太阳，下至手小指之间外侧。其散者，别于目锐，下足少阳，注小指次指之间。以上循手少阳之分侧，下至小指之间。别者以上至耳前，合于颔脉，注足阳明，以下行至跗上，入五指之间。其散者，从耳下下手阳明，入大指之间，入掌中。其至于足也，入足心，出内踝下，行阴分，复合于目，故为一周"（《灵枢经·卫气行》）。以上明白无误地告诉我们，《黄帝内经》已经应用了"天球"概念。就是说，以观测者为圆心，以无限长为半径，南北为经，东西为纬，以周天二十八宿为标记。这个天球，以北极星（又称太一、天心）为轴心，北斗七星为枢机，自东向西不停地旋转着。

通过《淮南子·天文训》所述"子午、卯酉为二绳，丑寅、辰巳、未申、戌亥为四钩。东北为报德之维也，西南为背羊之维，东南为常羊之维，西北为蹄通之维"之说，将八分方位与十二分方位予以了对应。这既是北斗历法应用的实例，也是《黄帝内经》中推论营卫之气（或气血）一昼夜在体内循行过程的依据（《灵枢经》的《五十营》《卫气行》），及其与人的睡眠寤寐、目之开阖等相关知识。

此外，《黄帝内经》的20余篇约40余次在北斗历法一年分为八节的时段划分的历法背景，创立了八正、八极、八风、八动、八溪、八节、八虚、八髎、八纪、八达等专用术语的相关医学知识，如用以表达四方八方空间方位、用以表达四时八节时间区位、用以判断不同时间、不同地域空间的气象、物候，进而用于不同地域、不同时段可能发生的疫气、疫病的预测和防治。从上述内容不难看出北斗历法在《黄帝内经》构建生命科学知识中的作用和意义，也提示我们在研读经文时，务必要记得，有的原文是要凭借这一历法知识才能读通、读懂的。

第十讲
学习《灵枢经》的思维视角及其意义

　　《素问》《灵枢经》是组成《黄帝内经》生命科学理论体系的两大支柱，共同缔造了中医药的学科理论体系，但是二者所论的内容则各有侧重。《灵枢经》以经络、腧穴、刺治方法以及相关临床病证的刺灸处方为主要内容，对后世经络学、腧穴学、灸疗学知识的传扬和发展具有无可替代的作用，因而务必要运用多维度视角予以研读，才能阐释其中的奥旨大义。

　　《灵枢经》，又称《针经》《九卷》《九灵经》，共9卷，81篇，与《素问》九卷合称《黄帝内经》，为古代医者托黄帝之名所作，非出于一人一时之笔，内容形成应在春秋战国，个别篇章当在汉代。《九卷》之名最早见于《伤寒杂病论·自序》，《针灸甲乙经》沿用《黄帝内经》之《针经》名谓，又专名《九经》。中唐王冰在进行《补注黄帝内经素问·叙》时始称《灵枢经》。北宋初年《针经》已佚，只有《灵枢经》存世，故高保衡、林亿等之敬献校书表中只列举有《灵枢经》而无《针经》，因其内容"不全"而未校勘整理。但到南宋时期，《针经》《灵枢经》尚存于世，故有人考证两者内容基本相同，仅编次稍有区别，文字"间有详略"而已。宋元祐八年（1093年），高丽晋献医书中有一部完整九卷本《黄帝针经》（《宋史》卷十七《哲宗本纪》），南宋史崧（1155年）将其家藏旧本《灵枢经》9卷，增修音释，编为24卷，即为现存最早和唯一行世的《灵枢经》版本。明代马莳编《黄帝内经灵枢注证发微》，是历史上按照是书原文之序予以全注《灵枢经》之第一人。后来清代钱塘学者张志聪及其门人亦以《黄帝内经灵枢经集注》的方式给予全书通篇诠解注释。

一、学习《灵枢经》，要遵循现代研究之长

　　近几十年来，《灵枢经》的研究方兴未艾，如山东陈璧琉、郑卓人的

《灵枢经白话解》，有河北的《灵枢经校释》，有天津郭霭春的《黄帝内经灵枢校注语译》，有陕西傅贞亮、张登本主持编著的《黄帝内经灵枢经析义》等，回顾其研究历程，每次研究都会从其中挖掘整理出新的、发人深省的新知识、新思想。纵观历代对《灵枢经》的研究历程，无不从侧面体现着中医药发展状态和运行轨迹。如西晋皇甫谧当是推崇该书的第一人，正因为他结合自己以针灸为主的临床体会而对《针经》《素问》的深刻研究，才诞生了中国医学史上第一部针灸学专著——《针灸甲乙经》。

二、学习《灵枢经》，要有所创新

研究任何一部经典文献，绝不可仅仅拘泥于原文的梳理"校注"，不可为"校"而"校"、为"注"而"注"，而是要关注其中发人深省的、对学科发展具有奠基作用之处，务必使可使读者有所启迪的经文得到充分地阐释和弘扬，否则就会失去研读经文、梳理经文的现实意义和实用价值。例如国医大师王琦院士，他于40年前在认真研读《黄帝内经》的基础上，以《灵枢经》相关体质的原文为基础材料，借鉴现代体质学，构建了"中医体质学科"，并以此为据，结合全国大样本体质调查，提出了中国人的九类体质分类方法，并且将该理论广泛地应用于临床。王琦院士还以《灵枢经》的《邪气脏腑病形》《胀论》《水胀》，《素问》的《腹中论》，以及《难经》的相关原文，结合张仲景《伤寒杂病论》的临床实例，广泛联系其几十年的临床实践知识，于20世纪80年代，构建了"中医腹诊法"，使《黄帝内经》时代应用的临床诊病方法得以发扬光大，服务于当代中医临床实践。还有吴以岭院士，是他在深入研究《黄帝内经》相关经文（如《灵枢经》的《经脉》《血络论》，《素问》的《皮部论》《经络论》《缪刺论》）的基础上，受清代医学大家叶天士首创"络病"观念的启迪，经过30余年的潜心研究，率先创立了具有显著中医特色的"络病学"分支学科，并著有全国中医行业高等教育"十三五"创新教材《络病学》。

三、学习《灵枢经》，要弘扬经典宏旨大义

在对《灵枢经》进行研读时不能仅仅停留在原文的勘误和字面上的疏注，如此则无法超越且重复近几十年学者们的工作即是"无效劳动"，只有运用创新思维取研读经文，才能体悟《灵枢经》原文的宏旨大义，感知其中

的实际意义和存在价值；才能使自己的经典研读立于当今经典文献研究之潮头；也才能赋予经文的生命科学知识的现代内涵。建议应用"纵横联系"方法阐扬其中的宏旨大义，举例予以表达。

1. 凝练出"和态"健康观念的意涵 《灵枢经》中"和态"健康理念是对"血和则经脉流行，营覆阴阳，筋骨劲强，关节清利矣；卫气和则分肉解利，皮肤调柔，腠理致密矣；志意和则精神专直，魂魄不散，悔怒不起，五脏不受邪矣；寒温和则六腑化谷，风痹不作，经脉通利，肢节得安矣，此人之常平也"（《灵枢经·本脏》）之论的凝练。其中所说的"人之常平"，是指机体没有任何病痛，而形体、精神、机体适应性良好的平人状态。"和"是在其变化过程中内外及其内部之间互相作用、不断发展、保持和谐有序的状态，强调人体内部脏器之间、人与社会、人与自然保持协调、和谐、统一，是对中医整体观念、天人相应的最高概括。血气和、志意和、寒温和共同构成的和态健康观，是《黄帝内经》的核心健康观念，是中医学最佳的健康模型，是生命活动追求的最高境界，唯有源于《黄帝内经》的"和态健康观"，才能清楚、准确、科学地表达中医对健康意涵的界定。

2. 深刻的理解和认识"九法"的意涵 所谓"九法"，即"法天、法地、法人、法时、法音、法律、法星、法风、法野"（简称"九法"），分别是其开卷前九章篇名的缀词，之所以将其放在醒目的位置，就是要昭示其有关生命科学知识体系之构建的基本思路，分别以人之形体官窍、九针制备、九针的适应证、诊脉方法、施针治病等内容予以示范，充分表达了其构建生命科学知识体系的思维背景。

"九法"是确立整体观念的思维基础，人类源于天地自然的认知前提是"天人合一"。所以，现今在研习和应用其构建的医学理论时，务必要遵循这一范式，才能更有效地将理论运用于临床实践。

3. 应用北斗七星和北斗历法的相关知识解读原文 古人为了标记北斗星斗柄所指的方位，分别从东、南、西、北各选七个亮星，这就是"天周二十八宿，而一面七星，四七二十八星"的由来。为计量一昼夜的不同时辰、一年的不同时节，在天球宇宙结构观念和北斗七星的天文背景之下，将十二地支（又称十二辰）、十天干沿天赤道从东向西将黄道（地球上的人看太阳于一年内在恒星之间所走的视路径，接近于太阳在恒星中的视周年路径）附近的周天进行等分，并与二十八宿星座有一定的对应关系。通过对斗纲指向时空区位的天象观察，就可对相关节令月份予以计量。所谓"子午为经，卯酉为纬"，就是以此表达时空的南北子午线为据，分析和计量人体气血昼夜循行、计量卫气循行规律的（《灵枢经·卫气行》）。

4.务必从时空物三位一体模型的多维意涵对"九宫八风"图（《九宫八风》）予以解读 如通览历代研究《灵枢经》者之著述，未见对第77篇首之"九宫八风"图给予析解的文字，则是研究这一经典的欠缺。当今人们研读该书经文时，如若不想再继续此"缺憾"，那就必须从多维视角解读该模型的丰富意涵。该认识模型图示是以北斗七星作为模型建构的基础，表达了北斗历法（一年366日，分为8个时节）的知识结构特征；表达一个太阳回归年8个节令变化的严格时间阶段划分方法；有严格的空间区位规定；有严格的时间节点（二分、二至、四立）；用八卦概括八个时段气象、物象、人事、病象。是"洛书"数理模型的具体表达。只有如此深刻解读，方能完整地释解其所表达的内容（《灵枢经·九宫八风》）。

5.务必要读懂"九宫八风图""洛书"构建的数理模型之内涵 "九宫图"中的"数"，就是"洛书"构建的数理模型，其"布阵"格式为"天九地一，左三右七,四二为肩，六八为足，五居中央"，务要读懂这一数理模型所表达的时间、空间、序列、周期、万物变化规律及其状态之内涵。

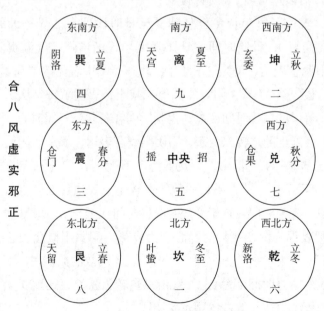

图10-3-1　九宫八风图

（陕西中医药大学内经研究室绘制）

（1）时间意涵："五居中央"，表达任何人站在北半球的任何地域，仰观天象时所居的方位。其他8个数，分别表达一年四时严格规定的8个时间节点，即"一"，冬至日（每年的12月21日）；"九"，夏至日（每年6月21日）；"三"，春分日；"七"，秋分日；"八"，立春日；"四"，立夏日；"二"，立秋日；"六"，立冬日。

（2）空间意涵："一"，正北方；"三"，正东方；"九"，正南方；"七"，正西方；"八""四""二""六"分别表达了东北、东南、西南、西北四维。

（3）序列意涵：面南而立，左东右西的方位不能改变的前提下，天道运行规律是左旋向右旋转，所以从正北方的"一"开始，"一""八""三"……"七""六""一"顺时针方向的"数"顺序不能随意改变，因为这一顺序表达了一个太阳回归年的时序变化及其气象特征，这就是所谓的"序列"。

（4）周期意涵：无论从洛书数理模型的任何一个"数"表达的时间节点及其气象特征出发，按顺时针旋转一周，再回到这个"数"所表达的时间节点，正好是一个太阳回归年的时间周期。

（5）表达一年阴阳之气消长规律的意涵：面南而立，图中左侧"奇数"（为阳，"阳道奇"）顺时针排列："一"→"三"→"九"，阳数的数值在增大，表达了每年从冬至日到夏至日时段，自然界每天的白昼在延长（黑夜在变短），日照时间、日照强度均逐渐增强，气温也随之转暖变热，用阴阳概念表达，就是"阳长状态"。而图中右侧的"奇数"的排列："九"→"七"→"一"，阳数的数值在减小，表达了每年从夏至日到当年的冬至日，每天的白昼时间变短，夜晚时间在延长，日照时间、日照强度均逐渐减弱，气温也随之转凉变寒，用阴阳概念表达，就是"阳消状态"。

同理，左侧的"偶数"（为阴，"阴道偶"）顺时针排列：左侧"八"→"四"→"二"，阴数的数值在减小，表达了上半年从立春→立夏→立秋时段，夜晚时间在逐渐变短（白昼时间在延长），寒凉之气由强变弱，所以气候则表现为由冬寒转为春温变为夏热，用阴阳概念表达，上半年是"阴消状态"；右侧"二"→"六"→"八"，阴数的数值在逐渐增大，夜晚时间在延长（白昼时间渐短），气候由夏热转为秋凉，逐渐变化为冬季的严寒，用阴阳概念表达，就是"阴长状态"。

如果用阴阳概念对图中洛书数理（"阳道奇，阴道偶"）综合分析，必然得出：上半年阳数数值在逐渐增大，而阴数的数值在逐渐减小，故而表达了上半年为"阳长阴消"的状态；同理，下半年则为"阴长阳消"的状态。所以，能十分合理地解释四季气候的寒温变化。

6.运用洛书数理模型，解释"始于一，终于九"的"医道之纲纪" 如上所述，用洛书之数理能够清楚明白地表达一年四季的气候寒暑变化以及阴阳消长规律，而这一规律也正是临床医生在诊断疾病、分析辨证（《灵枢经·顺气一日分为四时》）、处方用药、针刺艾灸、推拿按摩的临床施术除病时，必须遵循的原则（如《素问》的《脏气法时论》《四时刺逆从论》），所以有"臣请推（推理）而次（逐条分析）之，令有纲纪，始于一，终于九焉"之论（《灵枢经·九针十二原》）。

7.务必要对其中的"气街"知识予以认真地梳理 将这一重要内容作为已经学习和掌握的中医基础理论知识体系的补充。只要通过对相关经文的横向梳理，就会总结出原文讲述的分布于头、胸、腹、胫的四"气街"知识，是经络系统的重要组成部分，而且具有"联系四海，相对独立的分段结构"；"纵横交错，以横向为主的网络结构"；"前后相贯，上下相连的纵横结构"；"以脏腑为中心，向全身呈辐射状结构"的结构特征。只要对该书相关原文认真研读，就会发现经文结合临床实践，表达了"气街"具有"沟通联络""蓄积气血""调节控制"和"代偿替补"之功能特征。因此，完全有理由认为《灵枢经》所论之"气街"，不但是经络系统的重要组成部分，而且是十二正经、奇经八脉、经别、别络、经筋、皮部之外气血运行的侧支旁路，尤其是在邪伤经脉，经脉为邪闭阻而不通的病理状态下，经气无法沿经络的常规之道运行时，气街就可发挥侧支旁路的代偿替补作用，如此重要的知识，只有运用"创新"的学习思路，才能予以解读、归纳、凝练，并使之服务于临床实践。

8.务必要关注体质内容 人类的体质依赖于先天禀赋（《灵枢经·寿夭刚柔》《灵枢经·天年》）、并通过后天获得（《灵枢经·五音五味》），表现在个体之阴阳气血、脏腑形质（《灵枢经·本脏》）、人格性情（《灵枢经·论勇》）等方面的特有性质。通过该书有关体质内容的原文解读，辨识经文对体质的存在、体质的个体差异、体质的分类（《灵枢经·阴阳二十五人》），以及体质与发病（《灵枢经·卫气失常》）、体质与刺治（《灵枢经·行针》《灵枢经·通天》）、体质与药物耐受性、体质与疼痛耐受性等（《灵枢经·论痛》）临床意义的记述和论证。这些内容只有通过对原文认真解读和对原文精神深刻体悟，才能有所认知，也才能使其发扬光大。

体质，是表述个体特性的专有名词，在中医学文献中，和体质相关、用于说明个体特性的术语有过几种不同的用语。《黄帝内经》常用"形""质"等表义，如《灵枢经·阴阳二十五人》中的"五形之人"即是其例，张介宾较早地运用"体质"这一术语（《景岳全书·杂证谟·饮食门》）。中医体质学说是以中医理论为指导，研究正常人体体质的形成、特征、类型、差异规律，及其对疾病发生、发展、演变过程的影响，并以此指导对疾病进行诊断和防治的理论知识，属于藏象学的内容之一。其融生物学、医学、社会学和心理学于一体，既是作为研究人类生命、健康和疾病问题的医学科学的一个重要组成部分，又是基础医学、临床医学中研究人类体质与疾病、健康关系的新的分支学科。

以《灵枢经》相关内容为主体，基本奠定了中医体质学的基础，如《灵枢经·阴阳二十五人》是论述体质内容的专章，根据阴阳五行学说的基本理论，结合长期的生活观察与医疗实践，按照人的肤色、体形、禀性、态度及对自然界变化的适应能力等方面的特征，归纳总结出木、火、土、金、水五种不同的体质类型，再与五色、五音相配属，故又分为二十五类。即"先立五行金木水火土，别其五色，异其五行之人，而二十五人具矣"。《灵枢经·五变》篇则是讨论体质与发病的专篇，以五变论体质，提出了外邪侵犯人体后病变的多样性，针对引发病变的外部因素论述预防与发病的关系，突出了预防摄生思想。但《黄帝内经》并非主张单纯、消极地躲避外邪，而是提倡通过养生增强体质，提高抗病能力，从而达到真正地避邪，"非但求人而人自犯之"就体现了这种观点，明确地表达了人体发病的关键在于内因正气，防病的关键在于通过养生增强体质。而《灵枢经·五音五味》篇承上篇《灵枢经·阴阳二十五人》，进一步从性质和部位上分别论述了二十五种人与各条经脉的密切关系，及其在调治方法中应取的经脉。另外，还有《灵枢经·行针》《灵枢经·通天》《灵枢经·论痛》等专论体质内容。

《灵枢经》认为，体质是在先、后天，体内、外种种因素作用及影响下形成的。

一是禀赋于先天。人体来源于父母、禀赋于先天。父母的生殖之精形成胚胎，禀受母体气血的滋养而不断发育，从而形成了人体，这种形体结构就是体质在形态方面的雏形，故《灵枢经·决气》篇有"两神相搏，合而成形"之论。张介宾称为"形体之基",其说更为明确。说明形体始于父母,体质是从先天禀赋而来。正由于体质禀受于父母,所以父母的体质特征往往能对后代产生一定影响。一般说来,父母素体强盛,其所受多强;父母素体柔弱,其所受多弱;父母属阴寒之体,其所受可能偏于阴盛;父母属阳旺之躯,其所受可能偏于阳亢;而父母的身材高矮、大小对后代也有影响。诚如《灵枢经·寿夭刚柔》篇所说,"人之生也,有刚有柔,有弱有强,有短有长,有阴有阳"。凡此都说明体质由先天禀赋而来。

二是影响于后天。①养育于水谷:《黄帝内经》认为,体质由先天禀赋决定,依赖于后天水谷的滋养,水谷是人体不断生长发育的物质基础。"人以水谷为本"(《素问·平人气象论》),水谷五味各入五脏,五脏精气充沛,又以其精气充养所合的五体:肝濡筋,肾充骨,脾主肉,心充脉,肺养皮。使筋骨劲强、皮坚肉满、血脉和调、形体健壮,水谷充、气血盈、精气旺、脏气盛,体质何患不壮?!若不注意水谷之养,则形体瘦削,体质虚弱。②受制于环境:环境对体质的制约,主要反映在自然环境、社会环境两个方面。"人以天地之气生"(《素问·宝命全形论》)。机体对于不同的地理、气候环境,必须做出种种调节反应,以适应客观条件,因而外界环境就会从不同方面对人体体质产生制约,由此导致一定的体质特征。从方位、地势看,东方之地,处于海边,气候温和,其民食鱼而嗜咸,形成了腠理疏松、皮肤黧黑的体质;西方之地,多山旷野,水土刚强,其民形成了肥壮体质;南方之地,气候炎热,地势低下,水土薄弱,其民形成了皮肤色赤、腠理致密的体质;北方之地,地势高旷,风寒冰冽,其民游牧生活,形成了阳虚脏寒的体质(《素问·异法方宜论》)。③社会环境的影响:人生活在社会中,社会环境也会对体质的形成和变化产生影响。由于人们所处的社会地位不同,因此情志、劳逸各不相同,生活物质条件也有优劣之分,从而导致了不同的体质特征。经常参加体力劳动,其体质多粗壮结实、气涩血浊;"血食之君,身体柔脆,肌肉软弱,血气慓悍滑利"(《灵枢经·根结》)。

三是增强于锻炼。锻炼对增强人体体质有重要作用。《素问·上古天真论》提到导引、气功等锻炼方法,如"法于阴阳,和于术数","呼吸精气,独立守神,肌肉若一,故能寿敝天地"。说明《黄帝内经》时代,人们已重视通过锻炼的方法增强体质。

先天禀赋是体质之本,如同木之有根、水之有源,应高度重视。而后天饮食、环境、锻炼，对体质的形成有养育、制约、增强作用，更不容忽视。

9.要重视原文讲述的刺治方法内容　《灵枢经》在讲述应用针刺方法治疗疾病时，认为要用阴阳五行之理的思维模式，熟悉脏腑部位及其表里关系、气血循行顺逆及经气运行出入交会、虚实补泻和腧穴、辨析病性、判断病势顺逆、辨别基本标本缓急的基础上（《灵枢经·通天》），再根据病情，分别在三刺法、五节刺法、九刺法，或者十二节刺法（《灵枢经·官针》）中选择适宜刺法，无论是补虚还是泻实，针对具体病情，或疾徐，或捻转，或开合，或迎随，或逆从，或缪刺，或艾灸，务必遵循"用针之要，无忘其神"的针刺原则，既要重视对病人神气的调节和治理，也要全神贯注，神思敏捷，在选穴、进针、行针、捻转、导气等过程中，刻意研精，一丝不苟，才能通过调气、治神、调整机体各部分的阴阳，使之从不协调的失衡状态恢复到正常状态（《灵枢经·官能》）。这既是《灵枢经》留给后世的宝贵财富，更是指导临床实践的重点内容。

10.务必要对"三焦"理论给予纵向深刻解读　自《难经·二十五难》认为"三焦……有名而无形"后，就引发了长期的三焦"形名之争"。三焦"有名有形"之论认为，三焦为六腑之一（《灵枢经·邪气脏腑病形》《灵枢经·本输》），其形态为"脏腑之外，躯体之内，包罗诸脏，一腔之大腑"（《类经·藏象类》），有独立的功能活动，有相关病证特征，有所属经脉，有表里联系，有阴阳五行属性等；持三焦"有名而无形"立场者又有三种观点：一是"部位三焦说"，认为三焦是对人体内脏划分的三区域，上焦包括横膈以上之心、肺、心包，乃至头面；中焦指膈脐间之脾、胃、小肠等；下焦包括肝、肾、胆、膀胱、大肠、女子胞等。二是"气化三焦说"，认为上焦是概括人体物质代谢过程的三个阶段（《灵枢经·营卫生会》），如"中焦如沤"，即表达了脾胃小肠等对饮食物的腐熟消化以及对其中营养物质的吸收过程；"上焦如雾"，是对上传至心肺的水谷精微，在心肺的气化作用下，宣散发布之全身被利用以及能量转化过程的表述；"下焦如渎"，则是对人体代谢后的"废水、废渣"的排出，就要如同河渠沟道一样畅通。三是"辨证三焦说"，即是以"三焦"概括外感温热病证演变过程早、中、后期的三阶段，这也是"治上焦如羽，非轻不举；治中焦如衡，非平不安；治下焦如权，非重不沉"（《温病条辨》）治疗方法以及用药思路发生的依据。所以，在研读该书时，对诸如此类的重要命题，需要应用"纵横联系"的解读《黄帝内经》原文的方法，才可能有深刻而准确的理解和把握。

11.“命门”是《灵枢经》的重要命题　“命门”是研读该书时必须给予认真关注的知识点。经文基于“五脏六腑之精气皆上注于目而为之精”（《灵枢经·大惑论》）的认知，将“视睛明”，察眼神变化作为判断脏腑精气盛衰，疾病预后吉凶的重要观察点，这就有了“命门者，目也”（《灵枢经·根结》）发生的医学背景。《难经·三十六难》赋予“命门”以右肾的“脏”之内涵，使其有了全新内容。像这样的重要学术知识，必然是学习该书经文时要给予关注的重点。

12.《灵枢经》的演化观　《灵枢经》首次将《黄帝内经》时代人们对宇宙、万物、人类发展演化过程的认识归纳为：演化天地规律（“道”）加天地演化本原（“气”）→天地加万物→生物体（第一个“生”）→人类（第二个“生”）；同时也对经文细化人类思维发生的过程：志（记忆、信息储存）→意（信息提取）→思（信息处理）→虑（广泛联想）→智（做出判断，制订方案，行为实施）。用“智”表达思维结果的理由在于：思维所需的信息必须是真实的，信息处理分析必须是缜密的，得出的思维结论必须是准确的，制定的处理方案必须是正确的，处理事物的结果必须是最优的，这就是用“智”表达其结果的完整理由（《灵枢经·本神》）。像这样的辩证唯物的演进观点，客观、正确地表达了古人世界观和方法论立场，像这样高明之论，研读本书经文是不能不予以重视和关注的。

13.对中医诊断学的贡献　中医学诊法理论中的“尺肤诊法”（《灵枢经·论疾诊尺》）、“人迎寸口二部合参诊法”（《灵枢经·四时气》《灵枢经·经脉》）、“五色诊法”（《灵枢经·五色》）、“胸腹诊法”（《灵枢经·胀论》《灵枢经·水胀》）知识，《灵枢经》均予以呈现，而《素问》则是对这几种诊病方法予以具体地应用。由诊病原理、具体内容、操作方法、临床意义等构成其基本内容，对这些内容的经文，任何对该经典论著的研究都时要万分关注，这也是研读《灵枢经》原文时的重点，是学习该书经文的现实意义及实用价值。

14.首次提出解剖概念及其意义　《灵枢经》对人体脏腑、经络、组织器官的生理功能和病理变化的认识，除了长期的生活观察、反复的医疗实践活动验证外，已有解剖实验的记载，如“若夫八尺之士……皆有大数”（《灵枢经·经水》）之论，以及有关消化道各部分的大小、重量、长短、容量等

（《灵枢经·肠胃》），均与现代解剖学测量的结果非常近似，说明藏象理论的建构是有解剖学基础的。当然限于历史条件和科技水平，此时的解剖只是直观的、粗浅的，这也决定了中医药学重视运用宏观、整体的方法来认知人体的生理功能和病理变化，从而形成其独特的理论体系。《灵枢经》最早提出了"解剖"概念，反映了当时于人体解剖已有了相当的成就；提供了运用形态观察的方法研究生命科学，为藏象学说的形成奠定了形态学基础。虽然藏象理论以脏腑功能为核心，但形态结构也是其不可或缺的因素。研读《灵枢经》时对这样的内容绝不可因其过于原始、粗糙而摒弃之，而是需要以此作为解读经文构建生命科学知识体系的一个思维视角，评价2000多年前古人构建生命科学知识时的可贵、可敬之精神。

15. 关注"八卦"的内容及其意义 在学习《灵枢经·九宫八风》内容时，务必关注"九宫八风图"所含"八卦"内容。"八卦"是易学体系的基础，是一套用三组阴阳组成的哲学符号。其深邃的哲理解释自然、社会现象，是最早的自然科学。根据史料记载，八卦的形成源于河图和洛书，是三皇五帝之首的伏羲所发明，伏羲氏在天水卦台山始画八卦。八卦表示事物自身变化的阴阳系统，用"—"（阳爻）代表阳，用"——"（阴爻）代表阴，是中医理论中阴阳概念抽象的源头之一，用这两种符号，按照大自然的阴阳变化平行组合，组成八种不同形式，叫做八卦，这其实是最早的文字表述符号。八卦在中国文化中与"阴阳五行"一样用来推演世界空间时间各类事物关系的工具。每一卦形代表一定的事物。乾代表天，坤代表地，巽代表风，震代表雷，坎代表水，离代表火，艮代表山，兑代表泽。同时也表达相关方位、相关季节，以及相关方位、季节的气象特征等意涵。正因为八卦与中医学的知识体系关系密切，所以张介宾指出："宾尝闻之孙真人曰：'不知《易》，不足以言太医。'每窃疑焉。以谓'《易》之为书'，在'开物成务，知来藏往'；而医之为道，则调元赞化，起死回生。其义似殊，其用似异。且以医有《内经》，何借于《易》？舍近求远，奚必其然？而今也年逾不惑，茅塞稍开，学到知羞，方克渐悟。乃知天地之道，以阴阳二气而造化万物；人生之理，以阴阳二气而长养百骸。《易》者，易也，具阴阳动静之妙；医者，意也，合阴阳消长之机。虽阴阳已备于《内经》，而变化莫大乎《周易》。故曰天人一理者，一此阴阳也；医易同原者，同此变化也。岂非医易相通，理无二致，可以医而不知易乎？"（《类经附翼·医易》）

　　刘林鹰认为，"八卦"是由天文六卦演化出的，"卦"产生于天文学家圭测工具的预测活动，初期是六卦体系，没有坎卦和离卦，后来演化出八卦体系。其重要依据是六卦体系（如三阴三阳），这是中医学的主干性理论（《易学起源之谜新解》）。所以，无论是十二经脉的命名，还是经脉病证的辨识（《素问》的《阴阳别论》《厥论》,《伤寒论》的六经辨证），都是这六卦体系（三阴三阳）在《黄帝内经》中的应用，也是该篇八卦内涵的体现。

　　凡此等等，既为《灵枢经》的特色，也是研读该书经文时应注重的要点，只有如此，才是对经典名著挖掘和弘扬。没有创新就没有发展，没有创新也就没有生命力，研读中医经典文献也应当如此，如果没有这种认知方法和思维视角，也就无法研读出经典名著的价值和意义。

附一
深度解读《灵枢经》"九宫八风"思维模型

北斗七星是"九宫八风"思维模型建构的天文学基础。"九宫八风"模型严格规定了八方空间，同时对四时八节时间意涵的规定也是严格的、永恒的，这是古人观察天象变化长期积累的宝贵经验，无论时代如何变迁，四时八节绝对不会改变。北斗历法是将一个太阳回归年（366日）分为八个时段，用以度量一年四时八节的历法定制，是《黄帝内经》构建生命科学知识体系时所应用的历法之一，用以预测一年不同时段的气候、物候，以及可能发生的疫情和疫病。

一、北斗七星是建构基础

北斗七星是"九宫八风"思维模型建构的天文学基础。"太一"（又作"太乙"）之解有二：一指形而上的"道"，如"道也者，至精也，不可为形，不可为名，强为之，谓之太一"（《吕氏春秋·仲夏纪》），指出"太一"即是道（天地万物变化规律），指可以决定四时八节变化的"道"；二指北斗七星。古代天文学中将北辰（北极星）称为"太一"，但北辰相对于众星辰而言，其位置是相对不变的，永恒于北天极，但据"太一游宫"，及与"中央者太一之位"（《鹖冠子·泰鸿》），尤其是《灵枢经·九宫八风》篇中之"太一"，应当指北斗七星。正因为斗纲在一年不同时段的指向，结合气象、物象变化而确立了四时八节，即所谓"斗柄东指，天下皆春；斗柄南指，天下皆夏；斗柄西指，天下皆秋；斗柄北指，天下皆冬"（《鹖冠子·环流》）之说，所以《淮南子·天文训》基于北斗星斗柄旋转移行约十五日（度）为一节气，每四十五、四十六日为一季，自此厘定、命名了二十四节气，故司马迁有"斗杓所指，以建时节""斗为帝车，运于中央，临制四乡。分阴阳，建四时，均五行，移节度，定诸纪，皆系于斗"（《史记·天官书》）的研究结论。所以说是基于北斗天文背景建立了"九宫八风"模型，这是解读该模型时必须遵循的思维视角。

二、"九宫八风"模型表达了北斗历法

虽然在历法史中未曾出现北斗历法之名，但依据历法定义，这种基于斗纲指向度量日月星辰循行，度量一昼夜不同时辰的方法就属于历法范畴，当代学者刘明武称其为北斗历法（《换个方法读<内经>——<灵枢>导读》），一年分为8个时间段是其最显著的特征。李守力也认为"中国古代曾经广泛流行北斗历，只是没有直接使用这个名字而已"。并且引用《鹖冠子·环流》的原文，认为这就是古人判断四时的依据，古人应用北斗七星的斗柄指向进行夜间计时，因为斗柄每旋转30度即为1个时辰。因此李守力认为"北斗历法是最早的科学"（《周易诠释》）。

北斗历法将一个太阳回归年（366日）分为8个时段（即八节），各个时间阶段的划分在《灵枢经·九宫八风》篇有明确表述。具体言之："太一常以冬至之日，居叶蛰之宫四十六日（冬至，一，叶蛰，北方，坎）第一季；明日居天留四十六日（立春，八，天留，东北方，艮）第二季；明日居仓门四十六日（春分，三，仓门，东方，震）第三季；明日居阴洛四十五日（立夏，四，阴洛，东南方，巽）第四季；明日居上天宫四十六日（夏至，九，上天，南方，离）第五季；明日居玄委四十六日（立秋，二，玄委，西南方，坤）第六季；明日居仓果四十六日（秋分，七，仓果，西方，兑）第七季；明日居新洛四十五日（立冬，六，新洛，西北方，乾）第八季。明日复居叶蛰之宫，曰冬至矣。（招摇，五，中央）"

三、严格的空间区位

"九宫八风"模型规定的八方（四正、四维）空间内涵是严格规定、永恒不变的，这是古人在观察天象变化长期积累的宝贵经验，无论时代如何变迁，八方区位是不会改变的。

"九宫八风"模型有严格的天空区间规定，在天空有"九宫"区位。古代中国天文学家将天宫以井字划分九个空间区位，便于晚间从地上观天的七曜与星宿移动，可知方向及季节等资讯。有此九宫空间区位，一是对北斗七星昼夜、一年不同时段运行轨迹予以度量；二是规定了北极星（北辰）、

"九宫八风"模型也由此严格地规定了地面区间（即"九野"）。地面有九野的规定与天空之"九宫"对应，天空有斗柄旋转指向一定方位，地面则以观测者所在之处为"中央"，地之各分野对应着天空各"宫"，不同空间区位之相关天象于地面也有相应的气象、物象。

四、严格的时间节点

"九宫八风"模型规定的四时八节时间也是严格的、永恒的，这是古人在观察天象变化长期积累的宝贵经验，无论时代如何变迁，四时八节（包括时段长度、时段交接点）是不会有改变的（当然有细小的岁差）。这一思维模型是基于北斗星斗柄指向确定四时八节的。

节令变化有永恒而严格的起止点，冬至日既是节令变化之起点，也是八节、二十四节气之起始点，太阳回归循行自此为起点，故有"冬至一阳生"之说。北斗历法一年一循环，是以北斗星的斗柄循环一周确定的。当北斗星的斗柄指向北天极（北极星）时，既是上一年的结束（时间节点为冬至），也是新一年的开始，当斗柄在此指向北天极时就是北斗历的一年。所以，北斗历法的岁首是冬至日，也是全年中午日影最长的一天。中国古代是依据4条标准确定冬至的：①全年中午日影最长的一天；②日出东南方位（四，阴洛，东南方，巽）；③二十八宿中的昴宿黄昏时出现在正南方；④北斗星的斗柄指向子午线的子方位。识读其他节气内涵时也应当遵照这四点予以思考。

《淮南子·天文训》有明确计量，"日行一度，十五日为一节，以生二十四时之变。斗指子则冬至……加十五日指癸则小寒……加十五日指丑是大寒……故曰距日冬至四十六日而立春，阳气冻解……加十五日指寅则雨水……加十五日指甲则雷惊蛰……加十五日指卯中绳，故曰春分则雷行……加十五日指乙则清明风至……加十五日指辰则谷雨……加十五日指……春分尽，故曰有四十六日而立夏，大风济……加十五日指巳则小满……加十五日指丙则芒种……加十五日指午则阳气极，故曰有四十六日而夏至……加十五日指丁则小暑……加十五日指未则大暑……加十五日指背阳之维则夏分尽，故曰有四十六日而立秋，凉风至……加十五日指申则处暑……加十五日指庚则白露降……加十五日指西中绳，故曰秋分雷戒，蛰虫北乡……加十五日指辛则寒露……加十五日指戌则霜降……加十五日指蹄通之维则秋分尽，故曰有四十六日而立冬，草木毕死……加十五日指亥则小雪……加十五日指壬则大雪……加十五日指子，故曰阳生于子，阴生于午。阳生于子，故十一月日冬至，鹊始加巢，人气钟首。阴生于午，故五月为小刑，荠麦亭历（即'葶苈'）枯，冬生草木必死。"可见，《灵枢经·九宫八风》关于北斗历法知识的应用绝非空穴来风，而是本之有据的。北斗历法是将一个太阳回归年（366日）分为八个时段，用以度量一年四时八节的历法定制。

五、"九宫八风"是洛书数理模型的具体表达

"九宫八风"模型用1、2……8、9的数字替代了洛书中的阴阳符号（黑圈"●"、白圈"○"）。

（一）表达五行之理

洛书及其背景下发生的十月历，表达五季五方气候的运行规律——五行。奇数为阳，自冬（水，1）→春（木，3）→夏（火，9）→长夏（土，5）→秋（金，7）→冬（水，1）。其运行过程是1→3→9→（5）→7→1，用奇数数值的大小客观地表达了一年五季（冬→春→夏→长夏→秋）阳热之气的多少、气温的高低，乃至在此作用下万物生→长→化→收→藏的周期变化规律。

（二）表达重土思想

在洛书中，将土置于中央枢机，可见"重土"理念由来已久，西汉沿袭之，董仲舒更是极力倡导，认为"土者火之子也，五行莫贵于土……土者，五行最贵者也"（《五行对》）。将"土"（五）置于中心枢机地位，正是"太一游宫"中的"帝车"就居于中央"招摇"宫。《黄帝内经》继承了"重土"思想并用于解决医学中的实际问题，故而有了脾胃居于中焦，是人体气机升降之枢纽观点发生的文化背景。

（三）表达阴阳之理

奇数表达一年不同季节的阳气消长规律。奇数为阳，自冬→春→夏→长

夏→秋→冬，其运行过程是1→3→9→7→1；用奇数数值的大小客观地表达了一年之中，自然界的阳（热）气由渐盛（上半年1→3→9）到渐衰（下半年9→7→1）的消长过程。五居中央而自旋。

偶数表达一年不同季节的阴气消长规律。四个偶数为阴，其布阵表达了一年阴（寒）气自立春→立夏→立秋→立冬是由盛而衰（上半年8→4→2），再由衰而渐盛（下半年2→6→8）的消长过程。

附二
《内经》经络理论的发生及其意义

经络是运行气血、联系脏腑和体表及全身各部的通道，是人体功能的调控系统。经络学也是人体针灸和按摩的基础，是中医学理论的重要组成部分，是祖国医学基础理论的核心之一，源于远古，服务当今。在2000多年的医学长河中，一直为保障中华民族的健康发挥着重要的作用。这一理论形成并奠基于《黄帝内经》，只要对其中相关原文予以认真梳理，就不难发现这一理论发生的轨迹。

一、《黄帝内经》经络理论的发生

（一）解剖知识为经络理论建构的认知出发点

《黄帝内经》中经络的发现、经络理论的形成，"解剖学知识"的参与是不争的事实。

《灵枢经·经水》："经脉十二者……若夫八尺之士，皮肉在此，外可度量切循而得之，其死可解剖而视之。其脏之坚脆，腑之大小，谷之多少，脉之长短，血之清浊，气之多少，十二经……皆有大数。"

《灵枢经·经脉》："经脉十二者，伏行分肉之间，深而不见；其常见者，足太阴过于外踝之上，无所隐故也。诸脉之浮而常见者，皆络脉也。"

《灵枢经·血络论》："血出而射者，何也？血少黑而浊者，何也？血出清而半为汁者，何也？"

《素问·刺腰痛论》："刺解脉……刺之血射以黑，见赤血而已。"

原文明确地告诉人们，经络的发现与古代解剖学知识的应用有密切关系，应当包括现代解剖中发现的人体血管、淋巴管等管状结构的组织。这也就是《黄帝内经》中常用的"脉""经脉""血脉"等概念。

（二）临床实践经验的积累是经络理论建构的基础

1.上述原文，就是在临床针刺放血治疗的实践中发现经脉、发现腧穴的。

2.马王堆帛书、张家山竹简和绵阳木人经络模型等出土文物的印证。

3.早期文献主要描述了经脉系统，并涉及了三种古老的医疗手段：一是灸法，一是砭术，一是导引术（古老的气功），而经脉是这三种医术施用时借助的途径。

4.古人的体验。古人在长期临床实践中，如《黄帝内经》记载的"砭石刺治"技术、"九针"治病技术、艾灸疗法、按摩治病技术等（外治方法），这些方法都是通过对人体肌表的刺激，达到治疗全身疾病的目的。因此，在进行各种体表"刺激"时，被施治者就会有种种不同的"感应现象"，这就是通常所说的"酸、麻、胀"等效应并且会沿着身体一定方向、一定路径传播。而《黄帝内经》将这种针刺感应描述为"快"（舒服、松快）（《灵枢经·本输》）"痛"（以痛为腧）（《灵枢经·经筋》）。

20世纪50年代，人们在针刺中发现，有些人接受针刺治疗时，会产生一种沿经脉路线移动的感觉，这种现象被命名为"循经感传现象"，能产生该现象的人称为"经络敏感人"（占人群的很小一部分）。循经感传现象的发现，扭转了经络就是血管的观点，因为血管无法形成这种感觉循经移动的现象。

综上所述，长期的实践体验和临床经验知识的积累，既是《黄帝内经》建构经络理论的坚实基础，也是其至今仍然能够指导临床治疗取效如神的根本原因。

（三）天文历法为经络理论的建构提供了思维空间

1.十二经脉观念与天文历法知识 《灵枢经·阴阳系日月》："十二经脉，以应十二月。"此前长沙马王堆汉墓出土的《臂足十一脉灸经》《阴阳十一脉灸经》都是11条经脉，《灵枢经》中还有痕迹，如《灵枢经·本输》论经脉的"五输穴"时，就只有11条，书中虽有"心经"的"井、荥、输、经、合"五输穴，但实际为"心包经"。《灵枢经·邪客》曰心经"独无腧"。可见，《黄帝内经》是在天文历法背景下，将经脉体系完善为十二经脉的。

2.**二十八脉观念与天文历法知识**　《灵枢经·脉度》言人体二十八脉：左右手足三阴三阳经脉（24脉）、任督二脉、阴阳蹻脉，总长度"十六丈二尺"。此处的二十八脉，就取法于"二十八宿"观念。

3.**经气运行理论与天文历法知识**　"项下足太阳……日行一舍，人气行三阳行于阴分，常如是无已，与天地同纪。"

（四）哲学的参与使经络知识上升为系统理论

哲学是关于世界观的学说，是自然知识和社会知识的概括和总结。任何科学知识的形成，都不能脱离一定的哲学知识参与，经络理论的形成也不例外。必然受到当时的"气—阴阳—五行—神论"哲学观念的深刻影响。

1.**"圜道"观与经脉的"阴阳相贯，如环无端"**　"圜道"观念形成得很早，在《周易》《尚书》中已有体现，经过先秦诸子们的丰富和发展，于战国末期，由思想家吕不韦第一次确立并予以系统地阐述和抽象，将其升华到理性层面。何谓"圜道"？所谓"圜道"，即指宇宙万物自在的循环运动规律，今人将其径直表达为"圆运动"。经络系统在人体内"阴阳相贯，如环无端"（《灵枢经·营卫生会》）的存在状态就是在这一哲学理念背景之下发生的，如"手之三阴，从脏走手；手之三阳，从手走头。足之三阳，从头走足；足之三阴，从足走腹"（《灵枢经·逆顺肥瘦》），此为人体经脉结构之"圜道"。

正因为人体的经脉有"阴阳相贯，如环无端"的形态结构，所以经脉之中循行的气血也必然是"循环不休，往复不已"的。

2.**阴阳理论与经络理论的建构**　阴阳理论对经络理论结构的影响是深刻的，如十二经脉的阴阳属性确立和命名即是其例。在"阴阳者，天地之道也，万物之纲纪"的观念指导下，将属于五脏的经脉命名为"阴经"，属于六腑的经脉则规定为"阳经"；再在阴阳"一分为三"的背景下，才有了三阴经（太阴、少阴、厥阴）、三阳经（太阳、阳明、少阳）。在此基础上，进一步完善了表里关系、隶属关系等理论。

3.**"天人合一"观念与经络理论建构**　如"天人合一"内涵中的"天人同构"，二元结构（阴阳结构）、三元结构（三阴三阳结构）就充分予以体现。

二、《黄帝内经》经络理论的形成路径

（一）经络的早期认识阶段

1.保留早期十一经脉的认识 《黄帝内经》呈现了经络知识的早期不成熟的认识，认为只有十一条经脉，如《灵枢经》的《九针十二原》之"阳中之太阳，心也。其原出于大陵"，显然，此时仍是十一经脉，无"手少阴经"。《本输》"心出于中冲，中冲，手中指之端也，为井木。"显然，此时既保留了《足臂十一脉灸经》《阴阳十一脉灸经》阶段十一条经脉的认识。

2.十一经脉并向十二经脉过度的认识阶段 《灵枢经·邪客》："心主之脉，出于中指之端……上入于胸中，内络于心脉……手少阴之脉独无腧，何也？岐伯曰：少阴，心脉也。心者，五脏六腑之大主也，精神之所舍也，其藏坚固，邪弗能容（当作'客'）也。容之则心伤，心伤则神去，神去则死矣。故诸邪之在于心者，皆在于心之包络，包络者，心主之脉也，故独无腧焉。"

3.保留经脉早期命名的遗痕 长沙马王堆出土的两部帛书对经脉的命名显然早于《灵枢经》，如《阴阳十一脉灸》"钜阳脉""少阳脉""阳明脉""肩脉""耳脉""齿脉""大阴脉""少阴脉""厥阴脉"等。《足臂十一脉灸经》之"足"之"太阳""阳明""少阳"；"足"之"少阴""太阴""厥阴"；"臂"之"太阴""少阴"，"臂"之"太阳""少阳""阳明"（"足"六经，"臂"五经）。

《足臂十一脉灸经》中凡循行于下肢者，以"足"名之，循行上肢者，以"臂"名之。《灵枢经》保留该命名遗痕，如《寒热病》有"臂阳明""臂太阴"的称谓。《阴阳十一脉灸经》谓之"钜阳脉"者。《素问》亦保留其遗痕，如《五脏生成》《热论》《厥论》有"巨阳"（分别指手太阳、足太阳脉）称谓。

4.经脉向心性走向阶段的认识 长沙马王堆帛书记载的经脉走向均为向心性分布，复习《黄帝内经》的相关原文，就能发现其形成过程中还保留有早期阶段的认识。《灵枢经·本输》："肺出于少商，少商者，手大指端内侧也，为井木……尺泽，肘中之动脉也，为合，肺手太阴经也。"《灵枢经·根结》："太阳根于至阴，结于命门。"又："太阴根于隐白，结于太仓。"

（二）《黄帝内经》经络理论的成熟

《黄帝内经》使经络理论走向成熟的理由：

1.经脉名称的命名完成　《灵枢经·经脉》为其标志，十二经脉名称完整。

2.确立了十二经脉与脏腑之间的对应关系

3.明确了经脉之间的表里络属关系

4.在"圆道"哲学思维引领下，十二正经走向交接规律的总结　如《灵枢经·逆顺肥瘦》："脉行之逆顺奈何？岐伯曰：手之三阴，从脏走手；手之三阳，从手走头。足之三阳，从头走足；足之三阴，从足走腹。"

5.在"圆道"哲学思维引领下，十二正经流注次序的总结　如《灵枢经·经脉》："肺手太阴之脉，起于中焦……肝足厥阴之脉……复从肝别贯膈，上注肺。"

6.经络系统结构的完成　在儒家"三才观"的影响下，《黄帝内经》完成了经络的结构框架。

7.凝练了经络的生理功能

（1）沟通联系作用：经络在机体整体统一性的形成中，起到了沟通联系的作用。脏腑与体表的联系、脏腑与官窍之间的联系、脏腑之间的联系、经脉之间的联系等。

（2）运输渗灌作用：运输渗灌气血，使各脏腑、五体、官窍及经络自身得到气血的充分温煦、濡养，而能发挥其各自的功能。经脉作为运行气血的主要通道具有运输气血的作用，络脉作为经脉的分支具有布散和渗灌经脉气血到脏腑五体官窍及经脉自身的作用。

（3）感应传导作用：一是传递生命信息，沟通机体各部分之间的联系，从而反映和调节脏腑五体官窍的功能状态，交换、协调人体生命活动的每个进程；二是将肌表受到的各种治疗刺激的信息，传递至病变的内脏，根据治疗刺激的性质和强度的不同，产生或补或泻以调整疾病虚实的作用；三是将内脏功能活动或病理变化的信息传达于体表，反映出不同的征象，这是"有诸内必形诸外"的主要生理基础。

（4）调节作用：经络系统通过其沟通联系、运输渗灌气血及其经气对信息的感受、负载和传递作用，能够调节各脏腑五体官窍的功能活动，使人体复杂的生理功能相互协调，维持机体阴阳动态平衡状态。经络的调节作用，是一种良性的双向性调节，表现出"适应原样效应"。

8.总结了经络的相关病理

（1）沿用并有所改造经络早期对经络病理的表述方法：《臂足十一脉灸经》用"其病"格式表达，而《阴阳十一脉灸经》则用"是动则病……是××脉主治"以及"其所产病"格式表达。《灵枢经·经脉》之"肺手太阴之脉……是动则病……是主所生病者"等。

（2）对经脉病症发生机理的总结趋于完善：《臂足十一脉灸经》《阴阳十一脉灸经》记载每一经脉病症，多以经脉循行部位的症状为主，偶尔涉及相关内脏失调所致之证。而《灵枢经·经脉》既保留了经脉循行部位出现的病症，也重视各经联属脏腑失常所致病症。

9.经脉病症的诊察方法更加详备并创立了"人迎寸口二部合参诊脉方法"《黄帝内经》对经脉病症的诊察方法有"望络脉法"（《灵枢经》的《经脉》《四时气》《五色》等）以及"人迎寸口二部合参诊脉法"，运用对比的方法，分别判断阳经、阴经的虚实病证。诊脉方法及原则如《灵枢经·四时气》言："气口候阴，人迎候阳。"

10.经脉病症的临床治疗　治疗原则有《灵枢经·经脉》："盛则泻之，虚则补之，热则疾之，寒则留之，陷下则灸之，不盛不虚，以经取之。"经脉病症的治疗方法如刺法、灸法、放血、按摩、贴敷等。

附三
中医腹诊法原理及理论依据

腹诊法是中医诊察疾病的方法之一，发端于《黄帝内经》和《难经》，张仲景的《伤寒杂病论》对其予以临床验证和践行，自此这一诊病方法就成为历代医家临床认知病证的重要手段。这一诊法与《黄帝内经》创立中医学其他诊病方法一样，都依托于"司外揣内"的思维背景，凭借着相当丰富的临床实践资料的支撑，以脏腑经络、精气血津液等理论为基础，成为独特的诊病手段，是临床医生不可或缺的识病方法。

何谓中医腹诊方法？所谓腹诊法，实乃胸腹诊病方法，习称为腹诊法，是医生运用望、闻、问、切等手段，诊察患者胸腹部病变征象，作为分析判断内在脏腑、经脉、精气血津液的病理变化的依据，为临床治疗提供依据的诊断方法。腹诊法和中医学的其他临床诊病方法一样，是在中医学基本理论的指导下，以藏象、经络、精气血津液理论为依据，运用"司外揣内，司内揣外"的诊法思维方法进行察病辨证的。

一、腹诊方法的思维方法依据

《黄帝内经》以"人参天地"的天人合一理念为哲学基础，依据长期生活的体验和实践观察知识的积累，如"下有渐洳，上生苇蒲，此所以知形气之多少也"（《灵枢经·刺节真邪》）。是通过观察苇蒲的生长状况来判断地下土质的肥瘠，这是该体验的真实写照。古人就是在这样大量认知经验积累的前提下，形成了"司外揣内，司内揣外"的诊法思维背景，将人体内在脏腑组织的功能活动状况与外在表现之间类比为"日与月焉，水与镜焉，鼓与响焉"的关系。因为"夫日月之明，不失其影；水镜之察，不失其形；鼓响之应，不后其声。动摇则应和，尽得其情"，就能取得"合而察之，切而验之，见而得之，若清水明镜之不失其形也"的推理效果。如若见有"五音不彰，五色不明"的现象，就可能反映患者在内的"五脏波荡"病理改变。即所谓"若是则内外相袭，若鼓之应桴，响之应声，影之似形"（《灵枢经·外揣》）之故。这也就是"视其外应，以知其内藏，则知所病矣"（《灵枢经·本脏》）的"司外揣内"，或者说是"以表知里"（《素问·阴阳应象大论》）的思维方法（也称为"方法论"）依据。

《黄帝内经》作者就是在这样的思维背景下，经过长期反复的临床实践验证和不断总结升华，才有了诸如"见其色，知其病，命曰明，按其脉，知其病，命曰神；问其病，知其处，命曰工"（《灵枢经·邪气脏腑病形》）等诊法原则的结论。作为《黄帝内经》中腹诊方法的思维依据，也必然如此，不能例外。

二、腹诊方法的藏象理论依据

《黄帝内经》认为："脏腑之在胸胁腹之内也，若匣匮之藏禁器也，各有次舍，名而同处，一域之中，其气各异……夫胸腹，脏腑之郭（廓）也……故五脏六腑者，各有畔界，其病各有形状。"（《灵枢经·胀论》）原文明确指出，人体的脏腑深居于胸腹腔内但却排列有序，缘其所在部位的不同，各个脏腑功能或者病理变化在胸腹的投射反映区域必然有相应的差异，这就是不同内脏与胸腹外应区域密切相关的主要原因，也是胸腹诊法的理论依据之一。据此，可以根据不同部位出现的异常现象（即"形状"，也就是临床症状），进而推断相关内脏发生了相应的病理改变。

（一）腹诊方法与脏腑定位关系

那么，《黄帝内经》时代是如何确定胸腹内的脏腑部位的？依据《黄帝内经》的相关原文，可知当时通过以下方法对人体内脏部位予以确定的。

1.依据解剖知识确定　《黄帝内经》时代在"若夫八尺之士，皮肉在此，外可度量切循而得之，其死可解剖而视之，其脏之坚脆，腑之大小，内穀之多少，脉之长短，血之清浊，气之多少，十二经之多血少气，与其少血多气，与其皆多血气，与其皆少血气，皆有大数"（《灵枢经·经水》）认知人体的背景下，通过人体的大体解剖，是完全能够清楚地发现和认识胸腹之内相关内脏的大体所在部位、形态结构以及相互之间的解剖关系的，如《黄帝内经》在对脏腑进行阴阳定性时指出："夫言人之阴阳，则外为阳，内为阴；言人身之阴阳，则背为阳，腹为阴；言人身之脏腑中阴阳，则脏者为阴，腑者为阳。肝、心、脾、肺、肾五脏皆为阴，胆、胃、大肠、小肠、膀胱、三焦六腑皆为阳……故背为阳，阳中之阳，心也；背为阳，阳中之阴，肺也；腹为阴，阴中之阴，肾也；腹为阴，阴中之阳，肝也；腹为阴，阴中之至阴，脾也。"（《素问·金匮真言论》）其中"腹为阴，阴中之阳，肝也"最能说明解剖知识在认识脏腑具体部位中的作用。由于全段原文都是以解剖知识为五脏阴阳属性定性的基调，"腹为阴"是肝、脾、肾属性为阴的前提，称"肝"为"阴中之阳"的"阳"也只能缘于肝解剖部位在属阴的腹腔之位置最上者，与此相对在腹腔最下、最后部位的"肾"必然属性为阴。所以，脏腑定位就成为腹诊法重要的理论依据。

2.临床实践知识的积累 《黄帝内经》时代在长期的临床实践知识积累的基础上，依据脏腑在胸腹部位的解剖定位知识，将其运用于尺肤诊病方法之中，指导临床脏腑疾病的诊察与判断。临床知识的积累是一个漫长的过程，如《黄帝内经》时代发现的"大肠病者……当脐而痛"；"胃病者，腹胀，胃脘当心而痛，上肢两胁"；"小肠病者，小腹痛，腰脊控睾而痛"；"三焦病者，腹气满，小腹尤坚"；"膀胱病者，小腹偏肿而痛，以手按之，即欲小便而不得"（《灵枢经·邪气脏腑病形》）等，都是当时人们通过长期的临床实践观察，结合人体脏腑的大体解剖认识，将这些经验性的知识总结为临床诊病的方法，即"尺肤诊法"。这一诊法也是对《黄帝内经》中脏腑病证腹诊方法的补充，如"尺内两傍，则季胁也，尺外以候肾，尺里以候腹。中附上，左外以候肝，内以候鬲；右外以候胃，内以候脾。上附上，右外以候，内以候胸中；左外以候心，内以候膻中"（《素问·脉要精微论》）。这就从临床诊病方法（尺肤诊法）中印证了脏腑在胸腹之内的解剖部位，这一认识显然是要依靠长期反复的临床实践知识积累才能达到的境界。

（二）腹诊方法与脏腑功能的关系

《黄帝内经》十分重视对人体各个脏腑功能活动的观察，通过脏腑功能活动的深刻认识，才能准确地理解脏腑失常后发生的相关病理变化，应用生理去认识病理，通过病理变化的分析，印证其对脏腑生理功能的观察。这就是中医学常说的"用生理解释病理，用病理印证生理"的认识方法。

《黄帝内经》所载的腹诊方法的原理之一，就是在对胸腹腔内的五脏六腑各种生理功能深刻研究的基础之上形成的。如《素问》的《灵兰秘典轮》《六节藏象论》《五脏生成》《五脏别论》，《灵枢经》的《本脏》等相关篇论就是这方面的内容。

任何诊病方法，都是对相关脏腑功能失调所致病理的诊察和分析判断，而脏腑的任何病证都是其功能失调所致，因此说，任何诊病方法内容都不能脱离脏腑的生理功能，脏腑生理功能必然是所有诊法理论的基本原理之一，而且是最重要的原理，此处所讲的腹诊方法自然也不能例外。

（三）腹诊方法与脏腑的气化气机关系

胸腹以及胸腹腔内的脏腑经络都是气化、气机活动的场所，其各项功能活动也都是气化、气机活动的具体体现。各个脏腑的不同功能就是不同方式的气化、气机活动，其功能失常，就是该脏腑的气化、气机活动失常。就此意义而言，脏腑的气化、气机活动必然也是支撑腹诊方法的重要理论基础。

中医学的任何理论，都十分注重人体脏腑的气化、气机活动，对内脏实体结构的关注度相对较低，这是此处强调脏腑气化、气机活动在腹诊方法原理中的地位之缘由。

三、腹诊与经络理论的关系

人体的经络系统的总体结构由十二正经、奇经八脉、十二经别、十二经筋、十六别络（十五别络加胃之大络虚里）、十二皮部，以及浮络、孙络组成。经络系统纵横交错，贯通表里上下，联络脏腑肢节，通行全身气血的能力，具有感应和传导各种信息，调节、协调、平衡人体各部分功能的作用，还具有卫外御邪、修复受损害脏腑组织的作用。

由于经络具有"内属于脏腑，外络于肢节"（《灵枢经·海论》）的作用，并按一定的规律分布于人体的特定部位。具体而言，十二正经、奇经八脉的都要循行于胸腹部位，尽管手三阳经"从手走头"，但在到达颈部、头面部的过程中，必然要通过胸的上部，加之"手三阳经"所属的腑（大肠、小肠、三焦）在腹腔，这是该三阳经的"根"，与之相表里的"脏"（心、肺、心包）也在胸部，更何况经络系统也是脏腑气化气机的场所和通道。所以，当内脏功能失常而发生病症时，凭借着经络的感应和传导的功能，就将相关的病理表现感传到肢体表层的相关部位，腹诊方法也正是利用经络的这一作用来体现其临床诊察疾病的应用价值。因此，经络的分布、结构、功能活动，也是构成腹诊方法的理论基础。

四、腹诊与精、气、血、津液的关系

精、气、血、津液是构成人和维持人体生命活动的基本物质，也是人体脏腑活动的产物。这些物质形成之后又称为人体各个脏腑组织器官进行一切功能活动所必需的物质基础。而精、气、血、津液的生成、输布、相互转化以及能量的产生和释放，完全不能脱离脏腑、经络、形体官窍的参与，人体的生理功能活动无不与这些物质的活动息息相关。同样的道理，人体所有的病理变化，从更深层次去认识，几乎都无法离开精、气、血、津液失常的病理基础。

《黄帝内经》中的精、气、血、津液理论是将脏腑经络的生理、病理从精、气、血、津液的角度予以精细化、具体化，也就从更加细微的角度论述人体的整体联系、从精细的物质层面解析脏腑间的广泛联系。无论是其中哪一种物质的生成、输布乃至能量转化和释放，都不是由某一脏腑独立实现的，而是多脏腑共同参与的结果，如"饮入于胃，游溢精气，上输于脾。脾气散精，上归于肺，通调水道，下输膀胱。水精四布，五经并行，合于四时五脏阴阳，揆度以为常也"（《素问·经脉别论》）。原文讲述了人体水液代谢的过程，指出水液入胃肠之后，吸收其中的津液上输于脾，脾将津液再上归于肺，经肺的通调水道作用，把清中之清者敷布全身，供人体利用。利用后的清中之浊者下输于膀胱，借助肾和膀胱气化之力，又将浊中之清者气化上升，上归于肺，供人体再次利用。浊中之浊者由膀胱排出体外则为尿。可见，水液代谢需胃的受纳、脾的传输、肺的通调水道、肾阳的蒸化，同时又与三焦分不开，三焦总司人体的气化，是水液代谢的通路。其他诸如精、气、血的代谢过程同样如此。因此，谈论脏腑经络理论时是无法绕开精、气、血、津液的相关内容的，这也就是该理论必然成为腹诊方法的理论基础和思维视角。

例如《灵枢经·胀论》中参合腹诊法对五脏六腑之"胀"进行诊察辨识后指出，"夫气之令人胀也"，认为"厥气在下，营卫留止，寒气逆上，真邪相攻，两气相搏，乃合为胀"，这就从"气"（气化、气机失调）的角度分析其病机。而《灵枢经·水胀》在应用腹诊方法后对六证复杂病机进行分析认为，其总的病机与气机郁滞、水湿停留、血行瘀阻有关。对《素问·腹中论》中臌胀、血枯、伏梁、热中、消中、厥逆等腹内疾病采用腹诊方法后进行辨识时认为，这些疾病虽然病名各异，但都与脏腑功能障碍，精、气、血、津液失常有密切的关系。仅从这些例证可以看出，这一诊法是不可能脱离精、气、血、津液理论的。

综上所述，中医腹诊法是在中医学基本理论的指导下，以藏象、经络、精、气、血、津液以及气化气机理论为基础，运用"司外揣内，司内揣外"的思维方法进行察病辨证的，这同样也是尺肤诊法、寸口诊法、面诊法、舌诊法、三部九候诊法等察病方法的理论基础。

附四
论气街

　　气街是经脉之外气血运行的另一旁道，气街理论是经络学说的组成部分。对此历来缺乏系统深入的研究，本文从气街的概念、分布、结构、功能等方面予以讨论。

一、气街的概念

　　"气街"，首见于《黄帝内经》，其内容主要见之于《灵枢经》。气街基本含义有二：一是指经络的重要组成部分，为经络之外营卫气血汇聚、运行的通道。如"四街者，气之径路也"（《灵枢经·动输》）。所谓"四街"，即《灵枢经·卫气》所说的"胸气有街，腹气有街，头气有街，胫气有街"。二是指腧穴名，即气街穴，又名气冲穴，如"足阳明脉气所发者六十八穴……气街动脉各一"（《素问·气府论》）。此处所论即《灵枢经》之《卫气》《动输》专节所论之第一义，即营卫气血运行的通道。"街"的本义为通道。《甲乙经》将"四街"书为"四冲"。"街"与"冲"在《说文解字》中均释为"通道、路径"，即"纵横相交的大道"（《辞源》）。可见，《黄帝内经》所谓之"气街"，是指经脉之外的气血通行道路。

二、气街的分布

　　《灵枢经·卫气》对气街的分布作了具体描述，指出："胸气有街，腹气有街，头气有街，胫气有街。故气在头者，止之于脑；气在胸者，止之膺与背俞；气在腹者，止之背俞与冲脉于脐左右之动脉者；气在胫者，止之于气街与承山踝上以下。"可见人身气街的分布有四个区域。

（一）"头气有街"，在脑

脑为髓海，"诸髓者皆属于脑"（《素问·五脏生成》）。脑为精髓之气汇聚处，营养脑髓的气血来源十分广泛而丰富，人身"十二经脉，三百六十五络，其血气皆上于面而走空窍"（《灵枢经·邪气脏府病形》），因此头部的"气街"是全身气血灌注脑髓的主要通路，故张介宾注曰："诸髓者皆属于脑，乃至高之气所聚，此头之气街也。"（《类经·经络类》）

（二）"胸有气街"，在"膺与背俞"

心、心包络、肺居于胸中，"胸之气街"是指心、心包络、肺三脏器气血输注的通路，此通路分布在"膺与背俞"。膺为胸之两旁，有肺、心包络、肝等脏的募穴分布于此。足太阳膀胱经在脚段的背俞穴为脚之"气街"，有肺、心包络、心、肝等脏的背俞穴分布。故张介宾认为："脚之两旁为膺，气之在脚者止之膺，谓足阳明、少阴经分也；脚之后者在背俞，谓自十一椎肠膜之上，足太阳经诸脏之俞，皆为胸之气街"。（《类经·经络类》）可见，胸之"气街"分布在心、心包络、肺与前胸及后背之间。

（三）"腹有气街"，在"背俞及冲脉于脐左右之动脉"

肝、胆、脾、胃、肾、膀胱、大肠、小肠、胞宫皆居于腹，故腹部"气街"是以上诸脏腑气血汇聚转输之通路。"冲脉于脐左右之动脉者"，有诸脏腑的募穴，诸脏腑于背部有其背俞穴。可见，腹之"气街"分布于腹部及诸脏腑与腹部及腰背之间。

（四）"胫气有街"，在气冲与足踝以下

胫，本义指膝以下小腿部，此当泛指下肢。此处"气街"，指气冲穴。据原文所指，胫之"气街"上达气冲穴处，与腹之"气街"相通；下在足踝上，下与足六经的原穴相接。

三、气街的结构特征

（一）联系四海，相对独立的分段结构

人身的气街分为头、胸、腹、胫四节段，人体虽然是一个有机的整体，但在有机整体活动之下各节段又有相对独立的功能。使"四街"与人身"四海"有机地联系在一起。具体言之，"头之气街"与髓海相联系，"胸之气街"与气海相联系，"腹之气街"与水谷之海相联系，"胫之气街"与冲脉血海相联系。

（二）纵横交错，以横向为主的网络结构

人体是一个多层面、多通道、多功能的复杂系统。十二正经及奇经的多数经脉通过纵向结构将人体各部分有机地加以联系，气街则将人体的脏腑、经络进行横向分节段联系，气街网络的密集程度是从下肢（胫之气街）、躯干（腹之气街及脚之气街）、头部（头之气街）依次增大。其中胸、腹之气街呈横向结构，头、胫之气街呈纵向结构。

（三）前后相贯，上下相连的纵横结构

腹、腹气街是以前后相贯的横向结构为特点。五脏、六腑分别藏居于胸、腹腔内，胸、腹气街则将藏居于胸腹腔内的脏腑连前通后，使内脏在诸经脉上下连通的基础上，凭借气街加强了前后的横向节段联系，使内脏与胸腹腰背于深层发生了有机的配合。其中胸之气街加强了心、心包、肺及气海于胸背段的前后联系；腹之气街，加强了横膈以下腹腔中所有内脏的腹部节段联系；头、胫之气街，是以上下相连的纵向结构为特点。藏居于胸、腹腔内的五脏六腑，其精气既要上通于脑，又要下达于胫。通于脑则充养脑髓，为元神的活动提供必需的营养物质；下达于胫则营养下肢，使下肢能胜任承担全身的负荷和行走的功能。由于头、胫分别在躯干之两端，因而其气街之结构必然是上下纵行的，正所谓结构决定功能。可见，人身四气街的结构有纵有横，使经络系统表现为多层面、全方位的立体网络状形态，将人体各部分组织有机地联系在一起。

（四）以脏腑为中心，向全身呈辐射状结构

从以上结构特点可以看出，在头、胸、腹、胫四气街中以胸、腹气街为基点，上连头之气街，下通胫之气街，而胸、腹气街又以藏居其内的五脏六腑为核心，从而使脏腑所化生的气血既可凭借经脉主干通道，如环无端地环流于全身，又能依赖四气街弥散于各组织器官。可见，气街具有加强人体以脏腑为中心的整体联系的作用。

四、气街的特殊功能

气街是指经络系统的组成部分，因而除具有经络系统的基本功能外，还具有其特殊的生理作用。

（一）沟通联络作用

气街是十二正经、奇经八脉、四海、标本根结联系的通道，也是八会穴、俞募穴、下肢五输穴与相关内脏联系的通道。

1.加强横向联系　气街所在的头、胸、腹、下肢，每一部位都有十二正经、奇经八脉的分布，因而加强了十二正经、奇经八脉在这些部位的横向多层面的联系。

2.加强整体联系　气街是沟通十二经脉、奇经八脉、五脏六腑与四海的通道，加强了四海与十二经脉、奇经八脉、五脏六腑的整体联系。

3.经脉标本根结间联系的通道　十二经脉的标本根结所在部位正好与四街一致。十二经脉之"根"与"本"，皆在该经脉位于膝肘关节之远端，而其"标"与"结"，均在头、胸、背部，但并非都位于本经之上，如手太阴、足少阴、足厥阴、足太阴、手少阴之标在足太阳经的背俞，正是气街的横向联系，才使这些经脉与统摄营卫的足太阳经连为一体，这也是《灵枢经·卫气》将标本与气街一并置于同一篇论述之深意。

4.脏腑组织与八会穴联系的通道　八会穴中，脏会章门，腑会中脘，气会膻中，血会膈俞，筋会阳陵泉，脉会太渊，骨会大杼，髓会绝骨（即悬钟穴）。其中胸、腹气街所辖者五，胫之气街所辖者二，故气街又是脏腑、气血、筋骨的精气转输通路。

5. 俞募与内脏间横向联系的通道　"募皆在阴，而俞在阳"（《难经·六十七难》）。五脏六腑的募穴都在属阴的前胸腹，其俞穴都在属阳的背部，各脏腑的募穴和俞穴是各脏腑精气聚积和转输的关键部位，是气血横向节段性运行的枢纽，也是治疗相关内脏疾病的重要腧穴。因此，胸、腹气街实现了募穴、背俞穴与脏腑之间特殊的节段性横向联系，这也是临床针刺时以俞募配穴方法用治疗内脏疾病的理论基础。

综上，气街从5个不同的层面发挥了沟通内外、联系上下、通横连纵的作用。

（二）蓄积气血作用

"人之所有者，血与气耳"（《素问·调经论》）。气血是人赖以生存的基本物质，经脉是气血运行的主要通道，但人体在不同的生理状态下机体各部分所需气血的多少是有差异的，人身头、胸、腹、胫四气街就是能蓄积、调节气血需要量的组织结构，辅助十二正经、奇经八脉完成其"行气血而营阴阳，濡筋骨，利关节"（《灵枢经·本脏》）的重要功能。

其中头之气街，蓄积气血，营养脑髓，以应元神进行思维活动时对气血之所需；胸之气街蓄积心、心包络、肺三脏所需的气血，以应二脏生理活动对气血之需要，同时也可将心肺化生的气血转输至全身；腹之气街蓄积脾胃、肝胆、大小肠、肾与膀胱，以及子宫、二阴所需之气血，以满足饮食消化吸收、水液代谢、生殖功能及排泄活动过程中对气血的需求，并将中焦化生的水谷精气转输全身；胫之气街蓄积下肢负重、行走时所需之气血，以保障人在行走奔跑、负重时对气血之所需。可见，经脉运行的气血在相对富余时，便会在"四街"中蓄积贮存，当人体在不同的生理活动状态下，身体不同部位对气血需求量的多少不同，气街便会在人身对气血需求较大范围内进行调配。

（三）调节控制作用

气街的调节控制作用，可从四街与十二正经、奇经八脉、四海的关系中得到体现。

1. 调节十二正经　"十二经脉，三百六十五络，其血气皆上于面而走空窍"（《灵枢经·邪气脏腑病形》）。但阳经都上头面，而阴经的主干都不上头面，只有凭借头之气街，进行调节、控制十二经脉及内脏与头部的脑髓、官窍间的经气运行，故针刺十二经脉（尤其是阴经）可调治脑髓病、元神病、五官病；胸、腹气街则能调节、控制内脏与前胸腹及腰背之间的经气运行，故针刺募穴、背俞穴能治内脏疾病；胫之气街能调节、控制内脏与下肢的经气运行，故针刺下肢腧穴能治内脏病。

2. 调节控制奇经、四海　奇经犹如人身气血蓄溢之"湖海"（《二十八难》），气街则如同控制的闸门，故气街对奇经的蓄滋有调节作用。如阳经之气亢盛时，气街便开放通往"阳脉之海"的通道，使督脉充盈并蓄贮之；若阳经之气衰减时，气街则又通向开放"阳脉之海"的通道，使阳经得到应有的补充。同样道理，阴经与"阴脉之海"（任脉）间的调控，十二经脉与"气血之海"（冲脉）间的调控均依赖气街，头、胸、腹、胫四气街分别蓄、溢调控着髓海、气海、水谷之海和血海。

（四）代偿替补作用

气街是经络系统的重要组成部分，是十二正经、奇经八脉、经别、别络、经筋、皮部之外气血运行的侧支旁路。尤其是在邪伤经脉，经脉为邪闭阻而不通的病理状态下，经气无法沿经络的常规之道运行时，气街就可发挥其"络绝径通"、侧支旁路的代偿替补作用。正如《灵枢经·动输》所载："黄帝曰：营卫之行也，上下相贯，如环无端，今有其卒然遇邪气，及逢大寒，手足懈惰，其脉阴阳之道，相输之会，行相失也，气何以还？岐伯曰：夫四末阴阳之会者，此气之大络也。四街者，气之径路也。故络绝则径通，四末解（通'懈'）则从合，相输如环。"原文十分明确地指出了气街在经络阻滞不通病理状态下的代偿作用，当人体被邪气所犯时，某一局部的经络路径阻隔不通，营卫无法循环运行，此时可以通过气街这一侧支旁路，调节开放通向病变部位的另一气血输送通道，以保障生命活动所需的气血灌注。张介宾对此有较深刻的理解，认为："大络虽会于四肢，复有气行之径路，谓之四街……凡邪之中人，多在大络，故络绝则径通，及邪已行而四末解（通'懈'），彼绝此通，气从以合，回还转输，何能相失？"（《类经·经络类》）气街的关闭与开放，是人体根据生理或病理的具体情况进行自行调节的，这一功能是维护机体活动不可缺少的重要补偿环节。

现代研究发现，气街的分布结构影响着经络感传的速度和经穴皮肤导电量，由于气街结构的密集程度按下肢、躯干、头面的次序依次增大。所以，经络感传偏经率和经穴皮肤导电量与之呈正相关，而经络感传速度与之呈负相关。正因为胸、腹之气街呈横向结构，所以经络感传在躯干部就发生偏经、分支、合经等特殊感传现象。因此可以认为，躯干部之所以发生经络感传的偏经、分支、合经现象，是由胸、腹气街的横向结构决定的。

综上所述，气街理论源于《黄帝内经》（尤其是《灵枢经》），是经络理论的组成部分，其理论对人们认识人体的某些生理、病理，指导针灸临床有重要意义。

第十一讲
《黄帝内经》中的精气理论及其意义

哲学是人们对各种自然知识和社会知识进行归纳概括发展而成的，关于物质世界最一般运动规律的理性认识；是理论化、系统化的世界观和方法论；是关于自然、社会和人类思维及其发展最一般规律认识的知识体系。精气理论是古代人们用以解释宇宙万物形成变化规律的哲学理论。《黄帝内经》在构建医学理论时，运用了中国古代哲学思想精气理论中的有关概念、原理、思维方法来解释生命现象，并且直接将其中的基本概念、基本原理移植于自身构建的医学理论之中，渗透于医学的所有领域和各个层面，与相关的医学知识融为一体，因此《黄帝内经》中的精气理论已经脱离了纯哲学的轨迹。其在"天地合气，命之曰人""人以天地之气生"（《素问·宝命全形论》）等精气生命观的思想指引下，全面应用精气理论解释人类存在及与天地万物、人体结构、生命活动、病理变化的关系，广泛地运用精气理论指导疾病的防治，使这一哲学理论成为中医理论体系的基础和核心。

一、精气的概念

精气学说又称为"气一元论"，是研究精气的内涵、运动规律以及用以解释宇宙万物形成变化规律的哲学理论。这种哲学思想产生于先秦，成熟并广泛运用于秦汉时期，此时也正是医学理论的形成阶段，因而成书于这一时期的《黄帝内经》理论蕴含着浓郁的精气理论气息。

从哲学背景审视精气概念的发生，先有宇宙万物形成的本原是"气"的观点。管仲是先秦第一子，据其学术立场而言，应当属于战国末期以吕不韦为代表的"杂家"学术流派之初始，这就是后来学者无法将其归属于道家、法家、名家、阴阳五行家的缘由。他的《内业》在精气论方面有较高的地位，是《黄帝内经》精气理论的文化源头之一，也是具体应用的理论源头的重要史料。管仲的《管子·水地》篇，在液态"水"能生万物的启示下，将医学中男女两性媾和时性器官中流溢像"水"一样能构成胚胎人形之物称之为"精"，于是以"气"解精，把精与气联系在一起。

后来《春秋繁露》又有了"元者，万物之本"的观点。董仲舒《春秋繁露》82篇中秉承先秦道家的精气理论并将其发扬，使精气观得到进一步确立和应用。首提"元气"概念，认为，天地万物本根于"元"，"元"是天地万物发生的本质和原始物质。如认为"唯圣人能属万物于一，而系之元也"；"是以《春秋》变一谓之元。元犹原也。其义以随天地终始也"；"故元者为万物之本，而人之元在焉"；"故人虽生天气及奉天气者，不得与（触摸）天元"（《春秋繁露·重政》）。人身之"元气"充斥于全身，内而脏腑，外"流皮毛腠理"（《春秋繁露·天地之行》），因其是人类生命发生时原来就有的，不是后天生成的，又是人体发生、变化乃至脏腑器官活动的原动力，故命之曰"元"（即"原"）。此处的"元"即先秦道家所说的"一""气"。显然这是《老子》"道生一，一生二，二生三，三生万物，万物负阴而抱阳，冲气以为和"思想的延续和发挥，《黄帝内经》则将这一"元""气"是天地万物发生之原的认识引入医学领域，并用以解释人类的起源。如"夫自古通天者，生之本，本于阴阳。天地之间，六合之内，其气九州九窍、五脏、十二节，皆通乎天气。其生五，其气三，数犯此者，则邪气伤人，此寿命之本也"（《素问·生气通天论》）的论述与此精神一脉相承。《黄帝内经》中虽然只有"原穴"之"原"（《灵枢经·九针十二原》）而没有"元气"概念，但"原穴"是脏腑原气经过和留止的部位，所以说此之"原"就有元气的内涵。

董仲舒明确了"精"有别于"气"。认为"气之清者为精"（《春秋繁露·通国身》）。此"精"是天地万物发生之本原，人类是天地万物的成员之一，虽然是天地万物之中最为珍贵的，但也以"精"作为形体产生的基础物质，此即"天地之精所以生物者，莫贵于人"（《春秋繁露·人副天数》）之意。这和《春秋繁露·内经》中的认识完全一致。如"天覆地载，万物悉备，莫贵于人。人以天地之气生，四时之法成"（《素问·宝命全形论》）。正因为"精"为"身之本"（《素问·金匮真言论》），所以"精"就成为强身健体、养生保健的重要物质。因此说"治身者以积精为宝"；"积精于其本，则血气相承受"；"血气相承受，则形体无所苦"；"形体无所苦，然后身可得安也"；"夫欲致精者，必虚静其形"；"形静志虚者，精气之所趋也"；"故治身者，务持虚静以致精"；"能致精者，则合明而寿"（《春秋繁露·通国身》）。这与"积精全神"可以达到"益其寿命而强者"（《素问·上古天真论》）养生的最高境界是一致的。

可见，《黄帝内经》之前，气、精、元都是用以解释宇宙万物形成本质的具有相同内涵的哲学概念。就医学理论而言，是《黄帝内经》首先将气与精分论的哲学概念统一为"精气"，是稍晚一些的《难经》将气与元分论的哲学概念统一为元气（或"原气"）的。《黄帝内经》在其构建中医理论体系时出于医学自身的需要，形成了具有不同医学内涵的气、精、精气、元气的概念，使这些概念在不脱离哲学的背景下被限定在医学范畴之内。

二、《黄帝内经》气论及其意义

《黄帝内经》对"气"字的使用频率极高，高达2956次，虽然具体所指有许多不同的内容，但在对"气"概念的具体应用中有3方面的基本内涵。

（一）气指极细小的物质微粒，即"无形"状态的物质

气体状态的、极细小物质微粒，是"气"概念形成的初始内涵，是哲学概念抽象的自然原型，也是生产生活中所说的"气"。如《说文解字》所说的"气，云气也，象形"就是明证。因为气字的初文就是层层叠叠、流动变化物质微粒的写形。这是人们在生产生活中常见到的烧火煮饭所飘的烟气、蒸气、火气、香气等（《灵枢经·淫邪发梦》）客观现象。气的初始原形概念在《黄帝内经》中曾多次表达，"地气上为云，天气下为雨"（《素问·阴阳应象大论》）；天寒衣薄"则为溺与气"（《灵枢经·五癃津液别》）等，都是指极细小气体状态的物质就是"气"。

（二）气构成宇宙万物，亦是万物相通相应的中介

气是构成宇宙万物本质的观念，是古人抽象出来的哲学概念。《黄帝内经》中的"气"富有自然科学中的医学内涵，但仍然保留了哲学的印记。认为"本乎天者天之气也，本乎地者地之气也，天地合气，六节分而万物化生矣"（《素问·至真要大论》），指出天地空间、六节（即一年）时间，以及天地万物都是由气演化而成的。由于气的性质、运动及其效应的不同，决定了

气具有多样性特征，所以气所构成的天地万物就表现为复杂而纷繁，此即所谓"气合而有形，因变以正名"；"嗜欲不同，各有所通"（《素问·六节藏象论》）的哲学理念。

气的哲学观念认为，气具有弥散、透达、能动的特征。天地间形形色色、五彩缤纷的事物虽然都是相对独立的实体，但彼此间凭借着具有弥散、透达、能动特征的气为中介，为物质载体，介导着各种信息，从而使所有的事物之间存在着相互感应和融合的关系，人类也凭借着气的作用与天地万物、四时气候息息相通，所以说"天地之间，六合之内，其气九州、九窍、五脏、十二节，皆通乎天气"（《素问·生气通天论》）。

（三）气概念的医学延伸及分化

《黄帝内经》在气是构成宇宙万物本原这一哲学观念的指导下，形成了具有医学意义的"气"概念及其相关理论。

1. 人类是气演化生成的　在气是天地万物形成本原这一哲学观念的影响下，经文唯物地解释了人类的起源，认为人类也是天地间阴阳二气经过长期运动变化而成的结果。认为"天覆地载，万物悉备，莫贵于人。人以天地之气生"；"天地合气，命之曰人"（《素问·宝命全形论》）。在这一思想指导下，构建了人与天地万物、四时气候、五方地域密切相关的天-地-人整体医学模型。

2. "气"是人体生命活动的基本物质　在气生成万物的哲学观念指引下，《黄帝内经》用气的概念全面构建其医学理论体系，用以解释人体生理活动。认为"人有精、气、血、津、液、脉……为一气"（《灵枢经·决气》）。此处的"一气"相当于"物质"的概念，具有明显的哲学烙印。并以此为出发点，运用气的哲学理论解释人体各方面的生理活动。认为"人以天地之气生"（《素问·宝命全形论》），人所赖以生存的"天地之气"具体是指"天气通于肺，地气通于嗌"（《素问·阴阳应象大论》）；是"天食人以五气，地食人以五味。五气入鼻，藏于心肺，上使五色修明，音声能彰。五味入口，藏于肠胃，味有所藏，以养五气。气和而生，津液相成，神乃自生"（《素问·六节藏象论》）。指出人的全部生命活动（即"神"）完全依赖"天地之气"进入体内后，在脏腑作用下化生"气"和津液等相关物质，存在和发生着相关的生理活动；情感活动也是"人有五脏化五气，以生喜怒悲忧恐"(《素问·阴阳应象大论》)的结果，指出了人的情感变化是人在受到外界刺激后，毫无例外地由人体五脏之气的运动变化所发生；睡眠节律是营气和卫气昼行于阳则寤，夜行于阴则寐，故有"昼精而夜暝"(《灵枢经·营卫生会》)的昼夜节律。

《黄帝内经》发现人体生理活动是十分复杂的，无法用"一气"观念解释全部的生理活动，于是运用气的可分性，演化出了精气、谷气、清气、浊气、阴气、阳气、营气、卫气、经气、脉气、骨气、筋气、五脏之气、六腑之气、上气、中气、下气、胸气、腹气、胫气等等具有各自特定医学内涵的气概念，据《内经词典》统计，《黄帝内经》运用"气"的频率高达2956次，由气构成的相关"气"概念有120多个，足见其应用之广、范围之大、意义之深远。

3.气论构建病因概念及其理论 《黄帝内经》认为一切疾病的发生都是有原因的，而引起疾病发生的因素也是气，是对人体健康有害之气，于是将其称为"邪气"(简称为"邪")。与此相反，将人体脏腑器官、精气血津液等物质及其所产生的功能活动、抗病能力和康复能力称为"正气"。为了医学研究的需要，《黄帝内经》还将与季节气候变化及不同地域环境有关的致病邪气分别用"风、寒、暑、湿、燥、火（热）"六淫邪气概念(《素问·至真要大论》)加以表述，如将引起痹病的邪气称为"痹气"等即是其例。

4.用气论构建病理概念及其理论 《黄帝内经》认为在致病邪气作用下，人体发生的相关病理变化是人体正气失常所致，这就形成了气的病理模型及其相关概念。指出"百病皆生于气也，怒则气上，喜则气缓，悲则气消，恐则气下，寒则气收，炅则气泄，惊则气乱，劳则气耗，思则气结"(《素问·举痛论》)，自此便形成了气虚、气滞、气逆、气陷、气闭、气脱等气的失常所致的相关病机理论。

《黄帝内经》以气论所建构的虚实病机有两种模型。

一是以"邪气盛则实，精气夺则虚"(《素问·通评虚实论》)为纲，根据疾病过程中邪气和人体正气（即精气）双方盛衰变化为前提，确立了虚实病理模型以及相关病理概念。当病变机理以邪气偏盛为病机主要方面时，其病机为"实"，所致的证候即为"实证"；如果病变以正气不足为主要机理时，该病机即为"虚"，所致证候就是"虚证"。

二是以受致病邪气的影响的气血分布状态为模型建立的相关病机，并用以分析病症，认为"血并于阴，气并于阳，如是血气离居，何者为实？何者为虚？岐伯曰：血气者，喜温而恶寒，寒则泣不能流，温则消而去之，是故气之所并为血虚，血之所并为气虚"。以此为依据辨识相关病证，如"气血以并，阴阳相倾。气乱于卫，血逆于经。血气离居，一虚一实。血并于阴，气并于阳，故为惊狂。血并于阳，气并于阴，乃是炅中。血并于上，气并于下，心烦悗（音'闷'）善怒。血并于下，气并于上，乱而喜忘"。如果"血之与气并走于上，则为大厥。厥则暴死，气复反（同'返'）则生，气不反则死"（《素问·调经论》）。该篇以病理状态下人体气血的分布状态，作为虚实病机的评价标准，并且通过多种临床病证实例予以示范。

另外，还认为人体"清气""浊气"分别有向上与向下、向外与向内的不同运行趋向，如果其运行状态失常，就会发生"清气在下，则生飧泄，浊气在上则生膜胀"（《素问·阴阳应象大论》）的相关病症；倘若"上气不足，脑为之不满，耳为之苦鸣，头为之苦倾，目为之眩；中气不足，溲便为之变，肠为之苦鸣；下气不足，则乃为痿厥心悗"（《灵枢经·口问》）。《黄帝内经》几乎用气论分析所有的病症，因此有"百病皆生于气"（《素问·举痛论》）的病理观。

5. 用气论构建诊法理论 《黄帝内经》将诊断称为"诊法"，后世将其创立的诊法理论分为"四诊"和"辨证"两个认识阶段。其所构建的诊法理论是在哲学气论观念指导下，运用"知常达变"（《素问·平人气象论》）、"见微得过"（即后世发展为"见微知著"）（《素问·阴阳应象大论》）及"司外揣内"（《灵枢经·外揣》）的原理，将"取象比类"思维运用于疾病诊断的过程之中，构建了独具特色的诊病方法。

如认为"精明五色者，气之华也"（《素问·脉要精微论》），认为眼睛（"精明"）或者面部色泽都是内脏精气变化的敏感部位，无论有何异常反应，都能提示内脏精气及其功能发生了相应的病理变化，提出望目和察色能够诊病的理由。人体"腑脏之在中也，各以次会，左右上下，各如其度也"，可以通过对面部色泽变化的观察，予以评判，如"五色之见于明堂，以观五脏之气左右高下"（《灵枢经·五色》），这是因为脏腑精气盛衰可通过各自经脉的传输而在面部不同部位有所反映的缘故。

切脉诊病是《黄帝内经》所创的重要诊察方法。虽然在"十二经脉皆有动脉"（《难经·四难》）理念指导下，有三部九候遍身诊脉法、人迎寸口二部合参诊脉法，但是应用最为广泛的却是"独取寸口诊脉法"。为什么触摸寸口动脉就能诊察全身的病症呢？这是在"见微得过"（即所谓局部体现整体信息）认识方法的指导下，认为"五脏六腑之气味，皆出于胃，变见于气口"（《素问·五脏别论》）的缘故，是凭借着脉内被称作为"胃气"的载体，将全身各脏腑器官发生的各种生理、病理的信息传递并表达于寸口动脉的结果。此即"五脏者皆禀气于胃，胃者五脏之本也。脏气者不能自致（通'至'）于手太阴，必因于胃气，乃至于手太阴（寸口）也，故五脏各以其时，自为而至于手太阴（寸口）也。故邪气胜者，精气衰也，故病甚者，胃气不能与之俱至于手太阴（寸口部），故真脏之气独见，独见者病胜脏（正气）也，故曰死"（《素问·玉机真脏论》）之原理。所以诊察脉象变化不但可以判断人体哪一内脏有病（即定位诊断），也可判断人体所患为何种性质的病症（即定性诊断），还可以预测疾病的发展趋势及其预后吉凶，所以有"人绝水谷则死，脉无胃气亦死。所谓无胃气者，但得真脏脉，不得胃气也"（《素问·平人气象论》）的经典之论。

6.用气论构建辨证理论 《黄帝内经》也同样以精气学说构建其所载380余种病症的分析辨证，如认为"肝气虚则恐，实则怒"（《灵枢经·本神》）；认为"气有余则喘咳上气，不足则息利少气"（《素问·调经论篇》）；认为"荣气虚则不仁，卫气虚则不用，荣卫俱虚，不仁且不用"（《素问·逆调论篇》）等。无论是脏腑病症、形体官窍病症、经脉病症等，多以气的失常予以辨证分析，这都体现着《黄帝内经》是以精气理论为哲学背景形成其疾病辨证理论的。明代张介宾对此有深刻理解，并认为"凡病之为虚为实，为寒为热，至其变态，莫可名状。欲求其本，则止一气字是以尽之，盖气有不调之处，即病本所在之处也"（《景岳全书·传忠录》）。这就将任何脏腑失调所致疾病的诊断定位于"气"的失常，也是对"百病皆生于气"（《素问·举痛论》）观点的诠释。

7.用气论构建治法理论 《黄帝内经》在"必审五脏之病形，以知其气之虚实，谨而调之"（《灵枢经·本神》）的思想指导下，制定其相应的治疗原则和具体治疗方法。如果人体阴阳之气失调，在"和气之方，必通阴阳"（《灵枢经·终始》）的原则指导下，"谨察阴阳所在而调之，以平为期"（《素问·至真要大论》），自此成为其中医治疗的根本原则。如果疾病表现为气的虚实变化时，则要"以调其气之虚实，实则泻之，虚则补之……无问其病，以平为期"（《素问·三部九候论》）为首务。无论何种病症，在辨清其标本逆从之后，才能实施"逆者正治，从者反治"，"疏气令调，则其道也"（《素问·至真要大论篇》）的具体法则。治病要根据不同地域气候特点分别对待，"西北之气，散而寒之；东南之气，收而温之，所谓同病异治也"（《素问·五常政大论》）。

8.以气论构建临床用药物理论 《黄帝内经》在具体遣方用药时，注重药物四气（即性质）和五味各具不同的药理功效，根据"气薄则发泄，厚则发热"；"气味辛甘发散为阳，酸苦涌泄为阴"（《素问·阴阳应象大论》）的用药原则进行组方。使用具有不同"气"（性质）味的药物时，一定要考虑用药时的气候因素，"司气以热，用热无犯；司气以寒，用寒无犯；司气以凉，用凉无犯；司气以温，用温无犯"。若能遵循如此因时用药的原则，就可以达到"可使（气）平"的最佳疗效（《素问·六元正纪大论》）。这是《黄帝内经》将气论理念在用药治病时的具体运用。

三、《黄帝内经》精理论构建及其意义

古代哲学自《管子·水地》篇以后，确立了"精"也是万物生成本原的观念。在"烦气为虫，精气为人"（《淮南子·精神训》）的思想指导下，认为人是气中更为精粹部分演化而成的，《黄帝内经》以人是"天地之镇"（《灵枢经·玉版》），是天地万物之中最为珍贵的（《素问·宝命全形论》）观念前提下，确立了"精"概念及其相关理论。哲学认为精亦是气，两者内涵一致，《黄帝内经》未完全摆脱"精亦是气"的哲学内涵，所以常常言气则包括精，论精亦包含气，有时就以"精气"混称二者，或将二者分论。但却又从医学的实际需要出发，形成了精是不同于气的人体内另类物质的概念及其相关理论。

（一）精是形成人体的原始物质

《黄帝内经》认为精是形成胚胎、构成人形的原始物质。何谓精？"两神（男女两性）相搏，合而成形，常先身生是谓精"（《灵枢经·决气》）。这种"常先身生"的精就是形成胚胎的男精女卵生殖之精。由于此"精"先于人体身形而存在，故后世称之为"先天之精"。男女两性生殖之精的结合，是新生命体形成并存在的起点，所以有"人始生，先成精，精成而脑髓生，

骨为干，脉为营，筋为刚，肉为墙，皮肤坚而毛发长"（《灵枢经·经脉》）的精辟之论。

（二）精是生命活动赖以生存的基本物质

《黄帝内经》认为，来源及禀受于父母的先天之精、吸入自然界的清气和饮食水谷中的精华三者是生命赖以为继的根本，也是气中最为精粹的部分，所以分别将吸入人体的自然界清气、饮食物中人体能吸收利用的部分统称为"精"或精气，甚至将体内的水液，也称为"精"或"水精"。在解释人体消化功能和相关物质的输布过程时指出，"食气入胃，散精于肝，淫气于筋。食气入胃，浊气归心，淫精于脉。脉气流经，经气归于肺。肺朝百脉，输精于皮毛。毛脉合精，行气于府，府精神明，留于四脏……饮入于胃，游溢精气，上输于脾。脾气散精，上归于肺，通调水道，下输膀胱，水精四布，五经并行，合于四时五脏阴阳，揆度以为常也"（《素问·经脉别论》）。此处不但指出饮食中的营养成分经过胃肠的消化，吸收其中的饮食水谷之精，在脾的作用下分别从肝、心、肺三个途径输送到达全身，维持各脏腑器官活动时对水谷之精的需求。同时也可以看出，《黄帝内经》除了如"两精相搏谓之神""并精而出入者谓之魄""精时自下"（《灵枢经·本神》）等少数情况下专指生殖之精外，多用精、精气、气等不严格界定的概念表达相关的医学理论。

（三）"精藏于肾"相关理论的构建

《黄帝内经》通过解剖发现了男子前阴有"茎"和"垂"两部分，"茎垂者，身中之机，阴精之候，津液之道也"（《灵枢经·刺节真邪》），肯定了男子的生殖之精和尿液同出一"道"的解剖事实。女子的前阴有"溺孔"和"廷孔"，廷孔指阴道及阴道口，后世将子宫脱垂称为"阴挺"可证。无论男女，其前阴都是肾和膀胱解剖部位的延伸，都具有排出生殖之精并有生殖繁衍和排出尿液的双重功用，均受肾的主宰。"肾者主水，受五脏六腑之精而藏之，故五脏盛乃能泻"（《素问·上古天真论》）。在肾藏生殖（先天）之精和五脏六腑之精（后天之精）认识的基础上，推论肾及肾藏之精与人的生殖、人体生长发育、人智力发育、生命的寿夭、人体抗御邪气的免疫能力都有关系。所以有"肾生骨髓"（《素问·阴阳应象大论》）；"诸髓者，皆属于脑"(《素问·五脏生成》);"脑为髓之海""髓海不足,则脑转耳鸣,胫酸眩冒,目无所见,懈怠安卧"(《灵枢经·海论》)等相关理论,以及"夫精者,身之本也。故藏于精者,春不病温"(《素问·金匮真言论》)的观点,并且制定了"精不足者,补之以味"(《素问·阴阳应象大论》)的治疗思路。

综上所述,哲学理论中的精气学说,是《黄帝内经》理论形成过程中占有主导地位的自然观,奠定了中医理论体系的本体论基础,渗透于中医理论和临床各科。《黄帝内经》缔造的中医药学理论中的精气观念,既保留了哲学的印记,更赋予其丰富的医学学科之内涵,已经成为中医理论中相当重要的内容,又从医学角度丰富和发展了哲学中的精气理论。因此,了解哲学和《黄帝内经》理论中精气理论的关系,将有助于更深刻地从中华民族文化的角度去解读《黄帝内经》原文、认识中医学的理论特色。

附
《黄帝内经》气化、气机理论及其意义

气化是中医理论中的重要概念，气机理论蕴含其中。气化、气机是人体生命活动存在的基本方式和状态，脏腑经络是其发生的场所，脏腑经络的功能是其具体体现，脏腑阳气为其动力源泉。气化、气机失调是人体疾病发生的基本病机之一，扶助阳气，调理气化、气机就成为临证干预此类病证的重要方法，也是研究这一命题的指向和归宿。"气化"是中华民族传统文化的重要概念，也是《黄帝内经》所论生命科学知识体系中的重要命题，先秦诸子们但凡论"气"之时，无不涉及"气化"的内涵。但是"气化"这一词语，则是《黄帝内经》首次运用。自此以降，"气化"就成为中医药学的重要理论而广受人们的关注和研究。

一、"气化"的内涵

简言之，气化，是指气的运动及其所产生的各种变化。解读"气化"的含义，务必在熟悉《黄帝内经》所论"气"的含义之后，还要对其论述"化"的原文内涵有所认识。如此才能够全面而深刻理解其中所论"气化"的意义。

"化"字出现的频率分别为《素问》524次，《灵枢经》34次，"气化"仅仅出现了13次。如若结合"化"的内涵而言"气化"，其"气化"内涵主要有以下几点。

1.天地间阴阳之气相互作用所导致的一切变化 如《素问·六节藏象论》就有"天地之运，阴阳之化，其于万物，孰多孰少"之论，《灵枢经·本脏》有"五脏者，所以参天地，副阴阳，而连四时，化五节者也"的天人之"化"。杨上善认为是人体"从五时而变，即化五节"。张介宾则认为人体"化五节者，应五行之节序而为之变化也"。故《素问·五常政大论》有"化不可代，时不可违"的结论。

2.天地间一切事物（包括人类）的新生过程及其所需的力量　如《素问·六微旨大论》所论，"夫物之生从于化，物之极由乎变，变化之相薄，成败之所由也"。张介宾对此进一步解释为："变化之薄于物者，生由化而成，其气进也；败由变而致，其气退也，故曰变化之相薄，成败之所由也。"

3.生物生、长、化、收、藏过程中"化"的阶段　此阶段也包括人类的生、长、壮、老、已。五行中"土"主"化"，有"化育，孕育"之意。《素问·天元纪大论》有"木、火、土、金、水，地之阴阳也，生、长、化、收、藏下应之"的论述，《素问·六元正纪大论》也有"长化合德，火政乃宣，庶类以蕃"的说法。所以高世栻释之为："化，土气也。"

4.运气术语　指风、热、暑、湿、燥、寒六气的运行变化及其相应的自然界变化（包括气运变化对人体的影响）。如《素问·气交变大论》的"各从其气化也"，《素问·六元正纪大论》的"凡此太阳司天之政，气化运行先天……厥阳所至为生为风摇，少阴所至为荣为形见，太阴所至为化为云雨……气化之常也"，《素问·六微旨大论》的"气有胜复，胜复之作，有德有化，有用有变"等，即是其例。

5.人体脏腑及其精气所发生的一切生理变化及能量、信息的转化　如《素问·阴阳应象大论》之"水为阴，火为阳，阳为气，阴为味。味归形，形归气，气归精，精归化。精食气，形食味，化生精，气生形。味伤形，气伤精，精化为气，气伤于味"之论；《素问·天元纪大论》的"人有五藏化五气，以生喜、怒、思、忧、恐"所论。故王冰有"化，谓生化也"的诠释。

6.阳气运化津液的作用和过程　如《素问·灵兰秘典论》的"膀胱者，州都之官，津液藏焉，气化则能出矣"即是其例。张介宾对此进一步解释为："津液之入者为水，水之化者由气，有化而入而后有出，是谓气化则能出矣。"

有人将《黄帝内经》所论的"气化"概括为"自然生化"（宏观）、"自然与人的气化联系"（中观）和"人体内部气化"（微观）三个维度。此处将这一认识演绎如下：

其一，就宏观维度而言，"气化"是指天地间阴阳之气相互作用所导致的一切变化。包括天地阴阳之气对一切事物的新生、成长、消亡所带来的影响。"运气七篇"所论即属于此。由于宇宙之气自身的运动，产生了天地阴阳之气，阳气在上，阴气在下。在上者必降，在下者必升。天地阴阳之气的升降交感化生万物。故《素问·六微旨大论》认为："气之升降，天地之更用也。帝曰：愿闻其用何如？岐伯曰：升已而降，降者谓天；降已而升，升者谓地。天气下降，气流于地；地气上升，气腾于天。故高下相召，升降相因，而变作矣……夫物之生从于化，物之极由乎变，变化之相薄，成败之所由也……成败倚伏生乎动，动而不已，则变作矣……帝曰：不生化乎？岐伯曰：出入废则神机化灭，升降息则气立孤危。故非出入，则无以生长壮老已；非升降，则无以生长化收藏。是以升降出入，无器不有。故器者生化之宇，器散则分之，生化息矣。故无不出入，无不升降。化有小大，期有近远。四者之有，而贵常守，反常则灾害至矣。故曰：无形无患，此之谓也。"

其二，就中观维度而言，"气化"是指天地阴阳之气变化与人的生命融为一体。主要体现在自然气化所表现的时间节律与人体生命现象及人体结构之间的关系，以及对人体的生理功能、病理变化和治疗措施产生的影响。

其三，就微观维度而言，"气化"是在自然之气参与下的以下几方面内容：①饮食化生为精、气、血、津、液等维持生命活动的基本物质，并在此过程中产生各种生理功能活动；②人体脏腑将精微物质经过代谢转化为汗、尿、粪渣等作用；③人体生命过程（生、长、壮、老、已）的演化作用；④在各种致病因素影响下，人体自身的调整、防御、修复作用；⑤机体在病理状态下对药物、针刺、艾灸等治疗所发挥的效应等。

现代生物学认为，新陈代谢是生物体生命活动存在的基本方式。而上述所说的"气化"内涵，能够准确表达人体这一复杂的物质和能量的代谢过程。这就是笔者对《黄帝内经》"气化"内涵的理解和诠释。

二、"气化"与"气机"

论气化，不得不涉及气机。站在《黄帝内经》缔造的中医药学理论层面评价气化与气机的关系，应当是："气化"蕴含着"气机"，"气机"是"气化"必须经历的过程。既然"气化"是指气的运动及其所产生的各种变化，气机就指气的运动。"机"，本意指弩机，大凡事物的关键皆可概之曰"机"。恒动是"气"的本性，"气"就是在不断运动之中才能体现其存在，也才能产生各种功能。可见，"气化"概念蕴含着"气机"在其运动过程之中产生着各种变化，"气机"是"气化"活动必须经历的过程，影响着"气化"，两者密切关联。

由于气机的升降出入运动是对人体脏腑功能活动的基本形式的概括，能使体内外物质在新陈代谢过程中产生升降与出入的变化，并保持协调关系。所以自《黄帝内经》始，就把人体生命活动的基本过程高度概括为气机的升降出入运动。正如《素问·六微旨大论》所说的"气之升降，天地之更用也""高下相召，升降相因而变作矣"，以及"非出入，则无以生长壮老已，非升降，则无以生长化收藏"之意。张介宾对此注释说："生长壮老已，动物之终始也；生长化收藏，植物之盛衰也。"（《类经·运气类》）

可见，气机的升降出入运动和新陈代谢一样，是生物体的基本生命特征之一，是维持生物体生长、繁殖、运动过程中变化的总称。体现于生命活动的各个环节，贯穿于生命活动的始终。气机的升降出入运动能够协调、有序进行，就能维持机体正常的生命活动；如果气机的升降出入运动失常，机体就会出现疾病；如果这一运动一旦停止，那生命也便宣告终结。这就是《素问·六微旨大论》"升降息则气立孤危，出入废则神机化灭"之意。"气化"活动则自始至终相伴着气机的升降出入运动而有序进行着。

气化还表现为"聚合"和"离散"两种基本形态，或者谓运动状态，即《正蒙·太和》所谓的"太虚不能无气，气不能不聚而为万物，万物不能不散而为太虚"。指出当气表现为"聚"（聚合）的运动状态时，才会表现为有形物质（即"有""显"形态）；当气表现为"散"（离散）的运动状态时，就表现为无形状态（即"无""隐"状态）。就人体而言，"人之生，气之聚也；聚则为生，散则为死。若死生之徒，吾又何患！故万物一也"（《庄子·知北游》）。

可见，人体生命活动过程的每一环节无不与气机的升降出入运动方式，以及气化的"聚合""离散"运动状态有密切关系。

三、气化、气机是各脏腑功能发生的基本方式

在生物体内不同层次里有着不同本质的运动规律，既不能相互混淆，也不可互相取代，其间有着极其缜密的制约关系。如果不能认识到这一不同层

次、不同运动规律和依次制约的关系，那就必然无法评价各个脏腑组织器官各自的运动规律。人体各个脏腑的功能活动都是以特定的形式表现的，必然有其各自不同的气化、气机活动方式，从而决定其各自独特的生理功能。所以，脏腑经络都是气化、气机活动的场所，而脏腑经络的各项功能活动也都是气化、气机活动的具体体现。因此，人体每一脏腑的功能活动，都是其气化、气机活动不同的表现方式。

（一）心的气化、气机活动

心动以推动血液运行。"动"是心脏的生理特征。脉宗气"聚"于心中即为心脏搏动的动力，鼓动着"血肉之心"进行有节律的搏动，维持气血有序地在心脏"离散""聚合""升降""出入"。"离散""升""出"运动能使血液运行于诸经，充养全身；"聚合""入""降"则能使脉中之血及时返流于心内。一出一入，一散一聚，保持血在体内"阴阳相贯，如环无端"，往复不已的环流状态。

就整体气化、气机活动而言，心阳下"降"而温煦于肾，维持着心肾之阴阳相交、水火互济的和谐关系，才能有效地完成心主血脉的功能。这是心之气化、气机运动过程的体现。

（二）肺的气化、气机活动

肺气有升有降，但却是以降为主要运动方式进行其气化、气机活动的。肺主气，司呼吸，通调水道，其功能的发挥全赖肺之气化、气机活动的聚散和宣（升、出）降（降、入）作用。"散"则将水谷精微及津液化为"气"并宣发到全身，"上焦开发，宣五谷味，熏肤、充身、泽毛，若雾露之溉，是谓气"（《灵枢经·决气》）即是此意。"聚"则在元气的激发作用下，既能将吸入的清气与脾转输来的水谷精气聚合为"宗气"，又能将代谢后的水液肃降于下焦肾。其宣发之力是指肺气对吸入的清气、脾转输来的水谷精气（卫气、营气）及水液，以及汇聚于肺的全身血液具有向上的升宣和向外周的布散作用，还能呼出体内代谢后的浊气。肺的肃降作用，是指肺对吸入的清气、脾转输的水谷精气和水液、汇聚于肺的血液，以及代谢后的水液，借助其"通调水道，下输膀胱"（《素问·经脉别论》）的作用，调节水液代谢平衡。此即肺气"升降出入"运动的具体表现。

肺气的升降出入运动不但影响全身的气机活动，还体现在与大肠的表里关系方面。大肠为六腑之一，以降为顺，以通为用，然大肠气机之降仍需借助肺气的肃降之力，方能保持其"虚实"更作、通利下行的状态。因此临床上常见到久患肺病之人往往兼见大便秘结、排便不利等大肠气机不降、传导失职的病证，用降肺之药常可收到通利大肠之效果。

肺在人体之整体气化、气机活动中，是以"降"为主要运动形式参与其中的。

（三）脾的气化、气机活动

脾以升为其气化、气机运动的主要方式。

其一，脾能将消化吸收的水谷精微升输至肺，尔后布于全身。《素问·经脉别论》所说的"食气入胃，散精于肝，淫气于筋，食气入胃，浊气归心"等过程，都需经过"脾气散精，上归于肺"的"升"的途径。

其二，脾能升托内脏，能起到维持内脏正常位置的作用。所以脾虚升降运动无力，清阳之气不能升于头部，可致"上气不足，头为之苦倾，耳为之苦鸣，目为之眩"（《灵枢经·口问》）的病证，亦会出现腹部坠胀、内脏下垂等脾气不升的表现。所以叶天士有"脾宜升则健"（《临证指南医案·脾胃》）之论。脾脏在完成"升清"的同时，亦在进行着"出"和"入"的运动。精微物质借助于其"入"的力量，经胃和小肠的吸收才能"上归于肺"，然后又需利用其升清之力方能"出"于脾脏，上升而输于心肺，而后布达于全身。显然，脾脏的气机运动虽然以升为主要方式，但同时亦进行着"出入"运动。倘若脾脏气机"出入"障碍，精微物质就不能"出入"于脾脏，亦无"清"可升，或表现为全身乏力、少气懒言等失养症状，或出现脘腹胀满、食欲不振等中焦郁滞之证。

（四）肝的气化、气机活动

肝主藏血、主疏泄，促进着全身的气化和气机运动。疏泄是医家借用自然界木性条达之义，对肝之气化、气机活动的概括。"疏泄"一词最早见于《黄帝内经》，如《素问·五常政大论》："发生之纪……土疏泄，苍气达。"结合《素问·宝命全形论》"土得木而达"之论，"土"只有得到"木"之"疏泄"，才有"达"的效果。这是历代医家论述"肝主疏泄"功能的理论源头。金代朱丹溪是迄今所能检索到最早将"疏泄"与肝联系的医家。唐容川认为，"肝属木，木气冲和条达，不致遏郁"（《血证论·脏腑病机论》），指出了肝脏气机升降活动要保持不郁不亢、升降相宜、疏通条达的状态。

肝之气化、气机活动主要是通过调节情志活动影响脾胃的消化吸收、精微物质的输布、血液的贮藏和调节作用、津液的输布代谢，以及男子排精、女子月经和排卵等生殖活动过程体现的。

（五）肾的气化、气机活动

肾藏精主水，为人身阴阳之根本。肾的气机升降运动方式是以潜降、封藏为主。故在《素问·六节藏象论》中有"肾者，主蛰，封藏之本，精之处也"之论。肾所贮藏的精有调节全身之精的作用，诸脏腑阴精充足，受肾脏气机的潜降作用而藏之于肾。所以说肾能"受五脏六腑之精而藏之"（《素问·上古天真论》）。当诸脏腑活动对精气所需量增加时，肾所藏之精又能借助肾阳的蒸化作用对脏腑之精进行反向调节，从肾中升散于所需的相应部位。所以肾精亏虚，亦可导致其他脏腑不足。前人"补脾不若补肾"之说应当源于这一认识。肾中所藏的相火以潜降内藏为顺，以升浮妄动为害。在生理情况下，肾中相火靠肾中阴精的制约。肾阴充足，相火降伏；肾阴亏虚，相火无制则浮亢为病，就会出现失眠健忘、梦遗、五心烦热等症状。所以肾阴与相火间的升降必须适度，封藏有节制，才能维持肾中阴阳的动态平衡，使肾中相火既能温养机体，又不至于亢而为害。

肾精通过气化而生成肾气，肾气凝聚而为肾精。肾的精气又能化生"肾阴"（又称元阴、真阴、命门之水）和"肾阳"（又称为元阳、真阳、命门之火）。其中肾阴具有滋润、抑制、凝聚、内敛等功能，肾阳有温煦、兴奋、生化、推动等功能。肾阴、肾阳之间的和谐有序既是维持肾各项功能的前提，也是影响全身各个脏腑功能活动的重要因素。所以有肾为人一身"阴阳之根，水火之宅，五脏六腑之阳气非此不能发，五脏六腑之阴气非此不能滋，脾胃中州之土非此不能养"（《景岳全书·传忠录·命门余义》）之说。所以说，肾为全身气化、气机之本源。

人体在生长发育过程中，由于肾的气化、气机作用，肾的精气化生为天癸，促进人体的性器官发育成熟，也促进着人体的生长发育。

主水是肾的主要功能之一，这一功能同样依赖着肾的气化、气机活动。

在肾的气化、气机作用下，输于下焦的水液经过肾阳的蒸化，将浊中之清重新吸收，向上输布到心、肺，重新发挥滋润作用，浊中之浊在肾气的作用下经膀胱排出体外。

此外，肾之纳气、充耳、司二阴的功能，无一不是肾的气化、气机活动的结果。"聚"则肾气凝聚为肾精；"散"则肾精化为肾气；"升"则肾中精气上充于脑，听觉灵敏，思维敏捷；"降"则能使吸入体内之清气为肾所纳，呼吸有力、通畅、平稳，否则可有肾不纳气而为喘证；肾气充足，升降相宜，二阴开合启闭有度。

（六）六腑的气化、气机活动

六腑总的功能是"传化物而不藏"（《素问·五脏别论》）。胆腑贮藏胆汁，各腑则受盛清浊混杂之物，相互之间保持着"虚实"更替、转输通畅的生理联系，达到"以降为顺，以降为和，以通为用"的"传化"功能。六腑的气化、气机活动是以"通行下降"为主要方式，通降一旦失常，糟粕不能传化，就会有痛、胀、闭、吐的症状出现。但六腑亦有其升的一面，如胃、小肠、大肠、膀胱均可将吸收的浊中之清升转于全身以供机体利用。使下焦之元气升达全身各处，故有"三焦者，元气之别使也"（《难经·六十六难》）之说。不过六腑气机活动的方式主要是降。所以目前中医治疗六腑之急症时，多以"通降"之法为主要治疗手段。

（七）脏腑表里关系中的气化、气机活动

1.心与小肠的气化、气机联系　心与小肠经脉相互络属，构成表里相合的关系。心阳温煦小肠，则其"受盛化物""泌别清浊"功能得以正常发挥；小肠吸收水谷精微，上输于心肺，依赖心肺之阳的温化而生心血。这是心与小肠之间的气化联系。如果其间的气化、气机活动失常，则会心火亢盛，通过经脉下移于小肠，使小肠泌别清浊功能失常，出现尿少、尿黄、尿痛等症；小肠有热，亦可循经上扰于心，使心火亢盛，而出现心烦、失眠、舌红、口舌生疮等症。

2.肺与大肠的气化气机联系　肺与大肠经脉上相互络属而成表里相合关系。肺气肃降与大肠的通降传导功能相辅相成，相互为用。肺气清肃下行，气机调畅，津液布散，则可促进大肠传导下行；大肠传导正常，糟粕下行，

则有助于肺的肃降和呼吸功能。如果肺失肃降，气不下行，津液不布，可见肠燥便秘、咳逆气喘；肺气虚弱，气虚推动无力，可见大便艰涩难行，即为气虚便秘；肺气虚弱并大肠气虚，固摄失职，可见大便溏泄或失禁；若大肠实热内结，腑气不通，则可影响肺的肃降，在出现便秘的同时可见胸满、咳喘等症。

3.脾胃气化、气机联系　脾胃同居中焦，是气化、气机活动的枢纽。脾为阴土，喜燥恶湿，主运化；胃为阳土，喜润恶燥，主受纳消化。脾与胃虽各有其气化的"聚""散"和气机升降出入运动方式，但二者一阴一阳，燥湿相济，纳运结合。在中焦的气机升降出入运动中，脾主升，胃肠受纳熟腐消化后所吸收的精微物质"上归于脾"而达全身；胃主和降，经过初步消化熟腐的食糜借助其下降主力，转输到小肠以行进一步的精细消化吸收。胃主和降的意义不局限于其本身，主要是影响了整个传化之腑的"虚实"更替和"实而不满"的生理状态。

脾胃二者的气化、气机活动是升降相宜、互为因果，对立之中保持统一，统一之间又相互制约。气化、气机和谐，升降出入有序，维持了机体内物质不断地进行着"清阳出上窍，浊阴出下窍，清阳发腠理，浊阴走五脏，清阳实四肢，浊阴归六腑"（《素问·阴阳应象大论》）的代谢过程，脾胃成为人体的"后天之本""气血化生之源"。所以《医门棒喝》认为，脏腑气机的升降出入运动"升则赖脾气之左旋，降则赖胃气之右旋"；"脾为仓廪之本，故升降之机又在脾气之健运"。因此说脾胃是整体气机升降出入的枢纽，当然，其他的脏腑表里关系也有其相应的气机运动。

4.肝与胆的气化、气机联系　胆附于肝叶之间，肝与胆经脉相互络属，构成表里相合关系。主要体现在消化和情志活动的密切配合。消化功能方面，在肝胆的气化、气机活动之下，二者同主疏泄，共同发挥着促进脾胃消化的作用。肝一方面通过气化，将肝气聚合为胆汁而贮存于胆；另一方面调畅胆腑的气化、气机，促进胆汁向肠道排泄。胆的气化活动是使胆汁排泄通畅，反向促进肝主疏泄作用的发挥。情志方面，肝为将军之官，主谋虑；胆为中正之官，主决断。肝之谋虑需要胆之决断，而决断来自谋虑。于是在肝胆的气化气机活动相互配合之下，人思维活跃、遇事果断，故张介宾认为，"胆附于肝，相为表里，肝气虽强，非胆不断，肝胆相济，勇敢乃成"（《类经·藏象类》）。肝胆气化失常，可有肝胆之气虚、气郁、湿热、火旺等病变，表现为胆怯易惊、失眠多梦、气短乏力，或精神抑郁、胸胁胀痛、口苦眩晕、胁痛黄疸，或烦躁易怒等症状。

5. 肾与膀胱气化、气机联系 肾与膀胱有"系"（输尿管）连通，经脉相互络属，构成表里相合关系，生理上主要表现为主尿液。肾为水脏，膀胱为水腑。水液经肾的气化作用，浊者下降贮存于膀胱，而膀胱的贮尿和排尿功能又依赖于肾的气化与固摄，如此才能开合有度。肾与膀胱相互协作，共同主司尿液的生成、贮存和排泄。若肾之阳气不足，气化失常，固摄无权，则膀胱开合失度，可出现癃闭或尿频、多尿、尿后余沥、遗尿，甚至尿失禁等症；若膀胱湿热，开合不利，亦可影响于肾，在出现尿频、尿急、尿黄、尿痛的同时伴有腰痛等肾伤的症状。

四、整体气化、气机是各个局部功能的综合作用

（一）各脏腑以不同方式参与整体的气化、气机活动

整体的气化、气机活动是各脏腑综合作用的结果，同时又是维持脏腑间平衡的重要因素，正是脏腑及精微物质的气化、气机之聚散、升降出入运动，才构成了整体气化、气机活动。与此同时，这种由各脏腑组织构成的综合作用，在"神"的支配下，协调机体各组织之间的关系，保持内环境和谐有序的重要因素。机体各部分既有明确的分工，又有密切的合作，共同维持着生命活动的有序进行。

如肝气的升发，能够制约肺气的清肃下降，反之，肺气之下降能协调制约肝气之升发；心居上焦属火，肾位于下焦属水，心阳要不断下降以温肾脏，肾阴需不断上升，奉养心阴以制心火，心肾之间的气机升降运动，既维持了心肾之间的相互交通、水火既济的关系，也协调了整体的阴阳平衡。《慎斋遗书·阴阳脏腑》认为："心肾相交，全凭升降，而心气之降，由肾气之升，肾气之升，又因心气之降。"这就明确指出了心肾之间气机升降的关系。心阳又能下降中焦以温脾胃，脾胃得心阳之温，方能纳运结合。升降相宜，消化正常，气血源源不断地化生，补充心血而养全身；心肺同居上焦，肺主一身之气，心"主身之血脉"，心肺之间的气机升降出入有序，才能完成"毛脉合精"以维持全身气血循环和充养作用。肺司呼吸，肾主纳气，肺肾气机升降出入正常，息道通利，呼吸均衡。肝肾同居下焦，精血互生，肝

阳易亢浮动，需赖肾阴滋养潜降。

（二）津液代谢过程中各脏腑的气化、气机活动

脏腑之间的气化、气机活动不但体现于两脏腑之间，更重要的是多脏腑之间的配合作用。如津液的吸收、输布及排泄过程，就是多个脏腑在气化、气机的聚散、升降出入运动中协调、配合作用的结果。

津液代谢是一个很复杂的过程，其基本方式是"聚合""离散"和"清升浊降"，是以肺、脾、肾三脏为核心，主要分为三个阶段完成。

首先，当饮食进入胃中，经胃初步消化为食糜，降于小肠进行精细消化，并大量吸收其中之"清"（包括津液和水谷精微）。其中的津液经胃和小肠吸收后上输于脾，于是借助脾气主升之力，将津液"上归于肺"，而浊者则在胃和小肠的下降作用下输于下焦，分别经肾传于膀胱和大肠。由于脾为"仓廪之本"，脾之升为胃及小肠的下降作用创造了条件。同时，胃肠的下降作用又有助于脾的升清。升与降相互影响，完成了以脾为中心的第一次"清升浊降"的气化、气机活动。此即"中焦如沤"之意。

其次，当津液"上归于肺"之后，经肺的宣发作用输布于全身，被组织利用后的浊液在肺气的肃降作用下，一部分从口鼻、皮肤排出体外，另一部分则借其肃降之力"下输膀胱"。这是以肺（还有心）为主的第二阶段气化、气机的"清升浊降"活动。这也是"上焦如雾"（《灵枢经·营卫生会》）之意。

第三则是将输送至下焦的浊液在肾阳的蒸化作用下，"浊中之清"再由肾脏吸收并上输于心、肺，而后布散于全身供脏腑器官再利用。"浊中之浊"则借助肾的气化作用，降入膀胱而后排出体外。这是以肾为中心所进行的第三阶段津液代谢活动。此即"下焦如渎"之意。

此外，心、肝、大肠、三焦等脏腑在这一清升浊降的津液代谢运动中也发挥了各自的重要作用，这就是《素问·经脉别论》所总结的"饮入于胃，游溢精气，上输于脾，脾气散精，上归于肺，通调水道，下输膀胱，水精四布，五经并行"。从这一实例可以看出，人体一切生理活动的完成，一切物质的转化，均是在气化的聚散和气机运动的出入升降过程中完成的。同时，各脏腑又是在气化、气机活动中保持着和谐、有序的关系，如果气化、气机活动失序，机体的和谐动态便会立即遭到破坏而发病。

在津液代谢过程中，气化的"聚""散"运动状态具有至关重要的作用。生理情况下，肺、脾、肾、三焦气化之"聚""散"对津液发挥着双向调节作用。"散"，可以使津液以无形之"气"的状态在人体表里内外输布，以发挥其濡润作用。此即"上焦开发，宣五谷味，熏肤充身泽毛，若雾露之溉，是谓气"（《灵枢经·决气》）之意。又使代谢之后的水液在各脏腑的气化作用下，分别"聚"合为"五液"（泪、汗、涎、涕、唾）及尿液，或滋润孔窍，或排出体外，以维持机体水液代谢平衡。如若气化之"散"的作用不足，或者"聚"的作用太过，就会使津液凝聚为痰、饮、水、湿等病理产物。可见，这些病理产物的形成与气化、气机失调关系十分密切。

五、阳气是脏腑气化、气机活动的动力源泉

"阳气者，若天与日，失其所则折寿而不彰，故天运当以日光明。是故阳因而上，卫外者也。"（《素问·生气通天论》）此处原文运用类比思维的方法，以自然界的万事万物与太阳的关系为喻，深刻地论证了阳气与生命的关系，肯定了阳气是决定性命寿夭的重要因素，强调了阳气在人体健康中所发挥的重要作用。

在阳气的温煦、推动作用下，气化活动维持着聚散、升降、出入运动状态。这是人体生命活动的根本，不仅推动和激发了人体的各种生理活动，而且只有在脏腑、经络等组织器官的生理活动中，才能得到具体的体现。例如，肺的呼吸功能，呼气是出，吸气为入；宣发是升，肃降是降。脾胃主消化，脾主升清，以升为健；胃主降浊，以降为和。肝气之升，肺气之降，共同维系着人的整体气机升降。心阳下温于肾，肾水上济于心，共同维持着心肾相交，水火既济的关系。脏腑之间的气机升降，促进了精气血津液的输布代谢和能量的转化，维持着机体功能活动的正常进行。

既然阳气是人体生命的动力，是影响寿夭的重要因素，那么作为生命活动存在基本方式的气化、气机，与脏腑、经络、精、气、血、津液一样，毫无例外需要依赖阳气对其的温煦和推动，才能确保其旺盛、有序、协调运行。因此，每当人体阳气呈病理性亢奋时，脏腑的气化、气机活动必然亢进，出现发热、呼吸急促、烦躁不宁、面赤、舌红、舌苔黄燥、口干而渴思饮、尿少色黄、大便干燥、脉数等症状。《黄帝内经》就以"阳胜则热"的

病机予以概括。如若人体阳气呈病理性减退时,脏腑的气化、气机活动一定衰弱,出现怕冷畏寒、肌肤手足不温、精神萎靡不振、嗜睡、面色淡白、舌淡、舌苔白而润、口不渴、小便清长、大便稀溏不成形、脉沉而细无力等。

综上所述,气化蕴含着气机,气机是气化活动的方式,脏腑器官是气化、气机活动的处所,脏腑阳气是气化、气机的动力源泉,而气化、气机活动的存在则体现在人体以脏腑为核心发生的所有功能之中。所以,绝不能摒弃脏腑经络、精、气、血、津液功能而孤立地讨论气化、气机。

六、气化、气机失常是疾病发生的重要病机

"百病皆生于气也,怒则气上,喜则气缓,悲则气消,恐则气下,寒则气收,炅则气泄,惊则气乱,劳则气耗,思则气结。"(《素问·举痛论》)这里的"气"并不是直接病因,是包括气化、气机障碍在内的病机,指出了不论是情绪的刺激,还是气候的影响,或是劳倦内伤等原因,都能引起气化、气机紊乱而发病。仔细推敲临床病证,无不与此有关。归纳起来,主要有以下3个方面。

(一)气化、气机无力——气虚

人体生长发育、各脏腑经络的生理活动、血的循环、津液的输布都要靠气化、气机的激发和推动。如果久病不愈,年老体衰,或其他原因伤耗于气,都会发生种种气化、气机乏力所致的病证。临床常称之为"气虚证",就会有脏腑功能衰减的种种症状。就全身而言,患者有头晕目眩、少气懒言、疲倦无力、自汗、舌淡、脉弱等症。"劳则气耗",故上述症状遇劳加重。这是气化、气机活动无力时所反映出来的症状特点,是辨证时的定性要点。但各脏腑有其各自的气化、气机活动方式。所以,某脏气化、气机活动无力时,会有该脏特有症状出现,如在心则有心悸、怔忡、心慌等,在肺则有咳嗽、气喘、咳痰等,在脾则有腹胀、腹痛、腹泻、出血等,在肝则有头晕、头痛、目眩、胁肋胀闷不适等,在肾则有腰膝酸软、头晕耳鸣、遗滑早泄、小便频数等。这是脏腑病证辨证的定位要点。

常见的脏腑气化、气机运动无力病机有心气虚、肺气虚、脾胃气虚、脾不统血、肾气不固、肾不纳气等类型。如若肺、脾、肾三脏阳虚或气虚时,气化无力,就会使津液凝聚而形成水、湿、痰、饮等病理产物,进而发生与

（二）气化、气机阻滞——气滞

滞，不通畅状态之谓。气滞，是指人体某一部位或某一脏腑的气机升降运动障碍所出现的病理状态。引起气机升降运动阻滞的原因很多，如饮食、外感、劳倦、外伤、痰饮、瘀血等，精神情志所伤是其最主要的原因。气滞的共有特征是在气机阻滞的部位有明显的"胀""痛""闷"的感觉，病证的起伏变化常与患者的情绪好坏有直接的关系。由于气滞的病位不同，还会出现不同的症状，可以此为定位辨证的要点。

1.肺气塞滞 肺脏气机阻滞以外感邪气及痰饮所致为主要原因。气机郁滞于肺，肺失宣降之职，故有胸部满闷不舒、咳嗽气短等辨证要点。

2.心气郁滞 此病机多为素体痰湿偏盛，或者七情怫郁，阻碍气化、气机而致痰浊凝聚于心，致使心气、心阳郁滞不通而成，常有胸痹心痛、胸闷不舒，甚者胸痛彻背。故仲景予以瓜蒌薤白半夏汤、瓜蒌薤白白酒汤或瓜蒌薤白桂枝汤以行气解郁，通阳散结，以奏祛痰宽胸之效。

3.脾胃气滞 脾胃气滞又称中焦气机不畅。多由痰湿之邪或饮食不节所致，导致脾胃的清升浊降活动不能顺利进行。所以患者常有脘腹痞闷胀痛、呕恶厌食、肢体困重、腹胀且得矢气后减轻等特有症状。

4.肝气郁滞 由精神刺激、情志抑郁或其他脏腑病证长期不愈，影响了肝的疏泄功能而致。本症以气郁、气滞等气机失调为病理特点，常因部位不同而见不同的临床表现。主要临床表现有情志抑郁，急躁易怒，喜太息，胸胁少腹胀闷或窜痛；自觉咽中有物吐之不出，咽之不下，俗称"梅核气"；颈部瘿瘤，腹部癥瘕；妇女乳房作胀结块，月经失调，痛经，闭经，脉弦。

5.膀胱气滞 膀胱气滞多为湿热或瘀血邪气阻遏膀胱气化功能所致。故有排尿不易，出现尿急、尿频、尿痛之症。或因瘀血败精阻碍，或因精神因素，导致膀胱气机郁滞，气化不行而见有少腹拘急胀痛，排尿不利，但无明显尿痛症状者。

6.大肠气滞 大肠气滞可因湿热之邪所伤，或情志怫郁，引起大肠气机不畅，通降排泄受阻，不能行其传导之职。患者除有腹部游走性胀痛外，还伴有排便不爽，或便秘数日不行，或大便不成形，排出不利，得矢气后腹胀症状有所缓解等特点。

（三）气化、气机逆乱——气逆、气陷、气脱

1. 气逆 气逆是气机运动"升"的力量太过的病机，主要发生在肺、胃、肝、肾诸脏腑。

2. 气陷 气陷常在气虚升降出入无力的基础上进一步发展而成，是气机上升运动无力，反陷于下之故。气陷以脾病为主，其他脏腑也可发生，但多兼见脾虚的表现。如张锡纯认为肺脏也可能发生气陷证，治以"回阳升陷汤"（生黄芪8钱，干姜6钱，当归身4钱，桂枝尖3钱，甘草1钱）。

3. 气脱 气脱是气虚的一种特殊情况，是病情的危重阶段。多在久病机体极度衰竭，或暴病（如失血、剧痛、伤津失液）之后，元气衰败，宗气大泄所致。患者症见四肢厥冷，大汗淋漓，气短微弱，神情淡漠，或意识不清，脉微欲绝，或伴有二便失禁等症。气脱症主要发于心肾二脏。

七、调理气化、气机是临床治疗的重要法则

所谓调理气机，就是通过调整气机的运动，使其恢复到相对的协调状态，以达到"以平为期"的目的。调理气机的方法，归纳起来有三类十法。

（一）补益

补益类治法主要针对气化、气机无力的病证而设，根据其程度和表现的方式不同可有不同治法。

1. 益气法 益气法即"虚则补之"，也称补气。凡气虚不充，升降运动无力之证，均可采用此法。此法主要用于心、肺、脾胃、肾等脏。方药如四君子汤、补中益气汤、保元汤等加味。

2. 升提法 升提法即"下陷者举之"之法。适用于气虚较甚，无力升举反陷下之证。心肺气陷者，张锡纯称为"大气下陷"，用"升陷汤"治疗。脾气无力主升而下陷者，也称为中气下陷，用补中益气汤。重用黄芪益气，用升麻、柴胡升举其气，或用"理中升陷汤"（《医学衷中参西录》）。大肠气陷和胞宫气陷也可选用此法。

3. 纳气法 本法主要针对肾气虚衰，潜降下纳之力不足而设，患者轻者仅有呼多吸少，气不接续的表现。重者虚阳上越，欲有外脱之象，非用此法不可。轻者用金水肾气丸（地黄、茯苓、山药、山茱萸、牡丹皮、泽泻、

桂枝、牛膝、车前子、附子），重者用黑锡丹（黑锡、硫黄、川楝子、胡芦巴、木香、附子、肉豆蔻、补骨脂、沉香、小茴香、阳起石、肉桂）以镇纳浮阳。

4.固脱法 固脱法用于气虚已极，非但不能进行正常的升降出入运动，而且气有暴脱之象，此时宜峻补其气，同时加入一些收敛欲散之气的药物，如乌梅、山茱萸、龙骨、牡蛎、磁石等品。

由于上述方法运用的共同基础是气虚而致升降运动失调，所以其共同选方原则就是"虚则补之"，然后根据不同情况调整治法。

（二）疏导

气机升降运动因某种原因而不能顺利进行时，在去除诱因基础上，还需给予疏导，使其顺利进行升降出入运动。根据气机障碍的程度，常有以下几种方法：

1.行气法 行气法又称理气、利气、疏气、解郁等，适用于气滞、气郁之证。凡肝气郁结，痰食郁滞胃脘，大肠气滞，胸中气机不宣，甚至于气滞血瘀，气郁水停者，都必须以行气之法疏导之。其方剂种类甚多，如柴胡疏肝散、越鞠丸、木香顺气丸、槟榔四消丸等。

2.破气法 破气法适用于气机郁滞之重证。凡胸腹痛甚，食滞不化，癥瘕积聚等，均可用破气之法。如青皮、枳实就是破气良药。

3.宣气法 宣气法仅指肺气塞滞时所采用的宣通肺气之法而言。当寒邪犯肺，气机失宣，出现胸部憋闷，咳嗽气逆时，就要采用麻黄、杏仁、桔梗、白前等宣通肺之气机的药物。

（三）矫正

矫正气化、气机主要是针对气机升降逆乱（反作）所致病证的一类治疗方法。

1.降气法 降气法适用于气机上升运动太过，下陷之力不及者，运用本法可使上逆之气得以下行而平顺，故又称平气法、顺气法。主要用于肝气上逆（如肝火上炎、肝阳上亢、肝风内动之证）、胃气上逆，以及肝胃之气上逆所致的奔豚气，痰浊上涌引起的肺气上逆证等。

（1）胃：气逆于胃，则症见恶心、呕吐、呃逆、嗳气等，临证可据证候之寒、热、虚、实，分别选用苏子降气汤、旋覆代赭汤、丁香柿蒂汤、橘皮竹茹散等方以和胃降逆。

（2）肝：气逆于肝，则症见头晕、头痛、目眩、耳鸣，甚则突然昏倒、不省人事，临证可选用天麻钩藤汤、镇肝熄风汤等。

（3）肺：气逆于肺，则症见咳嗽、气喘、胸闷、气憋等，临床治疗时，在辨别外感或内伤的前提下，针对证候的寒、热、虚、实予以施治，可用桔梗玄参汤（桔梗、玄参、杏仁、陈皮、半夏、茯苓、甘草、生姜）、五味石膏汤（五味子、石膏、杏仁、半夏、茯苓、桔梗、生姜）等。

2.镇逆法 镇逆法的适应证较降气法的适应证为重，证多来势凶险而猛烈。如因肝气升发太过，血随气涌之吐血、晕厥证等，则必须选用此法。方如镇肝熄风汤，方中必须要用珍珠母、磁石等重镇之药。此外，上述因肾气虚损之极时所采用的纳气法，其重证选用的黑锡丹，也属此类治法。但前者属虚，此乃实证，性质有别。

3.收敛法 收敛法适用于气化、气机升散太过，潜降内敛不及的喘促、汗出过多之症。主要是收敛肺肾之气，方如牡蛎散（《太平惠民和剂局方》）、玉屏风散等。

上述方法是调理气机的常用方法，广泛地运用于临床各科，临证时应辨清气机失调的具体情况，属于何种类型，然后灵活运用，随证加减。

八、扶助阳气是调理气化、气机的重要途径

阳气失常是导致脏腑气化、气机异常的主要病机，所以扶助阳气就成为治疗气化气机失调的重要方法。人体的阳气一旦失常，机体健康状态就会遭到破坏而发生疾病。所谓扶助阳气，即是使阳气从病理状态恢复到和谐有序状态的干预方法。

仅就机体的阳气失常的病机而言，主要表现为阳气偏盛（常以热、动、燥为其临床表现特点，"动"，又有"动风""动血"之分）、阳气偏衰（又分阳虚则寒、虚阳外越、虚阳上浮、戴阳、虚阳下陷等）、阳气亡失、阳气郁阻（有外感之寒、湿邪气，内伤七情之气郁，以及病理产物之瘀血、痰浊、食积、结石等原因所致阳郁）等病机，调理阳气失常的方法要视具体情况而定。由于阳气是人体脏腑经络气化、气机的动力源泉，所以上述病机一旦发

生，就会引起全身性功能障碍。

既然如此，那么扶助阳气，使其恢复到正常状态，就是此类病机所致病证最有效的干预措施。针对阴阳失调病机而设的治疗原则不外"损其有余"和"益其不足"两端。

（一）损其有余

这一治则指导下的具体治法有"热者寒之"和"郁而发之"。

1.热者寒之 这一治则的适应病机为"阳气偏盛"。该病机可发生于各个脏腑。治疗此类病机所致的实热证，除了清热泻火之外，还要针对其伤阴、动风、动血之具体病机，分别配伍养阴生津、息风止痉、凉血止血药物治疗。

2.郁而发之 对"阳气郁滞"（阳郁）者，要遵循"阳气当隔，隔者当泻"（《素问·生气通天论》）的治疗思路，针对具体病证，分别采用不同的方法。若为外感寒、湿邪气所致阳气郁而化热，致使热邪伏于体内者，则要予以发表散热治疗，如桑菊饮、银翘散等；如热郁气分，出现身热不恶寒、心烦口渴、舌苔黄等症，但卫分又闭而无汗，必须用辛凉透达药，使患者微汗，可用麻杏石甘汤，使气分热邪向外透散，以奏"体若燔炭，汗出而散"（《素问·生气通天论》）之效；如心火上炎，口糜舌烂，心移热于小肠，小便色赤而淋沥疼痛，则需泻心和小肠之火，用导赤散导火下泄；若为痰湿阻滞所致的阳郁生热之证，则要清热化痰祛湿治之；若为瘀血而致阳郁者，应当在活血化瘀、疏通阳郁的同时予以清热；此外如结石、寄生虫、药邪等皆可导致"阳郁"，治疗时要消除致郁的原因，分别采取不同的治法，以达"郁而发之"的效果。

这一治则适用于"阳气郁阻"病机所致的病证。阳气郁阻是外邪或病理产物积聚，导致阳气郁滞不畅的病机，也应当"损其有余"。所谓外邪或病理产物导致阳郁，是指因机体感受寒湿邪气，或脏腑经络的功能失调，致使病理产物（如血瘀、痰饮水湿、结石等）在体内停聚，阻滞了阳气的运行而致郁的病理状态。

（1）外感寒湿，郁阻阳气：寒湿之邪为阴邪，人体感之则极易遏伤阳气。寒凝湿，湿裹寒，伤阳逾深，病势更重。加之湿寒之性黏滞，病伏愈久，湿寒停滞，外邪又至，病见湿寒阴病。湿寒之邪多直中中焦脾胃，引起清阳不升，浊阴不降，造成上焦病变，症见头部昏蒙、咽郁塞堵、颈强肩硬、咳嗽痰多、呕逆食少、胸闷气短。湿寒之邪直伤中焦，引起脾胃阳气中伤，水谷不化，则腹胀呕逆、食少纳差、肠鸣泄泻，甚至水入则吐或下利清谷，造成急慢性胃肠损害的中焦病变。湿寒传至下焦，则见肝脾阳虚阴盛，脾阳被肝所克，肝脾阳气并虚，阴邪郁阻，腹胀水鼓、消瘦乏力、肢寒身冷的肝脾阳虚，肝郁湿寒，产生肝脾性腹胀肿满。寒湿伤及肾阳，阳虚不能化阴利水，形成水肿、身重、尿少、身冷等肾阳虚的病证。此外，湿寒之邪与风邪相伍成湿痹。湿寒之邪与暑湿阴邪相兼为病，成呕逆泄泻等胃肠病变。临证常见如下病证。

①湿寒滞头：出现如头晕目眩、视物冒蔽、旋转倒地、恶心呕吐等，可用《金匮要略》之苓桂术甘汤、泽泻汤以利湿降浊，温运阳气。

②湿寒滞心：此为湿寒滞心，抑阳不能化阴，痰饮郁阻，造成心脉痹阻不通，导致胸痹心痛发作，常表现为心前区憋闷疼痛，甚则剧烈绞痛，发作欲死；动则气短心慌，休息减轻，叹息少舒，手足冷凉。此为寒湿遏伤心阳，多为素有痰饮，而致胸阳不展，加之寒湿邪气入侵，寒凝气滞，致血行不畅。本病阳虚为本，寒凝痰阻、气滞血瘀为标。治宜温阳化湿，祛痰活血，方用冠心汤（制附子30克，桂枝20克，云苓30克，白术15克，焦山楂15克，瓜蒌30克，薤白15克，干姜15克，炒桃仁12克，皂刺16克，丹参20克，甘草15克，水蛭5克）。

③湿寒滞肺：常表现为每犯则咳嗽喘逆，气短气急，咯泡沫状稀白痰，口干不欲饮，无热象，舌苔白滑，质暗淡，脉浮滑。凡胸阳不足，留饮在肺的人，一遇外寒则犯咳喘，为湿寒伏饮在肺，肃降失司，升降不利所致。感冒本为外寒，而今人多贪冷饮、凉食，医者不辨寒热，仍以大量液体输入，伤阳滞饮，增变病情。此类证型多见于现代的气管炎、肺气肿等病，以小青龙汤主之。

（2）瘀血内郁：瘀血内郁指因血行瘀阻而致阳气郁遏的病理状态。无论何种因素引起的久病血瘀，皆可阻滞阳气的运行而致阳郁。多因体内素有瘀血，或跌打损伤，或血热妄行，血滞成瘀，瘀血化热。临床有午后或夜间发热，口干咽干，漱水不欲咽，腹中积块，或身有痛处，甚则肌肤甲错、两目黯黑、舌见瘀斑或青紫、脉细涩等症状。

临证中常见到的血瘀伴随发热者多属此。此时不能见发热就一味地退热、清热，活血祛瘀是为治本，瘀血去除，其热自然随之消退。对于此类的阳郁之证，应当遵循"扶阳不在温，而在行血消瘀"的思路以治之，可用王清任的血府逐瘀汤。如有人运用扶阳健脾、温经通络方药治疗脑梗死患者，发现该方药可促进代谢，改善循环（缩小梗死灶），促进脑功能恢复。

（3）津液停聚而致阳郁：人体津液的输布代谢是在阳气的温煦和推动之下完成的。人体津液和气血一样也具有"喜温而恶寒，寒则泣不能流，温则消而去之"（《素问·调经论》）的特性，在阳气的温煦和推动作用之下，完成其输布代谢。但是如因某种原因导致津液代谢失常而发生痰饮水湿等病理产物积聚内停时，容易遏阻阳气的运行，致使阳气郁滞，而成为"痰阻阳郁"之证。临证常见久病低热，胸闷痞满，咳嗽气喘，气憋咯痰，反复发作，天气寒冷时容易发病，痰液清稀，或咽喉梗塞不利，或胸闷胸痛，或有肿块，舌淡，苔白滑或苔白腻，脉象弦滑。可用扶阳化痰之法治疗。有人用扶阳祛痰化瘀汤治疗冠心病稳定型心绞痛取得满意疗效。

水湿与痰浊一样，也是人体津液失常所化。痰浊质地稠厚，流动性小，往往病位局限；水湿质地清稀，流动性大，病位广泛，往往波及全身。临证多表现为胸腹灼热，全身畏寒，手足逆冷而唯独胸腹灼热如火燎，口燥，咽痛，鼻塞不利，呼吸闭塞，气短，四肢厥冷，口唇发紫，项背强痛，饮食不香，舌质正常，苔厚略腻，脉沉滑。或者全身困重不适，形体肥胖笨拙，甚或浮肿胀满，或为久泻不愈，病情反复，或为便溏不爽，或为"阴黄"，或为带下量多，手足逆冷等，但胸腹灼热，舌体胖嫩有齿痕，舌苔白滑，或白腻，脉象弦滑。此为水饮或寒湿留伏经隧，阻遏阳气外达之故。治宜祛寒化饮，温通阳气，可用阳和汤治之。对于此类病证的治疗，可以遵循《金匮要略·痰饮水肿脉证并治》之"通阳不在温，而在利小便"的思路，推而广之为"扶阳不在温，而在化痰、祛湿、化浊、利水之治"。如有人"扶阳化湿法治疗阴黄"的研究取得良好效果。也有人运用扶阳祛痰化瘀法治疗代谢综合征血糖异常的研究取得效果。

"阳郁"之证是人体阳气被病邪郁滞而不能发挥其相应功能所致，虽有热的临床表现但不出现实热证的特征。而"火郁"之证则是外感邪气所化之火，或者内伤（如七情怫郁、饮食积聚等郁）而化火，皆为"邪火"、实火，所致之证皆为实证，热象突出。治疗时，前者要在去除病因的同时兼以"扶阳"，用药温热；后者则要遵照"火郁发之"之法，予以解郁、疏利、宣泄、升散，以奏开散郁结，宣通其滞，调畅气血，通达营卫之功，使郁滞之"邪火"消散。张介宾对"火郁发之"之法有独到见解，认为"发，发越也。凡火郁之病，为阳为热之属也。其脏应心，主小肠、三焦，其主在脉络，其伤在阴分。凡火所居，其有结聚敛伏者，不宜蔽遏，故当因其势而解之、散之、升之、扬之，如开其窗，如揭其被，皆谓之发，非独止于汗也"（《类经·运气类》）。

（二）益其不足

益其不足的治疗原则，主要适用于阳气偏衰，或者阳气受到遏制而不能充分发挥其生理功能的病机。此处仅就阳虚类病机之阳虚则寒、虚阳外越、虚阳上浮、虚阳下陷、戴阳、阳气亡失几种病理状态论述。

1.**阳虚则寒**　阳虚则寒，是指阳气虚弱，产热减少，功能减退所致的病理状态。由此所致之证为虚寒证。

临证时要把握以下几点：①以阳气虚弱，寒从中生，脏腑功能衰退为主要病机；②以精神不振，畏寒肢冷，肌肤不温，疼痛喜温喜按，便溏尿清，痰涎稀薄，口淡不渴，面白舌淡，脉象虚弱等为临床表现。

此即所谓"阳不胜其阴，则五脏气争，九窍不通"（《素问·生气通天论》）。可用"阴病治阳"（《素问·阴阳应象大论》），即温阳散寒之法治之。如若此时误以是"阴胜则寒"之实寒证，而用辛热之品治之，就可能出现"有病寒者，热之而寒"之虞，此时当按"热之而寒者，取之阳"（《素问·至真要大论》）之法处理。所以王冰以"益火之源，以消阴翳"注之，以彰显这一治法的深刻内涵。这应当是"扶阳抑阴"治法的早先表述。

"阳虚则寒"为阳气不足之常例，若遇阳虚体质之人患病，其阳气虚弱之时反而会有"虚阳外越""虚阳上浮""虚阳下陷"乃至"戴阳"等"阴火"所致之假热证。

2.**阳虚所致"阴火"**　如若以阳虚病机为主而机体的阴阳双方力量悬殊，就会出现阳不入阴，或者阴盛格阳之阴阳格拒的病理状态。以郑钦安为代表的"火神派"将此病机称为"阴火"，由此所致的证候常称为"真寒假热证"。临证时就要运用"扶阳抑阴"之法治之。此处的"阴火"，既不同于李杲之劳倦太过，损伤脾气，脾不运化，水谷之气郁积而致的"阴火"，也不同于朱震亨之阴虚阴不制阳，阴虚火旺之"阴火"。

3.**戴阳证**　戴阳证临床表现为手足厥冷、里寒外热、脉微欲绝等，《伤

223

寒论·辨厥阴病脉证并治》中指重病后期出现面红颧赤的征象。常兼见下利清谷、手足厥冷、里寒外热、脉微欲绝等症。多由命门火衰、虚阳上浮所致。治宜回阳通脉，如通脉四逆汤等。阳气因下焦虚寒而浮越于上，出现下真寒而上假热的证候，称为"戴阳"。但凡患者见气短，呼吸迫促，倦怠懒言，勉强说话即感上气不接下气，头晕心悸，足冷，小便清，大便稀溏，舌胖嫩，苔黑而润，这些都是真寒的表现。但面色浮红，口鼻有时出血，口燥齿浮，脉浮大，按之空虚无力，是为假热之症。

临床上当用"热因热用"的"反治"方法来治疗真寒假热病证。针对疾病的本质，用热性的药物治其真寒，真寒一去，阴阳格拒消除，假热症状也随之消失。

4.格阳证 "戴阳"和"格阳"，都属真寒假热的病理变化。格阳证是内真寒而外假热，戴阳证是下虚寒而上假热。如仲景所论之"下利，脉沉而迟，其人面少赤，身有微热，下利清谷者，必郁冒汗出而解，病人必微厥。所以然者，其面戴阳，下虚故也"（《伤寒论》366条）。而"下利清谷，里寒外热，汗出而厥者，通脉四逆汤主之"（《伤寒论》370条），以及"既吐且利，小便复利而大汗出，下利清谷，内寒外热，脉微欲绝者，四逆汤主之"（《伤寒论》389条）则为"格阳"。实际上，病情发展到这种严重阶段，两者常可互见，不能截然分开。

5.虚阳外越 素体阳虚，加之患病之后又损其阳，致使虚阳不得内敛而外越，由此所致的证候即为虚阳外越之假热证。如多汗（自汗或盗汗），全身时觉烘热、皮肤潮红，但又有精神疲惫、口不渴，或渴而不多饮，或喜热饮，久治不愈的皮肉疮疡（创面潮红或苍白或凹陷，但疼痛不甚）、顽固难治的皮肤病（如白疕、鱼鳞癣）等，但伴有畏寒肢冷、脉象沉而无力等阳虚之象，此皆阳虚而致"阴火"外越之症。

6.虚阳上浮 面白唇赤，两颧潮红，反复发作的口舌糜烂，齿龈疼痛微肿；或头晕头痛、耳鸣耳聋幻听，伴有面部烘热；或心悸怔忡，心烦不眠，或久治不愈，反复发作的咽喉疼痛不适，口干涩，咽干微痛，不欲饮水，或干咳气喘，反复发作等，但伴有畏寒肢冷，肌肤不温，脉象沉而无力等阳虚不温之象。此皆"阴火"上浮于头面、上焦之症。

7.虚阳下陷（又称阴火下流） 下肢反复溃疡、湿痒，或久治不愈的大便干结难解，或下肢坏疽，久治不愈，或小便不利、尿道灼热等，但伴有畏寒肢冷，肌肤不温，脉象沉迟无力等阳虚之象，此皆"阴火"陷于下焦之症。

无论是虚阳上浮、虚阳外越，还是虚阳下陷，甚或阴盛格阳、戴阳等病机所致之证，都应当遵循《黄帝内经》"热因热用"之"反治"法则予以处理。在辨证施治的基础上，必须要以"扶阳抑阴"治法治之。选用附子、干姜、肉桂、人参等扶助阳气之品，但同时要加入乌梅、山茱萸、五味子等药物，以收敛浮越而又得以扶助之阳，还应当伍以磁石、生龙骨、生牡蛎等潜镇之品，以使得到助益之阳气能够收敛并归藏于下焦命门。对于下陷之虚衰阳气，在扶助的基础之上，应当伍以升麻、葛根、柴胡、黄芪等升提举陷之品。

8.阳虚脱失 阳虚脱失，是指年迈体衰，或过度劳累，或久病阳虚，以至于虚衰之阳不能敛藏而突然脱失的病机，由此形成的证候即为亡阳证。此证多发生于年迈体衰之人，或者过度劳累者，或久病不愈者。证候发生之前，常有畏寒肢冷，肌肤不温，精神疲惫不振等阳虚之象。突然冷汗淋漓，肌肤不温，手足逆冷，心慌气短，呼吸急促，面色苍白，意识模糊不清或昏迷，或伴有二便失禁，脉微欲绝等。此时应急用参附汤以回阳救逆。

综上所述，中医气化学说是中医理论的重要内容。气机的升降出入是人体气化活动的基本形式，并蕴含于气化之中，是生命存在的基本方式，维系着脏腑经络的独特生理功能。各脏腑经络的功能活动主要取决于各自气化、气机活动的不同状态，整体气化、气机活动是脏腑经络各自气化、气机活动的综合效应。所以气化、气机活动又能协调全身各个局部之间的平衡。阳气是人体气化气机活动的动力源泉，如果阳气失常，有序的气化、气机失衡，即是疾病发生的主要机理。扶助阳气，调理气化、气机就成为临床治疗此类病证的基本思路。认真研讨机体在不同状态下的气化、气机的活动规律，对进一步认知脏腑理论，指导临床实践，提高疗效都有重要意义。

第十二讲
《黄帝内经》中的阴阳理论及其意义

　　阴阳理论是研究阴阳的概念内涵及其变化规律，用以解释宇宙万物的发生、发展、变化的古代哲学理论，是古人认识宇宙万物及其变化规律的世界观和方法论。

一、阴阳概念的发生及其医学意义

　　阴阳概念源于古人在长期生产、生活中"近取诸身，远取诸物"（《易传·系辞下》）的取象思维。阴阳概念的初义一方面是人们通过对太阳活动及其产生的向光、背光，温热、寒凉，晴天、阴天等自然现象长期的观察和体验，在"远取诸物"的取象思维下产生和抽象而成的。这一认识过程可从阳和阴字的写形，以及《诗经》的相关内容得到证实。另一方面是源自于人类生殖活动的"近取诸身"取象，产生了"阴阳的观念，乃是得自于人类本身性交经验上的正负投影"（李约瑟《中国古代科学思想史》）。

　　成书于西周的《易经》中没有阴阳一词，该书中运用阳爻和阴爻符号表示阴阳并以此演绎为384爻辞。西周末期开始将阴阳抽象为两种物质及其势力，解释诸如地震之类的自然现象（《国语·周语》）。春秋战国时期是阴阳理论形成的重要时期，该时期学者认为阴阳是形成宇宙万物的"大气"分化后产生的阴气和阳气，并以此解释宇宙万物的形成和演化，故有"道始于一，一而不生，故分为阴阳，阴阳合而万物生"（《淮南子·天文训》）的认识。春秋战国至西汉时期，阴阳概念被广泛地用以解释天地万物及其运动变化规律，如认为"阴阳者，天地之大理也。四时者，阴阳之大经也"（《管子·四时》）。"春夏秋冬，阴阳之更移也；时之长短，阴阳之利用也；日夜之易，阴阳之变化也"（《管子·乘马》）。在对阴阳有如此深刻的认识的基础上，便有了"一阴一阳之谓道"（《易传·系辞上》）的抽象。在阴阳理论形成并被广泛运用的先秦至汉代，正是《黄帝内经》的医学理论构建时期，这一世界观和方法论被逐渐地引入医学领域，广泛地用以解释生命现象和相关的医学知识，并逐渐地与医药知识融为一体，成为中医理论的重要组成部分。因此，其中的阴阳理论，虽然还带有哲学的烙印，但是已经脱离了纯哲学的色彩，具有了丰富医药学知识的自然科学特征，是《黄帝内经》赋予了先秦哲学阴阳理论以新的生命力，自此也使阴阳理论得以系统地表述和传承。

二、阴阳概念的内涵及其医学意义

"阴阳者，一分为二也"（《类经·阴阳类》），是对阴阳含义的高度概括，揭示了阴阳是"天地之道也，万物之纲纪，变化之父母，生杀之本始，神明之府也"（《素问·阴阳应象大论》）。这是对自然界相互关联的某些事物、现象及其属性对立双方的高度概括，是对物质世界一般运动变化规律的抽象。

中医学中的阴阳概念，既有生活常识的阴阳内涵，也有哲学层面和自然科学中医学层面的内涵，绝大多数情况下是指后两者。所谓哲学层面的阴阳又称为属性阴阳，是对自然界相互关联的某些事物或现象对立双方的属性概括，仅用于对事物属性的标识，体现了事物对立统一的法则。阴和阳，既可以标识自然界相互关联而又相互对立的事物或现象的属性，也可标识同一事物内部相互对立的两个方面，即所谓"阴阳者，一分为二也"（《类经·阴阳类》）。

中医学层面阴阳概念的内涵，特指人体内密切相关的相互对应的两类（种）物质及其功能的属性。其中阳（又称为阳气）是对具有温煦、兴奋、推动、气化等作用的物质及其功能属性的概括；阴（又称为阴气）是对具有滋养、濡润、抑制、凝聚等作用的物质及其功能属性的概括。

阴阳概念可以表示同一事物内部存在的对立两个方面，更多的则是揭示自然界相反相成的两种（或两类）物质及其现象的属性。从天地日月，到人体的男女气血，都可用阴阳表示其属性及相互关系。就两种不同事物而言，"天地者，万物之上下也；阴阳者，血气之男女也；水火者，阴阳之征兆也"（《素问·阴阳应象大论》）；"天为阳，地为阴；日为阳，月为阴"（《素问·六节藏象论》)。就同一事物内部对立两个方面而言，如药物的气味就有"阳为气，阴为味"（《素问·阴阳应象大论》）的阴阳属性划分。《黄帝内经》以此为出发点，全面而广泛地运用阴阳概念及其内涵来解决与医学相关的理论，指导着临床实践。

三、事物的阴阳属性特征及其医学意义

《黄帝内经》所论的阴阳概念限于并服从于解决医学问题的需要，对与医学理论相关事物进行了阴阳属性的划分。就其中所涉及阴阳的概念而言，具有以下显著特征。

（一）抽象性

所谓阴阳的抽象性，是指从《黄帝内经》所能认识的与医学有关的具体事物和现象升华出能反映事物共同的、本质属性的特点。此即所谓的"且夫阴阳者，有名而无形"（《灵枢经·阴阳系日月》），这是《黄帝内经》对阴阳抽象性的认识和表述，因此事物对立统一的阴阳划分是"数之可十，推之可百，数之可千，推之可万。此之谓也"（《灵枢经·阴阳系日月》）。指出了"阴阳"概念是从千千万万个具体的事物和现象中抽象出来的具有规律性的概念，不再特指某一个具体的事物或现象。

（二）规定性

《黄帝内经》从医学科学的实际需要出发，在运用阴阳的概念时对其进行了两个方面的规定：一是事物阴阳属性的不可反称性。例如，就温度而言，温暖的、炎热的为阳，寒冷的、凉爽的属阴；就气象变化而言，晴朗的天气为阳，淫雨的天气为阴；就不同的时间段而言，白昼、春夏为阳，黑夜、秋冬为阴；就方位空间而言，东、南、上、外、表、左为阳，西、北、下、内、里、右为阴；就物体存在的性状而言，气态的、无形的为阳，液态、固态、有形的为阴；就物体的运动状态及运动趋向而言，凡运动的、兴奋的、上升的、外出的、前进的为阳，静止的、抑制的、下降的、内入的、后退的为阴等等。上述事物阴阳属性归类表中所列举事物的属性，一旦按阴阳学说的相关规则进行了属性规定，凡是相关联的事物或现象双方的阴阳属性是不能随意更换而反向称谓的，如以温度为条件规定寒和热的阴阳属性，

则热为阳，寒为阴，绝不能更改为"寒为阳，热为阴"。可见，当事物的总体属性或者比较的对象，或者确定属性的原则在条件不变时，事物原先已经确立的或阴或阳的属性规定是不可反称的。

表12-3-1　阴阳属性归类表

属性	空间 （方位）	时间 （季节）	温度	湿度	重量	性状	亮度	事物运动状态
阳	上、外、左、南、天	昼、春、夏	温热	干燥	轻	清、无形	明亮	化气、上升、动、兴奋、亢进
阴	下、内、右、北、地	夜、秋、冬	寒凉	湿润	重	浊、有形	晦暗	成形、下降、静、抑制、衰退

　　二是中医学根据自身的需要，将人体中具有温热、兴奋、推动、弥散、外向、升举等作用或特性的事物及其功能规定为阳，或者称为"阳气"；将人体内具有滋润、抑制、收敛、凝聚、内守、沉降等作用或特性的事物及其功能规定为阴，或者称为"阴气""阴精"。此时的"阴"和"阳"具有本体论特征，故有时将其称为"阳本体"（或本体阳）和"阴本体"（或本体阴）。当被严格规定为阳的物质及其功能，在致病因素作用下出现偏盛有余的病理反应时，就会出现"阳胜则身热，腠理闭，喘粗为之俯仰，汗不出而热，齿干以烦冤（通'闷'），腹满，死，能（nài，音意同'耐'，下同）冬不能夏"（《素问·阴阳应象大论》）。当被严格规定为阴（或阴气、阴精）的物质及其功能，在致病因素作用下产生偏盛有余的病理反应时，就会有"阴胜则身寒，汗出，身常清（通'清'，冷、寒），数栗而寒，寒则厥，厥则腹满，死，能（通'耐'，下同）夏不能冬。"（《素问·阴阳应象大论》）

　　阴阳学说的这一规定性相对于哲学中的对立统一法则而言，具有其局限性，但在医学领域却是其优势所在。例如，将具有温煦、推动、兴奋作用的物质及其功能不足时称之为"阳虚"，其临床必然有畏寒怕冷、肌肤不温、精神萎靡的症状，治疗时运用附子、鹿茸等补阳的药物才能获得良效。如果没有阴阳学说的这一规定，就可能把畏寒怕冷、肌肤不温、精神萎靡的病变称为"阴虚"，那么就会无章可循，无标准可言。可见，阴阳学说这一古代哲学思想被应用到医学领域以后，不但成为解释人体组织结构、生理、病理，指导疾病诊断、防治的思维方法，而且与医学内容有机地融合在一起，成为中医学的主要内容之一。所以医学中的阴阳，既有哲学的一般属性，又有医学的特定内容，例如阴虚、阳虚，补阴、补阳中的阴和阳，就具有物质本体的特定内涵。

《黄帝内经》中又将这两种病理反应分别高度概括为"阳胜（盛）则热，阴胜（盛）则寒"（《素问·阴阳应象大论》）。显然这里的"阴阳"具有本体论的观点，特指人体内能产生寒热效应的两种具体物质及其功能，故曰"寒热者，阴阳之所化也"（《景岳全书·传忠录》）。临床治疗时所用的补阳、滋阴的方法和相应的方药，都是针对这种经过属阴属阳严格规定的具体物质及其功能、所致病症而言的。显然有别于"背为阳，腹为阴"；"脏为阴，腑为阳"；"左为阳，右为阴"等仅作为事物属性符号标志的"阴阳"。此时这种事物属性符号标志性"阴阳"的哲学抽象特征更为显著。

若就哲学意义而言，这种对事物阴阳属性的规定（或曰限定）是一种局限性的体现，但在自然科学，尤其是中医学中的应用中却是其优势所在，如电学中的阳电荷、阴电荷，阳极、阴极；化学中阳离子、阴离子，生物学中的阳性反应、阴性反应；中医诊断学中将面部色泽鲜明的规定为属性为阳，而将面色晦暗的规定为属性为阴；语言声调中洪亮、高亢、有力的属性规定为阳，低微、断断续续的属性规定为阴；脉象中浮、大、洪、滑、数脉的属性规定为阳，沉、小、细、涩、迟脉的属性规定为阴等。都属于阴阳属性规定性应用的体现，有了这种规定才有其特定的医学内涵。

（三）广泛性

阴阳的广泛性，是指阴阳是从许多事物中抽象出具有共同规律的属性，可以用来说明自然界事物间的普遍联系。正所谓"阴阳者，数之可十，推之可百；数之可千，推之可万。天地阴阳者，不以数推，以象之谓也"（《素问·五运行大论》）。"以象之谓也"，是指可以用抽象出来的阴阳属性特征（即"象"）去解释（即"推"）更为广泛而复杂的未知事物，说明具有"一分为二"的普遍性的阴阳概念及其规律，可以广泛地适用于物质世界和生命科学认知的各个知识领域之中。

（四）相对性

所谓阴阳的相对性，是指原先已经规定为属阳或属阴事物的总体属性、比较的对象、确定其属性的原则，一旦条件已经发生了改变，原先所规定的事物阴阳属性也是会随之改变的。阴阳的相对性表现在3个层面：

一是阴阳的可分特性。简单地说，就是属阳或者属阴的事物之中还可以再分为阴和阳两个方面，无论是属阳或属阴的事物都可以再分为阴和阳两个方面。对原先已经确定为属阴或属阳的事物，可以进行更深层次的认识，于是对事物阴阳属性划分也就随着认识层次的递进而进行不断的继续认识和阴阳属性的划分。如《黄帝内经》在运用这一特性时说："阴中有阴，阳中有阳。平旦至日中，天之阳，阳中之阳也；日中至黄昏，天之阳，阳中之阴也；合夜至鸡鸣，天之阴，阴中之阴也；鸡鸣至平旦，天之阴，阴中之阳也。故人亦应之。夫言人之阴阳，则外为阳，内为阴；言人身之阴阳，则背为阳，腹为阴；言人身之脏腑中阴阳，则脏者为阴，腑者为阳……故背为阳，阳中之阳，心也；背为阳，阳中之阴，肺也；腹为阴，阴中之阴，肾也；腹为阴，阴中之阳，肝也；腹为阴，阴中之至阴，脾也。"（《素问·金匮真言论》）根据医学理论的需要，每一个内脏之中，还有阴和阳两个方面，如心有心阴和心阳，肝有肝阴和肝阳，胃有胃阴和胃阳等。

就药物的性（气）味而言，"阳为气，阴为味……味厚者为阴，薄为阴之阳。气厚者为阳，薄为阳之阴。"（《素问·阴阳应象大论》）十二经脉分为阴经、阳经两大类，手足的阴经又分为太阴经、少阴经、厥阴经，手足的阳经又分为太阳经、阳明经和少阳经等，都是阴阳可分特性在构建医学理论时的具体应用。

这是《黄帝内经》根据解释医学理论的实际需要出发，对原先已经确定的昼夜阴阳、人身形体阴阳、内脏阴阳及五脏阴阳、药食气味阴阳的属性进行更深层次的分层认识，随着对事物层次认识的递进，阴阳属性的划分也随之按层次而递进。中医学将阴阳的可分特性广泛地运用于临床实践之中，指导着相应病症的诊断和治疗，如将病证辨为"阳虚则寒"还不够具体，因为每一个脏腑都还有阴阳两种物质及其功能，就有可能产生更深层次的阴虚或者阳虚，如心有心阴虚、心阳虚，脾有脾阴虚、脾阳虚，肾有肾阴虚、肾阳虚等等，故而在"阳虚则寒"总病机认识的基础上，需要进一步探求是哪一脏的"阳虚"之后才能进行具体的治疗用药。《黄帝内经》将这一特性用"阳中有阴，阴中有阳"（《素问·天元纪大论》）加以概括，后世将此称之为"阴阳互藏"关系，并认为这是一切事物内部阴阳双方发生一系列诸如对立制约、互根互用等关系的前提和基础。

二是事物阴阳属性的转化性。《黄帝内经》认为已确定阴阳属性的事物在一定条件下，其原来的属性是可以随之改变的，如认为自然的气候可有"四时之变，寒暑之胜，重阴必阳，重阳必阴……故寒甚则热，热甚则寒……（的）阴阳之变"（《灵枢经·论疾诊尺》）。人体所患的病症在某种因素的作用下也可以发生"重寒则热，重热则寒"（《素问·阴阳应象大论》）的转化，此即所谓"阴阳之理，极则必变"（《类经·阴阳类》）的道理所在。

三是在划分事物阴阳属性的前提和依据改变时，原来规定的事物阴阳属性也可以随之而变化。例如时间、空间等条件的更变都可使原来确定的事物阴阳属性发生变化。如人体六腑与在外属阳的四肢及躯壳相对而言属阴，但若与藏精属阴的五脏相对而言，则属阳。五脏虽然都属阴，但心肺在横膈膜之上，若与横膈膜之下的肝、脾、肾则相对属阳等等。从阴阳的可分性、转化性（事物发生了质变），以及随着划分阴阳属性条件变化而变易（质未变）来看，阴阳的相对性突出了事物阴阳属性的抽象和规定，不是绝对的、固定的、一成不变的，而是相对的、灵活的、变易的、不断延伸的。

（五）相关性

所谓阴阳的相关性，又称关联性，是指用阴阳所分析的对象应当是同一范畴、同一层面或有同一交叉点的事物，不相关联的物质或者现象是不能进行阴阳属性的规定和划分的，否则就可能是荒唐的、没有意义的。例如，方位中的上和下是同一范畴的概念，温度的冷与热是同一层面的事物，绝不能把不在同一范畴的上与冷、下与热作为对立面而规定或者划分其阴阳属性，那是没有意义的。因为不同层面的事物、不同范畴的概念在进行阴阳属性的规定或者划分时没有可比性，也就无法对其进行阴阳属性的规定和划分。检索《黄帝内经》用阴阳属性所规定、划分的所有事物，都是严格遵守这一阴阳相关性规则的。

此外还必须明白，"阴阳"和"矛盾"虽然都讲对立统一规律，但是，阴阳是不等于矛盾的。虽然阴阳和矛盾同属哲学范畴，都涉及事物对立统一规律，但两者有很大的区别：

一是一般与特殊的区别。哲学的矛盾范畴仅仅指出了事物具有对立统一关系，而不加任何的限定，是宇宙中最普遍最一般的规律，适用于一切知识领域，具有概念思维的特征。阴阳范畴不仅指出了所分析事物的对立统一属性，还有一些特殊的规定，是一种有限的、具体的矛盾形式，表现为取象的思维特征，正因为有这种具体规定，使阴阳的概念更具有自然科学的特征，如疾病的表里、寒热、虚实，人体气机运动的升降、出入，气化过程的离散、聚合等。

二是无限与局限的区别。矛盾范畴适用于任何领域，无论是自然科学还是社会科学，都可用矛盾的概念和相关法则来揭示所有事物或者现象的本质，其应用的范围是无限的，对各门科学研究都有一定的指导作用，但不直接介入具体的自然科学之中。阴阳范畴主要运用于自然科学，尤其是医学领域，直接指导直观现象的分析，参与中医理论的构建，如用阴阳对脏腑、经络、气血相互关系及变化规律进行研究。阴阳概念一旦超出了所要达到的界限就失去了效力，如大量物理、化学、数学、生物基因中的有关概念的关系等等，都不能用阴阳有效地加以精细解释，关于社会科学的各种现象更是如此。

三是明晰与模糊的区别。在阐述事物对立统一关系时，阴阳的概念和相关法则缺乏矛盾法则应有的明晰性、系统性和逻辑的缜密性。例如，阴阳的概念和相关的法则虽然阐释了对立事物间的相互转化关系，却不能对其螺旋式上升和向前发展方向或者趋势予以明晰地揭示。

四、阴阳互藏交感关系及其医学意义

《黄帝内经》十分重视阴阳的互藏和交感关系，认为这是阴阳双方发生一切变化的前提和基础。

（一）阴阳的互藏关系及其意义

所谓阴阳互藏是指阴或阳任何一方都蕴涵有另一方，阳不是绝对纯粹的阳，阴也不是绝对纯粹的阴。判定事物阴阳属性时，要根据其所属阴或属阳成分的多少而定，而阴阳成分的多少又是依据其所涵阴阳成分的隐显状态加以判断的。如果事物属阳的显象状态成分多而明显，而属阴的隐象状态成分少而隐匿时，就判定其属性为阳；反之则判定其属性为阴。这就是"阴中有阴，阳中有阳"（《素问·金匮真言论》）及"阴中有阳，阳中有阴"（《素问·天元纪大论》）之意。阴阳互藏不但是事物内部，或者两个事物之间阴阳双方发生一切关系的前提，同时也是所有事物能够共同存在的必需条件，因此说"孤阴不生，独阳不长""阳无阴以生，阴无阳以化"。

（二）阴阳的相互交感关系及其意义

《黄帝内经》认为，阴阳二气在运动之中进行着互相交流、相互融合的同时，双方随之产生着相应的反应，这就是所谓的阴阳交感。交，指两个（或两类）事物，或者同一物质内部的阴阳双方，不断地进行着物质（即气）和信息（指功能活动）的交流和交换。感，即感应，指阴阳双方在进行物质、信息的不断交流中所发生的一切反应。阴阳交感可以引起双方发生的具体反应如阴阳的对立、互根、互用、消长、平衡（自和）、转化等。这种阴阳的相互交感反应是自然万物发生、发展、变化的基础。因此有"天地合而万物生，阴阳接而变化起"（《荀子·礼论》）；阴阳"二气交感，化生万物"（《易传·感》）；"在天为气，在地成形，形气相感而化生万物"；"阴阳相错，而变由生"（《素问·天元纪大论》）之论。此处的"合""接""交""感""错"都讲的是阴阳双方的交感关系及其作用，认为自然万物都是在天地间阴阳二气的交感作用下形成并发生着各种变化的。人类生命的发生也不能脱此规律，故有"天地合气，命之曰人"（《素问·宝命全形论》）的人类产生和进化的观点。就人体内部阴阳之气的交感变化而言，其也是维系人体各个脏腑之间正常生理活动的重要因素。如"清阳出上窍，浊阴出下窍；清阳发腠理，浊阴走五脏；清阳实四肢，浊阴归六腑"（《素问·阴阳应象大论》）。再如肾为水脏、属阴，心为火脏、属阳，心火与肾水要不断地交流感应，才能维系心肾两者之间阴阳的动态平衡等等。一旦人体内部阴阳二气的交流感应受到干扰而失常，就可能导致"浊气在上，则生膜胀，清气在下，则生飧泄"（《素问·阴阳应象大论》）的病症，甚至发生"阴阳之气不相顺接，便为厥"（《伤寒论·厥阴篇》），或者"阳气者，大怒则形气绝而血菀（菀，通'郁'）于上（上，指头），使人薄（薄，通'暴'）厥"（《素问·生气通天论》），"厥则暴死，气复反（反，通'返'）则生，气不反则死"（《素问·调经论》）的厥、逆、闭、脱等危及生命的重症。

五、阴阳对立制约关系及其医学意义

所谓阴阳对立制约是指相关联的阴阳双方彼此间存在着差异，或者有斗争、抑制、约束、排斥的关系。《黄帝内经》对阴阳之间的这一关系有充分而深刻的认识，而且将这一阴阳关系广泛地用于解释人体的生理和病理，指导着临床疾病的诊断和治疗用药。

就人体生命活动而言，《黄帝内经》以自然界阴阳二气的相互制约关系阐述人体相关的生理活动。以四季气候变化为例，上半年春夏季节，阳热之气制约了阴寒之气，此即"阳气微上，阴气微下"，所以气候由寒转温变热；下半年秋冬季节，阴寒之气制约了阳热之气，此即"阴气微上，阳气微下"（《素问·脉要精微论》），所以气候由热转凉变寒。随着天地间阴阳之气的相互制约而产生的四季气候寒暑更迭，人体的水液代谢、脉象变化、呼吸节律、气血分布状态等生理活动，也会随之发生相应的调整和变化。人体昼夜的睡眠节律，同样也是人体内部阴阳之气相互制约关系（《灵枢经·营卫生会》）的体现。

《黄帝内经》还认为阴阳双方的制约关系是有一定限度的，其中任何一方太过或者不足，都会破坏双方的正常制约关系而出现失常状态，在人体就会引起疾病，出现"阳胜（盛）则阴病，阴胜（盛）则阳病"（《素问·阴阳应象大论》）的病理状态。这种病理状态属于阴或阳一方对另一方的制约太过所引起的病理变化。或者有"阴不胜其阳，则脉流薄（薄，通'迫'）疾，并乃狂；阳不胜其阴，则五脏气争，九窍不通"（《素问·生气通天论》），即属于阴或阳一方对另一方的制约不及所引起的病理变化。而"阴胜则阳病，阳胜则阴病。阳胜则热，阴胜则寒"（《素问·阴阳应象大论》）就属于阴或阳一方对另一方制约太过所引起的病理变化。

《黄帝内经》认为阴阳对立制约关系的破坏是导致人体阴阳平衡失调的重要原因，那么"用阴和阳，用阳和阴"（《灵枢经·五色》）；"谨察阴阳所在而调之，以平为期"（《素问·至真要大论》）。这是最基本的治疗疾病的指导思想，并在此思想指导下确定相应的治病原则和具体方法，例如"寒者热之，热者寒之，温者清之，清者温之，散者收之，抑者散之，燥者润之，急者缓之，坚者软之，脆者坚之，衰者补之，强者泻之……高者抑之，下者举之，有余折之，不足补之"（《素问·至真要大论》）等等大量的具体治病之法，无一不体现着《黄帝内经》对阴阳对立制约规律的广泛应用。

六、阴阳互根互用关系及其医学意义

《黄帝内经》认为，相关联的阴阳双方不仅仅存在着互相制约关系，还存在着互为根据，相互为用的关系。阴阳的互根互用又有阴阳互根和阴阳互用两层关系。所谓阴阳互根是指对立的阴阳双方互为存在的前提、依据的关系，任何一方都不能脱离另一方而单独存在。例如寒与热，寒属性为阴，热属性为阳，没有属阴的寒作为参照划分的前提，也就不可能有属阳的热，反之亦然。阴阳互用是指相关联的阴阳双方，在互根依存的基础上具有相互促进、相互资助的关系。

《黄帝内经》认为云雨的形成过程就充分体现了大自然的阴阳互用关系："地气（属阴的水湿）上为云"是借助了阳热之气的气化作用，此即"阳化气""热生清"之义；"天气（空中的水气）下为雨"是有阴寒之气的凝聚作用，此即"阴成形""寒生浊"之义（《素问·阴阳应象大论》）。此处是以大自然中云和雨、天气和地气的往复循环为例，论证了阴阳互为根据、相互促进、互相为用的关系，所以说，"阴不可无阳，阳不可无阴"（张介宾《质疑录》）。

《黄帝内经》认为"昼精"（充分的兴奋）才能"夜瞑"（高质量的睡眠）（《灵枢经·营卫生会》），指出人体属阳的兴奋和属阴的抑制过程也是如此，正常的兴奋（阳）是以充足的抑制（阴）作为补偿的（即阳根于阴），即是人们常说的"充分睡眠才会有旺盛充沛的精力"；反之，只有充分的兴奋才能有效诱导抑制（即阴根于阳），即人们常讲的"高效率劳动才会有高质量的睡眠"。

《黄帝内经》将人体内阴阳双方互根互用关系概括为"阳在外，阴之使也；阴在内，阳之守也"（《素问·阴阳应象大论》），或者是"阴者藏精而起亟也，阳者卫外而为固也"（《素问·生气通天论》）。此处经文认为，人体的物质代谢过程中，属阴的精微物质化生并贮藏于内脏，在内脏的气化作用下才能产生各种属阳的功能活动而表现于外；只有在各种属阳的功能活动（属阳）的作用下，才能将吸入的自然界新鲜空气（即清气）和饮食水谷中的精微部分，转化成人体生命赖以生存的精微物质（属阴）。如果人体在某种致病因素的作用下，脏腑功能活动（属阳）受到损伤，势必会影响精微物质（属阴）的生成，就会形成"阳损及阴"的病理过程；或者在致病因素的作用下，脏腑所贮藏的精微物质（属阴）首先受到损伤而不足，相关的功能活动（属阳）也会随之而减退，这就是"阴损及阳"的病理过程。无论前者或后者，其结果都会出现阴阳两虚的病理结局（即精微物质和功能活动都表现为衰减的病理状态）。对于这种久病阳虚证、阴虚证或阴阳两虚证的治疗，仍然应当在阴阳互根、阴阳互用关系的理论指导下确立治疗方法和进行用药，若单纯补阳疗效不显著时，就应当用"阴中求阳"的方法，即在运用补阳药的同时加用滋阴药，便可获得最佳的补阳效果，如金匮肾气丸的组方就体现了这一观点；若单纯补阴疗效不突出时，应当用"阳中求阴"的方法，在运用补阴药的同时加用补阳药，常可收到最佳的补阴效果，如当归补血汤的组方用药思路就体现了这一观点。张介宾解释这种根据阴阳互根、阴阳互用原理确定的常中有变，以变法取效的机理时说"善补阳者，必于阴中求阳，则阳得阴助而生化无穷；善补阴者，必于阳中求阴，则阴得阳升而泉源不竭"（《景岳全书·新方八阵》）。因此说，"阳气根于阴，阴气根于阳；无阴则阳无以生，无阳则阴无以化"（王冰《黄帝内经素问次注》卷二）。于此可见，阴阳互根、阴阳互用理论在《黄帝内经》所建构医学理论中的应用及其重要意义。

七、阴阳相互消长关系及其医学意义

《黄帝内经》认为阴阳的相互消长，是指对立互根的阴阳双方，在一定时间、一定限度、一定范围内，总是处于彼此不断的相互消长的动态变化之中。阴阳的相互消长是在阴阳对立制约和互根互用前提下发生的一种运动变化方式。这种运动变化有两类具体形式：一类是由阴阳对立制约关系引起的阴阳互为消长，一类是由阴阳互根互用关系引起的阴阳同步消长。

（一）阴阳互为消长

阴阳互为消长有两种表现形式：一是此长彼消。是指阴阳在对立制约关系中一方力量太强（即长），就会使对方因过度的制约而消减（即消），表现为阳长阴消，或阴长阳消，此时是以阳或阴的一方之"长"为矛盾的主要方面；或当一方减弱时会因制约力量的减退（即消）而引起对方增长，即所谓"此消彼长"，表现为阴消阳长，或者阳消阴长，此时是以阳或阴的"消"为矛盾的主要方面。如四季气候变化中"冬至四十五日，阳气微上，阴气微下；夏至四十五日，阴气微上，阳气微下"（《素问·脉要精微论》），就是阴阳互为消长的具体表现。

这是《黄帝内经》用自然界阴阳之气的彼此消长运动揭示四时气候的寒

暑迁移的自然气候变化规律，并用以说明人体内阴阳二气消长变化所引起脉象应四时而变化的内在机理，指出脉应四时变化的机理同样是体内阴阳消长运动的结果。

《黄帝内经》认为在病理状态下也存在着这种阴阳互为消长的变化，有时是以一方的"长"占主导地位而导致另一方的"消"，如"阴胜则阳病，阳胜则阴病"；"阳胜则身热……齿干"；"阴胜则身寒，汗出，身常清，数栗而寒"（《素问·阴阳应象大论》）。"身热""身寒"分别是"阳胜"、"阴胜"（胜，即盛、长）的症状特征；"齿干""身常清"（清，通'凊'，冷、凉）分别是阴和阳消减的外在表现。如果以一方的"消"占主导地位时就会引起另一方的"长"，例如"夫疟之始发也……当是之时，阳虚而阴盛，外无气，故先寒栗也"。寒战之后的发热，是"阴虚而阳盛，阳盛则热矣"（《素问·疟论》）。这是《黄帝内经》运用阴阳双方此消彼长，"消"为主导方来分析疟疾寒战发热症状的形成机理，也是后世所说的"阳虚则寒，阴虚则热"病机。此处所列举的内容都是用阴阳"此消彼长"，"消"为主导方面的理论来说明病理的推广和延伸。

《黄帝内经》还将阴阳"此消彼长"的理论运用于分析病机和确定相应的治病方法。例如以分析并纠正临证用药失误教训为例，示范其对"此消彼长"观点的应用，将其作为指导临床正确辨证用药的主要依据。如"论言治寒以热，治热以寒，而方士不能废绳墨而更其道也。有病热者，寒之而热；有病寒者，热之而寒，二者皆在，新病复起，奈何治？ ……诸寒之而热者取之阴，热之而寒者取之阳，所谓求其属也"（《素问·至真要大论》）。此指阴虚（消）所致阳相对偏盛（长）的虚热证，不能按"阳胜则热"实热证的用药方法进行治疗；同样对阳虚（消）导致阴相对偏盛（长）的虚寒证，也不能按"阴胜则寒"实寒证用药方法进行治疗。虚热证的主要病机是阴虚（阴消），治疗用药时就要用"取之阴"（补阴）的方法才能治愈；虚寒证的主要病机是阳虚（阳消），治疗用药时就要用"取之阳"（补阳）的方法才能见效。

可见，《黄帝内经》不仅将阴阳相互消长中"此消彼长"的理论用来对虚热证、虚寒证病机和用药失误进行分析，同时还以此制订了"取之阴""取之阳"治"求其属"的治疗思路，唐代王冰据此提出了"壮水之主，以制阳光"和"益火之源，以消阴翳"的著名观点，同时也是对"阳病治阴，阴病治阳"（《素问·阴阳应象大论》）的确切诠释。

（二）阴阳同消同长

阴阳同消同长关系有阴阳同消和阴阳同长两种方式。由于阴阳双方存在着互根互用的关系，当一方增长时可以促进和资助另一方也随之增长，即此长彼长，表现为阳随阴长或阴随阳长；当一方减少时，另一方因失去促进和资助而随之减少，即此消彼消，表现为阳随阴消和阴随阳消。《黄帝内经》将阴阳同消同长关系运用于解释药食气味与人体精形气化之间的转化机理时，认为"味归形，形归气（人体正气）；气（药食之气）归精，精归化；精食气（药食之气），形食味；化生精，气（人体的正气）生形"（《素问·阴阳应象大论》）。指出当人体在进食后，由于营养物质得到了补充（阴长），于是产生了能量、增长了气力（阳长）。当人体功能活动旺盛（阳长）时，必然会促进生命活动赖以生存的精血等物质也会随之充足旺盛（阴长）。在病理状态下，气（属阳）虚日久可使精、血、津液（属阴）因生成不足而减少，此即"阴随阳消"的阳损及阴病理。同样，如果精、血、津液等属阴物质久虚不愈的时候，也一定会使属阳的气因生成减少而亏虚，此属"阳随阴消"的阴损及阳病理。

《黄帝内经》对阴阳相互消长关系的认识及其相关论述，要求从阴阳运动变化的深层去认识和把握生命活动的规律，以及与生命活动相关事物之间的联系。阴阳双方的消长运动是在一定范围、一定时间、一定限度内进行的，这是维持生命活动所必需的，但是如果超出了上述的限度和范围，机体的阴阳动态运动就会受到破坏而发生疾病。医生的责任就是应用阴阳消长运动的相关理论去分析、判断疾病过程中的具体状态，然后应用药物或者针刺等手段予以干预，从而使病理状态下的阴阳消长失衡得到纠正，此即"用针之要，在于知调阴与阳"（《灵枢经·根结》）的治疗原则和目的。

八、阴阳转化关系及其医学意义

阴阳的相互转化关系，是指对立互根的阴阳双方，在一定的条件下可以向其各自相反的方面转化，即阳可以转化为阴，阴可以转化为阳。阴阳转化是事物发展的又一过程，是事物内部阴阳消长运动发展到一定阶段时，其本质属性发生了改变的运动方式。阴阳的相互消长过程是缓慢的渐变的过程，而阴阳的相互转化是在阴阳双方彼此消长基础上所发生的迅速的突变过程。

《黄帝内经》在分别观察研究了四季气候的转化、疾病演变过程中出现的寒热转化，以及伏邪发病的转化规律之后，将其分别总结为"寒极生热，热极生寒"（原文指气候寒热的转化）；"重寒则热，重热则寒"（原文指疾病的寒热转化）；"重阴必阳，重阳必阴"（原文指伏邪发病过程中的阴阳转化）（《素问·阴阳应象大论》）。认为之所以产生这种阴阳转化关系，是因为"物极谓之变"（《素问·六微旨大论》）。从天地自然到人体生命活动，这种阴阳转化规律是广泛存在着的，例如人体生理活动中的兴奋与抑制、精微物质与能量、情绪的高涨与低落等等，常常呈现出相互转化的过程。疾病的表证与里证、寒证与热证、虚证与实证之间，也常有阴阳转化的现象发生。《黄帝内经》将引起阴阳转化的"关节点"概括为"重"和"极"，并要求医生要准确地认识、把握和利用阴阳相互转化的"关节点"，才能有效地防止疾病恶化，也才可以使已经恶化的病情得到逆转和治疗。

九、"阴阳自和"及其医学意义

"阴阳自和"是指事物对立统一的阴阳双方，通过不断的消长运动，保持着和谐、匀平、有序的相对稳定状态。阴阳学说认为，阴阳双方在相互交感的前提下，自始至终存在着对立制约、互根互用、相互消长的运动变化，这种运动变化在一定范围、一定限度、一定时间内呈现着相对稳定、和谐有序的状态。这种阴阳和谐状态对于自然界来说，"阴阳二气最不宜偏，不偏则气和而生物"（《类经附翼·大宝论》），于是就表现为正常的气候及物候特征；在于人体就会表现为"阴平阳秘，精神乃治"（《素问·生气通天论》）；"阴阳匀平……命曰平人"（《素问·调经论》）的生理状态。可见，阴阳的对立制约、消长变化虽然是绝对的，阴阳的协调平衡只是相对的，但保持阴阳双方的动态和谐平衡则是十分重要的。因此，《黄帝内经》指出，"谨察阴阳所在而调之，以平为期"（《素问·至真要大论》），这就是将调整和保持人体阴阳的协调平衡视为治疗疾病、养生保健最高行为准则的意义之所在。

综上所述，《黄帝内经》在应用形成于春秋战国至秦汉的阴阳学说构建其医学理论时，将其作为独特的思维方法，用以解释当时已经积累得相当丰富的临床实践知识；解释对生命活动的感性认识，尤其是解剖知识无法解释的生命活动；指导人们对疾病的诊察判断和理性分析，以及治疗用药和养生防病，使哲学范畴的阴阳学说与医学知识融为一体，从而成为中医学不可割裂的重要理论。这种独特的思维方法是了解和认识中医理论的门径，是研究和掌握中医学理论知识的重要内容。

附
《黄帝内经》"重阳"理念及其所论阳气与健康——阳气盛衰寿夭观

阴阳学说是中华民族传统文化的哲学基础，是中国人的世界观和方法论，也是中医理论发生及其构建的文化基因，《黄帝内经》的理论的构建和成书深受其影响。正因为阴阳学说在中医理论构建的初始即浸润其中，故而阴阳学说和五行、精气的哲学思想一样，必然成为中医理论传承的遗传密码，无论是温补学派，还是"扶阳抑阴"乃至"火神派"，必然携带着浓郁的阴阳理论的印记。

一、阳气理论的发生及其意义

（一）阳气理论发生于太阳的崇拜

阴阳理论是在人类对太阳崇拜的生存大背景之下发生的。没有太阳就没有鲜活生动而富有生机的世界，也就没有人类。这是先秦阴阳家的研究结论，认为无"日"则无"陽"，无"日"则有"黟"（或"会""陰"）。这也是"陽"和"黟"两个概念发生的背景，也是刘安、董仲舒提出的"阳为主，阴为从"重阳理念的重要依据。

（二）"重阳"思想是"扶阳抑阴"流派的理论渊源

"重阳"思想源于人类对太阳的崇拜。这一思想充斥于《春秋繁露》。《黄帝内经》秉承了"阳为主，阴为从"的"重阳"理念，运用于医学体系之中，故有"阳气者，精则养神，柔则养筋"；"阳气者，若天与日，失其所则折寿而不彰"之论，明确地指出了阳气是生命活动的动力，在生命过程中具有十分重要的作用。阳气具有温煦机体组织、抗御外邪侵袭、主持气化开合、维系阴阳平衡等多方面的重要功能。

《黄帝内经》的研究也得出了同样的结论。认为"阳气者，若天与日，失其所则折寿而不彰，故天运当以日光明，是故阳因而上卫外者也"（《素问·生气通天论》）。明确指出，如果没有太阳就没有包括天体运转在内的一切运动变化，人类崇拜太阳也是《黄帝内经》中阴阳理论背景的文化印记，重阳思想更是表露无遗。该篇紧承"卫外"之意列举了阳气失常所致的四季发病，以及情志失调、饮食不节、起居失宜而致病的研究实例，进一步论证阴阳理论源于太阳崇拜的结论。还以太阳的昼夜活动作为类比，论证人体阳气昼夜的消长节律，并用以指导养生和治疗。

《黄帝内经》所论阴阳失调所致病理的内容，同样彰显"重阳"理念。阴阳失调所致病理有"阳盛则热""阴盛则寒""阳虚则寒""阴虚则热"四种主要类型，人体一切生命活动所需的热量来自身体的阳气，无论人体在何种病理状态下出现的"热象"，都是人体阳气偏盛所致（包括实热和虚热），也无论人体在何种病理状态下出现的"寒象"，都是人体阳气偏衰所致（包括实寒和虚寒）。前者是阳气的温煦作用偏亢所致，后者是阳气的温煦不足引起的。之所以会有如此的认识，是因为阴阳学说认为，自然界一切事物所需的热量都来自太阳，人类也不例外，人体一切活动的动力之源是源自于太阳所赋予人体的阳气。

《黄帝内经》的"重阳"思想是后世生命科学中阳气理论的源头，这也是彰显于明代的温补学派之医学渊薮，代表人物张介宾之"天有一轮红日，人有一息真阳"（《类经附翼·大宝论》），以及"故圣人作易，至于消长之际，淑慝之分，则未尝不致其扶阳抑阴之意，非故恶夫阴也，亦畏其败坏阳德，而戕伐乎乾坤之生意耳。以故一阴之生，譬如一贼，履霜坚冰至，贵在谨乎微，此诚医学之纲领，生命之枢机也"（《类经附翼·医易义》）的学术立场，后来经过清代喻嘉言、黄元御等人的补充和发展，逐渐成为一种成熟的治病方法。自清末蜀医郑钦安成为"火神派"开山祖师，并著《医理真传》《医法圆通》《伤寒恒论》三部著作之后，这一治法就成为该学派临床用药的基本立场。无论是温补学派，还是扶阳抑阴之"火神派"，其学术之根仍然是源于《黄帝内经》的重阳思想。

二、阳与阳气内涵的差异，及阴阳的严格规定特性

"阳"概念发生的初始是指"太阳"。这是形成于春秋时期的阴阳学说之

源头。自从阴阳学说形成之后，人们广泛地用以解释当时已经认识的自然事物以及相关的自然现象，包括对人类自身各种生命现象的理解。随着人类对自身生命活动认识的深入，便借用了这一时期与阴阳学说相伴发生的五行、精气等哲学理论，建构生命科学的知识体系。当阴阳理论融入生命科学知识体系之后，其中的"阴阳"概念就具备了"哲学"和"自然科学"的双重特性。因此，大凡涉及中医药学知识体系中的"阴阳"之时，务必要对这两种特性有清醒的认识，切不可混淆。

为了能够准确地认识阴阳的这两种特性，就必须对阴阳特性中的"严格规定性"有所了解。"阴阳的严格规定性"体现在以下两个方面。

一是事物阴阳属性的不可反称性。例如就温度而言，温暖的、炎热的属性为阳，寒冷的、凉爽的属性为阴；就气象变化而言，晴朗的天气属性为阳，淫雨的天气属性为阴；就不同时间段而言，白昼、上午、春季、夏季的属性为阳，黑夜、下午、秋季、冬季的属性为阴；就物体存在的性状而言，气态的、无形的属性为阳，液态的、有形的属性为阴；就物体运动状态及运动趋向而言，凡是相对运动的、兴奋的、上升的、外出的、前进的、生长的属性为阳，凡是相对静止的、抑制的、下降的、内入的、后退的、衰退的属性为阴等等。经阴阳理论对上述事物进行了属性的规定之后，如若划分其属性的前提没有改变的情况下，已经确定的"阴"或"阳"的属性是不能改变的。就是说，不能将事物为"阳"的属性称为"阴"，同样也不能将事物为"阴"属性称为"阳"。如以寒和热的阴阳属性为例，就不能将寒的属性称为"阳"，同样也不能将热的属性称为"阴"。这就是事物阴阳属性规定性中的"不可反称性"。

二是中医药学根据学科自身的需要，将人体内凡是具有温煦、兴奋、推动、化气等作用的物质及其功能规定为"阳"，或称为"阳气"；而将人体内凡是具有滋润、凝聚、抑制、成形等作用的物质及其功能规定为"阴"，或称为"阴气"。为了有别于属性层面的"阴阳"，所以常将此处属于具体物质及其功能层面的"阴阳"，分别称之为"阳本体"或"阴本体"。

中医学中对事物阴阳属性的这一物质及其功能的"本体"层面的规定，对于自然科学中的生命科学而言，是有其优势之所在。如中医学将具有温煦、兴奋、推动、化气作用的物质及其功能不足时，就称之为"阳虚"，可能会有畏寒肢冷、肌肤不温、精神萎靡不振、面及舌色淡白、脉象细弱无力等症状，可以运用鹿茸、巴戟等药物予以纠正。显然，这里的"阳虚"之"阳"，就是严格规定的人体之"阳"，或称"阳气"。在中医病机学里的阳虚、阴虚、亡阳、亡阴；中医证候学里的阳虚证、阴虚证、亡阳证、亡阴证，以及心阳虚证、脾阳虚证、肾阳虚证、脾肾阳虚证、心肾阳虚证，甚至引起小肠虚寒证、脾胃虚寒证之阳气不足等等，其中涉及的"阳"，都是这种经过严格规定之后的"阳"，或称"阳气"。针对这些证候所施用的温阳、补阳之法、之药中的"阳"，也属于此。

至于症状学中的发热、面赤、舌红、尿黄、大便干燥属阳，恶寒、面白、舌淡、尿清长、大便稀溏属阴；脉学中浮、大、洪、滑、数、实之脉为阳脉，沉、小、细、涩、迟、虚之脉为阴；辨证学中的阴阳辨证，或者表证、热证、实证为阳证，里证、寒证、虚证为阴证，以及阳证似阴、阴证似阳等，则属于"属性"层面的阴阳，而不是"本体"层面的阴阳。

可见，"阳气"（阳本体），可以简称为"阳"，但"阳"绝不只指"阳气"。前者是指事物的属性，层面高，具有明显的抽象性；后者则是指具体的物质及其功能，层面低，具有明显的物质本体特征。前者只是给人们认知事物时指明方向；后者则能为人们解决问题制定具体办法。所以在讨论"扶阳抑阴"话题时，要对中医药学中的"阴阳"特性有清晰的认识，也就是先要就此问题予以澄清的缘由。

三、《黄帝内经》所论阳气对人类健康的影响

《素问·生气通天论》深刻地论证了阳气与健康的关系，肯定了阳气是决定性命寿夭的重要因素。认为"阳气者，若天与日，失其所，则折寿而不彰。故天运当以日光明，是故阳因而上，卫外者也"。

原文运用类比思维的方法，以自然界的万事万物与太阳的关系为喻，强调了阳气在人体健康中所发挥的重要性。

首先从①阳气是生命的动力；②阳气具有卫外御邪的能力；③阳气能产生热量，温煦机体，保持机体一切功能所需温度等方面，明确指出阳气对人体的生理重要作用。

其次从阳气具有①运动的特性；②运动的趋向是向外向上；③人体阳气像太阳一样具有一定的节律性等方面，揭示了人体阳气在机体健康活动中所

具有的生理特性。

无论人体阳气在生理功能还是生理特性方面出现了异常，都会影响机体的健康状态而发生疾病。这就是《黄帝内经》所确立的"阳气与健康"关系的基本立场和思维方法。

（一）阳气是生命的动力

原文"阳气者，若天与日"以太阳是天地间一切生命体存在的前提和基础，没有太阳就没有生命，这是一条绝对真理，也是一个亘古不变的法则。那么源于太阳的人体阳气也必然对于人的生命活动具有同样重要的作用和意义。阳气也必然成为生命运动的基本动力。阳气充足则生命充满活力，阳气虚弱则生命活力减退，阳气衰退则生命趋于衰老，这就是原文"失其所，则折寿而不彰"（《素问·生气通天论》）结论的由来。

为何说阳气的盛衰影响着性命的寿夭呢？

1.阳气是生命活动的动力　《黄帝内经》原文以"天运当以日光明"为喻，反衬了"失其所，则折寿而不彰"（《素问·生气通天论》），就从正反两个方面突出了阳气在生命过程中的动力作用。天体的运转凭借着太阳的"光明"，以此为动力，推动其往复不已的运行。人体的阳气如同太阳，所以人体也必然是凭借着阳气作为动力运行着生命运动。人的生命过程就是机体各个脏器以及体内各种物质不断运动的过程。

2.推动机体的生长发育　人体的生命活动过程是指自胎元形成到生命终结的全部历程，这一历程的每一阶段都不能须臾离开阳气的作用。父母之精相互结合而形成的胎元，逐渐发育成可以脱离母体之成熟胎儿。《黄帝内经》将该过程总结为"人始生，先成精，精成而脑髓生，骨为干，脉为营，筋为刚，肉为墙，皮肤坚而毛发长"（《灵枢经·经脉》）。这一过程完全要依赖母体的阳气，并在母体作用下胎儿自身形成之先天元阳的推动下才能完成。所以在临证中常常见到男子因命火不足而有精液稀薄、无精子或精子活力差，或者精子发育障碍、畸形等原因而导致不育；女性则因素体肾阳亏虚，而致宫寒不孕，或者在受孕后出现胎萎不长，或滑胎流产等。故孙思邈认为"阴阳调和，二气相感，阳施阴化，是以有娠"。故孙氏在治疗男女不育不孕症时指出："凡人无子，当为夫妻俱有五劳七伤，虚羸百病所致，故有绝嗣之患。夫治之之法，男服七子散（治丈夫阳气不足，不能施化），女服紫石门冬丸及坐药荡胞汤，无不有子也。"(《备急千金要方·求子第一》)人类在出生以后的生命历程，也必须是在阳气的推动作用下，完成各个年龄阶段的生理功能。在人的整个生命历程中，随着阳气的逐渐充盛，生理生机也会逐步强盛。当人至中年，机体阳气就会逐渐趋于衰退，动力减弱则生机亦随之衰退，身体也必然渐趋衰老。故而有"（女子）五七，阳明脉衰，面始焦，发始堕。六七，三阳脉衰于上，面皆焦，发始白……（丈夫）五八，肾气衰，发堕齿槁。六八，阳气衰竭于上，面焦，发鬓颁白"(《素问·上古天真论》)之论。这就是"失其所，则折寿而不彰"所言的内涵及其具体体现。可见，机体的阳气盛衰变化决定着脏腑的功能状况，直接影响着人体的健康，因而脏腑功能活动可以作为评估阳气盛衰的依据。脏腑功能的盛衰，则要依据与内脏密切相关的体、华、窍、液、志（情绪变化）予以判断。如"肾气衰"，就可以"发堕齿槁""面焦，发鬓颁白"，乃至"精少"等状态判断(《素问·上古天真论》)。

3.阳气推动脏腑完成相关的功能活动　人体脏腑的每一项功能活动都是在该脏腑阳气的推动下实现的。如在心阳推动下，鼓动心脏不停地收缩和舒张，才能将心血输布于全身，以发挥其相应的生理效应。在肺中阳气的推动作用下，肺才能进行吸清呼浊，完成体内外清浊之气的交换，并在此基础上实现"朝百脉""主治节""通调水道"(《素问·经脉别论》)的作用。至于肝主疏泄、藏血；脾主运化、升清、统血；肾主水、主藏精、主生殖；胃肠对饮食的消化、吸收；小肠泌别清浊；大肠主津液、清除废渣；膀胱的储尿、排尿等功能的实现，无一不是在阳气的推动之下完成的。所以，人体阳气充足，推动有力，各个脏腑在整体生命运动中能够各司其职，完成各项生理功能。阳气的推动作用一旦受损，就会有相关脏腑功能减退的病症发生。如心阳虚之肢冷不温，心悸胸闷，脉微细等；脾阳虚之食少便溏，泄泻，水肿等；肾阳虚之腰膝酸软，小便不利，浮肿，或阳痿遗精，不育不孕等。

4.阳气推动精、气、血、津液化生、输布与代谢　"人之血气精神者，所以奉生而周于性命者也。"(《灵枢经·本脏》)"人之所有者，血与气耳。"(《素问·调经论》)精、气、血、津液是人体赖以生存的基本物质。然而这些物质都是在各个脏腑阳气的推动作用下，相互配合，共同完成其化生、输布代谢的。仅就输布过程而言，更能体现阳气推动作用在其中的重要意义，如血、津液就是凭借着阳气的推动，保持其相应的运行，血液才能沿着脉道流行不止，环周不休，津液才能在全身表里上下得以布散。如若阳气虚弱，推动无力，就会有脉中之血运行迟滞或瘀阻，津液不能输布而化为痰湿水肿等病症。这也就是张仲景提出的"病痰饮者，当以温药和之"（《金匮要略·痰饮咳嗽病脉证治》），即用栝蒌薤白白酒汤、栝蒌薤白半夏汤、枳实薤白桂枝汤、人参汤、薏苡附子散、九痛丸等方药治疗"上焦阳虚"所致的"胸痹心痛短气"诸证（《金匮要略·胸痹心痛短气病脉证治》）的理论依据。

5.阳气推动人体的气机和气化

（1）阳气推动人体的气机活动：人体之气，是不断运动着的具有很强活力的精微物质。它流行于全身各脏腑、经络，无处不到，时刻推动和激发着人体的各种生理活动。人体之气的运动，称作"气机"。"气机"，即是指气在人体脏腑组织器官中的运动状态。"机"，本意是指古代弩上发箭的装置，引申义是事物的关键。此处以"机"命"气"的意义在于，突出人体之气存在的关键在于"运动"，气不"运动"就失去存在的意义。

气的运动形式虽是多种多样，《黄帝内经》将其概括为升、降、出、入四种基本方式。其中升与降、出与入对立统一，相辅相成。人体的脏腑、经络，都是气升降出入的场所。

气的升降出入运动，是人体生命活动的根本，不但推动和激发了人体的各种生理活动，而且只有在脏腑、经络的生理活动中，才能得到具体的体现。例如，肺的呼吸功能，呼气是出，吸气为入；宣发是升，肃降是降。脾胃主消化，脾主升清，以升为健，胃主降浊，以降为和。肝气之升，肺气之降，共同维系着人的整体气机升降。心阳下温于肾，肾水上济于心，共同维持着心肾相交，水火既济的关系。脏腑之间的气机升降，促进了精、气、血、津液的输布代谢和能量的转化，维持着机体功能活动的正常进行。通常将气的升降出入协调正常称为"气机调畅"，异常时称为"气机失调"或"气机不利"。气机失调又有多种表现形式，如某些原因引起气的运动受到阻碍称作"气机不畅"，局部发生阻滞不通时称作"气机阻滞"，上升太过或下降不及时称作"气机逆乱"等。对气机失调的临床辨证论治还应结合具体的脏腑经络气血等做出诊断，如肺失宣降、肝气横逆、经脉阻滞、气血逆乱等。

如果气的升降出入完全丧失，生命便告终结。所以有"出入废则神机化灭，升降息则气立孤危。故非出入，则无以生长壮老已；非升降，则无以生长化收藏。是以升降出入，无器不有。故器者生化之宇，器散则分之，生化息矣。故无不出入，无不升降"（《素问·六微旨大论》）的精辟之论。

（2）阳气推动人体的气化活动：所谓"气化"，即通过气的运动所产生的各种变化。广义指人体内气机的运行变化，如脏腑的功能作用，气血的输布流注，脏腑之气的升降、开合等，都有"气化"的含义。狭义指三焦之气的流行宣化，或肾与膀胱输布水液的功能，如三焦对水液的调节称"三焦气化"，肾与膀胱的生成尿液、排尿功能称"肾的气化""膀胱气化"。

人体的气化活动也是在阳气的推动作用下完成的。人体的气化活动形式主要表现有以下方面：①人与自然界间相互通应的关系。在自然界气化运动中，天地之精气进入人体，天气通于肺，地气通于脾，通过人体的气化作用，将其转化为气血，从而充养脏腑经络。②人体脏腑之气的升降出入、敛散开合的运动变化，即通过脏腑的肝升肺降、脾升胃降及心肾相交等气化作用，推动脏腑功能活动。③对津液代谢的调控作用。津液代谢是人体内直接受到气化调控的非常复杂的生理过程，涉及多个脏腑。如"饮入于胃，游溢精气，上输于脾，脾气散精，上归于肺，通调水道，下输膀胱，水精四布，五经并行"（《素问·经脉别论》）；"三焦者，决渎之官，水道出焉"（《素问·灵兰秘典论》）。故在津液代谢气化过程中形成了与肺、脾、肾、三焦、膀胱等脏腑相互发生作用的结果，推动了机体一系列的生理活动。运用气化理论指导临床，通过调节气机的升降出入、敛散开合以扶助正气、抗御外邪、调节精神情志、确立相应的治疗原则、应用适宜的治疗方法。人体诸如此类的各种气机、气化活动，都不能脱离阳气的推动作用。

此外，人之形体官窍等所有的功能活动，无一不是在阳气的推动作用下发挥功用的。阳气也伴随着气机的升降出入运动而运动，同样也存在着升降出入的运动方式，如临证中出现的"虚阳上浮""虚阳外越""虚阳下陷"等病机，就是阳气升降出入运动方式在病理状态下的表现。

6.阳气推动人体的生殖活动 无论男性还是女性的生殖活动，都是在人体阳气的推动下完成的，尤其是肾中阳气的作用至关重要。在肾阳的推动作用下，男女两性才能产生性兴奋以及性活动，男女青壮年时期是人体一生之中阳气最为旺盛阶段，因而这一时期的性功能以及生殖功能均处于最为活跃阶段。当人步入中年，阳气日渐衰减，性功能及生殖功能也随之减退。所以肾中阳气衰弱不足，在男性则有性欲减退、阳痿、早泄，或者精冷、精少、精子畸形而致不育等；女子则有性欲冷淡，或者不排卵，或过早闭经等。

（二）阳气温煦人体

所谓"温煦"，即是给人以热量，使人体确保一切生理功能活动所需的正常体温。"卫气者，所以温分肉，充皮肤，肥腠理，司开合者也"，准确地表达了阳气温煦作用的全部内涵。

阳气温煦功能的意义在于：

一是人体发挥"适寒温"功能的必需条件。阳气对人的体温寒热具有双向调节作用。这是通过"司开合"的作用实现的。所谓"司开合"，主要是指阳气能调控腠理、汗孔的开放和闭合。其温煦作用，确保在外界任何气温条件下（尤其是严寒气温）机体对热量的需求，还通过控制腠理、汗孔的闭合（如不出汗）在外界气温低下时，可使机体的温度不至于散失而达到保温效果。当外环境气温太热或者体内温度过高时，阳气又能开放腠理、汗孔，通过排汗散热达到调节体温的作用。人体无论在生理或者病理状态下，都是通过阳气的"司开合"作用而实现"适寒温"的效应，确保机体"寒温和"的生理状态。"体若燔炭，汗出而散"（《素问·生气通天论》）即是其病理举例。

二是确保内脏各项功能活动所需的正常体温。人体任何一个内脏的功能活动都必须在正常体温之下运行，无论偏寒或者偏热，都会影响脏器功能活动的完成。如"五脏所恶"中的"心恶热，肺恶寒"（《素问·宣明五气》）即是其例。又如"中焦如沤"，是指脾胃对饮食物的消化，犹如"沤"（发酵）过程中所必需的温度等，均离不开阳气的温煦作用。"釜底无薪，不能腐熟水谷"（《景岳全书·杂证谟·反胃》）之"薪"在"熟谷"中的作用，就是指中焦脾胃之阳气在饮食消化中的温煦作用。

三是确保精、气、血、津液等生命必需物质的生成、输布、转化。"人之血气精神者，所以奉生而周于性命者也"；"五藏者，所以藏精神血气魂魄者也。六府者，所以化水谷而行津液者也"（《灵枢经·本脏》）。原文既强调精、气、血、津液是维系生命活动的必需物质，又明确地指出这些物质是人体脏腑功能活动的产物。《黄帝内经》认为"血气者，喜温而恶寒，寒则泣（泣，当作'沍'，水不流，引申为凝聚）不能流，温则消而去之"（《素问·调经论》）。这是以临床实践的反复验证，结合对自然界河水对天气寒温变化的考察之后所得出的结论。论证了人体精、气、血、津液犹如河水一样，具有"寒则凝，温则行"的特征。

可见，精、气、血、津液这些物质，在生成、输布、转化过程中，不但需要阳气的推动，更是要在阳气的温煦作用下才能得以完成。阳气一旦失于温煦，精、气、血、津液既不能正常的化生，也难以畅通地得以输布运化。在于精则会有"精瘀"而有不孕、不育症；在于气则可有气郁、气滞、气阻病机发生；在于血则会有血瘀而有疼痛、肿块、癥瘕积聚、瘀斑、脉涩之征；在于津液则可发生痰饮水湿之证。可见，阳气对于精、气、血、津液的输布代谢具有推动和温煦的综合作用。

（三）阳气卫外御邪

"阳气者……卫外者也"（《素问·生气通天论》），就明确地表达了人体阳气具有卫外御邪的防御功能。正因为阳气具有卫外功能，所以《黄帝内经》中依据功能将其命名为"卫气"，且有"卫气者，所以温分肉，充皮肤，肥腠理，司开合者也"（《灵枢经·本脏》）的专门表述。阳气的卫外功能可以概括为固护肌表，抵御外邪，驱邪外出，修复康复等方面。

1.固护肌表 "卫外"是阳气的重要功能（《素问·生气通天论》）。这一功能是通过"温分肉，充皮肤，肥腠理，司开合"实现的。人之"肌表"包括皮肤、腠理、汗孔。卫气"充皮肤，肥腠理"的作用，为肌表发挥应有功能提供必需的物质基础；"温分肉"的功能，维持了肌表应有的生理温度；"司开合"功能，调控着肌肤、腠理、汗孔的开合启闭，调节人体内外的物质交换，保持与外环境的协调一致；"温分肉"与"司开合"二者，又是人体"适寒温"进而达到"寒温和"健康状态的重要保障。因为"温分肉"为机体提供必要的热能，而"司开合"一方面通过开放肌肤、腠理、汗孔，将人体过多的热量散去，如"体若燔炭，汗出而散"（《素问·生气通天论》）者是；另一方面是在天气严寒，人体需要保温时，阳气能使肌肤、腠理、汗孔关闭，以达到保温的作用。所以古人通过天热人体多汗少尿，天寒人体多尿少汗的生活实例观察和临床实践验证，总结为"天暑衣厚则腠理开，故汗出……天寒则腠理闭，气湿不行，水下留于膀胱，则为溺与气"（《灵枢经·五癃津液别》）。可见，阳气固护肌表就是维持肌表能正常地发挥各项生理功能。所以，临证中阳气虚衰之人，常常会有多汗恶风，肌肤不温，易于感冒，或反复罹患皮肤疾病等表现。这也就是所谓"阳者，卫外而为固也"（《素问·生气通天论》）之意。例如有人运用扶阳之法治疗感冒发热取得很好疗效，即是这一理论的具体应用。

2.抵御外邪 "正气存内，邪不可干"（《素问·刺法论》）；"邪之所凑，其气必虚"（《素问·逆调论》）等原文，就从发病和不发病方面强调其抵御外邪功能，及其在人体健康和机体发病中的重要意义。阳气充足，能抗御外邪的入侵，即或有致病因素存在，也不会伤人致病。否则，阳气不足，御邪能力减退，致病邪气会乘虚侵袭人体而发病。此即所谓邪"中人也，方乘虚时"（《灵枢经·邪气脏腑病形》）的正虚发病观，也是阳气抵御外邪能力的体现。

"固护肌表"与"抵御外邪"二者相辅相成，相互为用。前者为"抵御外邪"功能的前提和基础；后者则是"固护肌表"的具体表现形式。《素问·生气通天论》为了突出阳气的这两种功能，悉数列举了春、夏、秋、冬四时阳气的卫外功能失常，可以感受四时邪气而发病之例予以论证。认为人体阳气的卫外功能一旦失常，就会感受四时不正之气而发病，如"因于暑，汗，烦则喘喝，静则多言，体若燔炭，汗出而散。因于湿，首如裹，湿热不攘，大筋緛（ruǎn，缩、紧缩）短，小筋弛长，短为拘，弛长为痿。因于气（指风、风气），为肿，四维相代，阳气乃竭"。还认为阳气的卫外功能失常也可以导致内伤疾病的发生，如"阳气者，烦劳则张，精绝辟积，于夏使人煎厥"；"阳气者，大怒则形气绝（绝，阻隔不通），而血菀（菀，通'郁'）于上（上，指头、脑），使人薄（薄，通'暴'）厥"等，原文所谓"顺之则阳气固，虽有贼邪，弗能害也"之论即是言此。

3.驱邪外出 阳气的卫外功能还体现在疾病过程中驱邪外出，促使疾病早日痊愈。

所谓"驱邪外出"，是指人体在发病之后，与病邪抗争的主要力量是人体的阳气。即或罹病，如若患者的阳气尚足，其驱邪能力尚盛，病邪易于驱逐，疾病易于痊愈，病程短，预后良；反之，如若患者的阳气偏弱，驱邪能力较差，疾病难于痊愈，病程长，预后差。故素体"阳气少，阴气多"之人罹患痹证而易从寒化，由于"阳气少"，驱邪能力弱，故寒痹的病程长而难于痊愈；若素体"阳气多，阴气少"之人罹患痹证则易从热化，缘于"阳气多"，驱邪力强，故热痹的病程短而易于痊愈（《素问·痹论》）。

4.修复康复 任何疾病的发生都会给机体造成不同程度的损伤，虽然致病邪气已被驱除，已经损伤的脏腑组织则需要人体精、气、血、津液等正气的修复，使其恢复至正常的状态。其中人体阳气则发挥着重要作用，一则在阳气的激发和推动作用下，受损的脏腑利用人体精、气、血、津液等正气进行修复；二则精、气、血、津液对受损脏腑的修复作用属于"气化"范畴，而人体"气化"必须在阳气的温煦、推动之下进行。

因而，如若素体阳气旺盛，即或罹患疾病，病后脏腑功能恢复较快且不易复发；反之，素体阳气不足，患病之后，脏腑功能恢复较慢，或者疾病易于反复。

（四）阳气的节律特征及其意义

《素问·生气通天论》在此处以太阳为喻，论证人体阳气的生理功能和特性，同样又以太阳具有的节律特性来论证人体阳气也有相应的节律及其意义。

就《黄帝内经》原文精神而言，其所论人体阳气的主要节律有日节律、月节律、四季节律（也称年度节律）。人体和自然界中的一切事物一样，都是动态变化着的。"天运当以日光明"，指出自然界的一切运动变化的动力源于太阳；而人体生命活动的所有变化也必然源于人体自身的阳气。同理，人体阳气的节律必然源于太阳的节律，并与之同步。这是古人在长期生产、生活以及与疾病做斗争过程中发现、验证、总结的，并且是经得起实证和重复的理性结论。

1.日节律 "阳气者，一日而主外，平旦人气生，日中而阳气隆，日西而阳气已虚，气门乃闭。是故暮而收拒，无扰筋骨，无见雾露，反此三时，形乃困薄。"（《素问·生气通天论》）这是从养生的角度总结出人体阳气的日节律及其意义。人体一切生理功能都随着阳气的昼夜节律变化而有相应的动态改变。如人体的睡眠、心跳、呼吸、体温、血压等功能，无一不是在阳气的昼夜节律的作用下维持其相应变化的。

在病理情况下也是如此。"以一日分为四时，朝则为春，日中为夏，日入为秋，夜半为冬。朝则人气始生……日中人气长……夕则人气始衰……

夜半人气入藏"（《灵枢经·顺气一日分为四时》）可以解释昼夜不同时段疾病的轻重变化。人体阳气的日节律变化，决定着人体脏腑器官以及精、气、血、津液等物质的也会随着这一节律变化，因而阴阳药物或者刺灸方法治疗疾病时，若能遵循这一节律就会取得较好疗效，子午流注针法即是其例。

2. 月节律 《素问·八正神明论》以"用针之服，必有法则"为命题，论证了人体血气与"日月星辰，四时八正之气"的关系，涉及人体气血的月节律变化特征。人体的这一节律变化仍然是在阳气的推动作用之下得以实现的，这在女性尤为明显和突出，如月经来潮、排卵、受孕等等。所以月节律在中医妇科学的理论中显得尤为重要。

3. 四季节律 四季节律，也称年度节律。太阳有周年视运动的四季节律周期，人体阳气也必然因此而具备相应的年度节律变化。自然界的万物在太阳四季节律的作用下具有春生→夏长→长夏化→秋收→冬藏的年度节律，人体阳气同样在太阳的作用下也具有这一节律。《黄帝内经》以此为据，论证人体生理（如《素问·金匮真言论》之"五脏应四时，各有收受"；《素问·脉要精微论》之"脉其四时动"的变化节律；《灵枢经·五癃津液别》之津液随四季寒温变化而以不同方式排泄等），解释病理（如四时发病），用于诊断（如四时病脉变化），指导治疗（刺灸、取穴、处方用药等），确定诸如"春夏养阳，秋冬养阴，以从其根"之养生原则（《素问·四气调神大论》）。

（五）阳之要，阳密乃固

阴阳和谐有序是人体康健的内在基础，阳气在其中发挥着主要作用，这是《黄帝内经》的基本学术立场。为了强调这一观点的重要意义，原文在"阴者，藏精而起亟也；阳者，卫外而为固也。阴不胜其阳，则脉流薄疾，并乃狂。阳不胜其阴，则五藏气争，九窍不通"的生理、病理举例之后，又认为"凡阴阳之要，阳密乃固。两者不和，若春无秋，若冬无夏。因而和之，是谓圣度"（《素问·生气通天论》）。原文首先强调，阴阳和谐有序的状态中，阳气居于主导地位，又以春秋、冬夏的气候变化为例，论证了阴阳双方和谐有序是维系生命活动的重要意义，并据此提出了调理阴阳是治病的基本大法。

《素问·阴阳应象大论》中也有相似的论述，如"阴在内，阳之守也；阳在外，阴之使也"类似之论，并列举"阴胜则阳病，阳胜则阴病。阳胜则热，阴胜则寒"，以及"阳胜则身热，腠理闭，喘粗为之俯仰，汗不出而热，齿干以烦冤腹满死，能冬不能夏。阴胜则身寒汗出，身常清，数栗而寒，寒则厥，厥则腹满死，能夏不能冬。此阴阳更胜之变，病之形能也"等临证实例予以说明。

从这里的病理实例可以进一步深刻理解阳气以及阴阳双方在人体"适寒温"、在健康评价体系中"寒温和"的重要作用及其意义。

四、阳气失常导致健康状态失调而发生疾病

人体的阳气一旦失常，机体的健康状态就会遭到破坏而发生疾病。仅就机体的阳气失常而言，主要表现为阳气偏盛、阳气偏衰、阳气亡失、阳气郁阻几种。

（一）阳气偏盛

"阳盛（胜）则热"（《素问·阴阳应象大论》）是指阳气过盛，功能亢进，产热过剩的病理状态。由此所致的证候即为实热证，当用"热者寒之"的方法予以治疗。如《伤寒论》之白虎汤所治的阳明经证，大承气汤所治的阳明腑实证等。

（二）阳气偏衰

阳气偏衰病机又有阳虚则寒、虚阳外越、虚阳上浮、虚阳下陷几种病理状态。

1. 阳虚则寒　是指阳气虚弱，产热减少，功能减退所致的病理状态。由此所致之证为虚寒证。

临证时要把握以下几点：①以阳气虚弱，寒从中生，脏腑功能衰退为主要病机；②以精神不振，畏寒肢冷，肌肤不温，疼痛喜温喜按，便溏尿清，痰涎稀薄，口淡不渴，面白舌淡，脉象虚弱等临床表现。此即所谓"阳不胜其阴，则五脏气争，九窍不通"（《素问·生气通天论》）。可用"阴病治阳"（《素问·阴阳应象大论》）即温阳散寒之法治之。若此时误以之为"阴胜则寒"之实寒证，而用辛热之品治之，就可能出现"有病寒者，热之而寒"之虞，此时当按"热之而寒者，取之阳"（《素问·至真要大论》）之法处理而获效。所以王冰以"益火之源，以消阴翳"注之以彰显这一治法的深刻内

涵。这应当是"扶阳抑阴"治法的早先表述。

"阳虚则寒"为阳气不足之常例,若遇阳虚体质之人患病,其阳气虚弱之时反而会有"虚阳外越""虚阳上浮""虚阳下陷"等"阴火"所致之"假热之证"。

2.阳虚而致"阴火" 此"阴火"为以阳虚病机为主而机体的阴阳双方力量悬殊,出现阳不入阴,或者阴盛格阳之阴阳格拒的病理状态,是以郑钦安为代表的"火神派"之"阴火",由此所致的证候常称为"真寒假热证"。临证时就要运用"扶阳抑阴"之法予以治之。此处的"阴火",既不同于李杲之困劳倦太过,损伤脾气,脾不运化,水谷之气郁积而致的"阴火";也不同于朱震亨之阴虚阴不制阳,阴虚火旺之"阴火"。

具体来说,"扶阳"派所论"阴火"是指阴证所生之火,又称"假火",本质是阳虚阴寒偏盛,导致虚阳上浮、外越、下陷而引起的种种"肿痛火形",常见的如慢性咽炎、口腔溃疡、牙龈肿痛、舌疮、口臭、头痛、颧红、目赤、耳鸣(即俗话所谓"上火"表现)以及内伤发热、皮肤包块红斑、足心发热如焚等症。这些临床表现在"扶阳"派看来,貌似火热之象,其实是真寒假热(即"阴火"),极易被误认作实热证,或者阴虚火旺证,若以滋阴泻火之法治之,"实不啻雪地加霜"。

"扶阳"派之"阴火"有别于李杲之"阴火"。李杲认为"脾胃气衰,元气不足,而心火独盛,心火者,阴火也,起于下焦,其系于心,心不主令,相火代之,相火,下焦包络之火,元气之贼也。火与元气不两立,一胜则一负。脾胃气虚,则下流于肾,阴火得以乘其土位"(《脾胃论》)。"或因劳役动作,肾间阴火沸腾,事闲之际,或于阴凉处解脱衣裳,更有新淋浴,于背阴处坐卧,其阴火下行,还归肾间"(《内外伤辨惑论》)。可以看出李杲所言阴火也是来源于肾,强调的是脾胃气虚是本,"阴火"乘其土位是标。实乃脾胃气虚而致饮食精气郁积中焦所致的发热。性质为虚中夹实。"扶阳"派应用姜附所治疗的"阴火"是因为肾阳虚,虚阳上浮、外越、下陷为本。二者有很大的不同,在病位以及病性轻重上均有差异。

同时,"扶阳"派所论之"阴火"也不同于朱丹溪等养阴派所论阴虚所致的虚火。养阴派认为在阴阳对立制约理念下,阴虚阴不制阳而产生的虚热、虚火的病机与"扶阳"派之"阴火"的内涵更是有很大的区别。二者的病理本质一是肾阳虚衰,一为阴虚不足。前者要温阳益火,以消阴翳;后者则要滋阴降火，以清虚热。前者用药甘温，后者用药甘寒。不可不加辨识。可见，"扶阳"派的学问不只在对大剂附子的擅用，更重要的是对"阴火"、假热证的辨认，此尤具重要的现实意义。

（1）虚阳外越：虚阳外越，是指素体阳虚，加之患病之后又损其阳，致使虚阳不得内敛而外越，由此所致的证候即为虚阳外越之假热证。如多汗，全身时觉烘热，皮肤潮红，但又有精神疲惫，口不渴，或渴而不多饮，或喜热饮，久治不愈的皮肉疮疡（创面潮红，或苍白，或凹陷，但疼痛不甚）等。但伴有畏寒肢冷，脉象沉而无力等阳虚之象。此皆阳虚而致"阴火"外越之症。

中医的汗证主要有自汗和盗汗，多以益气固表，调和营卫，滋阴降火，清化湿热为主要治疗方法，但应用于临床，疗效并不理想。有人认为，现代人生活方式不良，加之抗生素、激素及苦寒药的滥用，极度损伤人体阳气。所以现代临床上由于阳虚导致的疾病很多见，汗证亦不例外。肾阳为人体阳气之本，立命之根，真阳虚衰，不能统摄肾阴，阴火沸腾，虚阳外越则汗出不止。应用扶阳法治疗，临床疗效颇佳。

再如沈耿杨运用"扶阳法治疗盗汗"即是"虚阳外越"之例。刘爱民运用扶阳之法治疗银屑病而获得显著疗效，认为"白疕"病久，若属虚阳外越之证者，当用扶阳之法治之。

（2）虚阳上浮：面白唇赤，两颧潮红，反复发作的口舌糜烂，齿龈疼痛微肿；或头晕头痛、耳鸣耳聋、幻听，伴有面部烘热；或心悸怔忡，心烦不眠，或久治不愈，反复发作的咽喉疼痛不适，口干涩，咽干微痛，不欲饮水；或干咳气喘，反复发作等，且伴有畏寒肢冷，肌肤不温，脉象沉而无力等阳虚不温之象。此皆"阴火"上浮于头面、上焦之症，可用补中益气汤加减治之。

例如卢崇汉运用扶阳抑阴之法，药用制附片60g、肉桂12g、木蝴蝶20g、黄柏18g、砂仁15g、骨碎补15g、松节15g、牛膝15g、炙甘草6g、干姜（炮）25g。治疗217例"阳虚阴火牙痛"全部治愈。董瑞等人运用具有扶阳抑阴作用的"仙芪扶阳固本丸"治疗慢性支气管炎所致的咳嗽，可明显减轻症状，提高机体免疫能力及患者的生存质量。余天泰老中医以扶阳为基本法，贯穿冠心病治疗全程（尤其是发作期），取得明显的疗效。李军军等运用扶阳定悸汤治疗阳虚型冠心病室性早搏，有效性和安全性均优于对照的西药。此处的咳嗽、冠心病等病症，均属于虚阳上扰于上焦心肺之故，所以用扶阳治法而获效。当然也有因心胸阳虚失温所致，运用此法亦能奏效。

（3）虚阳下陷（又称阴火下流）：下肢反复溃疡、湿痒；或久治不愈的大便干结难解；或下肢坏疽，久治不愈；或小便不利、尿道灼热等，且伴有畏寒肢冷，肌肤不温，脉象沉迟无力等阳虚之象。此皆"阴火"陷于下焦之症。

无论是虚阳上浮、虚阳外越，还是虚阳下陷，甚或阴盛格阳、戴阳等病机所致之证，都应当遵循《黄帝内经》"热因热用"之"反治"法则予以处理。在辨证施治的基础上，必须要以"扶阳抑阴"治法治之。选用附子、干姜、肉桂、人参等扶助阳气之品，但同时要加入乌梅、山茱萸、五味子等药物，以收敛得以扶助而又浮越之阳，还应当伍以磁石、生龙骨、生牡蛎等潜镇之品，以使得到助益之阳气能够收敛并归藏于下焦命门。对于下陷之虚衰阳气，在扶助的基础之上，应当伍以升麻、葛根、柴胡、黄芪等升提举陷之品。

如陈志强等人认为"扶阳"法是必须贯彻晚期前列腺癌治疗始终的大法，即属于虚阳下陷所致之例。再如有人运用扶阳之法治疗坏死性脉管炎即是此例。

（三）阳气亡失

阳气亡失，即亡阳，是指突然阳气大量丢失，脏腑功能严重损伤的病机，由此所致的证候称为"亡阳证"。由于体内无形的阳气，必须依附于有形之精、血、津液，才能发挥其生理功能。因此，临证中除了因为过度劳累或者年迈体衰而致阳气突然脱失之外，多数情况下阳气都是伴随精、血、津液大量丢失而脱失。

1. 阳虚脱失 阳虚脱失，是指年迈体衰，或过度劳累，或久病阳虚，以至于虚衰之阳不能敛藏而突然脱失的病机，由此形成的证候即为亡阳证。此证多发生于年迈体衰之人，或者过度劳累者，或久病不愈者。证候发生之前，常有畏寒肢冷，肌肤不温，精神疲惫不振等阳虚之象。突然冷汗淋漓，肌肤不温，手足逆冷，心慌气短，呼吸急促，面色苍白，意识模糊不清或昏迷，或伴有二便失禁，脉微欲绝等。

此时急用参附汤以回阳救逆。如国医大师路志正运用扶阳抑阴法成功抢救尿毒症并发暴喘将脱证即是其例。

2.阳随血脱 阳随血脱，是指外伤、分娩，或手术大失血时，阳气随着大量脱失的有形之血而脱失的病理状态。由此引起的证候即为"阳随血脱证"。临证所见病人在大量出血症状的同时，伴有冷汗淋漓，肌肤不温，手足逆冷，心慌气短，呼吸急促，面色苍白，意识模糊不清或昏迷，或伴有二便失禁，脉微欲绝等。

"有形之血不能速生，无形之气所当急固。"（《医学心悟·医门八法》）对于此类证候的处理，应在止血、补血的前提下急用参附汤以回阳救逆。

3.阳随津脱 阳随津脱，是指在大汗、大吐、大泻等津液大量丢失时所伴随的阳气脱失的病理状态。由此所致的证候即为"阳随津脱证"。临证所见病人在出现引起津液大量丢失的呕吐、泄泻、汗出过多之症状的同时，伴有冷汗淋漓，肌肤不温，手足逆冷，心慌气短，呼吸急促，面色苍白，意识模糊不清或昏迷，或伴有二便失禁，脉微欲绝等。

对于此类证候的处理，是在止呕、止泻、止汗，滋补津液的前提下，急用参附汤以回阳救逆。

上述亡阳之证，是人体阳气亡失的危重证候。见于各种疾病的危重阶段。多在高热大汗，或发汗太过，或吐泻过度，或失血过多的情况下，导致阳气突然衰竭，特别是大汗容易导致亡阴与亡阳。慢性消耗性疾病的亡阳，多由于阳气的严重耗散，虚阳外越所致。亡阳证的临床表现为大汗淋漓，汗出如珠，畏寒蜷卧，四肢厥冷，精神萎靡，面色苍白，呼吸微弱，渴喜热饮，舌淡苔白，脉微细欲绝，或浮数而空。亡阳证较亡阴证在危急程度上更进一步，性命危在旦夕，急当救治。治宜回阳固脱，方用独参汤、参附汤、回阳还本汤等。同样也可以用"扶阳抑阴"治法为治。选用附子、干姜、肉桂、人参等扶阳之品，但同时要加入乌梅、山茱萸、五味子等药物，以收敛浮越之阳，还应当伍以磁石、生龙骨、生牡蛎等潜镇之品，以使得到扶助、补益之阳气得以收敛并归藏于下焦命门。

（四）阳气郁阻

"阳气当（当，阻挡、阻隔）隔，隔者当（当，应当、只有）泻，不亟正治，粗乃败之。"（《素问·生气通天论》）此处是指因某种原因阻挡了阳气的运行路径而致阳气挡格不通之证，应当迅速采用"泻"的方法治疗。依据该篇前文精神，阻挡阳气运行的因素很多，结合临床多见于外感之寒、湿邪气，内伤七情之气郁，病理产物之瘀血、痰浊、食积、结石等，均可导致阳郁病机。

1.外感邪气所致阳郁

（1）外感寒邪导致阳郁："夫邪之生也，或生于阴，或生于阳。其生于阳者，得之风雨寒暑；其生于阴者，得之饮食居处，阴阳喜怒……阳盛生外热奈何？岐伯曰：上焦不通利，则皮肤致密，腠理闭塞，玄府不通，卫气不得泄越，故外热。"（《素问·调经论》）

此处讲的是外感寒邪导致卫阳之气郁闭于肌肤所引起的外感表证之发热症状的机理。此证多见于伤寒表实证，患者常有头身疼痛，恶寒无汗，发热，脉浮紧，舌苔薄白等表现。

此时之治要遵循"体若燔炭，汗出而散"（《素问·生气通天论》）的思路，辛温解表，通过发汗以疏通卫阳，可用麻黄汤、桂枝汤、麻黄附子细辛汤之类，以宣散寒邪，疏通腠理，扶助卫阳之气开启玄府，而后必然汗出热退。

（2）外感湿邪导致阳郁："因于湿，首如裹。湿热不攘。"（《素问·生气通天论》）"头为诸阳之会"。湿为阴邪，其性黏滞，阻遏了阳气的运行。阳气郁遏，既不能升达于头面而有头重如裹之症，也可因阳气被遏郁而生热，形成"湿热不攘"之势。临证可以在辨证施治前提下，根据具体情况，分别选用甘露消毒丹（王孟英《温热经纬》）、茵陈蒿汤（《伤寒论》）、三仁汤（《温病条辨》）、连朴饮（《霍乱论》）、三妙丸（《医学正传》）等方药，祛除湿邪，疏通阳气。

大凡属阴之邪伤人致病，首先伤及人体阳气。外感之寒湿邪气均属阴邪，二者相兼致病，更易遏伤阳气而成外感寒湿之证。临证常见的藿香正气散证即是其例。

2.内伤因素导致阳郁　《黄帝内经》认为"得之饮食居处，阴阳喜怒"（《素问·调经论》）的内伤之邪属性为"阴"。此类邪气伤人，容易遏滞阳气，使其运行受阻而成阳郁之势。常见的有阳随气滞、阳随食滞。

（1）阳随气滞：所谓阳随气滞，是指因气机郁滞而引起阳气郁阻的病理状态。引起气滞的因素颇多，七情所伤最易导致气机阻滞。气机郁阻，妨碍了阳气的运行而发生阳气郁滞。此种病机亦称为阳盛格阴，阳气郁滞于里，格阴于外，常会出现内真热而外假寒的表现，其实病根却是阳气郁积，本质是热，但又可能出现四肢冰冷的厥逆表现。临证中常见到患者每每因情志不遂而有发热，全身烘热，或手足心发热，口干不欲饮水，善太息，精神抑郁，焦虑不安，闷闷不乐，腹胀腹痛，胸胁胀闷不适，便秘，或溏结不调，月经不调，痛经，经期乳房胀痛，心烦不寐，脉象弦细而数，但往往有四肢厥逆症状。此时宜遵"扶阳不在温，而在理气、行气、破气之法治之"的思路予以辨证用药，如四逆散、四磨饮子、柴胡疏肝散、逍遥散、丹栀逍遥散等。如"少阴病，四逆，其人或咳，或悸，或小便不利，或腹中痛，或泄利下重者，四逆散主之"（《伤寒论》318条）。正如吴谦引用李中梓之观点认为，"按少阴用药，有阴阳之分。如阴寒而四逆者，非姜、附不能疗。此证虽云四逆，必不甚冷，或指头微温，或脉不沉微，乃阴中涵阳之证，惟气不宣通，是为逆冷。故以柴胡凉表，芍药清中。此本肝胆之剂而少阴用之者，为水木同源也。以枳实利七冲之门，以甘草和三焦之气，气机宣通，而四逆可痊矣"（《医宗金鉴·订正仲景全书·伤寒论注》）。

（2）阳随食滞（食滞热郁）：所谓阳随食滞，是指因饮食所伤，积滞肠胃，致使胃肠气机郁滞不畅，从而妨碍了阳气运行的病理状态。中焦阳气温煦和推动着脾胃对饮食物的消化，水谷精微的吸收、转运，以及糟粕向下焦的输送。如若因饮食不节，暴饮暴食，或进食不洁饮食物，损伤脾胃，或饮食滞碍于中焦，就会阻碍中焦的阳气运行而发生"阳随食滞"。"阴虚生内热（属阴的内伤邪气所致的发热）奈何？岐伯曰：有所劳倦，形气衰少，谷气不盛，上焦不行，下脘不通。胃气热，热气熏胸中，故内热"（《素问·调经论》）。就讲的是因素体脾胃虚弱，运化乏力，胃肠所化生的水谷之气因脾虚不能运转于上焦心肺（"上焦不行"）而滞碍于中焦，胃肠也因此而失于和降（"下脘不通"），滞碍于中焦的水谷之气郁而化热（"胃气热，热气熏胸中"）。这也是李杲创制补中益气丸的理论依据。这里讲的就是"阳随食滞"而化热的机理。临证以小儿或素体脾胃虚弱者为多见。以食积之后伴有发热，手足心热，低热午后更甚，嗳腐吞酸为证候特点。伴有呕吐或恶心，大便或秘结或溏泄，少儿常有两颊潮红，腹胀按之硬，胸脘痞闷胀满，嗳腐吞酸，矢气频转恶臭，舌苔厚腻，脉象弦滑。此时的治疗应当遵循消食导滞的思路，选用槟榔四消丸、保和丸。若素有脾虚者，可用补中益气丸、人参健脾丸等治之。或过食生冷，抑遏胃阳，不得泄越。或外邪未解，过用寒凉，冰伏其邪。枢机不利，阳郁不达。五心烦热，胸闷，情志不舒，急躁易怒，头胀，口苦，尿赤，妇女则经行不畅，舌红苔黄，脉沉数。治宜升阳散火，方用升阳散火汤（方出《脾胃论》，药用柴胡、升麻、葛根、羌活、防风、独活、炙甘草、生甘草、人参、白芍）。

3.病理产物导致阳郁 所谓病理产物导致阳郁，是指因机体的功能失调，致使病理产物（如血瘀、痰饮水湿、结石等）在体内停聚，阻滞了阳气的运行而致郁的病理状态。

（1）阳随血瘀（瘀血内郁潮热证）：阳随血瘀，是指因血行瘀阻而致阳气郁遏的病理状态。无论何种因素引起的久病血瘀，皆可阻滞阳气的运行而致阳郁。

此证多因体内素有瘀血，或跌打损伤，或血热妄行，血滞成瘀，瘀血化热。临床以午后或夜间发热，口干咽干，但欲漱水不欲咽，腹中积块，或身有痛处。甚则肌肤甲错，两目黯黑，舌见瘀斑或青紫、脉细涩等症状。

临证中常见到的血瘀伴随发热者多属于此。此时不能见发热就退热、清热，活血祛瘀是为治本，瘀血去除，其热自然随之消退。对于此类阳郁之证的治疗，应当遵循"扶阳不在温，而在行血消瘀"的思路，可用王清任的血府逐瘀汤治之。例如有人运用扶阳健脾、温经通络方药治疗脑梗死，发现该方药可促进代谢，改善循环（缩小梗死灶），促进脑功能恢复。

（2）津液停聚而致阳郁：

1）痰浊阻滞而阳郁（痰饮内停低热证）：此证多由脾失运化，积湿成痰，痰饮内停，阻遏营卫，故见低热。以低热微恶寒，夜热早凉，饮水即呕为证候特点。伴有胸膈痞闷，恶心喘促，肠中有水鸣声，舌苔滑腻，脉滑。人体津液的输布代谢是在阳气的温煦和推动之下完成的。人体津液和气血一样也具有"喜温而恶寒，寒则涩不能流，温则消而去之"（《素问·调经论》）的特性。在阳气的温煦和推动作用之下，完成其输布代谢。但是如因某种原因导致津液代谢失常而发生痰饮水湿等病理产物积聚内停时，容易遏阻阳气的运行，致使阳气郁滞，而成为"痰阻阳郁"之证。临证常见有久病低热，胸闷痞满，咳嗽气喘，气憋咯痰，反复发作，天气寒冷时容易发病，痰液清稀，或咽喉梗塞不利，或胸闷胸痛，或有肿块，舌淡，苔白滑或苔白腻，脉象弦滑。可用扶阳化痰之法治疗。如有人用扶阳祛痰化瘀汤治疗冠心病稳定型心绞痛取得满意疗效。

2）水湿内停而致阳郁：水湿与痰浊一样，都是人体津液失常所化，痰浊质地稠厚，流动性小，往往病位局限；水湿质地清稀，流动性大，病位广泛，往往波及全身。临证多表现为胸腹灼热，全身畏寒，手足逆冷而唯独胸腹灼热如火燎，口燥，咽痛、鼻塞不利，呼吸闭塞，气短，四肢厥冷，口唇发紫，项背强痛，饮食不香，舌质正常，苔厚略腻，脉沉滑。或者全身困重不适，形体肥胖笨拙，甚或浮肿胀满，或为久泻不愈，病情反复，或为便溏不爽，或为"阴黄"，或为带下量多，手足逆冷等，但胸腹灼热，舌体胖嫩有齿痕，舌苔白滑或白腻，脉象弦滑。此为水饮或寒湿留伏经隧，阻遏阳气外达之故。治宜祛寒化饮，温通阳气。可用阳和汤治之。对于此类病证的治疗，可以遵循《金匮要略·痰饮水肿脉证并治》之"通阳不在温，而在利小便"的思路，推而广之为"扶阳不在温，而在化痰、祛湿、化浊、利水"。关于"扶阳化湿法治疗阴黄"的研究现已取得良好效果，也有人运用扶阳祛痰化瘀法治疗代谢综合征血糖异常取得效果。

第十三讲
《黄帝内经》中的五行理论及其意义

五行理论是研究五行的概念内涵、特性、事物五行属性归类及其相互关系，并用以解释宇宙万物之间广泛联系的古代哲学理论，是古人认识宇宙万物相互联系，揭示事物内在规律的世界观和方法论。《黄帝内经》在构建其医学理论时，运用了五行这一哲学概念及相关理论来阐述与人体生命相关的事物，或生命活动本身的奥秘、构建医学理论的认识方法和思维方法，全面地将五行理论运用于说明生理、病理，指导疾病的诊断、辨证、治疗等医学问题，为中医基础理论体系的建构奠定了哲学基础。

一、五行概念的形成

五行概念源于十月太阳历法中一年分为五季的观念，表现为"天—地—物—人"三位一体的互联互通、有序变化的五种"象态"。就五季、五方的时空区位而言，人类第一次将自己生存的时空区位放在一个有规则、有意义、可认知的时空系统之中，由此形成了古人将事物进行五季、五方分类配位的观念。

五行概念的形成过程虽与五季、五方观念有关，但更为直接的形成因素是对与人类生产生活密切相关的五种具体物质动态的认识和体悟，因为"水火者，百姓之所饮食也；金木者，百姓之所兴作也；土者，万物之所资生，是为人用"（《尚书·洪范》）。在这种对五种物质用途深刻认识的基础上抽象出了"五材"的概念，认为"天生五材，民并用之，废一不可"（《左传·襄公二十七年》）。后来将"五材"进一步抽象为构成诸多事物的五种基本元素，其中"先王以土与金、木、水、火杂，以成百物"（《国语·郑语》）的论述就有元素的内涵。

先秦第一子管仲率先将初期的五行概念纳入到哲学轨道，此后才开始从哲学层面探索五行之间的关系，其间经历了"五行常胜"和"五行毋常胜"的争论，直至西汉《春秋繁露》才明确了五行之间相生相克的排序。此后成书的《黄帝内经》以五种自然物质之间的相克为例进一步确立了五行的相克关系，认为"木得金而伐，火得水而灭，土得木而达，金得火而缺，水得土而绝。万物尽然，不可胜竭"（《素问·宝命全形论》）。其广泛地应用五行概念、事物的五行属性、五行之间生克关系构建生命科学知识体系，并且深刻、全面地体现于所建构的医学学科各个知识层面，从而为这一发生于先秦时期的五行理论，赋予了丰富的生命科学知识的元素，并使之成为中医药学不可分割的重要组成部分。

二、五行特性的抽象及其意义

五行的特性是以"水曰润下，火曰炎上，木曰曲直，金曰从革，土爰稼穑"（《尚书·洪范》）的经典表述为依据进行阐发和概括的。

"木曰曲直"，是通过对春季种子发芽、植物萌生、由曲而直变化的感知到理性抽象后的总结。从植物向上生长、向外舒展、屈伸自如的象态，引申为生长、升发、舒畅、条达的作用或特征，凡是具有此类作用或特征的事物，就可以用五行中的"木"进行特性标记或者概括。《黄帝内经》将五脏纳入五行系统以后，运用人们对木的特性认识，构建了肝的相关理论，认为肝属木，具有能疏通气机，使气机活动舒畅通达，进而影响全身诸多方面的功能，如血液的循行、津液的敷布、胆汁的分泌与排泄、胃肠的消化吸收、精神情志的调节，甚至男女的性活动和生殖之精的排泄和输送等，在此基础上总结出了肝有喜条达而恶抑郁，主升和主动的生理特性。

"火曰炎上"，人们通过对夏季炎热、炙灼以及燃烧中的火焰具有发光、散热、向上升腾象态的生活体验，总结了"火"具有温热、光明、升腾等特征和作用，引申为凡是具有此类特征或作用的事物及其现象，可以用五行中的"火"进行属性标记和概括。自《黄帝内经》将五脏纳入五行系统后，人们对"火"的特性认识构建了心的相关理论。心属火，故心能将血液运送于全身，温煦和营养脏腑形体官窍；心主神明而主宰全身活动等都是在心的属性为"火"这一思维背景下发生的。

"土爰（通'曰'）稼穑"，通过对长（zhǎng）夏象态的观察，以及土地可供人类从事农耕活动，获得赖以生存的谷物之体验，总结"土"有生化、承载、受纳等特征或作用，引申为：凡是具有此类特征或作用的事物及其现象，都用五行中的"土"加以属性标记和概括。《黄帝内经》将五脏纳入五行系统之后，用"土"的特性解释脾胃的生理及其特性，形成了脾胃理论，认为"脾者土也，治中央，常以四时长四脏，各十八日寄治，不得独主于时也。脾脏者，常著胃土之精也。土者，生万物而法天地，故上下至头足，不得主时也"（《素问·太阴阳明论》）。此处用五行中的"土"标记脾胃的特性及其功能，运用"土能生万物"解释、类比脾胃在人体生命活动中担负的主要功能，解释脾主管饮食物的消化吸收、输送水谷精微至全身的作用。

"金曰从革"，"革"，改变、变化。通过对天地万物在秋季所发生的变化，结合金属冶炼过程中的种种象态，总结"金"有清洁、沉降、清肃等特性或者作用，引申为：凡是具有此类特征或作用的事物或现象，都用五行中的"金"予以属性标记和概括。《黄帝内经》将五脏纳入五行系统之后，用"金"的特性或作用解释肺及大肠的生理功能及特性，构建了肺及大肠的相关理论。在肺及大肠的五行属性为"金"的认识基础上，结合对生命现象的观察和人们的切身体验，总结出肺气有下降的特性，以此解释肺主呼吸时吸气（自然界的清气要向下沉降）是主动运动的特点；肺能清除废弃的浊气，大肠只有向下蠕动（即"降"）才能清除消化后的食物中的糟粕，二者都有向下运动、主降的生理特性，以及清除人体废物，保持人体洁净的功能。此时不仅可以用"金曰从革"的五行特性解释肺和大肠的部分功能及特性，还从生理作用及五行特性等方面将二者联系在一起。

"水曰润下"，通过人们对冬季天地万物象态的观察，以及对自然界水有滋润万物、本性寒凉、性质柔顺、流动趋下、渗入并涵藏于地下的自然特性的体验和观察，总结出"水"有寒凉、滋润、向下、闭藏的特性，引申为：凡是具有此类特性或作用的事物，用五行中的"水"进行属性的标记和概括。《黄帝内经》将五脏纳入五行系统之后，用"水"的这一特性或作用解释肾的生理功能及其特征。"肾者水脏，主津液"（《素问·逆调论》），不仅用肾属水的五行特性解释肾主水液的功能，还根据水在地表下大量涵藏的自然特征类比肾"主蛰，封藏之本"（《素问·六节藏象论》），并以此为据，认为肾能贮藏并调节全身之精，形成了"肾者主水，受五脏六腑之精而藏之，故五脏盛，乃能泻"（《素问·上古天真论》）的经典理论。

三、事物的五行属性归类及其意义

《黄帝内经》以五行的特性为依据，运用取象比类和推演络绎的思维方法，构建了以人为中心广泛联系天地万物的五行系统的医学模型。取象比类思维方法，是根据两个（或两类）事物之间在某些方面相似或相同的特征，推求其他方面可能相同或相似的一种逻辑方法，《黄帝内经》中对自然界事物的五行属性归类大多是采用这一认识方法。推演络绎思维方法，是根据已知事物的五行属性，推演出与此事物相关的其他事物五行属性的认识方法。如自然界的五化、五气、五色、五味、五谷、五音，以及人体的五体、五官、五志、五液等事物的五行属性，都是运用这种认识方法推演确定的。结合经文相关内容，将事物的属性五行分类整理如下表：

表12-3-1　五行属性归类表

自然界							五行	人体							
五音	五味	五色	五化	五气	五方	五季		五脏	五腑	五官	五体	五志	五液	五脉	五华
角	酸	青	生	风	东	春	木	肝	胆	目	筋	怒	泪	弦	爪
徵	苦	赤	长	暑	南	夏	火	心	小肠	舌	脉	喜	汗	洪	面
宫	甘	黄	化	湿	中	长夏	土	脾	胃	口	肉	思	涎	缓	唇
商	辛	白	收	燥	西	秋	金	肺	大肠	鼻	皮	悲	涕	浮	毛
羽	咸	黑	藏	寒	北	冬	水	肾	膀胱	耳	骨	恐	唾	沉	发

《黄帝内经》运用生活体验总结出来的五行特性，作为取象比类思维或推演思维时的原型，在对人体脏腑生理功能和生理特征加以解释的基础上，进一步将其用来探求致病因素、分析相关病机、指导脏腑病证的诊断和治疗。就探求致病因素方面的应用而言，六淫概念及其相关内容的确定，基本上是在临床知识积累的前提下运用五行特性类比形成的。人们将临床反复观察积累的相关实践知识，如头痛、咽喉痒痛、症状时作时止、此起彼伏，肢体抽搐震颤，甚至头晕、目眩、肌肤麻木、瘙痒等症状与自然界空气流动产生风的时作时止、飘忽不定的特性加以类比，总结出"风胜则动"（《素问·阴阳应象大论》）；"伤于风者，上先受之"（《素问·太阴阳明论》）；"风

者善行而数变"(《素问·风论》);"风者百病之始也"(《素问·生气通天论》)等理论，在此认识的基础上，将引起上述症状的病因抽象拟定为"风邪"。其他如寒邪、湿邪、暑邪、燥邪、火（热）邪概念的形成，以及六淫邪气的五行属性分别为风邪属木，寒邪属水，暑邪、火邪、热邪、温邪属火，湿邪属土，燥邪属金等，都与取象比类思维有着十分密切的关系。这些邪气侵犯人体时多先伤及与其属性相同的脏腑组织，如风邪多伤肝与筋；火热邪气多伤心与血脉；湿邪多伤脾与肌肉；燥邪多伤肺及皮毛；寒邪多伤肾与骨骼等（《素问·阴阳应象大论》）。

《黄帝内经》甚至以此总结出了五脏最易感染时令邪气而发病的规律，如认为春易感染风邪而发肝病；夏易感染暑热邪气而易发心病；长夏易感染湿邪多发脾病；秋易感染燥邪多发肺病；冬易感染寒邪易发肾病（《素问·金匮真言论》）。即或在不同季节感染相同性质的外邪，也会引起形体不同层次发病，如"以冬遇此（指风寒湿邪气，下同）者为骨痹，以春遇此者为筋痹，以夏遇此者为脉痹，以至阴遇此者为肌痹，以秋遇此者为皮痹"（《素问·痹论》）。这是因为不同季节可以产生不同的邪气，不同性质的邪气具有不同的致病特点，因而损伤人体不同的部位而形成季节性的多发病。《黄帝内经》所论诸如此类的发病规律，大多数内容都是在五行归类理论指导下形成的。

《黄帝内经》在广泛地应用五行理论解释病理时，主要应用了五行生克关系的理论和五行归类的理论。应用五行归类的理论解释六淫发病、五志发病的规律，以及五脏与六腑之间病证传变规律和五脏与五体之间的病证传变规律，例如认为五脏在其各脏所应季节感邪可分别产生五脏咳，"五脏久咳不已，复感于邪"，就会传之于与其相表里的六腑而生六腑咳（《素问·咳论》）；认为五脏有热，损伤五脏精气，可以引起与各脏相合的五个不同形体层次而生五体痿等（《素问·痿论》）。

《黄帝内经》还将五行归类理论用于指导疾病的诊断。临证中根据病人口腔的五味感觉，以及面部五色、五种脉象变化的不同症状进行脏腑定位，此即"肝脉弦，心脉钩，脾脉代，肺脉毛，肾脉石，是谓五脏之脉"（《素问·宣明五气》），就是根据脉象变化进行定位诊断的；"以五色命脏，青为肝，赤为心，白为肺，黄为脾，黑为肾"（《灵枢经·五色》），就是根据病人面部五色变化进行病证的脏腑定位诊断的。因此说，"微妙在脉，不可不察，察之有纪，从阴阳始；始之有经，从五行生，生之有度，四时为宜……是故声合五音，色合五行，脉合阴阳"（《素问·脉要精微论》）。还将这一方法应用于具体病证的鉴别诊断之中，"肺热者色白而毛败，心热者色赤而络脉溢，肝热者色苍而爪枯，脾热者色黄而肉蠕动，肾热者色黑而齿槁"（《素问·痿论》）即是其例。

五行归类的理论还可用于分析归纳药物的性味功效，以及临证正确的组方用药。药物的酸、苦、甘、辛、咸五味在各脏腑的作用下产生不同的效应，每种不同滋味的药物作用的主要"靶器官"不同而发挥着不同的功效。就一般规律而言，"五味入胃，各归所喜，故酸先入肝，苦先入心，甘先入脾，辛先入肺，咸先入肾"（《素问·至真要大论》），不同的药食之味在不同的脏腑之中分别发挥着"辛散、酸收、甘缓、苦坚、咸软"等治疗作用，"此五者，有辛、酸、甘、苦、咸，各有所利，或散或收，或缓或急，或坚或软，四时五脏，病随五味所宜"（《素问·脏气法时论》）。这是将五行归类理论应用于组方用药的基本思路。

四、五行生克制化关系及其意义

五行理论不仅通过五行的特性及归类方法探求各类事物的属性及特征，同时也应用五行之间的相生相克关系来探索和揭示各自系统内部、各事物之间的复杂关系。五行之间存在着有序的相互资生和相互制约的关系，相生和相克两种关系共同维系着五行系统内部或系统之间的动态平衡及稳定和谐状态，是事物生化不息的内在基础和前提。五行之间的生克关系一旦失常，就会表现为相乘相侮或母子相及的失序状态。

（一）五行相生关系

五行相生是指木、火、土、金、水之间存在着有序的资生、助长和促进的关系。五行相生的顺序：木生火，火生土，土生金，金生水，水生木，依次有序资生，循环不休。在这种相生关系中，任何一行都存在着"生我"和"我生"两方面的关系，其中"生我"者为"母"，"我生"者为"子"，如土生金，土是金的"母"（即"生我"），金是土的"子"（即"我生"）。其余四者类此。一旦这种正常有序的资生关系失常，就会发生由母及子或由子及母的母子相及的异常变化。

（二）五行相克关系

五行相克是指木、火、土、金、水之间存在着依次有序的制约、抑制和对抗的关系。五行有序的制约顺序是：木克土，土克水，水克火，火克金，金克木，依次有序制约，循环不止。在五行有序的制约关系中，任何一行都具有"克我"和"我克"两方面的关系，这种制约关系又称为"所不胜"和"所胜"关系。"克我"者是"所不胜"，"我克"者是"所胜"。例如木克土，木是土的"克我"（即"所不胜"），土是木的"我克"（即"所胜"）。其他四行类此。一旦这种五行有序的制约关系失常，就可能发生"相乘""相侮"或"胜复"的异常变化。

（三）五行生克制化关系

五行制化是指五行之间既相互资生，又相互制约，相生与相克共同维持着五行之间有序的稳定状态。五行制化关系中的相生和相克是同时存在又不可分割的两个方面，如果没有相生关系，事物就不能存在、发生和成长；如果没有相克关系，事物的发展就会因失去制约而亢奋失衡。只有相生和相克同时存在并互相作用，才能维持事物之间的相对稳定、和谐、有序以及平衡，也才能促进事物稳定有序地发展，即所谓"造化之机，不可无生，亦不可无制。无生则发育无由，无制则亢而为害"（《类经图翼·运气》）。可以将此规律用示意图的方式予以表达：

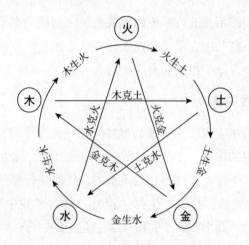

图13-4-1　五行生克制化关系图

《黄帝内经》根据生命科学知识体系构建的需要，在"五行生克等价思维模型"（《素问》的《五脏生成》《玉机真脏论》等）基础上，还构建了"中土（也可谓之'重'，后同）五行思维模型"（《素问·太阴阳明论》）、"中火五行思维模型"（《素问·灵兰秘典论》）、"中金五行思维模型"（《素问》的《咳论》《痿论》）、"中木五行思维模型"（《素问·阴阳类论》）、"中水五行思维模型"（《素问·上古天真论》）等多种模型，以适应复杂的生命科学知识体系的需要。

（四）五行生克制化关系的医学意义

《黄帝内经》在建构医学理论时，广泛地应用了五行生克制化理论，不但将其用于分析五脏之间的生理联系、病理影响，并且运用于指导临床对五脏病证的诊断和治疗。

1.应用五行生克制化理论说明五脏间的生理联系　五脏的功能活动不是孤立的，而是相互联系、有机配合的，《黄帝内经》在构建其医学理论时，充分地应用了五行生克制化理论来解释五脏生理功能的内在联系。就五脏间的相生关系而言，《黄帝内经》中的表述有"肝生筋，筋生心"；"心生血，血生脾"；"脾生肉，肉生肺"；"肺生皮毛，皮毛生肾"；"肾生骨髓，骨髓生肝"（《素问·阴阳应象大论》）的功能联系模型。具体言之即：肝藏血，有助于心主血脉功能的发挥；心阳温煦脾胃，促进了脾胃对饮食物的消化；脾胃消化吸收的水谷精气，充养了肺并参与肺对宗气的生成；肺敷布阴精归藏并营养于肾；肾藏阴精既能养肝化生肝所藏之血，又能协助肝阴约束肝阳，防止肝阳偏亢，维持肝脏以及肝肾之间的阴阳平衡等。这就应用了五行相生的理论解释五脏之间在生理活动中的相互配合关系。

《黄帝内经》将五脏间的相克关系表述为：心"其主肾也"，肺"其主心也"，肝"其主肺也"，脾"其主肝也"，肾"其主脾也"（《素问·五脏生成》）。具体言之，即肾阴上滋于心，制约心阳，防止心阳偏亢化火；心阳温煦肺叶，防止肺寒而宣降失常；肺气清肃下降，抑制了肝气之升，防止肝气升发太过而偏亢；肝气条达舒畅，调节脾胃气机的升降运行，防止了脾气不升、胃气不降病理现象的发生，因为"脾宜升则健，胃宜降则和"（《临证指南医案》）；脾运化水液，调控肾主水液代谢的总量等，这是应用五行相克理论解释五脏之间在生理活动中的互相调控关系。

然而五脏的关系是相当复杂而多样的，很难用五行生克制化理论全面地认识其间复杂奥秘的机理。

在将五行生克制化规律引入医学领域时，《黄帝内经》就已经发现这一哲学理论存在的缺陷。在涉及具体医学实际问题时，就已经突破了五行之间的单向相生、单向相克关系，《黄帝内经》发现并阐述了任意两脏之间既有相互资助、促进的"相生"关系，同时也存在着互相制约、对抗的"相克"多维度的关系，而且这种相生、相克关系是互相的、多向性的，更多情况下是一脏对多脏，多脏与多脏之间多层次、多方向的相生和相克。例如肾"受五脏六腑之精而藏之"（《素问·上古天真论》），此处应用了"中水五行思维模型"，构建了肾藏精功能与各脏腑双向资助（即所谓"生"）的关系。再如"饮入于胃，游溢精气，上输于脾，脾气散精，上归于肺，通调水道，下输膀胱。水精四布，五经并行"（《素问·经脉别论》），就指出了在水液代谢过程中，脾、肺、肾、膀胱乃至五脏（即"五经"）六腑都参与其中，并非脾土制约肾水，防止水液泛溢那么简单。

可见，《黄帝内经》在应用五行生克制化理论说明五脏间的生理联系时，不过是将五行理论作为认识事物关系、解释医学理论的一种方法或思维模式而已，并没有受五行哲学范畴生克制化的局限和约束，而是采用"能用则用、为我所用"的灵活态度。

2.应用五行生克制化理论解释发病机制 《黄帝内经》在应用五行生克制化规律解释发病机制时，首先在五行归类方法的指导下，将与季节变化关系密切的六淫、与五脏关系密切的五志所伤，以及饮食五味偏嗜等能引起发病的因素都进行了五行属性的规定，然后用五行生克制化理论解释发病规律。就具体的发病而言，除上述用五行归类理论在"同气相求"思想指导下总结的风邪伤肝、伤筋，酸伤肝、伤筋，怒伤肝等致病规律外，还应用了五行生克制化的理论总结发病规律，如五味偏嗜致病规律是"多食咸，则脉凝泣（当作'沍'，水不流。有涩滞之义）而变色；多食苦，则皮槁而毛拔；多食辛，则筋急而爪枯；多食酸，则肉胝䐢而唇揭；多食甘，则骨痛而发落。此五味之所伤也"（《素问·五脏生成》）。这是指五味偏嗜损伤其"所胜"之脏，即"相乘"而发病。有时将五行生克乘侮的理论综合运用于解释发病，如"味过于酸，肝气以津（津，通'精'，盛、亢盛），脾气乃绝（绝，阻隔不通）。味过于咸，大骨气劳，短肌（肌肉消瘦），心气抑。味过于苦

（苦，原误作'甘'），心气喘满，色黑，肾气不衡。味过于甘（甘，原误作'苦'），脾气不濡，胃气乃厚（厚，壅滞）。味过于辛，筋脉沮弛，精神乃央（央，通'殃'）"（《素问·生气通天论》）。

《黄帝内经》在此处论五味偏嗜损伤五脏的发病规律时，就应用了五行归类的理论，总结了酸、苦、甘、辛、咸五味分别对肝、心、脾、肺、肾五脏的同类相伤，同时又对其"所不胜"之脏和"所胜"之脏产生了相乘或相侮致病。但是《黄帝内经》在对大量具体疾病的发生进行总结时并不囿于五行的范式，而是根据临床具体情况，采取十分灵活的方法予以对待。例如常见的咳嗽，虽然根据五行归类的理论提出了"五脏各以治（主、旺）时感于寒则受病"，但是又认为咳嗽的基本原理是"皮毛先受邪气，邪气以从其合也。其寒饮食入胃，从肺脉上至于肺则肺寒，肺寒则外内合邪，因而客之，则为肺咳"（《素问·咳论》）。

再如《黄帝内经》认为疼痛的发生机制是"寒气入经而稽迟，泣（泣，当作'沍'，水不流，引申为郁滞、凝滞）而不行，客于脉外则血少，客于脉中则气不通，故卒然而痛"（《素问·举痛论》）。还认为痿病是五脏有热所致，而五脏之热形成的原因较为复杂：有因情志过极，郁而生热者（如肺、肝、心三脏）；有因外感热邪而致者（如肺）；有因房劳太过，伤阴化热者（如肝）；有因过度劳累而生热者（如肾）；有因外感湿邪，蕴积生热者（如脾）；有"阳明虚，宗筋纵，带脉不引，故足痿不用"者（《素问·痿论》）。

再如厥病的发生，《黄帝内经》认为寒厥病是患者在自然界及人体阳气内敛、相对较弱的秋冬季节，因房室过度，损伤已经内敛的肾阳所致；而热厥病是患者"数醉若饱以入房"（《素问·厥论》），脾肾两伤，阴精不足而成的阴虚内热之疾等。

可见，《黄帝内经》以五行归类及其生克制化理论作为构建发病理论时的思维方式或者解释模型，但是在研究大量具体病证的发生机理时，则是具体情况具体分析，不受五行生克等思维模式的局限和束缚而有所发展和创新。

3.运用五行生克理论解释五脏的病理变化 《黄帝内经》除应用五行归类理论解释五脏相关理论外，还应用五行生克乘侮理论解释五脏之间动态的病理变化关系。五脏之间的动态病理传变关系有两种形式。一是相生关系失常而传变；二是相克关系失常而传变。就相生关系失常而言，又包括了

"母病及子"和"子病犯母"两种类型。

所谓"母病及子",是指疾病从母脏传到子脏的病理过程。如长期肾阴不足,不能滋养肝木,导致肝阴虚而阴不制阳,出现头痛、头晕、目眩等肝阳上亢的病理过程。

所谓"子病犯母",是指疾病从子脏传到母脏的病理过程。如肺失宣降的咳嗽、气喘日久不愈,渐渐出现食欲不振,形体瘦弱等脾胃虚弱的病理过程。就相克关系失常而言,又有"相乘"和"相侮"两种类型。

所谓"相乘",即相克太过而致病,是指疾病从"所不胜"(即"克我")之脏传到"所胜"(即"我克")之脏的病理过程。产生这种病理过程的原因有三:一是"所不胜"之脏(克制方)的病邪(或病理反应)太盛;二是"所胜"之脏(受制方)的正气(或反应性)减退;三是前两者同时存在。这三个方面的原因都可能引起"相乘"病理过程的发生。例如因情志不遂,或者感染邪气而引起肝气郁结或上逆(即木旺),继则会出现脾胃消化功能障碍,病人出现的胸胁胀满疼痛、泛酸是肝郁症状,同时伴见的脘腹胀痛不舒,或泄泻,或呕吐,这是脾胃消化失常的表现,此即为"木旺乘土"。若先有脾胃虚弱而不能承受肝木之克制,则为土虚木乘。

所谓"相侮",又称"反侮""反克",是指疾病从"所胜"之脏(被克制一方)逆向传到"所不胜"之脏(克制一方)的病理过程。产生这种病理过程的原因与"相乘"相似,但盛衰方面相反。具体言之,一是"所胜"(受制方)的病邪(或病理反应)太强;二是"所不胜"(克制方)正气(或反应性)减退;三是上述两者都存在。以上三种情况中的任何一种,均可以引起"相侮"病理过程的发生。例如咳嗽、气喘日久之肺病患者,后来又有了心悸、怔忡、面色青紫等心主血脉功能障碍的病理过程,即为肺(金)反侮心(火)的病理传变。再如心主血脉功能失常日久,病人在长期心悸、气喘、面色青紫等症状基础上,又出现了腰脊冷痛、浮肿、小便不利,或尿闭等肾主水功能失常的病理过程,就属于心(火)反侮肾(水)的病理传变。五脏相克关系失常所引起的"相乘"和"相侮"两种病传过程,既有区别又有联系,若据五行相克理论认识五脏之间的病理传变,任何一个脏出现病邪(或病理反应)太盛,或者任何一个脏出现正气(或反应性)减弱时,都可能同时发生不同方向(或方面)的"相乘"和"相侮"。

《黄帝内经》将此总结为"气有余,则制(乘)己所胜而侮所不胜;其不及，则己所不胜侮（'侮'强调'乘'而非'相侮'）而乘之，己所胜轻而侮之"（《素问·五运行大论》）的相乘和相侮规律。

《黄帝内经》在整体生命观的思想指导下，应用五行的生克制化理论分析五脏之间的病理变化关系时，虽然分而言之有上述四种类型，但绝不是固定不变的，任何一个脏有病，都可能传之于相生关系的母脏或子脏，也可能传之于相克关系的"所不胜"之脏和"所胜"之脏。所以说，"五脏有病，移皆有次"；"五脏受气于其所生（子脏），传之于其所胜，气舍于其所生（母脏），死于其所不胜。病之且死，必先传行，至其所不胜，病乃死。此言气之逆行也，故死"。例如"肝受气于心，传之于脾，气舍于肾，至肺而死"，其余四脏的病传过程皆如此（《素问·玉机真脏论》）。

《黄帝内经》应用五行生克关系解释五脏之间的病理变化，其意义就在于既肯定了五脏病症不是静止的、不变的，而是动态的、可变的，还突显了各脏之间的病理变化过程表现为多途径和多层面的特征，从而提示内脏尤其是五脏病理变化的复杂性和多样性。人们只有在认识和掌握五脏病理变化的上述特征基础上，才能更为有效地防病治病。如《素问》的《太阴阳明论》创立了"中土五行思维模型"，研究脾胃在"四肢不用"之痿证的发病机理与治疗中的作用；而《咳论》《痿论》，则是运用以肺为核心的"中金五行思维模型"，研究肺在咳病、痿病发病机理和临证治疗中的核心地位。

4. 应用五行生克理论指导对疾病的诊断　《黄帝内经》运用五行理论指导对疾病的诊断，是在对疾病显现于外的色泽、声息、脉象、情志等变化予以五行归类的前提下，进行脏腑病证定位、病情变化和疾病预后的判断。其中"望而知之者，望见其五色，以知其病。闻而知之者，闻其五音，以别其病。问而知之者，问其所欲五味，以知其病所起、所在也。切脉而知之者，诊其寸口，视其虚实，以知其病，病在何脏腑也"（《难经·六十一难》）。是对《黄帝内经》如何将望、闻、问、切四诊资料进行五行归类，以及进行脏腑病证定位诊断思维过程所做的准确诠释和中肯评价。

就诊断学而言，在上述应用五行归类方法进行五脏病证的定位诊断基础上，《黄帝内经》还应用了五行生克理论，分析判断五脏病证的发展变化，推测五脏病证的预后吉凶、顺逆。若以脉象而论，"春得肺脉，夏得肾脉，秋得心脉，冬得脾脉……命曰逆四时""皆难治"（《素问·玉机真脏论》）。就色脉关系而言，"色青者，其脉弦也；赤者，其脉钩也；黄者，其脉代也；白者，其脉毛；黑者，其脉石。"此为色脉相应，病情单纯，病位单一，易治主吉。如果"见其色而不得其脉，反得相胜之脉则死矣；得其相生之脉，则病已矣"（《灵枢经·邪气脏腑病形》）。此处指出了色脉不相应时有两类情况：一为"反得相胜之脉"，是指面色与脉象表现为五行相克关系，如面见青色，病位在肝（属木），不见与之相应的弦（木），反而出现了脾病时的代（缓）脉（属土），或者是肺病时的毛（浮）脉（属金），余皆类此；二为"相生之脉"，是指面色与脉象表现为五行相生关系，如同样是面见青色为木，病位在肝，但却出现了心病时的钩（洪）脉（属火），或肾病时的石（沉）脉（属水），其他脏类此。

这种应用五行生克理论分析色脉等临床表现作为五脏病证预后判断的方法，提示色与脉等临床表现可以根据五行归类理论进行脏腑定位，大凡色、脉等临床表现的五行属性一致，提示病位单一，病情单纯而易治，主吉。如果色与脉等临床表现的五行属性不一致，提示病情复杂，病位广泛而难治，主凶。这种认识方法的重要意义还在于提示人们，五脏病理变化虽然复杂而多变，但有一定的内在规律，鼓励人们努力探索并掌握其规律以防治疾病。

《黄帝内经》在"疾病过程是动态变化的"观念的指导下，运用五行生克理论，分析不同内脏的疾病在不同的时日里发生相应轻重、起伏的不同反应，并认为这是可以预测的。假如"病在肝，愈于夏，夏不愈，甚于秋，秋不死，持于冬（水克火），起于春"（木生火）。疾病在一天中的变化过程也是如此，如果"病在心（火），愈在戊己（火生土），戊己不愈，加于壬癸（水克火），壬癸不死，持于甲乙（木生火），起于丙丁（火）"（《素问·脏气法时论》）。这是在五行归类理论指导下，将一年的不同时段予以五行属性规定，然后运用五行相生相克的理论，推测各脏有病后在一年不同时段中可能出现的"愈""不愈""甚""加"（病情加重）"不死""持"（病情稳定而呈慢性迁延状态）"起"（起、起色。指病情向好转或痊愈方向逆转）等相应反应。疾病在一天的不同时间阶段变化也是如此，也可以运用同样的思路进行预测，如《灵枢经·顺气一日分为四时》就认为："以一日分为四时，朝则为春，日中为夏，日入为秋，夜半为冬。朝则人气始生，病气衰，故旦慧；日中人气长，长则胜邪，故安；夕则人气始衰，邪气始生，故加；夜半人气入脏，邪气独居于身，故甚也。"此处以一日分为四时，说明人体阳气活动的情况，可以影响邪正斗争的势力，故病情在一日之中，有旦慧、昼安、夕加、夜甚的不同表现，故而可以运用五行生克制化理论对病情在一日不同时段的变化情态进行预测。

5.应用五行生克理论构建疾病防治的理论及方法 《黄帝内经》应用五行生克理论解释五脏的生理、病理以及病理变化过程的目的，都在于运用五行的理论把握生命规律，指导人们对疾病的防治。

（1）将五行的相生相克理论应用于控制疾病的传变：经文根据五行生克理论将五脏之间的病传总结为母子相及和相乘相侮四种方式，认为任何一脏有病都可能波及其他四脏，虽然有相生关系传变的病证较轻而相克关系传变的病证较重之论，这仅仅是就两类传变规律之间比较而言的，无论哪种病理传变都是病情的加重和恶化，所以认识五脏病传规律的目的在于控制疾病的传变，截断疾病进一步传变的途径，防止其向恶化、加重方向发展，故有"见肝之病，则知肝当传之于脾，故先实其脾气"（《难经·七十七难》）的应用举例。循此思路，无论何脏有病而可能发生传变时，都可以采取一定的措施截断疾病传变的去路，将病情控制并消除于局部，防传变于未然。

（2）将五行的相生相克理论应用于确定治则治法：经文应用五行理论构建的脏腑病理模型，是后世确立治疗五脏病证法则的理论依据，其中"虚则补其母，实则泻其子"（《难经·六十九难》），就是以相生理论为依据确立的五脏虚实病证治则治法的经典之论。所谓"实则泻其子"又简称为"泻子"，是指属于母子关系的两脏同时出现实证的时候，应当以泻子脏之实为主，同时也达到了祛除母脏实邪的治疗法则。如心肝火盛之证，可以通过清泻心火的手段，使肝火亦为之清除；再如咳喘、咯痰、全身浮肿、小便不利等肺肾关系失常的病证，可以通过利尿的治肾方法，达到清除肺中痰饮，使咳喘缓解的治疗，亦为"实则泻其子"之法的应用实例。但是在临床上常常利用五脏之间的母子相生关系，对于母子两脏同为实性病证时，大多采用母子两脏同泻，促进实性病证尽快恢复，很少单用泻其"子脏"的治病方法。

所谓"虚则补其母"又简称为"补母"，是指属于母子关系的两脏同时出现虚证的时候，以补母脏之虚为主，同时也达到了促使子脏正气恢复的治疗法则。例如肝肾阴虚之证，可以用六味地黄丸之类滋补肾阴的方药，达到"滋水涵木"、补肾养肝的目的。再如肺脾气虚证的病人，可以通过补益脾胃，使肺气也随之充实，以奏"培土生金"之效。但是临床上常常利用五脏间的母子相生关系，对于属于相生关系的两脏同为虚性病证时，往往采用母子两脏同补的方法进行治疗，促进虚证尽快治愈，很少单用补其"母脏"的治病方法。五脏间相克关系失常所致的"相乘""相侮"病理传变过程的形成都有多种因素，但一方太盛或者衰退是其基本因素，所以在五行相克理论指导下进行治疗时，就应当对过强的一方采用抑制（即"抑强"），而对衰退不足的一方采用扶助（即"扶弱"）的原则进行治疗，例如通过疏理肝气达到调理脾胃的治疗，即属于"扶土抑木"法；应用清降肺气的手段达到抑制肝气偏亢的治疗，即是"佐金平木"法等等。

（3）将五行相生相克理论应用于临床用药：无论是补母、泻子，或者是抑强、扶弱，都是基于两脏关系的二元调节，将五行的相生相克理论应用于临床实践，还被发展为多元调节方法，如"东方（肝木）实，西方（肺金）虚。泻南方（心火），补北方（肾水）"（《难经·七十五难》），就是针对肝旺肺虚的病证，采用补肾水（肝之母脏）泻心火（肝之子脏）的多元调节方法，使病证得以治疗。临床上在进行具体用药时，将药物的色、味共同纳入五行的框架之中；而将药物的四性（寒、热、温、凉），以及药物作用人体后有效成分升、降、浮、沉的作用靶向则纳入阴阳理论体系之中加以综合考察，具体情况分别对待，使脏腑用药既有阴阳和五行理论的规定原则，又有相应权变灵活的用药技巧，这在《素问·脏气法时论》和《素问·至真要大论》中体现得尤为充分。

（4）将五行相生相克理论应用于刺灸取穴：《黄帝内经》还将五行生克制化理论应用于指导针刺取穴治疗，应用五行理论指导针刺取穴时，首先将十二正经分布于四肢膝肘关节以下部位的五输穴进行五行属性规定（《灵枢经·本输》），然后在《难经》子母补泻原则下使五输穴得以广泛的应用，有效地用于指导治疗内脏的虚实病证。

（5）将五行相生相克理论应用于心理治疗：《黄帝内经》也将五行理论应用于心理治疗。因为"人有五脏化五气，以生喜怒悲忧恐"（《素问·阴阳应象大论》），心理活动是人体在受到外界刺激后，以五脏精气为其物质基础发生的，与五脏活动密切相关。由于五脏之间存在着相生相克关系，五脏所产生的情感变化也有相互加强和相互制约的作用，所以因不同心理状态所产生的情感活动太强烈，而引起不同内脏功能失常的病证，是可以通过心理调节达到治疗目的。在这一认识的基础上创立了"怒伤肝，悲胜怒"；"喜伤心，恐胜喜"；"思伤脾，怒胜思"；"忧伤肺，喜胜忧"；"恐伤肾，思胜恐"（《素问·阴阳应象大论》）的以情制情的精神心理治疗方法，此可谓是医学界最早有关心理疗法的文献记载。此处是《黄帝内经》将"五行生克等价思维模型"，创新为"中火五行思维模型"，突出心在此类疾病的发生机理与治疗中的重要作用。

五、五行的科学性评价及其意义

（一）五行的科学性评价

1.五行概念的科学性评价　人类为了为适应日常生活、特定社会活动和研究的需要，根据对人类最攸关天象的精确观察，运用规律科学合理地计量时间、制定时间序列的法则，称为历法。人类不同时期、不同民族的文明，在协调年月日的时候，采用了不同的策略。既然五行概念背景是一年分为五季的历法，而一年五季气候的移行变化，能客观地反映天地万物的变化规律，所以其概念内涵是合乎科学属性的。

2.事物五行属性归类取象比类思维方法的科学性评价　取象思维，是以物象为媒介，直接比附推论出抽象事理的思维方法。其本质是比附推论的逻辑方法，与整体思维互补并具有模糊性。取象思维与抽象思维、形象思维、顿悟思维有联系又有区别，在中国传统哲学中有不可替代的作用。这种思维方式是古今普遍被中国人自觉或不自觉运用的思维方法之一。例如现代植物分类学中的豆科植物分类，就是最典型的、宏观的取象比类思维方法的应用，归类的依据是植物的3个象态：①叶子是互生的（极少有对生叶）；②花是雌雄同蕊；③果实为"荚果"，只要符合这3个象态的植物，均归于豆科植物，大到可以生长千年以上的国槐，小到绿豆、赤小豆等都可归于同一类。再如微观的取象比类实例，只要由6个碳原子和6个氢键结合构成正

六边形结构，化学科称其为苯环 ，简称为 ，这是个闭

合的共轭体系，6个碳原子的π电子云分布"结构"，就是微"象态"，因此，无论是固态物质，还是液态、气态物质，只要其微观结构的苯环"象态"，都属于"苯类物质"，其物理、化学特性就相同或相似。至于此种思维方法

在文学、艺术学科中的应用，更是不胜枚举，足见其所具有的现实价值。

3.五行万物互联互通观念的科学性评价 五行理论认为，自然界天–地–物–人三位一体互联互通的整体联系，连通方式表达为"生克制化"。其中的"相生"，实指万物间相辅相成、相互促进的关系；"相克"，实指万物间相互制约、相互拮抗关系，从而使万物间达到和谐有序的状态，即所谓"生克制化"。《黄帝内经》为了满足构建生命科学知识体系的需要，将"五行生克等价思维模型"结合具体内容，改造为多种五行结构模型。如《素问·太阴阳明论》论"脾病而四肢不用"的发病机理时，构建了"中土五行思维模型"（也称"重土"，后同）；《素问·灵兰秘典论》为了论五脏六腑功能配合关系，强调心为主导的观念时，构建了"中火五行思维模型"；《素问》的《咳论》《痿论》，为了研究咳病、痿病的发病机理和临床治疗，创建了"中金五行思维模型"；《素问·上古天真论》为了论述"肾主藏精"功能与五脏六腑之精的关系，创建了"中水五行思维模型"；《素问·阴阳类论》为了突显肝气升发气机对各脏腑功能的影响，提出了"重木五行思维模型"。显然，《黄帝内经》中的五行"生克制化"是"多元、多维度"的，这种万物互通互联的观念，无疑是认识天–地–物–人之间广泛联系时具有科学依据的思维方法。

4."CMB宇宙模型、B–DNA结构与五行数理"研究结论对五行科学性的评价 陈兆学的相关研究发现：①宇宙微波背景辐射模型和B–DNA结构，隐含五行相关规律；②中医学的"生克五行模式"和"中土五行模式"，分别与正十二面体、B–DNA两种结构中的几何要素密切相关；③通过两种几何要素对"十干化运""河图"所蕴含的"黄金数理规律"分析，认为五行模式是宇宙、生命普适性规律之体现；④两种"五行模式"，在天人合一框架下，具有深刻的数理相关性、统一性，以及宇宙和生命科学的合理性。

《黄帝内经》在进行生命科学知识体系时，发现了五行思维模型的不完美，将其改进为五行各有所"重"的思维模型。解释生理功能不限于原有生克模式，而是应用多维度联系予以表达；在解释脏腑病理时也表现得更为灵活，具体病证，分别对待，不拘泥于"五行生克等价思维模型"之一端。可见，五行概念是一年分五季，表达万物互联互通、有序变化的五种"象态"；取象比类思维，是人类探求真理、科学研究的科学方法之一；五行"生克制化"是对万物互通、互联观念"多元、多维度"的表达，无疑是科学的。五行思维模型还不完美，《黄帝内经》发展创新了多种五行思维模型，这些五行思维模型照应了"人以五脏为本"的学术立场。

（二）《黄帝内经》运用五行理论构建生命科学理论体系的原因

《黄帝内经》之所以要用五行理论构建自己的理论体系，一是因为五行属于中国古代形成的世界观和方法论，而其中研究的医学学科，必须研究如何对待人类的生命现象，如何对待人类生命活动与天地、与万物之间的联系，因而就必须借助五行思维予以解决；二是五行概念源于十月太阳历法的一年分为五季这一规律，而天地间的万物，无不依存于年复一年的一年五季的时间变化规律而存在、而变化，所以研究人类的生理活动、病理变化时，就必须遵循一年五季时序变化之规律；三是五行对事物归类研究所采用的取象比类思维，能从宏观的角度认知被研究医学对象——人体组织结构、脏腑功能、病理变化等相关内容，能够弥补古代研究手段的不足；四是人与天地万物、人体自身有复杂的互联互通关系，而五行的"生克制化"理论，正好能够给予较合理的解释；五是医学知识与五行理论于文化背景是同宗同源的，因而在中华文化发展进程中相互渗透，相伴而行。所以，与医学理论发生紧密相伴五行理论，不可避免地被利用，这就是其观念渗透于《黄帝内经》所建构知识体系的各个层面且无法拆解的根本缘由。正因为如此，是《黄帝内经》赋予五行理论以生命科学知识为基本材料的自然科学内涵，并使之系统地呈现于世。

在五行学说形成之际，也正是《黄帝内经》医学理论的构建时期。此时人们对长期积累的丰富临床知识和对生命活动深刻体验日益增加，正是急切需要寻找阐释其发生机理、揭示生命奥秘的关键时期，所以发展日渐成熟的五行和精气、阴阳等哲学理论，广泛地被用于解释人与自然关系、人体自身的整体性和系统性、人体各系统之间的相互联系，全面地运用以指导临床的诊断，指导病理和药理的分析，以及治疗用药、针刺腧穴配伍等等各个层面，使这一哲学理论和系统思维方法与医学知识紧密地结合在一起。《黄帝内经》不但应用了五行理论，同时也丰富和发展了五行理论，既应用五行的概念、特性、归类方法、生克制化关系，但又不为其所局限、所束缚，因而能有效地解释医学领域中的复杂问题，并与医学内容融为一体。因此，《黄帝内经》中的五行学说和精气、阴阳学说，既是认识和研究医学领域相关问题的思维方法，也是学习和应用医学知识的重要内容。

附一
论《黄帝内经》之五脏生克制化关系及其意义

人体是一个有机的整体，在复杂的生命活动中各脏腑之间是密切配合的，《黄帝内经》运用五行生克制化的规律，阐发了五脏之间在不同的生理活动中相互促进又互相制约的关系。

一、心藏神，主血脉，"其主肾也"

心"藏神"（《素问·宣明五气》），为"五脏六腑之大主"（《灵枢经·邪客》），心神主宰着全身，支配着五脏六腑的活动，仅以五脏参与情感活动为例，便可窥其一斑。如张介宾注曰："心为五脏六腑之大主，而总统魂魄，兼该意志，故忧动于心则肺应，思动于心则脾应，怒动于心则肝应，恐动于心则肾应。此所以五志惟心所使也。"

"诸脉者，皆属于心。"（《素问·五脏生成》）心主血脉，以养五脏六腑，但仍需肺朝百脉、脾主统血、肝主藏血的配合，又要受肾对阴阳的调节。《素问·五脏生成》将肾对心的调节作用概括为："心之合脉也……其主肾也。"张志聪深谙其理，注曰："五脏合五行，各有相生相制，制则生化"；"心主火而受制于肾水，是肾乃心脏生化之主，故其主肾也"。如若肾阴不足，肝肾阴亏，不能上济心阴以制约心阳，心阳妄动则惊悸、怔忡之症由生，故《石室秘录》指出："怔忡之证，扰扰不宁，心神恍惚，惊悸不已，此时肝之虚而心气之弱也。"临证当用一贯煎合酸枣仁汤以滋养肝肾，养心宁神；此外，肾阳亏虚，不能蒸化水液而致水饮内停，水饮上迫，欺凌于心，心阳被抑，亦可导致心悸，故当用真武汤加味，以温补心肾之阳，利水宁心；又如肾阴不足不能上济心阴以制约心阳而致虚烦不寐，方用交泰丸加味或六味地黄丸加味治之。如此诸证，皆是心"其主肾也"理论的应用实例。

二、肺为气之本，主治节，"其主心也"

"肺者，气之本"（《素问·六节藏象论》），为"五脏六腑之盖"（《灵枢经·九针论》）。肺吸入的清气和所化生的宗气，皆能灌溉熏养于诸脏，五脏六腑，皆受气于肺，而五脏六腑之气亦能上熏于肺。肺又能通调水道，"主治节"，滋润脏腑，调节脏腑气机升降。但这些重要的功能又要受制于心火之温煦，故曰："其主心也"；"五脏六腑，肺为之盖"（《灵枢经·师传》）。肺之精气，滋养于脏腑，肺之有疾，可影响于脏腑，故《素问·痿论》曰："五脏因肺热叶焦发为痿躄。"脏腑功能失常，亦可累及于肺，如"五脏六腑皆令人咳"（《素问·咳论》）是也。所谓肺"其主心也"的另一意义在于血能载气。肺所吸入的清气及所生成的宗气，皆赖心所主的血液运载至全身，而肺所呼出的浊气亦赖心主之血将全身各部分代谢后产生的浊气运载至肺而后呼出，如若心主血脉功能失常，必然会妨碍肺主气司呼吸功能的发挥，可见心主血脉能调节肺主气。故临证中因心病致咳嗽、哮喘者不乏其例，咳喘之疾从心论治而效者亦不鲜见。

三、肝疏泄气机，主藏血，"其主肺也"

肝内寄相火，可助君火之升发，肝木条达，心阳充盛，温运血脉，使之运行畅通。故唐容川在《血证论》中指出："肝属木，木气冲和条达，不致遏郁则血脉得运。"《薛氏医案》也说："肝气通则心气和，肝气滞则心气乏。"说明了肝木与心火母子相互濡养之关系。肝属木，藏血；肾属水，藏精，肝肾之间，同寄相火，母子相生，精血互化，故有肝肾"乙癸同源"之说，因此张锡纯在《医学衷中参西录》中指出："人之元气，根基于肾，萌芽于肝。"脾土之运化水谷，全赖肝木之升发疏泄而后才能运化畅达健运，故《素问·宝命全形论》曰："土得木而达。"《血证论》阐发得更为详尽，认为"木之性主于疏泄，食气入胃，全赖肝木之气以疏泄之而水谷乃化，设肝不能疏泄水谷，渗泄中满之证，在所不免"。因此《素问·五脏生成》曰"其主肝也"，《灵枢经·阴阳系日月》曰"肝为阴中之少阳"，有升发之特性。肝气之升，有助于上焦肺气之降。肝升肺降，是影响整体气机升降运动的关键。但肝升肺降，又是相反相成的矛盾运动。肺气之降，不但有利于肝气之升，更重要的是制约于肝，防止肝气升之太过。而肝气之升，不但有利于肺气之降，促进了肺主气，司呼吸功能的顺利进行，同时也抑制了肺气的肃降太过而失于宣发。在肝、肺的升降对其制约显得尤为重要，故曰"其主肺也"。《素问·宝命全形论》也说"木得金而伐"，均是这一思想的体现。由此可见，"肝藏血"（《灵枢经·本神》），主疏泄，调畅气机，影响五脏六腑，"肝和则生气，发育万物，为诸脏之生化。若衰与亢，则能为诸脏之残贼。"（《杂病源流犀烛·肝病源流》）但肝亦需其他脏腑的配合，"风木之脏，因有相火内寄，体阴用阳，其性刚，主动、主升，全赖肾水以涵之，（心）血液以濡之，肺金清肃下降之令以平之，中宫敦阜之土气以培之，则刚劲之质，得为柔和之体，遂其条达畅茂之性，何病之有？"（《临证指南医案·肝风》）但缘肝为刚脏，主升主动，常易升动太过，致使肺金不能制约而反侮之，临床常因肝气郁结，郁而化火生热，上灼肺金，致使肺之肃降失职而出现咳嗽、咯痰不爽、咽喉干燥、胸胁胀满等症，此即为"木火刑金"之病理，可用黛蛤散合泻白散以佐金平木，清肝泻肺。

四、脾"常著胃土之精""长四脏"，"其主肝也"

《灵枢经·五癃津液别》曰："五脏六腑，脾为之卫。"《灵枢经集注》认为："脾为转运之官，故主为卫。"是指脾胃居于中焦，是气机转输之枢纽，通上达下，无论是居于上焦的心肺之气下降，或者是位于下焦的肝肾之气上升，皆赖乎中焦脾升胃降之斡旋，故《格致余论》说："脾具坤静之德，而乾健之运，故能使心肺之阳降，肝肾之阴升。"这是称"脾者主为卫"（《灵枢经·师传》）的理由之一。理由之二是"脾脉者，土也，孤脏，以灌四傍者也"（《素问·玉机真脏论》），"常以四时长四脏"（《素问·太阴阳明论》）。脾运化的水谷精气营养着五脏六腑、四肢百骸、皮毛孔窍。因此，《素问·太阴阳明论》说："脾脏者，常着胃土之精也。土者，生万物而法天地，故上下至头足。"全赖其运送的水谷之精气以充养。张介宾对此有深刻的理解，指出："脾为土脏，灌溉四傍，是以五脏之中皆有脾气，而脾胃之中亦皆有五脏之气，此其互为相使，有可分而不可分者也在焉。故善治脾者，能调五脏，即所以治脾胃也。能治脾胃，而使食进胃强，即所以安五脏也。"（《景岳全书·杂证谟·论治脾胃》）脾，"其主肝也"，是指脾胃之消化全赖肝木疏泄功能以调节，肝气舒畅条达，胆汁分泌，排泄正常，则脾气升清，运化功能旺盛；若肝失疏泄，横犯脾胃，即可形成肝旺脾虚、肝胃不和的胸胁脘腹胀痛、反酸、呕吐、呃逆、泄泻、便溏、黄疸等病症。正如张介宾所说的，"凡遇怒气便作泄泻者，必先怒时挟食，致伤脾胃，故但有所犯，即随触而发，此肝脾二脏之病也，盖以肝木克土，脾气受伤而然"（《景岳全书·杂证谟·泄泻》）。临证对此类泄泻常用痛泻要方治之。

五、肾"受五脏六腑之精而藏之"，调节脏腑阴阳，"其主脾也"

《素问·上古天真论》曰："肾者，主水，受五脏六腑之精而藏之，故五脏盛，乃能泻。"明确指出肾中所藏之精有禀受于父母的先天之精和来自五脏六腑的后天营养之精。脏腑之精充足，在维持各脏腑活动所需之外，可将富余部分的精气藏之于肾中，肾精也随之充沛；反之，肾精充沛也可反向调节各脏腑之所需，以协调和滋养各脏腑。因此五脏之虚，不能藏精于肾而致肾亏；肾虚日久，不能调节精气于脏腑，亦可致脏腑之精虚亏，肾脏有病，"五脏不安"（《灵枢经·本神》）。肾阴肾阳为肾之精气所化，为人身阴阳之根本，对全身之阴阳具有协调平衡作用，所以无论何脏阳阳虚衰，总以肾阴肾阳之不足为关键。

"肾者水脏，主津液"（《素问·逆调论》）。水液代谢是全身各脏腑共同配合完成的结果，但以肺、脾、肾三脏为关键。"盖水为至阴，故其本为至阴，故其本在肾；水化于气，故其标在肺；水惟畏土，故其制在脾。"（《景岳全书·杂证谟·肿胀》）其中肾的气化作用又贯穿于水液代谢的始终，并且对脾、肺等脏腑在水液代谢方面起着促进作用。肾，"其主脾也"的观点主要体现在两方面，其一是脾胃化生的水谷精微是肾中所藏后天之精的主要来源，脾胃康健，后天之精化源充沛，才能使肾所藏之精旺盛；脾胃虚弱，不能化生精微，肾精必然不充，所以肾藏精的功能常受制于脾胃。其二是肾主水的功能受制于脾的运化水液功能。所以临床上常用补益脾胃之法达到益肾生精之功，健脾燥湿利水之法可助肾消肿等，皆是这一观点的具体应用。

综上所述，五脏的功能活动不是孤立的，而是存在着相互制约、相互依存、相互为用的关系。这种关系在《黄帝内经》中是运用五行生克制化加以解释的。其中《素问·阴阳应象大论》是运用五行相生理论加以说明的，而《素问·五脏生成》是以五行相克关系加以阐述的，正如张志聪在《素问集注》卷一中注曰："五脏合五行，各有相生相制，制则生化。"《素问·玉机真脏论》更是应用这种五行生克理论来分析五脏病理的传变规律。曰："五脏相通，移皆有次。"又说："五脏受气于其所生，传之于其所胜，气舍于其所生，死于其所不胜。病之且死，必先传行，至其所不胜，病乃死。"就是对五脏相互为用，生克制化理论进行临床应用的示范。

附二
论《黄帝内经》之五脏相使及其意义

五脏的生理功能不是孤立的，而是在整体活动中各司其职，彼此相互配合，互相协同，又互相制约，《黄帝内经》就是运用五行理论中的生克制化观念，构建脏腑间整体联系机制的。因此在学习经文中相关内容时，务必以此作为切入点，才能把握其中的医学主旨。这也就是《素问·灵兰秘典论》总结的："愿闻十二脏之相使，贵贱何如……凡此十二官者，不得相失也"。从岐伯的答词中可以看出，人体各脏腑之间，必须相互为用，密切配合，在完成整体生命活动中，必须相互合作，才能保障复杂生命活动的有序进行。

一、心藏神，为"五脏六腑之大主"

《灵枢经·本神》说："心藏脉，脉舍神。"《素问·调经论》也说："心藏神。"藏神是心的主要功能。心所藏的神，一是指人的精神、意识、思维、情感等，即所谓狭义之神；二是指心对整体生命活动的主宰（或支配）作用，故《素问·灵兰秘典论》说："心者，君主之官，神明出焉……主明则下安"；"主不明则十二官危"。《灵枢经·邪客》篇也有类似的论述，如："心者，五脏六腑之大主……心动则五脏六腑皆摇。"都明确地指出，心通过其藏神的主宰作用，支配着脏腑的活动，影响着整体的生命运动。故《素问·六节藏象论》说："心者，生之本，神之变也。"显然在神的活动方面，心居于尊贵为主的地位，这也就是《灵枢经·邪客》篇所云之"心者，五脏六腑之大主也，精神之所舍也"。然而五脏中的其他脏腑也能影响和调节神的活动，如《素问·宣明五气》篇说："心藏神，肺藏魄，肝藏魂，脾藏意，肾藏志，是谓五脏所藏。"《素问·灵兰秘典论》亦曰："肝者，将军之官，谋虑出焉。"即肝参与筹划思考。"胆者，中正之官，决断出焉。"即胆参与对事物的分析判断。《黄帝内经》又称"脾为谏议之官"（《素问·本病论》）等，无不体现人之神的活动，虽然由心主宰，但五脏均参与这一重要活动，这也是将五脏称为"五神脏"的缘故。所以临证治疗心神失常之不寐症时，除以心治疗之外，有用交通心肾之交泰丸加味而治愈者；有用补益心脾的归脾汤治之而取效者；有用保和丸、越鞠丸或调胃承气汤以和胃化滞而收功者等，无不体现心主神志活动的整体参与及其临床意义。

血的循行是人体重要的功能之一，这一功能是由心所主宰的。"诸脉者，皆属于心"（《素问·五脏生成》）。"夫脉者，血之府也"（《素问·脉要精微论》）。全身血脉与心连通，"如环无端"（《灵枢经·营卫生会》）。血在脉中"流行不止，环周不休"（《素问·举痛论》）。心脏鼓动血液在脉中循环，但循环中的血液，要不断地朝会于肺，在肺的气化、宣发作用下，"行气于府""流于四脏"，并"输精于皮毛"（《素问·经脉别论》），乃至全身各处。脾为后天之本，化生气血，并"主里血"（《难经·四十二难》），成为血液循环过程中的主要约束力。肝亦有生血作用，但更主要的是通过推动与约束的双向作用参与血液的循环。肝主疏泄，调畅气机，气能行血，助心以推动血行，维持其应有的流速；肝又能藏血（《灵枢经·本神》），贮藏血液，调节血流量，从反向对血流速度加以调控，与脾"裹血"相协同，保障血液在维持应有流速时不至于逸出脉外。这两种力量相反相成，相互促进，互相制约，是血液循环不可缺少的因素，故《素问·五脏生成》王冰注曰："肝藏血，心行之，人动则血运于诸经，人静则血归于肝藏。"肾精生血，对循环的血量产生影响；同时肾气也有固摄血液的功能，肾中的阴阳能调节整体的阴阳平衡，血液循行的稳定，也在肾阴肾阳的协调之中。

综上，在血液的循行活动中，心是主宰，为贵为主，而肺、肝、脾、肾诸脏的参与也很重要。故临证治疗心主血脉失常的心悸、怔忡之症时，除了益心气（五味子汤）、养心血（四物汤）、补心阴（天王补心丹）、温心阳之法外，还常以脏腑关系理论为据治之而取效。如用归脾汤加减以健脾养心；用一贯煎合酸枣仁汤以滋养肝肾；用理中汤和真武汤以温补脾肾、利水宁心；用平补镇心丹加减以益心胆。临床上对于血行失常之出血证者，更是以脏腑关系为据治之。

二、肺主治节，为"相傅之官"

《素问·痿论》说："肺者，脏之长也，为心之盖也。"《素问·灵兰秘典论》指出："肺者，相傅之官，治节出焉。"肺的解剖部位在君主之官及其他脏腑之上，居于高位，如同伞一样覆盖在各脏腑的最高处，这就从解剖学的角度，昭示了肺与心、肺与五脏六腑的关系。形态决定其功能，肺居高位，一则决定了肺脏对心的保卫作用；二则决定了肺能不断地将吸入的清气和脾转输的水谷精气，居高临下，如同雾露一样灌溉居于肺下的各脏腑组织，故曰"五气入鼻，藏于心肺"，以养五脏气（《素问·六节藏象论》）；三则能将脾转输的水液及代谢后的津液，从高源肃降至下焦肾，有利于水液的代谢；四则利于气机的下降，并以下降的形式，促进整体气机的升降运动；此正如《素问·六微旨大论》"升已而降，降者谓天"之意在人身之体现；五是位居至高，有利于体内外清浊之气的交换。口鼻不但是体内浊气排出的主要通道，更是自然界的清气进入体内的关键。因此肺不气化痰而愈者；有用黛蛤散合泻白散加减以清肝泻肺而愈者；有用二冬二母汤加减，以滋肾润肺而效者；有用真武汤加味，以温肾散寒，化气行水而收功者。

三、脾为卫，常以四时长四脏

《素问·太阴阳明论》云："帝曰：脾不主时，何也？岐伯曰：脾者，土也，治中央，常以四时长四脏，各十八日寄治，不得独主于时也。脾脏者，常著胃土之精也。土者，生万物而法天地，故上下至头足，不得主时也。"此处以脾不独主一时而四时皆主的命题，突出脾为后天之本，化生气血，长养五脏六腑及四肢百骸的重要功能。人体内而五脏六腑，外而皮肉筋骨，四肢九窍，"上下至头足"，无一不是依赖脾运化的水谷精微以濡养之。脾气强盛，所化生的水谷精气充足，五脏六腑皆赖之以充养，五脏精气旺盛，"正气存内，邪不可干"（《素问·刺法论》）抵御外邪的侵袭而不易发病，故曰五脏六腑"脾为之卫"（《灵枢经·五癃津液别》）。显然，"脾者主为卫"（《灵枢经·师传》）的论点，主要是从其主运化水谷，化生气血，营养五脏六腑及全身的角度提出的。

消化功能是人在脱离母体后所需生命物质的主要来源，这主要是依赖脾胃来完成，故曰"脾、胃、大肠、小肠、三焦、膀胱者，仓廪之本，营之居也，名曰器，能化糟粕，转味而入出者也"（《素问·六节藏象论》）。"胃者，水谷之海"（《灵枢经·海论》）。胃主受纳、腐熟饮食物，是人身气血化生之发祥地，所以《灵枢经·五味》有"胃者，五脏六腑之海也。水谷皆入于胃，五脏六腑皆禀气于胃"之论。《素问·六气藏象论》谓："五味入口，藏于肠胃，味有所藏，以养五气。气和而生，津液相成，神乃自生"。均明确地指出脾胃在饮食消化、水谷精气的生成方面担负有决定性作用。其他脏腑也分别从不同的层面参与了饮食水谷的消化与吸收，如小肠具有"受盛化物""泌别清浊"，完成饮食物的精细消化与精微的吸收的功能；"胆者，中精之府"（《灵枢经·本输》），贮藏并排泄由肝脏精气凝聚而成的胆汁，以助消化，并且肝疏气机，促进脾升胃降。可见肝胆在助消化活动中有着十分重要的配合作用。心肾之阳温煦中焦脾胃，以利于中焦对饮食物的腐熟消化，心肺能不断地将脾运化的水谷精气转化为气血，布散全身，间接地促进了脾胃的消化。"三焦者，水谷之道路"（《难经·三十一难》）。因此消化活动是以脾胃为主，其他脏腑则从属为次。在"脾者主为卫"思想的启迪下，《金匮要略》提出了"四季脾旺不受邪"的著名观点。吴崑在《医方考·脾胃症治》中指出："诸脏腑百骸受气于脾胃，而后能强。"又说："五脏六腑，百骸九窍，皆受气于脾胃而后治。故曰，土者，万物之母。若饥困劳倦，伤其脾胃，则众体无以受气而皆病。"因此无论是养生保健，或是临证用药，必须时时顾护脾胃，以安五脏，以卫全身。此正如张介宾所论，"脾为土脏，灌溉四旁，是以五脏中皆有脾气，而脾胃中亦有五脏之气，此其互为相使，有可分而不可分者在焉。故善治脾者，能调五脏，即所以治脾胃也。能治脾胃，而使食进胃强，即所以安五脏也"（《景岳全书·杂证谟·论治脾胃》）。

四、肝为将，藏血舍魂主谋虑

《黄帝内经》称肝为"将军"，以称之为"将"。"将军"与"将"之意有很大的区别。《素问·灵兰秘典论》曰："肝者，将军之官，谋虑出焉。"这是指"肝藏血，血舍魂"（《灵枢经·本神》），称肝为"将军"是指肝通过参与思维的精神活动，辅助心脏完成主神的重要功能。

《灵枢经·五癃津液别》又曰："五脏六腑，肝为之将。"将，有"扶助"

（《玉篇·寸部》）、"护卫"（《尚书·洒浩》师颜古注）、"养息"（《广雅·释话》）之意。肝通过两个方面体现其对五脏六腑、四肢百骸的"扶助""护卫"和"养息"之功用。

其一，肝藏血（《灵枢经·本神》），调节全身的血流量。《素问·五脏生成》曰："人卧血归于肝。肝受血而能视，足受血而能步，掌受血而能握，指受血而能摄。"王冰深谙其旨并注曰："肝藏血，心行之，人动则血运于诸经，人静则血归于肝藏。何也？肝主血海故也。"五脏六腑能不断地得到肝脏调配血流量的营养，才能发挥各自重要的功能，可见肝是通过贮藏充足的血液，调节各脏腑不同状态下的血流量，达到"扶助"和"养息"各脏腑的功能的，肝所调配的血量充足，满足各脏腑活动对血量的需求，也就"护卫"了各脏腑。

其二，肝为风木之脏，升通气机，促进五脏六腑功能的顺利进行。沈金鳌在《杂病源流犀烛·肝病源流》中阐发这一观点时说："肝和则生气，发育万物，为诸脏之生化。"

细言之，肝脏通过疏泄气机，促进脾升胃降，分泌排泄胆汁，以助消化；疏泄气机，气行津液，促进津液的输布；气能行血，影响着血液的循环。还能协调妇女的月经，男子的排精和生殖等。因此临证中用疏理肝气之法，可治脾胃失常所致的消化障碍性疾病；可治津液停聚之痰饮水湿；可治血行瘀滞之疾；可以调理月经而治妇科诸疾等。

五、肾主外，"受五脏六腑之精而藏之"

《灵枢经·五癃津液别》曰："肾为之主外。"《灵枢经·师传》云："肾者主为外。"肾主外的含义有三。

其一，指肾是卫气的发源地，肾脏通过化生卫气，以顾护人体，卫外御邪。《灵枢经·营卫生会》之"卫出于下焦"，即是此意。卫气的产生，与肾所藏之精有密切关系。《素问·上古天真论》说："肾者，主水，受五脏六腑之精而藏之。"肾享受于父母的先天之精和来自五脏六腑的后天水谷之精贮藏于肾中，这是卫气产生的物质基础之一。卫气具有"温分肉，充皮肤，肥腠理，司开合"（《灵枢经·本脏》）的功用。此外肾所藏的精，本身就具有卫外御邪之功能，如《素问·金匮真言论》所说的"夫精者，身之本也。故藏于精者，春不病温"也有此意。故曰"肾为之主外"。

其二，主外是指肾有主管听觉，接受外界信息的功能。《灵枢经·师传》曰："肾者主为外，使之远听。"张志聪对此阐释说："肾开窍于耳，故主为外，言其听之远也。"

其三，是指人身在外的形体。肾藏精主骨，"骨为干"（《灵枢经·经脉》）是支撑身体、保护内脏的支架。

综上所述，复杂的生命活动是由多种功能复合而成的。每一重要功能，总以某一内脏的作用为主，别脏别腑为从为次。在复杂而有机的生命活动中相互配合，相互协同和制约，任何一个脏腑的活动都不能为其他脏腑取而代之，而没有"贵贱善恶"之分。《黄帝内经》就是运用五行生克制化规律予以解释的，这也是《素问·灵兰秘典论》全篇的主旨，所以岐伯在回答脏腑的"贵贱善恶"之问时，以十二官只能相使而"不得相失"作答，属实贴切。

第十四讲
《黄帝内经》中的"神论"及其意义

以生命科学知识为主体的《黄帝内经》,内容丰富而广博,概其要者,涵盖有哲学基础和医学知识两方面,前者有精气、阴阳、五行和神论,后者有藏象、经络、精气血津液、病因、病机、病证、诊法、治则治法、养生、五运六气理论等内容。

就哲学基础而言,《黄帝内经》中以《素问》的《金匮真言论》和《阴阳应象大论》为代表的相关篇章,第一次以生命科学的相关知识为背景资料,对西汉以前神论(还有精气、阴阳、五行)等哲学思想进行了比较系统的阐述,并且以此为哲学基础构建其医学理论。因而神论等哲学思想几乎体现在其所构建医学理论的各个层面,自此出现于春秋战国时期的这些理论,既构建了中医药知识体系的哲学基础,也经过改造而成为中医药知识的重要组成部分,成为中医药理论永远也无法抹去的思想要素和文化基因。

《黄帝内经》虽然是以研究人类生命规律及现象为主旨的医学典籍,但其传载的医学内容全方位、多视角地吸纳了中华民族传统文化中"神"的科学内涵与合理内核,并予以系统展示,且揭示了"神"与阴阳、五行、精气、道等重要范畴的关系。其中所论之"神"大体分为人文社科和自然科学两大支系。其中人文社科支系之"神"有民族信仰、宗教崇拜等,人类对某些可感知的状态和某些超常非凡的才能、效果、技艺及具有此类本领的人等方面的评价;自然科学支系之"神"又有自然界万事万物固有的变化规律和人类生命规律两大分支。其中,"神"所表达的人类生命规律又有生命总规律(即广义神)、人体自身调控规律和人类特有的心理活动规律(即狭义神),以及神所表达生命规律在临床诊治疾病中的应用等。然而这一切论神的内容,都是在"神"是以阴阳概念所表达的客观事物固有规律这一理念的指导下展开论述的。

一、"阴阳不测谓之神"

（一）"阴阳"是"神"概念的合理内核

何谓"神"？《黄帝内经》三次对"神"概念予以定义：有"阴阳者，天地之道也……神明之府也"（《素问·阴阳应象大论》）之定义；有"夫五运阴阳者，天地之道也……神明之府也"（《素问·天元纪大论》）之再次定义；尤其是引用"阴阳不测谓之神"（《易传·系辞上》）予以定义（《素问·天元纪大论》）。这是对"神"概念最早、最经典、最确切，也是最合理的表达。中国的先哲们常用"道""阴阳"表达客观世界一切事物发生、存在、运动和变化的一般规律，如"一阴一阳之谓道"（《易传·系辞上》），"阴阳者，天地之道也"（《素问·阴阳应象大论》）等。"道"就是规律、法则。所以，此处以"阴阳"诠释"神"，既指出了"神"概念是以阴阳概念表达的客观世界一切事物的固有规律，也揭示了"神"概念是比"阴阳"概念在更高层次上的抽象。此处的"不测"（有曰"莫测"）不是"不能知""不可知""无法知"，而是指用"阴阳"所抽象的客观事物固有规律，虽然是物质世界固有的、自在的、不受人类主观意志影响的，但是人类用自身的五大感官无法感觉这些客观事物的固有规律是什么样子，这才是"不测"或曰"莫测"的本来面目。《黄帝内经》全面地秉承了《易传》论"神"的立场，并进一步用"阴阳""五行""气""道"，甚至用在人体精气、阴阳作用下发生和存在的五脏、六腑、奇恒之腑、经络、精气血津液的活动规律诠释和丰富"神"的内涵。

（二）从"神"字的写形解读其合理内核

"神"字的写形能充分体现这一概念发生的相关背景。"神"字是由左"礻"右"申"构成的。左"礻"又分为上"二"下"三垂"两部分。"示，天垂象，见吉凶，所以示人也。从二（即上，指天空）；三垂，日、月、星也。观乎天文，以察时变，示，神事也"（《说文解字·示部》）。右"申"，甲骨、金、石为"鎏"文，是闪电的象形。篆文和后来的隶书将其拉直规整后分别楷书为"电"和"申"两个变体字。变体后"电"表其原始义。"电"字左"E"和右"彐"分别象征阴阳二气所形成的云团。"乚"是分别具有阴阳属性的两个云团（即阴阳二气）相互撞击时所产生的耀眼电光的写形，此即是"电，阴阳激耀也。从雨从申"（《说文解字·雨部》），时至今日，这一古"电"字形的身影，仍常出现在于人们的视野，如全国各处地下通讯电缆井盖上的字形。"申，神也。七月阴气成，体自伸来。从臼，自持也"（《说文解字·申部》）。

"电"第二个变体字形成后就有了新的读音和意义（也有人认为"神"字的右"申"为北斗星的写形）。通过对"神"字写形的剖解可以看出，字符"神"的出现及其字义的诠释也揭示"神"概念发生的背景，是古人对天地、日、月、星辰、闪电、云雨、地震、四季寒暑更迭等具体事物进行长期、反复的观察、研究，运用当时人们已经广泛应用的"气""阴阳""五行"等哲学理念予以分析和概括，在此基础上逐渐将发生这些事物的内在规律进一步用"阴阳不测谓之神"（《易传·系辞上》《素问·天元纪大论》）和"阴阳者，天地之道……神明之府（《玉篇·广部》：'府，本也。'）也"（《素问·阴阳应象大论》）概之。

（三）阴阳是宇宙的总规律

中国的先哲之所以要用阴阳诠释"神"内涵的本质，是因为阴阳是宇宙间万事万物的总规律。雷雨时的闪电是天地间阴阳之气相互撞击所产生的，那么天地、日月、星辰、云雨、四季寒暑更迭，甚至像陨星坠落和地震这样天崩地裂、物毁人亡的非常事件，是否也是阴阳二气相互作用的结果呢？先哲们的回答是肯定的。

就天地形成而言，"积阳为天，积阴为地"；"清阳为天，浊阴为地"（《素问·阴阳应象大论》）。就天体的旋转运行而言，"气之升降，天地之更用也……升已而降，降者谓天；降已而升，升者谓地。天气下降，气流于地；地气上升，气腾于天。"（《素问·六微旨大论》）天地阴阳二气的升降运动及由此产生的天体运行。就宇宙的发生、结构及其存在而言也不例外，"太虚寥廓，肇基化元。万物资始，五运终天。布气真灵，总统坤元。九星悬朗，七曜周旋。曰阴曰阳，曰柔曰刚。幽显既位，寒暑弛张。生生化化，品物咸章。"（《素问·天元纪大论》）"地为人之下，太虚之中者也……冯（通'凭'）乎……大气举之也。"（《素问·五运行大论》）

此处原文认为，宇宙中尤其是人类生存并能直视的太阳系中的天体结构、天体形成演化、日月星辰运行规律及由此发生的"万物""寒暑"等变化规律，都是"阴阳"之气运动变化的结果。就一年四季的寒暑更迭而言，"冬至四十五日，阳气微上，阴气微下；夏至四十五日，阴气微上，阳气微下。"（《素问·脉要精微论》）指出上半年由冬至春及夏，自然界的阳热之气渐增，阴寒之气渐减，阳气制约了阴气，所以气候由寒转暖变热；下半年由夏至秋及冬，自然界的阴寒之气渐增，阳热之气渐减，阴气制约了阳气，所以气候由热转凉变寒。此正所谓"春秋冬夏，阴阳之推移也；时之短长，阴阳之利用也；日夜之易，阴阳之化也"（《管子·乘马》）。像地震这样特殊的自然现象也是地下之"阳（气）伏而不能出，阴（气）迫而不能蒸，于是有地震。今三川实震，是阳（气）失其所而镇也"（《国语·周语上》）。太空中的陨石坠落，也是"阴阳之事，非吉凶所在也"（《左传·僖公十六年》）。

　　凡此种种，都是人们可以直观感知的，这些事物的出现及现象的发生和存在都必然有其内在的固有规律。我国古代哲学家将这种对长期、大量具体事物的形象变化进行探索、求证，然后认真总结或者谓发现事物内在规律的认知过程称为"形而上者谓之道"（《易传·系辞上》）。用今天的哲学术语表达，这一认识方法就是由个别到一般的认识方法。"形"就是指人类可感知的个别的、具体的事物或现象，如视觉所察知的物体的性状、质地、色泽、动态变化等，嗅觉所感知的各种气味，听觉所感知的各种声息，触觉所感知物体的温度、湿度、软硬等，都属于"形"或"象"。"道"是指引发或者产生"形"或"象"的内在规律或者原理。"形"和"象"是具体的、表面的，而"道"是抽象的、内在的、本质的。"上"就是对具体事物的理性升华，就是抽象过程。这种从个别到一般、由具体到抽象、由表象到内在本质的认知方法，就是"形而上者谓之道"的内涵。上述天地、日月、星辰、四季、寒暑、地震等自然现象，就是具体的"形"和"象"，发生这些具体事物形象的内在规律，就是阴阳的对立和消长运动过程，就是"道"，就是"神"。因此可以认为，"神"是引发天地万物之形（物质的形质）之象（运动、变化种种现象）变化的总原则和总规律。因而在哲学领域中"神"概念具有高度的抽象性。

二、"神"与阴阳、五行、道的关系

　　"神"是高于阴阳，甚至气（精气）、五行等哲学范畴的观点，在《黄帝内经》中得到充分展示。"夫五运阴阳者，天地之道也，万物之纲纪，变化之父也，生杀（shài，衰退）之本始，神明之府也。"（《素问·天元纪大论》）此处原文提示了五行、阴阳虽然可以概括天地万物运动变化的规律（"道"），但"神"是比用阴阳、五行概念所表达的天地万物运动变化规律层次更高的抽象概念，因此说，"天地之动静，神明为之纪"（《素问·五运行大论》），"神用无方谓之圣"（《素问·天元纪大论》）。"无方"，是指用"神"高度概括和抽象的天地万物运动变化规律是无形无象、无影无踪、无色无味、无声无息的，人类既不能直接感知，又不能制造或改变，但是大到天体宇宙、日月星辰，小到草木鱼虫、人的生老病死等，所有的事物和现象都逃脱不了"神"这一总规律和总法则的主宰和控制。因此说"神，在天为风，在地为木，在体为筋，在脏为肝，在色为苍，在音为角，在声为呼，在变动为握，在窍为目，在味为酸，在志为怒"（《素问·阴阳应象大论》）。正如张介宾阐发的那样，"神之用，变化不测，故曰无方。无方者，大而化之之称也"。"神用之道"，即"天地阴阳之道，有体有用。阴阳变化之体（体，即内在规律），变化者阴阳之用"（《类经·运气类》）。可见，一切可视、可察、可触及的事物形象和变化，都是"神"这一客观存在总规律的体现。

"阴阳不测谓之神"一句（《易传·系辞下》《素问·天元纪大论》）是哲学层面"神"概念的抽象及其相关理论发生过程完成的标志。自从哲学层面确定了"神"是天地万类物种运动变化总规律的高度概括之后，《黄帝内经》传载的内容中就将"神"概念又分化为人文社科和自然科学（主要是医学学科）两大支系。

三、《黄帝内经》中人文社科支系的"神"论

（一）民族信仰、宗教崇拜的"天神""鬼神"之"神"

今人将"神"释为"天地万物的创造者和主宰者"，认为神"是超自然的人格化的存在"，是能"主宰物质世界的、超自然的，具有人格和意识的存在"。这一抽象发生"在西周后期，是人们不能理解和驾驭自然力量及社会力量时，这些力量以人格化的方式在人们头脑中的虚幻反映"，是全球各民族传统文化中共有的，是人们无限信仰、崇拜、敬畏，甚至是至高无上、无所不能、无处不在、人力不可违逆的"存在"。这一"神"论观念，进一

步被宗教界定为"天神""鬼神",是一种被崇拜、被敬畏的偶像,后来发展为具有浓郁宗教内涵的"神"概念。

《黄帝内经》在构建其医学理论时,对此层面之"神"的学术立场非常坚定,态度也十分明朗,是予以彻底否定和完全摒弃的。"拘于鬼神者,不可与言至德"(《素问·五脏别论》)之态度足可反映其反宗教"神"论之立场。尤其是"道无鬼神,独往独来"(《素问·宝命全形论》)之论,以更加鲜明的辩证唯物主义立场向人们昭示,《黄帝内经》所构建的医学理论体系及其揭示的人体生命活动内在规律(即"道")是自然而然的客观存在,是不以人们主观意志而变化的(即"独往独来"),更不会与带有浓郁宗教色彩的"鬼神"有什么联系。《黄帝内经》所传载反映生命科学内在规律的医学知识与具有宗教色彩的"鬼神"观念风马牛不相及,也就必然不受"鬼神"的影响和支配(即"道无鬼神")。因而人文社科中宗教色彩的"神论",在《黄帝内经》全书中是没有任何存在空间的。

其实,宗教色彩的"神论"的背后仍然隐匿着"神"指客观事物变化的固有规律这一内核。限于当时人类对客观事物固有规律的认知、揭示、探求的能力,限于人们在客观事物的固有规律面前的无能为力和束手无策,只能顺应而不能违逆,限于事物客观规律虽然不可直觉而又无处不在,表现出无穷的主宰事物发展的力量,因此古代的人们有时只能将其以"神"秘之。

(二)人类自身某些可感知的状态

人文社科中常常将人类自身某些可感知的状态也以"神"概之,如"神采飞扬""神采奕奕"等。此处的"神"概念,是对人的心理活动、人生的某种追求等综合状态的概括。《黄帝内经》缔造的中医学在临床诊病"望神"方法中的"神",以及由此拓展的"色之神""舌之神""脉之神",均是医生诊病时从患者相关临床表现中所感知的适时状态。

(三)对高超非凡的技艺、效果或者具有这样本领的人的评价

人们常常将掌握某知识领域的真谛,或掌握解决某一问题的规律,具有高超技艺,或者做事达到非凡效果,或者具有上述本领的人评价为"神",如"神医""神工";或将那些超乎常规的举止而获得意想不到最佳效果行为评价和赞誉为"神",如"神奇""神妙"等。例如"按其脉,

知其病，命曰神；问其病，知其处，命曰工"（《灵枢经·邪气脏腑病形》），此处就将精通脉理，擅长凭脉诊病的医生誉之以"神"。再如扁鹊在诠释"工巧神圣"四个级别的医生或者医术境界时指出"望而知之谓之神"（《难经·六十三难》）。于此可见，这一层面的"神"概念，是对具有非凡才能并能获得超常效果的人或者技能，或者达到某种高超境界等方面的评价。

四、《黄帝内经》生命科学支系的"神"概念

（一）以"神"概括自然界客观事物的固有变化规律

"阴阳者，天地之道也，万物之纲纪，变化之父母，生杀（shuāi，衰退）之本始，神明之府也，治病必求于本。"（《素问·阴阳应象大论》）这既是《黄帝内经》论"神"的基本立场，也是其论"神"的总纲。此处有以下几点重要的启示。

1.**"神"概念的发生** "神"是建立在人类对天地、万物运动变化长期观察、探究的基础之上的，所以"神"是天地万物运动变化规律经过"阴阳"概念抽象的最高概括。因此在紧承"阴阳者，天地之道也"论述之后又有"神在天为风，在地为木，在体为筋，在脏为肝，在色为苍，在音为角，在声为呼，在变化为握，在窍为目，在味为酸，在志为怒"（《素问·阴阳应象大论》）等论述。

2.**"神"和"阴阳"是两个不同层次的"范畴"** "神"是高于阴阳的范畴，进一步印证了"阴阳不测谓之神"（《易经·系辞上》《素问·天元纪大论》）的观念。

3.**人必然要受"神"的支配和影响** 在肯定"神"是天地万物都必须遵循的总规律的前提下，认为人也是天地间万类物种之一（如"天覆地载，万物悉备，莫贵于人"《素问·宝命全形论》），因此人类生命规律也必然要受"神"这种自然界总规律的支配、主宰和影响，该节原文最基本的观点就是要告诉人们："神"是阴阳对立统一法则最高层次的抽象，是天地间最普遍最一般的规律，生命科学也必然遵循之。这就是《黄帝内经》以医学知识为主体论述生命科学之"神"概念发生的由来。

（二）以"神"概括人类生命运动的固有规律

《黄帝内经》将所论人类生命科学范围中的"神"概念又进一步分为几个不同的层次：

1."神"指生命活动的总规律　人类生命科学中最高层次的"神"概念（即广义神），是指人体生命活动的固有规律及其由此引发的一切生命现象的总称。在"神"是天地万物运动变化总规律这一哲学层面"神"论的思想指导下，认为人类的出现是天地万物演化到特定阶段时的必然产物，因而人类生命的固有规律及其产生的一切生命现象也必然遵循这一总规律，同样也可以用"神"概之。此即所谓"天之在我（我，指天地间的万事万物）者德也（德，道也，指天地间万类物种发生、存在的条件和规律），地之在我者气也（气，指天地间万类物种发生和存在的必需物质，如空气、水等）。德流气薄（薄，通'迫'，指天地间万类物种的发生和存在，是在宇宙特定空间、特定时间中发生和存在着不断变化的条件、环境，以及必需物质间的相互作用）而生者也（生者，指生物类物种的出现）。故生（此处的'生'，特指人类的生命体）之来谓之精，两精相搏谓之神"（《灵枢经·本神》）。此处十分清楚地指出了天地间万类物种演化到人类出现的进化历程。简言之，《黄帝内经》在此处认为，先有"天地"，有了天地就为万类物种提供了发生和存在的因素（"德"）和必需的物质（"气"）。生物体的出现，是在有了"天地"，有了物种（"我"）之后，又经过漫长的"德流气薄"产生的，天地间只有在有了生物体（"生"）之后才产生了"人类"。这一过程为：德、气→天地→万物→生物→人类。明确了人类是天地间万类物种之一，其发生、存在的条件（"德"）和必需的物质基础（"气"）同样也是宇宙间的客观存在。但因人类是万类物种演化的最高级阶段，人类之所以不同于其他物种，是因为人类能发现自然规律，利用自然规律为人类自身服务，因而称人类是"天地之镇"（《灵枢经·玉版》）；"天覆地载，万物悉备，莫贵于人"（《素问·宝命全形论》）。发生人类、形成人体的物质（"气"）也是存在于天地间最为珍贵、最为精粹的部分，于是在"男女媾精，万物生焉"（《管子·水地》）及"烦气为虫（其他物体），精气为人"（《淮南子·天文训》）的哲学理念的指导下，《黄帝内经》进一步肯定并明确了形成人体的物质为"精"，此即"人始生，先成精"（《灵枢经·经脉》），以及"故生之来谓之精，两精相搏谓之神"（《灵枢经·本神》）等有关人体生命形成和发生由来的认识。后世将这一最高层次的人体之"神"称之为"广义神"（以下均准此称谓）。

自《黄帝内经》确定了将人类生命活动规律及一切生命现象以"神"概之以后，这一广义"神"的概念，全面体现在其所传载的医学知识体系之中并延续至今，如"以母为基，以父为楯（shǔn，拔擢，引申指'植物发芽'、胚芽）。失神者死，得神者生……何者为神……血气已和，荣卫已通，五脏已成，神气舍心，魂魄必具，乃成为人"（《灵枢经·天年》）。此处不但指出父母之精是广义神及其"载体"（人的形体）发生和存在的原始物质，而且指出了鲜活的人体不但要"以母为基，以父为楯"构建身形，还必须具备与气相伴而生的生命规律及相应的生命现象（即广义神），才能成为一个独立存在于天地自然之中的"人"。因此说，"形者神所依，神者形所根，形神相离，行尸而已"（姚止庵《素问经注节解·上古天真论》"形与神俱"注）。这就是《黄帝内经》中的"形神观"，就是书中确立并倡导"尽终其天年"（《素问·上古天真论》）养生原则的依据和出发点，也是中医诊断学中将"望神"诊法列为望诊内容之首的理论基础。

2. **广义"神"是在脏腑经络、形体官窍、精气血津液共同参与、协调配合下实现的** 《灵枢经·天年》："以母为基，以父为楯……血气已和，营卫已通，五脏已成，神气舍心，魂魄必具，乃成为人。"又说："故生之来谓之精，两精相搏谓之神，随神往来谓之魂，并精出入者谓之魄。"（《灵枢经·本神》）此处原文明确了：①"神"是对生命规律及其现象（即"生"）的最高层次概括；②"神"（生命规律及其现象）是由来自父母双方的两种生殖之精结合并发育而成的医学事实。这也是中华民族传统文化中以"精"命"神"构成"精神"一词并被古今广泛应用的医学基础；③生命规律及其现象（广义"神"）是在人身"气血""荣卫""五脏"（包括六腑和形体官窍）的共同参与下实现的；④此处还提示，《黄帝内经》认为仅用一个最高层次的"神"概念，是无法全面表达复杂的生命规律及其现象，于是又提出了"神气舍心"下一层次的"神"概念，并进一步将其分化为"心藏神，肺藏魄，肝藏魂，脾藏意，肾藏志，是谓五脏所藏"（《素问·宣明五气》）

3. 以神概括人体生命活动的调控规律　人体生命活动过程中，自身固有的调控系统及其活动规律是十分复杂的。《黄帝内经》以心、五脏、经络、精气血津液为基质，通过神（或神明）、魂魄、志意 3 个层次解释人体生命活动十分庞大而复杂的自身调控规律。魂魄、志意都是心藏之神的表现方式，相互间既有分工，又有配合，存在着相互交叉、互相调控的复杂关系。

其一，"心藏神"，"神明出焉"。心是人体生命活动的调控中枢。

《内经》认为，"心藏神"（《素问·宣明五气》），"心者，君主之官也，神明出焉"；"故主明则下安"；"主不明则十二官危"（《素问·灵兰秘典论》）。此处强调了心藏之神对五脏六腑、形体官窍，乃至全部生命活动的总体调节和支配作用，心藏之神是人体生命活动的调控枢纽。

其二，魂魄支撑着心神对生命活动的调控。

何谓 "魂"？"随神往来者谓之魂。"（《灵枢经·本神》）"魂" 和调控中枢之心神一样，是与生俱来的，是神（心神）对人行为的支配和调节作用。"魂者，神之别灵也"（《太素》杨上善注），是人 "精神性识渐有所知"（《左传》疏注）。"魂之为言，如梦寐恍惚，变幻游行之境皆是"（《类经·藏象类》）。总而言之，魂是与生俱来的，与生命规律之广义神俱生俱灭、相伴始终，与 "意志"、心理活动共同完成对人体各种功能的支配、调节、控制作用。

何谓 "魄"？"并精出入者谓之魄。"（《灵枢经·本神》）魄的发生是在父母生殖之精结合、形成胎儿之体，即生命规律广义神发生的同时产生的。"魄之为用，能动能作，痛痒由之而知也"（《类经·藏象类》）。还包括人在 "初生之时，耳目心识，手足运动，啼呼为声，此魄之灵也"（《左传》疏注）。可见，"魄" 是心所藏之神中主管并调节、控制、支配人体诸如痛觉、触摸觉，以及肢体、内脏、官窍本能活动的功能。

其三，"志意" 有机地联系着心藏之神与魂魄，共同配合，完成人体自身的调控活动。

《黄帝内经》在论人 "神" 支系中的 "志意" 时，又有 "合论" 和 "分论" 之别。分而论之，"肾藏志"（《素问·宣明五气》），此之 "志" 有记忆（即资讯的储存）、志向、信心和决心等相关的心理活动。"脾藏意"（《素问·宣明五气》），此处之"意"为"心有所忆谓之意"（《灵枢经·本神》），是指人在相关的心理活动中对既往储存资讯的回顾，也包括思考或处理、决定并附之于行动前的某种"意向"等。显然"意"和"志"分论时是指人的某种相关的心理活动。

《黄帝内经》中的"志意"合论，不能等同于上述"志"和"意"的叠加，或者修辞中的偏义，而是将"志意"上升到与"魂魄"同为心藏之神的下线支系，是指"心神"对心理活动中的情绪表现、机体反应性、机体对环境气候和病理状态下调适性等方面的机理及其能力，此即所谓"志意者，所以御精神，收魂魄，适寒温，和喜怒者也"（《灵枢经·本脏》）。此处表达了"人神"的"意志"支系具有四个不同方向的作用。

一是"御精神""收魂魄"的作用。认为"志意"能驾驭"魂魄"和精神，能对人的行为、意识、精神状态及本能活动进行调控。此处在肯定了"志意"属于"神"范畴的前提之下，据其所产生的"御精神，收魂魄"及"志意和则精神专直（直，正也），魂魄不散"前提下的生理效应进行分析，认为"志意"是高于"精神"和"魂魄"的人体之"神"，仍属于机体的自我调控能力。

二是"和喜怒"的作用。"喜怒"泛指人的全部情绪活动，而情绪（或曰"情感"）是人类复杂心理活动过程中最明显、最突出的表达方式。"志意"能使"喜怒"和调，在调节人的心理活动并使之和谐有序之时，怒、悔等不良的情绪就不能产生。根据"志意"具有"和喜怒"并可以使人"悔怒不起"的生理作用进行分析，"志意"能调节人的心理活动，尤其是调节情绪表达，说明"志意"与现代"心理"的概念有着密切的联系，但却并不完全等同。

三是"适寒温"的作用。"志意"这一生理作用的机理较为复杂。首先是指人体处于生理状态时对体温的"寒温"调适，使人类体温保持恒定，这一作用是通过卫气"司开合"的双向作用实现的。因为"卫气者，所以温分肉，充皮肤，肥腠理，司开合者也"（《灵枢经·本脏》）。当盛夏气候炎热之时，"志意"就会通过卫气使人的汗孔腠理处于松弛"开张"状态，汗出热散而降温，故曰"天暑衣厚则腠理开，故汗出"（《灵枢经·五癃津液别》）。若在隆冬严寒之时，"志意"就会通过卫气使人的汗孔腠理闭合，腠理致密，汗孔闭塞，以防止卫气为了"温分肉"而产生的热量耗散，达到维持人体生理所需的体温。"志意"还对人体处于病理状态下的"寒温"进行调适。当人体在感邪发病出现恶寒、发热等病理反应时,"志意"也通过卫气对汗孔的"司开合"及"温分肉"双向作用达到对人体"寒温"效应的调适。仅就外感表证的恶寒和发热症状而言,"阳虚生外寒"(《素问·调经论》)是对外感表证恶寒症状发生机理的概括。因为"阳(指属阳的卫气)受气于上焦(指肺),以温皮肤分肉间。今寒气(外感之邪外袭)在外(肌肤的表层),则上焦不通(指肺卫失宣),上焦不通则寒气独留于外(指肌表缺乏上焦肺气宣散卫气的温煦,只有邪气,尤其是寒邪,故曰'独留'),故寒栗"。"阳盛生外热"是对外感表证发热症状机理的概括。因为"上焦不通利,则皮肤致密,腠理闭塞,玄府(汗孔)不通,卫气不得泄越(肺气不能宣通卫气,卫气不能使汗孔腠理疏松开张),故外热(外感发热)"(《素问·调经论》)。这是外感表证症状的发生机理,间接地论述了"志意"作用失常时,就会有"寒栗""发热"的病理反应。倘若患者"志意"的"适寒温"作用较强,卫气"司开合"的作用能充分发挥,便会有"体若燔炭,汗出而散"(《素问·生气通天论》)的正向效应,症状就会因此而消失,疾病向愈。否则就会有"阳胜则身热,腠理闭,喘粗为之俯仰,汗不出而热,齿干以烦冤,腹满,死"或者"阴胜则身寒,汗出,身常清(逆冷),数栗而寒,寒则厥,厥则腹满,死"(《素问·阴阳应象大论》)两种不同的病理反应。

四是"志意""专直"则"五脏不受邪"的防御作用。"志意和(和调、和谐)则精神专直,魂魄不散,悔怒不起,五脏不受邪"(《灵枢经·本脏》)。此处再次重申了"志意"对魂魄、精神、情绪的调控作用,还补充了"志意"能调动人体的防御系统(包括机体对邪气入侵时的抵御或屏障作用、驱邪外出的本能反应、病后的自我修复能力),使人体免受邪气伤害之苦。

通过对"志意"作用的剖析可以得出以下几点启示:①"志意"是人"神"的重要的活动,是紧承广义"神"的下一级分支,仍然属于高层次神的范畴,应当是指人体的控制、调节机制(所以杨上善《太素》对此处"志意"作"脾肾之神"的注解很难尽赅其意)。②"志意"从"统摄精神,令之不乱";"安魂定魄,使之不散";"调适寒温,使体温恒定";"调和心态,不过其度";"防御外邪,健康不病"等方面体现其对广义神的支持作用。

③ "魂""魄"是与生俱来的先天之"神"，此即"随神往来者谓之魂，并精而出入者谓之魄"（《灵枢经·本神》）之义。而"志意"属于后天获得之"神"。因为"志"是人类为思维活动储备的信息资料（"意之所存谓之志"），"意"是思维过程中对以往储存信息的回顾和提取（"心有所忆为之意"）。④ "志意"和"魂""魄"虽属于支撑广义神的两个支系，但并非独立系统，而是在广义神的支配作用下，各自在发挥作用的过程中发生横向的联系和相互渗透，共同支撑着整体"神"的所有功能。

4.以"神"概括人类心理活动的规律 自从有了"心之官则思"（《孟子·告子上》）观念以后，中华民族传统文化中"心脑"共主思维的理念便已确立，并以中国人的独特思维视角将客观事物在人头脑中的反映过程称之为"心理活动"。《黄帝内经》是这一文化理念的创立者、践行者和传承者。

"所以任物者谓之心，心有所忆谓之意，意之所存谓之志，因志而存变谓之思，因思而远慕谓之虑，因虑而处物谓之智"（《灵枢经·本神》）。这是中医对心理活动发生及其过程不同阶段最为经典而确切的表述。

《黄帝内经》在此处十分明确地表述了以下事实：

（1）人类发生心理活动的脏器是"心"，这是从医学的角度对"心之官则思"（《孟子·告子上》）的诠释，因为"思"字的写形为上下结构，下"心"上"田"（此处"田"字为"囟"的规整写形。甲骨文中的"囟"字，有"脑""思"两义，此处音义同"思"，作动词），就从音、义、形3个方面确定了中国人"心脑共主思维"的理念。

（2）任何一种心理活动都不是无端发生的，而是在人体接受某种外界事物的刺激作用下发生，此即"所以任物"之意。

（3）心理活动的过程比较复杂，这一复杂过程可分解为5个阶段：①志，是指人对外界事物刺激人体信号的储存和记忆（即"意之所存谓之志"）。婴儿的生命历程很短，"记忆""储存"的相关资讯极少，因而其心理活动必然是极为单纯的。因此一切复杂的心理活动是以记忆、储存大量资讯为基本材料的。②意，包括意识、意志（意志，即态度、志趣、志向，与上述"志意"的内涵绝然不同）和对以往记忆和储存资讯的回顾、检索、选取、提取和利用，故曰"心有所忆谓之意"。③思，"思"和"虑"是心理活动过程的两个环节，是对上述经过回顾、检索、选择之后所提取的、可利用的相关资讯进行分析、比较、剖解、判断，以及对相关资讯的整合及思辨等心理活动过程，此即所谓"因志而存变谓之思"之意。更精细点言之，即对储存、记忆中的原始资讯进行加工、整合，使其被启动并转变为思辨后新理念的心理过程，《黄帝内经》用"存变"一词予以表达。④虑，是指人在接受新的外界事物刺激的作用下，将这些新感知的资讯与原来储存、记忆的资讯进行联系、比较、判断时，必须运用由近及远、由表及里、由此及彼、从现象到本质的去粗取精、去伪存真的"加工"处理和广泛联想，故曰："因思而远慕谓之虑。"⑤智，是心理活动的最佳终端，是思维过程的结果，也是对思维过程和思维结果要求的最高评价标准。

何出此言？因为要达到"智"的结果，一是要求采集的思维材料必须是真实的；二是要求在心理活动中的思维过程是严谨、缜密的；三是要求分析、判断所产生的结论必须是准确的；四是针对引发人体发生心理活动的外界事物的处理方法和手段必须切合实际而恰当；五是要求经过"处物"所收到的效果必须是最优的。这就是"因虑而处物谓之智"（尤其是用"智"予以表达）符合经旨而又切合实际的诠释，这也是《黄帝内经》作者用"智"概括心理活动全过程及发生效应的真正目的和良苦用心。此处是《黄帝内经》对心理活动过程各个环节最经典的表达。在2000年后的现代心理学者看来，这一认识仍然是科学的、合理的、符合人类心理活动实际过程的。

人类心理活动是内在的、不可直觉的，其过程也是相当复杂的，人类心理活动无法像体温、血压、呼吸和脉搏那样可以被测量，不可能有精确的量化指标予以评价。正因为如此，《黄帝内经》作者才将其用"（阴阳）不测谓之神"予以概括。

人类复杂的心理活动可以通过多种方式表达于外，古代及今世都是凭借这些表现于外的征象，运用"司外揣内"（《灵枢经·外揣》）"见微（细小的表象）知著"（复杂的）"以表知里"（《素问·阴阳应象大论》）的思维，经过"形而上者谓之道"的理性认识而求证的。情绪（即五志，后世称为情志、情感、七情）是心理活动最突出、最常见、最重要的表达方式，因此对情绪的研究就成为《黄帝内经》研究心理活动最重要的途径。在"人有五脏（的阴阳之气作用下）化五气，以生喜怒悲忧恐"（《素问·阴阳应象大论》）观念的指导下，认为情志活动的发生，是人类在受到外界事物的刺激之后，或者在人体自身生理、病理反应的作用下，"精神""魂魄""志意"对人的整体和脏腑功能活动予以调控，五脏及其所藏精气进行重新分配，不同性质的外界事物刺激，五脏及其所藏精气的活动规律、分布状态有所不同，于是就会以五脏中某一脏为主完成相应的心理活动过程，然后以不同的情绪发生并表现于外。临床心理医生就是通过患者不同的情绪波动及其程度，结合其他相关的临床表现，对发生于不同内脏、不同类型的心理活动做出诊断的。这就是其所谓"精气并于心则喜，并于肺则悲，并于肝则忧，并于脾则畏，并于肾则恐，是谓五并，虚而相并者也"（《素问·宣明五气》）。这种以情绪为主要表现形式的心理活动过程及剧烈的情绪波动对人体内脏的伤害，结合经文的意涵，可以示如图14-4-1：

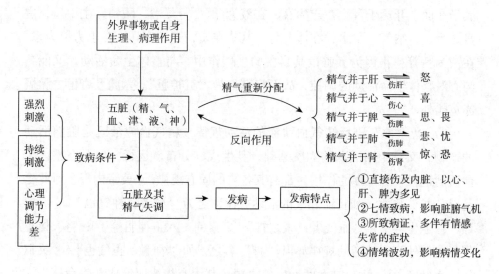

图14-4-1　情志伤人致病示意图

可见，情绪活动是在人体某种外界事物作用下（即"所以任物"）以五脏及其所藏精气为基础发生的。情绪失常不但是心理活动的重要表达方式，而且其负反馈作用因损伤相关内脏及五脏所藏精气而成为重要的致病因素，这就是其将异常情绪活动视为病因理论的发生背景和理论基础。

情绪活动虽然是心理活动的表现之一，是复杂心理活动过程中向外释放方式中的一种类型，但是心理活动所释放出的情绪，无论是良性的或者不良的，都会反向作用于发生心理活动的内脏（即心和其他相关内脏）。在一般情况下，良性的情绪如愉悦、轻松的情绪，会对人的心理活动及发生这样心理活动的内脏产生正向调节，不但可以解除或者缓解诸如忧愁、抑郁、悲哀、悔恨、恼怒、烦躁、焦虑、恐惧等不良的情绪，还能对产生这些不良情绪的相关内脏功能产生良性的正向调节。反之，不良心理状态下所释放的上述不良情绪，就可能对人的心理活动及发生这些不良情绪的内脏产生负面影响，使原本就处于不良状态下的心理活动呈负向加剧，原本不良的情绪更加恶化，这些内容前已详述，此处不赘。

5. 以"神"概括脏腑的活动规律　"五脏所藏：心藏神，肺藏魄，肝藏魂，脾藏意，神藏志，是谓五脏所藏"（《素问·宣明五气》）有两层含义：一是如上述所言，五脏以心谓中枢的生命活动调控规律。二是每一内脏又有相对自主的生理活动规律，如心藏神，"主身之血脉"；"在体合脉，其华在面，开窍于舌，在志为喜，在液为汗"；肾藏志，藏精，主生殖，主身之骨髓，纳气，主水，在体合骨，其华在发，开窍于耳，在志为惊为恐，在液为唾等。正因为五脏以其自主的生理作用参与整体生命活动，又能参与心对整体生命活动的调控，故而将其称为"五神脏"。六腑及奇恒之腑概亦莫能外。

6. 以"神"概括精气血津液的活动规律　精气血津液既是脏腑活动的产物，又是生命活动的物质基础，其生成、分布、运行，以及在整体生命活动过程中所发挥的作用，都有其各自的固有规律，《黄帝内经》对此也是以"神"概之。如将血和气的活动规律称之为"血者，神气也"（《灵枢经·营卫生会》）；"血气者，人之神"（《素问·八正神明论》）；将人体正气在抗御外邪中的活动规律亦以"神"名之，如"神者，正气也"（《灵枢经·小针解》）；认为男女两性生殖之精按其固有规律而形成新生命体，亦以"神"概之，故有"两精相抟谓之神"（《灵枢经·本神》）之论；人身的津液是构成人体、维持人体生命活动不可缺少的重要物质之一，其在体内奥妙"不测"的活动规律亦是整体生命活动的重要组成部分，因此有"津液相成，神乃自生"（《素问·六节藏象论》）之说。

精气血津液既是生命活动过程中的产物，又是构成人的形体，维持人体生命活动的基本物质。其既有自身的活动规律，又是生命活动总规律的重要组成部分和具体体现，因此，《黄帝内经》在以阴阳概念表达客观事物固有规律之"神"概念的前提下，分别对精、气、血、津液的活动规律也以"神"概之。

7. 以"神"概括经络的活动规律　经络是人体内是具有通行全身气血，

联络脏腑肢节，沟通上下内外，感应传导作用的、纵横交错的、立体的、网络状的特殊通路。经络担负着人体自身、人体与外环境之间物质（如气血）的转输和各种资讯的接收（即"感"），传导并产生相应反应（包括生理的、病理的、各种治疗的效应）的作用，是人体要完成复杂生命活动不可或缺的特殊结构和通路，因而在协调、配合各个局部的生理作用中具有特殊的活动规律，于是《黄帝内经》仍然以"神"名之，将体现经络特殊活动规律的经气称为"神气"（《素问·离合真邪论》）。这恐怕是将"nerve"对译为"神经"的背景和初衷。

概言之，在脏腑经络、精气血津液层面的"神"概念，其基本内涵体现于以下几点：①参与整体生命活动的活动规律；②参与心理活动的活动规律；③参与整体各个局部之间相互联系的活动规律；④各个相对自主的生理作用的活动规律。无论是脏腑经络还是精气血津液，无论是相对自主的生理活动还是参与整体生命运动，都是在遵循生命总规律的前提下进行的，由于个中的复杂变化规律同样体现了气、阴阳、五行的理论原则，因而《黄帝内经》对人体各个层面复杂的固有生命规律均以"神"概之，都是在"神"是以阴阳概念表达的客观事物固有规律这一理念的前提下实现的。

五、《黄帝内经》对"神"概念的应用

《黄帝内经》及其缔造的中医学在"神"是以阴阳概念表达的固有生命规律前提下，将"神"概念广泛地运用于养生及疾病的诊治之中，充分体现了书中将哲学中的神范畴引入医学领域的动因和指归。"凡刺之法，先必本于神"（《灵枢经·本神》），将"治神"作为指导养生和临床诊治疾病之首务（《素问·宝命全形论》），充分反映了其论"神"观念和价值取向。

（一）"神"概念在养生中的应用

养生又称为"道生""摄生"，是"治未病"的主要内容。《黄帝内经》认为，一个合格的医生，必须具备五个方面的知识和技能，"一曰治神，二曰知养身，三曰知毒药为真，四曰制砭石小大，五曰知腑脏血气之诊"（《素问·宝命全形论》）。书中不但提出了如此要求，而且在其传载的医学知识中也是身体力行的。如在其确立的养身原则和具体方法时要求，务必

做到"恬惔虚无，真气从之，精神内守，病安从来"；要"志闲而少欲，心安而不惧"；要"积精全神"；要"适嗜欲于世俗之间，无恚嗔之心"(《素问·上古天真论》)；要"乐恬惔之能，从欲快志于虚无之守"(《素问·阴阳应象大论》)等。并据此原则，制订了顺应四时气候特征的"养神"措施(《素问·四气调神大论》)。只有如此，才能达到"形与神俱，终其天年"(《素问·上古天真论》)的养生最高境界。

可见，《黄帝内经》确立养生理论中的"养神"原则和措施，其内涵主要有两层意义。一是遵循生命总规律而"养神"。强调人类要遵循生命规律安排自己的生活起居而不能违逆。如果"以酒为浆，以妄为常，醉以入房，以欲竭其精，以耗散其真，不知持满……逆于生乐，起居无节"(《素问·上古天真论》)。或者五味偏嗜(《素问·生气通天论》)等，非但不能"尽终其天年"，反而会有年"半百而衰"(《素问·上古天真论》)之虞。二是遵循人类心理活动规律而"养神"。如"恬惔虚无，真气从之，精神内守，病安从来"；"志闲而少欲，心安而不惧"；"喜欲不能劳其目，淫邪不能惑其心"(《素问·上古天真论》)等，均属于此。还有如前文的心理活动规律内容中所说的七情及七情致病内容也是其例。

(二)"神"概念在诊法中的应用

在"神"是以阴阳概念所表达的客观事物固有规律的观念指导下，《黄帝内经》所创立的诊法理论也广泛地应用了"神"概念，并且以此作为判断疾病、评价病情、预测吉凶的指标。因为四诊所搜集的症状和体征都是生命活动规律在特殊状态(即病理状态)时的外在表现，无论是望诊所收集的五色、舌象、形体姿态、目光等资料，或是闻诊中的语言气息，或是问诊患者的饮食口味，还是切脉诊法中的脉象等，都存在着有神(又谓得神)、少神(又称神气不足或神虚)、无神(又称失神)，甚至"神乱"和"假神"等5种不同量级的病理表现。这都是患者整体生命规律(即广义神)在轻重不同病理状态下的外在表现。无论是色之有神无神、舌象之有神无神、脉象之有神无神、目光之有神无神，或者饮食口味、语言气息、形体姿态之有神无神，都有其客观自在规律，都是整体生命规律在特定病理阶段在局部的映射或投影。医生就是掌握并利用这些规律和相应的思维方法，将神在色、舌、脉、目光、饮食口味、语言气息甚至形体姿态方面的投影（即症状和体征），作为判断整体生命规律之"神"盛衰、多少、有无、真假的标准，进一步将之作为指导临床治疗的依据，这就是"失神者死，得神者生"（《灵枢经·天年》），以及"得神者昌，失神者亡"观点发生的由来和背景。

（三）"神"概念在治疗学中的应用

《黄帝内经》将人体正气对各种治疗措施的反应性及其规律也以"神"概之，如《素问·汤液醪醴论》中将患者正气衰微出现"针石不能治，良药不能及"的现象称为"神不使"即是其例。

《黄帝内经》190次论神内容分为人文社科之神和自然科学之神两大支系。人文社科支系之神主要有民族信仰或宗教崇拜，人类自身可感知的某种状态，以及人类对掌握了解决某种知识或技能、具有高超的技艺、达到了非凡的效果或者具有上述本领之人的褒奖或评价三个层面的内容。其中自然科学支系之神论又分为自然界事物变化规律之神和人类生命科学之神两个方面。人类生命科学论神是《黄帝内经》论神的重点，因此在神是以阴阳概念表达的生命固有规律（广义神）之理念的前提下，又从生命活动的总规律、生命活动的整体调节规律（又分为心藏神、主神明对整体生命的调节规律、魂魄调节规律、志意调节规律。五脏藏神调节规律）、脏腑经络活动规律、精气血津液活动规律，以及心理活动规律（狭义神）等多个层面，从医学科学的角度全方位地展示了其论神观和论神内容。

《黄帝内经》及其造就的中医学，在全面地继承了先秦时期神文化的观念和内容的基础上，不但用神概念表达生命活动一般状态下的活动规律（即生理），也用神概念表达生命活动特殊状态下的活动规律（即病理），还在指导养生和对疾病的诊断治疗时广泛地应用神概念，并以此为依据，制订具体治疗措施的评价指标和依据。

最后，结合此讲内容，将《黄帝内经》"神"论发生的背景及论神的内容，以下图示之（图14-5-1）。

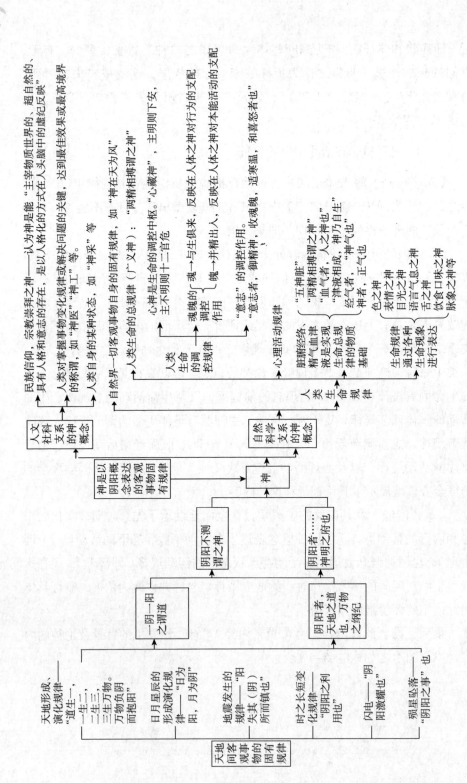

图14-5-1 《黄帝内经》"神"论发生及论神内容概要图

附一
脑藏元神及其意义

"脑为元神之府"是明代李时珍首先提出的，李氏初衷，虽非博奥，细细究之，其理深，其义博，颇有指导价值。之所以谓脑为"元神"，含义有五：一谓元神专指脑藏之神；二谓元神为诸神中居于第一尊位之神；三指此神与生俱来；四是为诸神之源；五则谓其为诸神之中最大、最尊，主宰生命的神。此神以髓为物质基础，肇端于先天而赖后天之养。元神失常之病理可分虚实两者，依据脏腑虚实治之为临证基本思路。

一、"元神"内涵探迹

"脑为元神之府"，是李时珍在《本草纲目》"辛夷"条下提出的。中医基本理论认为，五脏皆能藏神，都与神的活动有关。《素问·宣明五气》篇："五脏所藏：心藏神，肺藏魄，肝藏魂，脾藏意，肾藏志，是谓五脏所藏。"故后世将五脏称为"五神脏"，并以此作为五脏的共同生理特征而别于腑。虽然《黄帝内经》中已将头、脑的功能与神的活动联系在一起，如《素问·脉要精微论》之"头者，精明之府，头倾视深，精神将夺矣"。《灵枢经·海论》之"脑为髓之海……髓海有余，则轻劲多力，自过其度；髓海不足，则脑转耳鸣，胫酸眩冒，目无所见，懈怠安卧"。但却未能畅明脑能藏神。李时珍首次倡言脑能藏神，将其冠以"元"字，指出了脑藏之神与脏藏之神的显著不同，其意深之，其用大之，其意义可从所冠之"元"字之意得之。

其一，元神，即指头、脑所藏之神。元之本意为"头"。《说文解字》（简称《说文》）："元……从一，从兀。"高鸿缙《中国字例》："元……从一从兀，意为人之首也。名词，从人……指明其部位，正指其处，故为指事字。"《尔雅·释诂下》："元，首也。"《左传·僖公三十三年》："（先轸）

免冑入狄师，死焉。狄人归其元，而如生。"杜预注："元，首也。"可见，"元"，即指人的头、脑袋。元神，即头、脑所藏之神。

其二，元神，是人身诸脏所藏神中第一位的神，非五脏所藏之神可以与之相比。元者，长也，第一之谓也。《说文》："元，始也。"《广雅·释诂四》："元，长也。"李时珍将其称之为"元神"，意指头、脑所藏的神是人身诸神中第一位的神，此神对诸神有支配、统率作用。

其三，元神，是与生俱来的神，非靠后天培育、发生、锻炼而形成的神。元，同"原"，原来之义，后"元"亦作"原"。顾炎武《日知录》卷三十二："元，后人以'原'代之。"将头、脑所藏的神谓之元神，是言其在男女两精相搏之时即已经形成了的，此即是《灵枢经·经脉》所说的"人始生，先成精，精成而脑髓生"之意，脑所主的神在脑髓生成之时就已形成，而五脏所藏之神是在元神形成之后，在人体的生长、发育过程中逐渐产生和成熟的。

其四，元神，是人身诸神之源，有此神才有五脏所藏之神。元，即本源。《易经·乾卦》："象曰：大哉乾元，万物资始。"《春秋繁露·重政》："故元者，为万物之本。"所以，将脑藏之神谓之元神，是言其为人身诸神之源，是五脏所藏之神的发祥地。有此神，而后才有五脏所藏之神。

其五，元神，大神也，是精神中最为重要的神。《广韵·元韵》："元，大也。"大，指在作用、重要性等诸多方面都超过一般，皆曰为"大"，所以李氏将脑所藏之神曰元神，是指此神最大，功用最为重要。

李时珍初提"脑为元神之府"之论时，未必就想到以上诸深、诸广之义，但却为中医之脑的生理、病理学开创了新的纪元。脑为人体之首，居于颅内，是精髓汇聚而成，察先天之精而生，赖后天水谷精气的不断充养，与生命活动休戚相关。元神通过经络的联络、沟通，主宰着五脏六腑、四肢百骸、皮毛孔窍。元神旺盛，精力充沛，五脏六腑安和；元神失常，脏腑失控，功能失序，眼、耳、口、鼻、舌、二阴诸窍皆通过经脉与脑连通，所以，目之视、耳之闻、鼻之嗅、口舌之知味、喉咽之发音、二阴之排泄与生殖、肢体之运动等，无一不赖元神之支配。元神正常，则目能"视万物，别白黑，审短长"（《素问·脉要精微论》）；耳之听声聆音，鼻之呼吸畅通、知臭香，口语清晰，舌辨五味；肢体灵巧、运动自如；若元神失常，则会有目眩、视歧、耳聋、耳鸣、舌强、语謇、二便失禁、肢体运动障碍、肌肤感觉失灵等病症，如此等等，有关脑理论的研究开拓，无不与李时珍所言之"脑为元神之府"密切相关。

二、脑髓为元神物质基础

"脑为髓之海"（《灵枢经·海论》），是人身精髓总汇之处，故《素问·五脏生成》篇说："诸髓者，皆属于脑。"脑髓是元神活动的根基，是人体最为精粹之物生成，其中先天肾精为其肇基。《灵枢经·经脉》之"人始生，先成精，精成而脑髓生"，即指男女之精，两精合和而凝成胎元之时，也便是元神之基质——脑髓生成之始。形成之后又须依赖后天水谷之精的充养，后天之精所化生的气、血、津液皆为其充养之物，如《灵枢经·五癃津液别》之"五谷之津液，和合而为膏者，内渗于骨空，补益脑髓"，以及《灵枢经·决气》之"谷入气满，淖泽注于骨，骨属屈伸，泄泽补益脑髓"之所论。《医学衷中参西录》也说："血生于心，注输于脑。"明确地指出脑髓营养之源在于后天精微。可见，元神之活动不但取决于先天，还与后天的关系甚为密切。

三、脑藏元神的主要功能

（一）元神是人神之最高主宰者

《黄帝内经》运用取象比类方法，阐述了元神至高至尊的地位。《素问·本病论》说："即神游上丹田，在帝太乙帝君泥丸宫下。"张介宾注曰："人之脑为髓海，是谓上丹田，太乙帝君所居。"何谓"太乙帝君"?《中国医学大词典》训释曰："太乙帝君，为脑髓也。脑为人体之所最尊，犹神明中之太乙帝君。"《素问·刺禁论》还从病理及临床误治角度，突出了脑的至尊地位，曰："脏有要害，不可不察……刺中心，一日死……刺中肝，五日死……刺中肾，六日死……刺中肺，三日死……刺头，中脑户，入脑立死。"可见，对生命影响最大的内脏是心、脑，而脑又居于第一位，心居第二位。王肯堂在《证治准绳》中亦曰："盖髓海真气之所聚，卒不受邪，受邪则死不可治。"因此，《华洋藏象约纂》说："性命之枢机者，脑髓也。"

（二）脑之元神，总统身之诸神

元神者，诸神之源也。身之诸神皆为其所统。张介宾《类经》卷六注曰："五脏六腑之精气，皆上升于头，以成七窍之用。"张仲景《金匮玉函经·证治总论》："头者，身之元首，人神所注。"《医述》引《会心录》云："盖脑为神脏，谓之泥丸宫，而精髓藏焉……脑髓伤，则神志失守。"《黄庭内景经》："神在头曰泥丸宫，总众神也。"《医宗金鉴》也说："脑为元神之府，以统全身。"谓众神，即指神、魂、魄、意、志、思、虑、智，以及所发生的人之动、言、视、听、嗅、痛痒触觉等功能，皆归于脑之元神统司。所以王清任《医林改错》说："所听之声归于脑""所闻香臭归于脑"。可见，脑主元神，统司全身之论，是古今众医家之共识。历来之所以将神以心论之，不过是受"心脑一体"说之影响，并非前人不识脑藏总神之职。

（三）脑之元神，统调全身

脑主全身之调节的功能，涵盖了脑内阴阳平衡的调节，脑对机体内在平衡的调节，以及脑对人体与天地自然环境的调节。如脑藏元神所主的"志意"就体现着这一功能，正如《灵枢经·本脏》所说："志意者，所以御精神，收魂魄，适寒温，和喜怒者也。"《云籍七签·元气论》也说："脑实则神全，神全则气全，气全则形全，形全则百关调于内，八邪消于外。"

四、元神失常的证治

脑之元神失常的病证在《黄帝内经》中以虚实为纲辨之。《灵枢经·海论》中则将其谓之"髓海有余"和"髓海不足"两类。目前临证中多循此思路，以脏腑虚实辨治。

（一）元神不足证

元神不足之证，患者多有眩晕、健忘、失眠、神怯、耳鸣、耳聋、视物昏花、精神不振、抑郁不舒，以及诸如脑萎缩，痴呆等病症。此即《灵枢经·海论》之"髓海不足，则胫酸眩冒，懈怠安卧，目无所见"。及《灵枢经·口问》之"上气不足，脑为之不满，耳为之苦鸣，头为之苦倾，目为之眩"。脑病常见证型有肾精亏虚证，可用三才封髓丹、左归丸、河车大造丸治之；肾肝阴虚者，用六味地黄丸、杞菊地黄丸、大补阴丸、一贯煎之类加减；有心脾两虚证，可选归脾丸、天王补心丹加减化裁；有心肾不交证，可用天王补心丹合朱砂安神丸或磁朱丸加味；有心胆气虚证，可选安神定志丸或酸枣仁汤增减。

（二）邪犯元神证

邪犯元神乃元神之实证，常见的病症有狂乱、烦躁、头晕、头痛、目眩、易怒、手足震颤、抽搐、瘛疭、谵语、昏迷、半身不遂、癫狂等。

常见的元神之实证有肝气郁结证，可选用柴胡疏肝散，或逍遥散加减；肝风内动证，可选镇肝熄风汤、天麻钩藤饮；或大定风珠加减；有胆郁痰扰证，可用温胆汤，或用黄连温胆汤治疗；有痰迷脑窍证，可用礞石滚痰丸治之；有痰火上扰脑窍证，可用生铁落饮或泻心汤治之；有气滞血瘀证，选用通窍活血汤、复元活血汤、血府逐瘀汤化裁治之；有热毒犯脑证，可用黄连解毒汤、清开灵注射液、羚羊钩藤饮治之；有热入血室而致元神失常证，可用犀角地黄汤、清营汤、清宫汤、安宫牛黄丸治之；有痰热腑实证，可用宣白承气汤、大承气汤加减；有痰气互结，瘀阻脑络证，可用半夏厚朴汤、顺气导痰汤加减；有风痰上阻脑络证，用解语丹、定痫丸治之；有痰瘀结脑证，可用寿星丸（远志、人参、黄芪、白术、甘草、当归、白芍、茯苓、陈皮、肉桂、南星、琥珀、朱砂、五味子）治疗。

综上所述，脑藏元神理论，代有所论，在中医学发展的历程中，这一理论从心藏神理论中分化并独立为科的时机业已成熟，近些年来的研究，也使其日趋完善，故将一己之见陈述于此，以求教正。

附二
心之窍与心藏神

《黄帝内经》运用五行归类思维方法构建了藏象理论，确立了以五脏中心，联系着六腑、五体、五官（窍）、五华、五志、五液的五大生理系统，于是提出了"心主舌""在窍为舌"（《素问·阴阳应象大论》），又有"心气通于舌，心和则舌能知五味矣"（《灵枢经·脉度》）的进一步论证，于是心之窍为舌便成为藏象理论中五脏开窍的主流观点，并从手少阴心经"从心系上挟咽"旁及于舌，心之精气营养于舌，心神支配舌体运动主管舌之味觉，参与发音，以及病理状态下，心病可反映于舌，诊病时察舌可以作为心病诊断依据等方面阐述"心开窍于舌"的机理及其意义。研读《黄帝内经》原文必须要纵横联系·当通览其他篇论相关原文后就会发现，除舌为心之"窍"的论述外，心之"窍"还有"耳"及"目"。

《素问·金匮真言论》也是运用五行归类方法构建藏象结构模型的。原文指出："南方赤色，入通手心，开窍于耳，藏精于心。"心之窍为舌，为何又有"开窍于耳"之说呢？对此亦是见仁见智，王冰注曰："舌为心之官，当言于舌，舌用非窍，故云耳也。《素问·谬刺论》曰：手少阴之络，会于耳中。"后世汪昂、姚止庵、丹波元简亦从其说。更有甚者，认为人之舌形状如同种子的胚芽，故称"舌为心之苗"（马莳语）或"舌为心之苗窍"等曲解经义之语。但马莳又认为："心之为窍，不但在舌，而又在耳也，其精则仍藏之于心、耳。"马莳虽未强解，但近乎本义。王氏等人之曲解的原因在于未识"窍"字真谛。"窍"的本义指"窟窿""孔窍"，引申指事物之关键、要害，如窍门、诀窍之谓也。五脏所主（或曰"开"）之"窍"，皆是反映各脏生理功能、病理变化乃至于是判断、推测内脏活动状态之关键部位，五脏深藏体内，无法直视其生理和病理，于是通过各脏的经脉反映于体表特定的、相对应的器官。于是《黄帝内经》作者在"以表知里"的整体思维下，确定了五脏开窍理论，所以"窍"绝不可以孔窍、窟窿释之。

《黄帝内经》除了心"在窍于舌""开窍于耳"观点，还有"目者，

（心）其窍也"之说。《素问·解精微论》说："夫心者，五脏之专精也。目者，其窍也。"王冰对此注解颇为允当，指出："专，任也。言脏精气，任心之所使，以为神明之府，是故能焉，神内守，明外鉴，故目其窍也。"《灵枢经·大惑论》也有"目者，心之使也"之论。

《黄帝内经》为何将"舌""目""耳"皆视为心之"窍"呢？在仔细、认真地考察原文有关心的论述后不难发现，心之窍分别为"舌""耳""目"，完全是以心藏神这一重要功能为其背景和出发点的。心藏之神有广、狭两义，就狭义神而言，心具有主管人的精神意识、思维情感等心理活动的功能。正如《灵枢经·本神》所说："所以任物者谓之心，心有所忆谓之意，意之所存谓之志，因志而存变谓之思，因思而远谋谓之虑，因虑而处物谓之智。"这被公认为中医对心理活动过程表述最为准确、详细的经文，解读时要把握三点：一是心为狭义神（即心理活动过程）发生的器官；二是心在"任物"的前提下才发生了相应的心理活动；三是通过相应心理活动应当达到的最高境界是"智"。心是怎样"任物"的？"任物"是指心接受外界事物刺激（即感知相关信息）之后才能发生相应的心理活动，尽管人通过视、听、嗅、味、触等感官接受各种外界信息，而且人所感知的最高层次的信息应当是各种知识的综合与抽象，但是目之视、耳之听才是心获取外界信息进而产生心神活动之最关键、最主要的感知途径。

为什么将心神活动的最高境界定位为"智"呢？根据《灵枢经·本神》的论述可以看出，心在接受外界事物作用进行相关心理活动后，必须对所"任"之"物"要有回应，即"处物"。此时处物有理性的"处物"，即对外界事物的刺激要有准确无误的判断，并制订出实施行动的具体方案。要有将理性认识付之于行动，即"处物"之实践，但必须保障行为的准确和行为所产生的效果必须最优。只有结论正确，行为严谨，效果优胜才达到"处物"的最高境界，如此也才能称得上是"智"，"任物"之神亦为之"明"。"处物"行为可以是文字语言，也可以是肢体活动，这些行为全由心神主宰，

可见，无论是"任物"还是"处物"，皆由心神主宰，目之视，耳之听是"任物"的主要途径。"舌者音声之机"（《灵枢经·忧恚无言》），语言表达也是"处物"的主要途径之一。一个既能广博地"任物"，又能明智地"处物"之人，才被赞誉为"聪明"（耳之聪、目之明），是其心主神及所开之窍的作用被发挥极至的最高评价。

综上所述，《黄帝内经》之所以将舌、目、耳皆谓之为心所主之"窍"，完全是以心藏神为其思维背景下发生的。历代注《黄帝内经》者虽然对心所主之窍分别注释亦有一定的道理，但既缺乏为何将三者皆称为心之窍进行整体考察，也未将其与心藏神有"任物""处物"作用加以联系，如将三者独立为解，似乎缺乏应有的深度。只有将心之窍目、耳、舌与心藏神主"任物""处物"功用加以联系，其理、其义方明。

附三
心主神、脑主神、心脑共主神诠释

中医论神有广狭之分，又有元神、识神之别，元神即广义神，识神即狭义神。在何脏主神的认识上，近些年出现了心主神、脑主神、心脑共主神之争，纵观中国传统文化发展中有关神的观点，以及《黄帝内经》以降历代有关何脏主神的论述后不难发现，心脑共主神是多数人的看法，这一观点从中医理论中无法剔除，应当将心脑所主之神的内涵统一到"广义之神"的认识上来。

一、神、元神、识神

目前中医理论公认"神"的概念有 3 个层面内涵：①泛指自然界一切事物运动变化规律及其表现；②生命活动规律及其现象的总称（以下简称为广义神）；③指人的精神意识，精神活动的高级形式是思维（以下简称狭义神）。仅就人的生命活动而言，广义神涵盖了狭义神，狭义神即是今人所谓的心理活动，是人类大脑对客观事物的认知。

"元神"概念最早见之于成书汉代的《颅囟经·序》。此书托周穆王之名，亦有谓之为东汉卫巩所撰，唐代孙思邈及王焘的论著中就援引了此书的相关内容。元神是指头脑所主、能统摄全身、居于第一位、人身最重要的"神"。有人释之曰："元神是指生命发展变化的内在因素及其规律，它不以人的意志为转移"；"它与生俱来，是先天生命活动固有的内在机制及规律，是神的高级层次"。可见，元神即是"广义神"。

"识神"概念出于《魏书·释老志》，"凡其经旨，大抵言生生之类，皆因行业而起……识神不灭"。其本义指心识、心灵，即人的思想感情等心理活动。有人认为："识神有思有虑，是后天生命活动的外在表现及感应认知过程，并以人的意志为转移，是神的低级层次。"若据张锡纯等人的观点，识神即狭义神。

综上所述，中医所论之神主要有广狭之分。所谓元神，实乃广义神的别称，是指生命现象及其内在的规律。识神是狭义神，是人心理活动的另一名谓。

二、心主神、脑主神、心脑共主神

神为何脏所主？无论是在中华民族文化的大背景，或者中医理论专科范围之中，对心主神、脑主神、心脑共主神三者均能觅其踪迹。

心主神。心主神是中医理论的主流观点，《黄帝内经》称其为"心藏神"（《素问·宣明五气》）；"心者，君主之官，神明出焉"（《素问·灵兰秘典论》）；心者"诸精神之所舍也"（《灵枢经·邪客》）。今人多将其谓之为"心主神志""心主神明""心主识神"等。

纵观心主神观点的沿革过程，《黄帝内经》所论心主神概念涵盖了神的广、狭两义。其中"心者，君主之官，神明出焉……主明则下安，主不明则十二官危"（《素问·灵兰秘典论》）。以及"心者，五脏六腑之大主也，诸精神之所舍也……容之则伤心，心伤则神去，神去则死矣"（《灵枢经·邪客》）。这两节经文所论心所主的神是广义神。而《灵枢经·本神》之"所以任物者谓之心，心有所忆谓之意，意之所存谓之志，因志而存变谓之思，因思而远谋谓之虑，因虑而处物谓之智"，所论述的则指人的心理活动，即狭义神。张锡纯反复强调心主识神，即狭义神，今人亦有从之。现阶段又将心主神的内含回归到《黄帝内经》的立场，认为心主神包括主宰生命活动（即广义神）和主宰心理活动（即狭义神）两个方面。

脑主神。只要人们循着中国人对脑的认识历程就不难发现，脑主神是中国人固有的看法。对甲骨文"囟"字的解读，《黄帝内经》中有"头倾视深，精神夺矣"（《素问脉要精微论》）之论，《颅囟经·序》之"元神在头曰泥丸，总众神也"论断，李时珍之"脑为元神之府"（《本草纲目·辛夷》）之说，张锡纯反复强调"人之元神在脑"等等，说明脑主神是古人的一贯看法。脑所主的是何种神？若据《颅囟经》之论对元神概念进行定义，其是总统"众神"的最高层次之神，即涵盖了狭义神在内的广义之神。

心脑共主神。"心之官则思"（《孟子·告子上》），这是国人"心脑共主神"观点现存最早、最经典的表达。思，从"田"从心。"田"是由甲骨文"⊕"字演化为金文"ᗧ"，此字在甲骨文中有两读：一作名词，读"nǎo"，演化为金文"ᗧ"；一作动词，字形像人"手抓头皮"状，读"sī"，有"思考、想"之义。这一义演化为金文"ᗧ"，这有了"心脑共主思维""心脑一体""心脑共主神"的观念。李时珍虽然认为"脑为神之府"，但在他的医学生涯中，心主神的学术立场并未因此而改变。张锡纯反复强调"人之元神藏于脑，人之识神发于心"；"人之元神在脑，识神在心，心脑息息相通"，力倡心脑一体，共同主神之论。在心脑共主神的共识之中，又有元神、识神分别由脑、心所主。心、脑均主广义神（主宰生命活动）和狭义神（心理活动，又谓精神意识），以及脑主广义神、心主狭义神3种不同见解，这种心脑共主神的共识实质，仍然又回归到"思"造字时代的认识框架之中。

由此观之，心脑一体，同主于神是中国特有的文化现象和基本观念。现代研究将客观事物在人头脑中的反映，并表现在感觉、知觉、记忆、思维、情感、性格、能力等方面的认知，称为"心理"或"心理活动"。这种用"心理"或"心理活动"概念来表达脑的活动，其实是心脑一体、心脑共主神观点的现代表述。因此应当按现《中医基础理论》教材的处理办法，在心、脑各自生理功能中分别叙述"主宰生命活动"和"主宰心理活动"两方面。这种认识既符合中国传统文化背景，也符合中医理论原则和临床应用。

从上述神、心主神、脑主神、心脑共主神概念的沿革及争鸣所见，由于受中华民族文化大背景的影响，中医理论中的相关概念，主要靠原始思维中的系统思维和意象思维的方法进行抽象，运用自然语言表达，故而使其内涵与外延的界线都十分的模糊，想力争使其概念界定明晰的任何努力都十分艰难，这就不得不使人们常常对中医理论概念感到困惑。

附四
《黄帝内经》论"脑病"

自"囟"演变为带"心"而为"思"之后，"心脑一体，共主思维"的文化基因就成为固有观念，《黄帝内经》中的藏象理论秉承了这一旨意，于是在脑的功能"总统于心，分属于五脏"的背景下，运用诸如煎厥、薄厥、癫痫、狂证、头痛、眩晕等病证等临床实例，论证该理念的合理。

脑主神、主思维，这是古人固有的看法。受传统文化的影响，这一看法逐渐被心主神、主思维所取代。只要回眸古人对脑的局部解剖的观察，对脑的主视觉、主听觉、主语言、支配肢体运动、主神、主思维等功能的研究成果加以分析，就能清晰明白地发现，我国古人对脑的认识是深刻的。在封建中央集权建制，以君主帝王为中心，及五行学说构架等文化背景的影响下，逐渐由心替代了脑的重要功能，形成了"心脑一体"的文化基因，并融入藏象内容之中。

一、从囟、脑、思字演变看心脑共主思维

脑主神、主思维与心主神、主思维的观点，在中国文化史中曾经并存。受传统政治思维的影响，心逐渐取代了脑的功能。明清时期以后，由于西方科学的传入，中国人对心、脑主思维、主神的理论进行了反思。为了对这一中国特有文化现象的形成过程及其背景进行求索。中国人对脑有一个由外而内，先形态后功能的认知过程，这一过程可以从表意汉字的造字中得以体现和启示。

甲骨文中的"囟"，"象头壳之形，其意为首、脑"。又有"手抓头皮"的字形"囟"，此时的"囟"，也读"sī"，有"思考、想、想象"之意，是"思"字的初文。"思"上结构的"田"，就是由"囟"演化而成。甲骨文的这一研究说明当时人们认为人的思考出于脑。还有人对陕西周原甲骨卜辞

进行了研究，发现"简文"中的"思"字绝大多数都写成"囟"，不带心字底，只有少数简文写成带"心"字的"思"。李学勤、夏含夷注意到此字在商周卜辞中是一个关键术语，虽然"囟"字在这类卜辞中作语气词，但也作动词，作"思考""相念""想"。如卜辞"丁卯卜贞囟其雨"，即作"思虑、祈求"解。

"甲骨文中的'囟'字，即《说文解字》之囟，读'思'。"可见，殷商时期"脑主思维"的观点是人所共知的常识。还有在甲骨文研究中发现，古人已将"囟"与失语症联系在一起，说明了"囟"、头脑与语言的关系，即脑有主语言的功能，语言是思维的表达方式之一，这从一个侧面反映了古人对脑主思维的认识。可见，殷商时期到西周早期，脑主思维的观点是人所共知的常识。

之所以将思维功能归之于心，是有其特殊背景的，主要表现为以下几点：①生活体验。人在思考时，常"用手抓头皮"。②临床实践。发现心血充盈与否，与人的思维活动及精神状态有十分密切的关系；凡思虑太过，就会有心慌、失眠、记忆力减退的病症发生。③社会学的影响。中央集权制以君王帝主为主宰，认为"头脑"和四肢为身体外围，五脏居于核心，而"心"脏的解剖部位、形态及其具有的保护层，犹如"君主"，故将处于"四夷之地""脑"的功能，移置于"心"。④五行理论的构架及归类方法的影响。自"囟"演变为带"心"而为"思"之后，"心脑一体，共主思维"的文化基因就成为国人的固有观念，也就是《孟子·告子上》"心之官则思"之义，这是《黄帝内经》缔造的中医药学"心脑一体"论发生的由来。

二、《黄帝内经》对"脑"功能的论述

（一）脑主元神，是生命枢机

神，虽有广狭之分，但狭义的神包含在广义的神之内。此处是指广义之神，即人生命现象的总称。《素问·脉要精微论》有"头倾、视深，精神将夺矣"之论，当医生发现病人头垂偏倾，无力抬举，两目深陷，呆滞无光时，揭示病人的病情危重，是其神气严重衰败的征兆。《素问·刺禁论》在强调针刺"要害"时指出："脏有要害，不可不察……中头入脑户，入脑户，立死。" 故《春秋纬元命苞》中有"人精在脑。头者，神之居"。

（二）脑主听觉

《灵枢经·口问》："上气不足，脑为之不满，耳为之苦鸣，头为之苦倾，目为之眩。"《灵枢经·海论》："髓海不足，则脑转耳鸣，胫酸眩冒，目无所见，懈怠安卧。""上"，指头、指脑。当气血不足，清阳不升，不能营养于脑髓之时，便会产生耳鸣，目眩，甚至"目无所见"之症。显然，目之视，耳之听，皆源于脑，皆为脑所主宰。

（三）主肢体运动

《黄帝内经》作者已经通过解剖和病例的反证，认识到脑神经的左右交叉，支配肢体的运动。《灵枢经·经筋》："足少阳之筋……支者，结于目眦为外维……上过右角，并脉而行，右络于左，故伤左角，右足不用，命曰维筋相交。"所谓"维筋相交"，是指维络全身骨节的筋经是左右交叉的。

三、《黄帝内经》所论"脑病"举例

（一）脑损伤致肢体运动障碍性疾病

《灵枢经·经筋》："伤左角右足不用。"又："足少阳之筋……支者……上过右角……右络于左，故伤左角，右足不用，命曰维筋相交。"所谓"维筋相交"，指维络全身骨节的筋经是左右交叉的。故脑部左额叶损伤则右下肢活动障碍，脑部右侧额叶损伤，则左侧肢体活动障碍。临床针刺、灸疗时，即可取患侧肢体，也可取对侧肢体腧穴治疗。

（二）暑邪犯脑而致煎厥证

《素问·生气通天论》论煎厥证的临床辨证，认为"阳气者，烦劳则张（鸱张），精绝（枯竭），辟（通'襞'，裙褶）积（辟积，累积）于夏，使人煎厥；目盲不可以视，耳闭不可以听（因神昏而致，目不能视、耳不能听），溃溃乎若坏都，汩汩乎不可止（类比此证病势凶猛、来势急迫）"。

原文所论的薄（音义通"暴"）厥的病因病机，是因烦劳过度，阳亢精绝所致。病证多发于盛夏，临床以晕厥，神昏（目盲、耳闭喻其无法感知），病势凶险为其特征，本证相当于暑邪犯脑之重危证。

　　中医将暑邪伤人之证分为三型：轻证称为伤暑，临证无需特殊处理，只需让患者处在阴凉、通风之处，多饮水，也可服用藿香正气水；重证称为中暑，病人可见发热、口渴、疲乏无力、多汗、头晕头痛、心烦心悸等，此时要予以物理降温或药物降温，输液，纠正电解质，要对病人的神经系统予以保护，可静脉点滴清开灵注射液等；暑邪所伤之危证，称为暑厥，此时病人出现高热、神昏、惊厥、抽搐等风动之症，要加大上述方法的救治力度，同时要进行抗惊厥治疗。

（三）阳气亢逆而致薄厥证

　　《素问·生气通天论》论述了薄厥病的临床辨证。"阳气者，大怒则形气（形体气机）绝（止，引申为'阻隔'），而血菀（yù，通'郁'）于上（头部），使人薄（通'暴'）厥。有伤于筋，纵，其若不容（通'用'）。汗出偏沮（半身有汗，半身无汗），使人偏枯（半身不遂）。汗出见湿，乃生痤疿（此指褥疮）。"

　　此处强调了"薄厥"证的病因病机为暴怒伤阳，气机逆乱；其基本临床表现为突然昏倒，不省人事；此证有半身不遂的后遗症，由于肢体活动不便，所以极易合并褥疮感染。此节原文提示：本证缘于患者素体有肝肾阴虚而致的肝阳上亢基础病机，加之有恼怒等情绪刺激的诱发因素，致使气血突然上逆于头，而出现突然晕倒、不省人事等临床表现。若结合《素问·调经论》"血之与气并走于上，则为大厥，气复反则生，气不反则死"之论，张锡纯将其称为"脑出血"，创制镇肝熄风汤治之。

（四）外周神经损伤之类病证

　　《素问·逆调论》："帝曰：人之肉苛者，虽近衣絮，犹尚苛（动词，烦扰、侵扰）也，是谓何疾？岐伯曰：荣气虚，卫气实也。荣气虚则不仁，卫气虚则不用，荣卫俱虚，则不仁且不用，肉如故（肌肉形态没有变化）也，人身与志（意志）不相有（肢体的感觉、运动不受意志的支配），曰死。"肉苛病是营卫虚衰所致以肢体活动不灵、麻木不仁为主要临床特征的病证。病机为营卫俱虚，肌肤失荣，肢体失用；以肌肤麻木不仁（感觉神经损伤），肢体沉重，活动不灵（运动神经损伤）为临床表现。所论肉苛的病机、表现及预后，相当于今之外周神经损伤之类疾病。

（五）癫疾

《素问·奇病论》专论先天性癫痫证的病机、表现及预后。"帝曰：人生而有病癫疾者，病名曰何？安所得之？岐伯曰：病名为胎病，此得之在母腹中时，其母有所大惊（《素问·举痛论》'惊则气乱'），气（逆乱之气）上（指头、脑）而不下，精气并居（营养脑髓的精气与上逆之乱气同时并聚于脑），故令子发为癫疾也。"此处所论胎癫疾，其病位在脑及其发生的原因和机理。所谓"胎癫疾"，是指母体妊娠时期受惊，胎气逆乱，影响胎儿脑发育受损而引起的小儿先天性脑病。这是中医药学记载的先天性疾病。

《灵枢经·癫狂》则专论癫痫临床表现及其证型分类。认为癫痫是一种间歇性发作性精神障碍性疾病，故以"痫"名之。原文认为，该病多由思虑太过，久郁损及心脾，气滞津停，痰气上逆，神志迷蒙，不能自主所致。其发作常与七情所伤有关，"不乐""烦心"为情志异常症状，是七情郁滞之故。

如何诊察此病之发作？该篇提示应对以下几点予以关注：①察神志变化，及时掌握癫疾是否将要发作。发作的先兆是患者有情志"不乐"，若患者无缘无故出现叹息、自悲、情绪抑郁不乐时，提示可能要发病，及时采取有效措施，防止发病。②"常与之居，察其所当取之处"。要及时了解患者病史及发病情况，判断是哪一经的气血逆乱所致，对辨证定位，正确选穴有不可忽视的意义。③通过验血，观察病情变化。置血于瓠壶之中，观察病情变化，这种验血察病的前瞻性思路是积极可取的，若血动就提示要发病，及时艾灸长强穴。④观察兼症，确定病位，分型施治。若见口眼㖞斜者是病在手阳明、手太阳；若"反僵、脊痛"则病在足太阳；若"齿诸腧分肉皆满"，骨瘦如柴者是病深至骨；若全身痉挛抽搐是病深至筋；若"四肢之脉皆胀而纵"，则病深至脉等。

该篇根据临床表现的不同特点，将癫痫分为四型：

其一，骨癫疾。癫痫病情恶化，深入至骨，出现经气壅闭，症见烦闷，抽搐，形体羸瘦，骨瘦如柴，痰涎壅盛者，称为骨癫疾。若出现阴阳上下脱离，元气下陷（口吐痰涎、二便失禁）者，是脾肾之气衰败之故，预后不佳。可灸穷骨二十壮。

其二，筋癫疾。癫痫病久深入于筋，肢体反复抽搐痉挛，反僵，身体疲倦，长久不愈而成此筋癫疾。若见反复呕吐涎沫，二便失禁之元气下泄症者，为脾肾衰败，预后凶险。临证可取足太阳经的天柱、大杼和足少阳经、带脉经穴艾灸。

其三，脉癫疾。癫病深入于脉，致使血脉失调，气血紊乱，厥气上闭清阳而突然晕倒，不省人事，由于末梢循环障碍，故血脉胀急。若久治不愈，反复发作，口吐白沫，二便失禁之重证，预后均较差。因血脉为邪气郁滞，故取胀满的经脉放血治疗。

其四，癫发如狂。癫痫病程日久，反复发作，以致正气虚损至极，症状发作如狂之证型。此乃真阳外越，预后凶险。根据临床表现的具体情况，施以对应的方法治疗。

该篇所论癫痫，如若症见"呕多沃沫，气下泄，死不治"。何也？所谓"沃沫"，是指口吐痰涎，是脾虚水湿不化所致。若病久见有呕吐大量的痰涎，为脾胃之气将绝征兆。有胃气则生，无胃气则死，故"死不治"。所谓"气下泄"，此乃元气脱陷之征。肾主生气之源，为元阴元阳之根，主司二阴开合启闭，故癫痫日久，发作时伴有二便失禁，是肾气衰败，元气下脱之危候。足见《黄帝内经》重视脾胃后天和肾元先天之理念。

（六）狂证

《黄帝内经》多篇涉及狂证内容，《灵枢经·癫狂》有专篇论述。

狂是以精神亢奋，狂躁刚暴，喧扰不宁，毁物怒骂为特征的精神失常疾病。狂之为名，原文有作"狂越"者（《素问·气交变大论》等），有作"狂妄"（《灵枢经·本神》）者，有作"发狂"（《灵枢经·厥病》），还称"阳厥"（《素问·病能论》）。

就其临床表现特征而言，《黄帝内经》所论之狂，临床特征一致，以神志狂乱，动作狂越，躁扰不宁，甚或打人毁物为特征的疾病，相当于今之狂躁型精神分裂症。正如《灵枢经·刺节真邪》"狂而妄见、妄闻、妄言"，以及"狂始发，少卧不饥，自高贤，自辩智，自尊贵也，善骂詈，日夜不休"。

《黄帝内经》将狂证的病因病机总结为：情志刺激，是本病的主要原因，与饥饿、疲劳等诱因有关；据"诸躁狂越，皆属于火"（《素问·至真要大论》）；"阴不胜其阳，则脉流薄疾，并乃狂"（《素问·生气通天论》）及"邪入于阳则狂"（《素问·宣明五气》）之论，阳热亢盛，扰乱神明，是其基本病机；也有因虚而致狂者，如此节之"少气之所生"者是。

《黄帝内经》将狂证的发病分为两个阶段：

其一，"狂始生"。此为狂证发生的先兆。患者常有"喜忘，苦怒，善恐"等情志异常时，提示狂病即将发作。

其二，"狂始作"。不同患者可有不同类型的精神障碍表现，就《黄帝内经》原文精神而言，可有五种临床表现特征：①智力障碍，如"喜忘"等记忆力减退；②喜怒无常的情感障碍，如"善骂詈、自悲、苦怒善恐、善笑、好歌乐"等；③狂言妄想的思维障碍，如"自高贤，自辩智，自尊贵""狂言"等；④幻觉，如"目妄见，耳妄闻""善见鬼神"等；⑤妄行不休的行为障碍，如"妄行不休、少卧不饥、善呼、多食"（见本篇）；或"衣被不敛，言语善恶，不避亲疏"（《素问·脉要精微论》）；或"弃衣而走，登高而歌……踰垣上屋"（《素问·阳明脉解》）；或"恶人与火，闻木音惕然而惊、欲独闭户牖而居"（《素问·脉解》）等。

《黄帝内经》治疗狂证有五法：①针刺法。②放血法。③艾灸法。如新发狂证，"灸骨骶十二壮"。④控制饮食，如《素问·病能论》："有病怒狂者，夺其食即已。"⑤服生铁落饮法。

（七）头痛

头痛是脑病最常见的临床表现，《黄帝内经》涉及头痛内容有40余篇，《灵枢经·厥病》则予以集中讨论了头痛的病机、表现及分类：①外感头痛；②有脏腑经络气机逆乱而致的厥头痛；③有邪入脑髓，元神受损之真头痛；④有外伤头痛，瘀血停滞于脑，压迫元神；⑤有痹邪犯脑之大痹头痛。

张介宾在复习《黄帝内经》原文及其以降历代医家有关头痛证治经验的基础上，结合其临证治疗该证的体会认为：对于外感头痛，临证当辨风寒、风热而治；火邪所致头痛，当以白虎汤、丹栀逍遥散为主，可酌加泽泻、木通、生地、麦冬、黄芩、栀子、龙胆草之类治之；凡因正虚所致头痛，临床当辨在气、在血、在阴、在阳之别：阴虚头痛，可选一阴煎、玉女煎；阳虚头痛，当用理中汤、桂附八味丸；气虚头痛，补中益气丸、五福饮、七福饮；血虚头痛，可用四物汤、三阴煎等，都应当在辨证施方基础上酌加川芎、蔓荆子、细辛等。若为痰湿头痛，则用二陈汤、平胃散加川芎、蔓荆子、细辛。

（八）眩晕

眩晕是脑病最为常见临床表现之一，张介宾于《景岳全书·杂证谟·眩晕》对《黄帝内经》所论眩晕之证作了全面辑录。仅就原文旨意而论，"诸风掉眩，皆属于肝"（《素问·至真要大论》）是对此证的脏腑"定位"之论。张介宾将眩晕证分为两类：一类是"因虚致眩"，一类是"因邪致眩"。

"因虚致眩"者如："上气不足，脑为之不满，耳为之苦鸣，目为之眩"（《灵枢经·口问》）；"上虚则眩"（《灵枢经·卫气》）；"髓海不足，则脑转耳鸣"（《灵枢经·海论》）；"徇（通'眴'）蒙招尤（通'摇'），瞑（míng，昏暗）耳聋，下实上虚"（《素问·五脏生成》）；"督脉虚则头重高摇""五阴气俱绝，则……目运"（《灵枢经·经脉》）等，据此，张氏得出的结论是："无虚不作眩"；"眩晕一证，虚者居其八九，而兼火兼痰者，不过十中一二耳"。这也是其临床经验之谈，这也是他列举的治疗眩晕26方中有16贴为扶正治虚方药的缘由。

"因邪致眩"者如，"巨阳之厥，则肿首、头重、足不能行，发为眴仆"（《素问·厥论》）；"诸风掉眩，皆属于肝""太阳司天，民病善悲、时眩仆"（《素问·至真要大论》）；"岁木太过，风气流行脾土受邪，民病……眩目、巅疾"（《素问·气交变大论》）；"木郁之发，甚则耳鸣、眩转，目不识人"（《素问·六元正纪大论》）等。对于此类"因邪致眩"之证，临证应当在于以详辨，若为脾虚痰湿之眩者，可选半夏白术天麻汤；若为痰热之眩，则用二陈汤加黄芩、栀子之类；若为寒痰、湿痰之眩，可用青州白丸子（天南星、白附子、川乌、半夏）；如若痰火上扰之眩，可用黑锡丹重镇之品；若肝阳化风之眩，可用镇肝熄风汤治疗。朱丹溪认为致眩之邪以痰湿为最，故有"无痰不作眩"之论，临证当以治痰为先，方用二陈汤、苓桂术甘汤、芎术汤（川芎、半夏、白术、甘草）之类。

四、脑隶于心，分属五脏

藏象学说将脑的生理病理统归于心而分属于五脏。五脏功能旺盛，精髓充盈，清阳升发，窍系通畅，才能发挥其生理功能。现代中医人将脑与五脏关系总结如下。

1.心脑相通 "心脑息息相通，其神明自湛然长醒"（《医学衷中参西录·痫痉癫狂门》）。心主神明，脑为元神之府；心主血，血足则脑髓充盈，故心与脑相通，脑病可从心论治，或心脑同治。

2.**脑肺相系** 肺主一身之气，朝百脉，助心行血。肺之功能正常，则气充血足，滋养髓海。故脑病可调治于肺。

3.**脑脾相关** 脾为气血生化之源，主升清。脾胃健旺，蒸化五谷，气血充沛，五脏安和，清阳上营于脑，九窍通利。脾胃虚衰，清阳之气不能上行达脑而脑失所养，则九窍失灵。故补益脾胃，益气升阳为治疗脑病的主要方法，此即李东垣"脾胃虚则九窍不通"之义。

4.**肝脑相维** 肝主疏泄，调畅气机，又主藏血，气机调畅，气血和调，则脑清神聪。若疏泄失常，或情志失调，或清窍闭塞，或血溢于脑，即"血之与气并走于上而为大厥"；若肝失藏血，脑失所主，或视一为二，或变生他疾。

5.**脑肾相济** 脑为髓海，精生髓，肾藏精，"在下为肾，在上为脑，虚则皆虚"（《医碥》卷四），故肾精足则脑髓充，肾精亏则髓海虚而变生诸疾。"脑为髓海……髓本精生，下通督脉，命火温养，则髓益之"；"精不足者，补之以味，皆上行至脑，以为生化之源"（《医述》引《医参》）。所以，补肾填精益髓为治疗脑病的重要方法。

五脏是统一整体，人的神志活动以心为主导，分属于五脏；脑虽为元神之府，但脑隶属于五脏，其生理病理与五脏休戚与共、密切相关。所以，临证"脑病"的治疗，无不以脏腑经络、气血阴阳为其理论根基而予以辨证分析和遣方用药的，这就是《黄帝内经》传承的"心脑一体"文化基因之体现。

第十五讲
五运六气理论传扬并彰显着中医药文化基因
与核心观念

《黄帝内经》中的五运六气理论知识，是以气—阴阳—五行—神理论为基础，应用干支甲子为演绎工具，论述天时气候与人类生存环境的变化关系、与气候变化相关的脏腑疾病流行特征，以及如何预测、治疗用药规律。无论是藏象、气机气化、组方法度、治则治法，都是以五运六气知识为背景提出的，舍此则无以求治其文化源头和理论根基，这就是此处认为五运六气理论所凝练的学术立场是中医药理论发展的"圭臬"和"准绳"的理由。

一、运气理论以"气—阴阳—五行—神"构建知识体系的文化基因和灵魂

该理论体系在强调天人一体，万物一气，认为人类疾病的发生是自然变化的产物的认知基础上，既以"气—阴阳—五行—神"作为世界观和方法论，也将其作为构建其知识体系时的文化基因轴心和灵魂，使知识体系的各个层面处处散发着浓郁的中华民族传统文化气息。故有"夫五运阴阳者，天地之道也，万物之纲纪，变化之父母，生杀之本始，神明之府也"（《素问·天元纪大论》）之论。

在气是天地万物生成、演化本原的思想指导下，认为"五运"和"六气"及其变化规律，都是存在于天地间的"气"运动变化的结果。指出"在天为气，在地成形。形气相感而化生万物矣"。又言："太虚寥廓，肇基化元；万物资始，五运终天；布气真灵，揔统坤元；九星悬朗，七曜周旋；曰阴曰阳，曰柔曰刚；幽显既位，寒暑弛张；生生化化，品物咸章。"《素问·天元纪大论》在这里描绘了一幅充满生机、物种纷繁，有着万千变化的宇宙结构模型。这个富有生机、不断运动的宇宙在其演化过程中，产生了

气、真、元（三者均指"气"）物质本原，进一步演化为阴气和阳气，在阴阳二气相互作用下，产生了九星、七曜、天地、万物。就在"万物都是气生成的"的背景下，《黄帝内经》认为"天有五行御五位，以生寒暑燥湿风"（《素问·至真要大论》），就明确指出了"五运"之气和"六气"，同样也是天地间阴阳之气生成的。将"通天下一气"（《庄子·逍遥游》）分解为"五运之气"和"六气"两类，运用五运之气和六气运动变化规律，解释天地间复杂多样的物质运动形式，以此为据演绎出了天时—气候—物候—人体生命的整体结构模型。

基于阴阳五行是自然万物"之化之变"基本模式的认知，该理论体系以此为方法论，广泛阐释自然界"运"和"气"的"之化之变"。"化"是运气的一般状态，是常态，即是按干支甲子推算的结果。而"变"则是运气活动的特殊状态，是适时的实际气候，与干支甲子推算的结果有差异。

在"五运阴阳者，天地之道也，万物之纲纪"观点的指导下，以"阳道奇，阴道偶"为原则，将天干地支进行了阴阳、五行的属性划分及规定。经过阴阳、五行规定的天干、地支，自此被赋予了时间、空间，甚至气象、物候、生物特征等自然科学的内涵，成为推算和演绎运气变化规律以及运气变化所产生相应的气象变化、物候变化、疾病流行情况等的工具。

"五运"侧重于五行理论的应用，"六气"则侧重于阴阳理论的应用。二者虽然互有侧重，但却交叉重叠，充分体现了"阴阳之中有五行，五行之中有阴阳"的学术立场。

该理论体系运用阴阳理论总结气候变化规律。认为气候变化是一个有序的循环，气象变化和人体、万物一样，都是阴阳二气作用的结果。同样，运气学说把五行之气在天地间的运行用五行来表示，在此哲学背景下，五运之气有了阴阳太少之分，六气又有三阴（太阴—湿气、少阴—热气、厥阴—风气）三阳（太阳—寒气、阳明—燥气、少阳—暑气）之别，五运和六气又被纳入五行属性的规定之中。于是运气理论运用阴阳之间的对立、互根、消长、转化规律，运用五行的生克制化理论，全面地解释任何一个（干支纪年）年份的岁运（中运）、岁气，以及一年之中不同时段（季节）的主运、客运，主气、客气、主客逆从、客主加临、运气合治的变化规律；解释天时气候变化对人体生理、病理的影响，预测疾病的流行规律，指导临床诊断用药等。

源于十月太阳历法一年分五季的五行理论，不但是一年分为五运的历法背景，而且五行之间的生克乘侮关系的完整表述也是以五运六气理论为发生基础的。尽管在《春秋繁露》中有九篇以五行为题而专论之，但是诸如"气有余，则制己所胜而侮所不胜；其不及，则己所不胜侮而乘之，己所胜轻而侮之"（《素问·五运行大论》），对五行之间生克乘侮关系的明确表述则是在此予以专论的。自此五行之间的这一关系才得以在中医药理论中得到广泛而深入的应用。

"神"概念在该理论中予以三次明确的内涵界定，指出"五运阴阳者，天地之道也，万物之纲纪，变化之父母，生杀之本始，神明之府也"，又引用《易传·系辞》之"阴阳不测谓之神"（《素问·天元纪大论》）作为定义，十分明确地将"神"概念表述为用阴阳概念表达的自然界客观事物固有规律，并以此作为"神"概念的合理内核，而五运六气理论正是对这一规律的又一揭示。

可见，该理论不仅仅是将"气—阴阳—五行—神"论作为文化基因轴心加以充分应用，而且也将其该理论的核心与灵魂，使前人长期积累的天文学、气象学、物候学、医药学，按照天时—气候—物候—医学模式加以有序化、条理论、规律化，同时也赋予了气—阴阳—五行理论以丰富的自然科学内涵。

二、运气理论充分地阐扬了"天人合一"这一理念

"天地之大纪，人神之通应"（《素问·至真要大论》）中的"神"，是用阴阳概念所表达的自然界客观事物固有规律。这是《黄帝内经》"天人合一"理念的又一表述，是指人与自然的阴阳变化规律相通相应，是人体生命发生、存在的必需条件，如"人以天地之气生，四时之法成"（《素问·宝命全形论》）；如"天食人以五气，地食人以五味"（《素问·六节藏象论》）即是最明确的表达。仔细推究，所谓"天人合一"，就是指人与天地间存在着天人同源（同源于气）、天人同道（规律、节律同步）、天人同构（表现在一元结构，即气结构；二元结构，即阴阳结构；三元结构，即三阴三阳结构；四元结构，即四象结构；五元结构，即五行结构）、天人同化（人身气化出自于天地气运变化之中并受其影响）、天人同象（是指天地自然之象与人体

生理病理之象相通相应，《素问·阴阳应象大论》所论述的内容即是指此，这也是应用运气理论指导临床辨证、临床处方用药的思维背景之一）。所以，人体各组织器官的生命活动，都离不开自然，必须顺应自然（运气）的变化。无论是生理状态下的气血营卫循行、津液代谢、脏腑经络阴阳之气的消长变化，还是病理状态下的脉象、气色、相关症状，无一不受自然界气运活动的影响。因而在临证诊治疾病必须以此整体观念为指导，"谨守病机，无失气宜"，并且要强调锻形炼神的养生之道，以增强人体对自然的适应能力。

该理论所论述整体观念的全部内容都是"人神之通应"之具体表现。这在《黄帝内经》构建的运气理论具有全面而详尽的展示，所以《素问》的运气十篇结合古代的天文、历法、气象、物候等自然科学知识，阐述了人体的生理病理变化及其与自然的联系。具体运用时，以干支为演绎工具，总结和推求各年气候的变化及其对生物，尤其是人体的影响，并以此为据确立相应的治疗法则和临床用药规律，无论所论之五运知识，还是有关六气的内容，无一不是这一文化精髓的体现，也是对"天人合一"这一中华民族传统文化观念的全方位表述。

三、运气理论构建了以"和态健康"理念为核心的大健康生态圈

"和态健康"理念（《灵枢经·本脏》）强调人类各项功能状态必须与气运变化相燮的新理念。"和态健康"理念是从"血和""卫气和""志意和""寒温和"方面对《黄帝内经》多次提出"平人"标准内涵的精准概括。

"血和"首先是血的生成之"和"，血量充足，质地优良，是"血和"状态的基础和前提；也必须保持循环运行流畅和调，还涵盖血液生理功能正常发挥之"和"，及与气之间相互依存、相互制约、相互为用的密切关系之"和"。

所谓"卫气和"，仅针对卫气对汗孔的"司开合"及"温分肉"的双向作用，达到对人体"寒温"效应的调适，卫气的这一双向作用在人体的生理状态和病理状态下均有体现。人体在生理状态下，通过"天寒衣薄则为溺与气，天热衣厚则为汗……天暑衣厚则腠理开，故汗出……天寒则腠理闭，气湿不行，水下留于膀胱，则为溺与气"（《灵枢经·五癃津液别》）的过程，

张登本中医经典二十讲

336

完成对自然界寒暑气温的调适，以确保人体在不同气候条件下各种生理功能的正常进行。

"志意和"将"志意"合论，不是"志"与"意"的叠加，也不是修辞中的偏义，而是将"志意"上升到与"魂""魄"同为心藏之神的下线支系，是指"心神"对心理活动中的情绪表现、机体反应性、机体对环境气候和病理状态下调适性等机理及其能力的表达。《黄帝内经》以神概括人体生命活动的调控规律，而"志意"和"魂""魄"三者共同支撑着"神"对人体生命功能的调控。"志意"既调控人体内在的各种功能，又调控着人体对生存环境的适应，故有"志意者，所以御精神，收魂魄，适寒温，和喜怒者也……志意和则精神专直，魂魄不散，悔怒不起，五脏不受邪"之论。

意志、魂、魄都是心藏之神的表现方式，相互间既有分工，又有配合，存在着相互交叉、互相调控的复杂关系。"心藏神""神明出焉"是人体生命活动的调控中枢，魂、魄支撑着心神对生命活动的调控，而"志意"有机地联系着心藏之神与魂、魄，共同配合，完成人体自身的调控活动。此处表达了"意志"支系四方面作用：

一是"御精神""收魂魄"的作用，即有驾驭"魂魄"和精神，能对人的行为、意识、精神状态，以及本能活动的调控，属于机体的自我调控能力；

二是"和喜怒"的作用，即调节人的心理活动并使之和谐有序，防止怒、悔等不良情绪的发生；

三是"适寒温"的作用，即通过卫气对汗孔的"司开合"及"温分肉"的双向作用达到对人体"寒温"效应的调适；

四是防御作用，能调动人体的防御系统，使人体免受邪气伤害之苦。（《灵枢经·本脏》）

"寒温和"是指人体通过自身体温的调适功能，既使人的体温处于适宜各种功能最有效发挥的状态（即生理状态），又能使人体积极适应生存环境的气候寒温变化。此处以气候之"寒温"概指人类生存环境的各种影响因素。

人体之所以能"寒温和"，是通过人的"志意"、卫气以及阳气还有血、津液等综合作用实现的：

一是"适寒温"作用。"志意"这一生理作用的机理较为复杂，首先是指人体处于生理状态时对体温的"寒温"调适，从而使人类体温保持恒定。这是通过卫气"司开合"的双向作用实现的。因为卫气既能温煦人体，给人以热量。又能在盛夏气候炎热高温之时，在"志意"的作用下使汗孔腠理处于松弛的"开放"状态，汗出而热散（《灵枢经·本脏》），如"天暑衣厚则腠理开，故汗出"（《灵枢经·五癃津液别》）。若人在隆冬严寒之时，"志意"就会通过卫气使汗孔腠理闭"合"，腠理致密，汗孔闭塞，以防止卫气"温分肉"所产生的热量耗散，达到维持人体生理所需的体温而"适"应之；

二是对人体处于病理状态下"寒温"的调适。当人体在感邪发病出现恶寒、发热等病理反应时，"志意"也是通过卫气对汗孔的"司开合"及"温分肉"的双向作用达到对人体"寒温"效应的调适，外感表证的恶寒和发热症状发生机理即是如此（《素问·调经论》）；

三是卫气对汗孔的"司开合"及"温分肉"的双向作用，达到对人体"寒温"效应的调适。卫气的这一双向作用在人体的生理状态和病理状态下均有体现。人体在生理状态下，通过"天寒衣薄则为溺与气，天热衣厚则为汗……天暑衣厚则腠理开，故汗出……天寒则腠理闭，气湿不行，水下留于膀胱，则为溺与气"（《灵枢经·五癃津液别》）的过程，完成对自然界寒暑气温的调适，以确保人体在各种气温条件下各种生理功能的正常进行。此时虽然是在"志意"的"适寒温"作用支配下，通过卫气对汗孔、腠理开合的调适环节实现的，但是离不开人体的津液通过气化为汗或尿的方式予以协助。这一过程可以表示为：志意（神的调控功能）→卫气→腠理、汗孔开合→出汗或不出汗→"适寒温"。

此处集中体现了以运气理论为基础的中医"和态健康观"（又称"三和健康观"，即"血气和""志意和""寒温和"）内容，这一意涵能够清楚、准确、科学地表达《黄帝内经》原生态的健康观念，既符合中华民族传统文化本色的健康理念，也与联合国世界卫生组织提出的21世纪四维健康观念相契合。所谓"人之常平"，就是指人的健康状态。"平人者，不病也"（《素问·平人气象论》）。显然是以"平人"对今之健康的界定，是指机体没有任何病痛的状态，包括形体、精神以及机体适应性方面的健康之人。所谓"和"，就是对无病机体之健康的界定和评价。就是对人的气血平调，阴阳平秘的机体各项功能和谐有序状态，即所谓"健康"机体的界定，也是对健康的评价标准。为何要以"和"来评价"人之常平"状态？只要对"和"之内涵予以解析，便可明白其中的道理。"和"有和顺、和谐、有序、协调、适中、恰到好处之意，也特指"身体健康舒适"的状态，由此可知，《黄帝内经》将"血气和""志意和""寒温和"作为"人之常平"内涵的评价，是完全科学的、合理的，也是恰如其分的。此处之"和"，就从机体的内环境、心理活动、机体对外环境的适应性等方面，表达了健康的内涵，而运气理论就是基于和态健康理念，讨论人类生存环境中的气运变化，以各个不同气运变化的疾病流行特征为临床实例论证气运变化给人类健康的影响，然后以此为出发点，提出了不同气运变化条件下流行疾病的治疗用药和组方法度。将"天人合一"理念完全融入"和态健康"理念之中。

四、运气理论凝练出的学术立场是中医药理论发展的"圭臬"和"准绳"

（一）"藏象"之论

藏象理论是《黄帝内经》专论五运六气理论十篇中的《素问·六节藏象论》在论述运气理论相关内容的基础上，以"藏象"为命题，强调从事物共性和个性两方面的认识方法。原文以草木为例，肯定了万物禀受阴阳之气有多有少。尽管万物皆由阴阳二气所生，条件相同，但禀受的阴阳二气是有差别的，这就表现为世界万物千差万别的复杂性。

原文以草之五味变化"不可胜极"，五色变化"不可胜视"为例，说明万物的复杂内涵。当然，万类物种千差万别，不仅与其禀受的阴阳之气多少有关，还与物种本身的禀质有关，与存在的土壤气候等条件有关，与其发生的当年相关气运特点有关。人类作为自然界万类物种的一员，也有禀受阴阳之气多少的问题，就每一个体胎孕中五脏、六腑，乃至五体、五官、五华等的先天发育过程，或者在后天各自行使不同功能之时，对于不同时空的阴阳之气发生的气运变化，无不存在着"嗜欲不同，各有所通"和"天地之运，阴阳之化，其于万物，孰多孰少"的通应气化关系，此即如"岁有胎孕不育，治之不全，何气使然……六气五类，有相胜制也，同者盛之，异者衰之，此天地之道，生化之常也"（《素问·气交变大论》）。

所以该篇将五运六气理论与藏象内容一并论述，重点在于突出人体内脏不仅与人体外在的生理、病理之象相应，而且与人类生存的自然环境中的气运之象、物象相通相应。这也是该篇将此两个貌似截然不同体系的知识列为一章论述的良苦用心。而这一理念全面体现于运气理论的临床应用之中，如《素问·至真要大论》所论不同气运条件下的脏腑疾病流行特征、临床表现特征、不同气运条件下所致脏腑病证的临床组方、用药特点等等，无一不是藏象知识在运气理论中的具体应用。

（二）"病机"之论

《素问·至真要大论》率先提出了"病机"概念，认为掌握病机及病证与病机的归属关系至关重要，从而奠定了"审察病机，无失气宜"的辨证大法。这既是该篇辨证之大纲，也是医生治病必须细察疾病变化的关键所在（审察病机），同时还要结合气候变化去立法制方（无失气宜），才能得到满意的效果。在该篇原文中提出了掌握病机的重要性。病机理论是《黄帝内经》作者在应用运气理论指导临床实践经验中凝练的心得，是其实践经验的结晶，自其形成之日至今，不仅对中医临床实践有重要的指导意义，而且也奠定了中医病机学说的基础，指导后世病机学说的发展，因而成为中医病机理论的灵魂和源头。

（三）"标本"之论

《素问·至真要大论》认为："夫标本之道，要而博，小而大，可以言一而知百病之害。言标与本，易而勿损；察本与标，气可令调。"又："知标本者，万举万当；不知标本，是谓妄行。"对于《黄帝内经》中标本的含义，马莳认为："标本之义，至广至详，有天地运气之标本，有病体之标本，有治法之标本。"《素问》的《六微旨大论》《六元正纪大论》皆言天地运气之标本；《素问·标本病传论》及《灵枢经·病本》乃以病之先后论标本；《素问·汤液醪醴论》以病者、医者分标本；《素问·至真要大论》则以风、寒、湿、热、燥、火（暑）六气为本，以三阴三阳为标。故而以运气理论为主创立的标本知识就成为后世中医药学标本理论的根基。

（四）"气化"之论

"气化"是中华民族传统文化的重要范畴，也是《黄帝内经》所论生命科学知识体系中的重要"命题"，先秦诸子但凡论"气"，无不涉及"气化"的内涵。但是，"气化"作为词语，则是首次运用，自此就成为中医学的重要理论而广受人们的关注。

气化，是指气的运动及其所产生的变化。要解读《黄帝内经》中的"气化"意涵，务必要对所论"气"和"化"的原文内涵有所认识，才能够全面而深刻地理解其中所论"气化"的意义。仅就"化"字而言，《素问》有524次，《灵枢经》有34次，而"气化"术语仅在《黄帝内经》中就出现了13次，其中12次是以五运六气理论为背景加以应用的。仅以"化"而言"气化"之义，主要有：①天地间阴阳之气相互作用所导致万事万物的一切变化，如《素问·六节藏象论》之"天地之运，阴阳之化，其于万物，孰多孰少"者是；②天地间一切事物（包括人类）的新生过程及其所需的能量，所以张介宾将其解释为"变化之薄于物者，生由化而成，其气进也；败由变而致，其气退也，故曰变化之相薄，成败之所由也"；③生物生、长、化、收、藏过程中"化育、孕育"的阶段（包括人类的生、长、壮、老、已），五行中"土"主"化"，如《素问·六元正纪大论》的"长化合德，火政乃宣，庶类以蕃"，高世栻释曰"化，土气也"者即是；④运气术语，风、热、暑、湿、燥、寒六气的运行变化及其相应的自然界变化（包括气运变化对人体的影响），如《素问·气交变大论》之"各从其气化也"即是其例；⑤人体脏腑及其精气所发生的一切生理变化以及能量、信息的转化（此中又有《素问·阴阳应象大论》所论"精化为气"之人体精、形和各项功能，源于药食性味的气化活动，《素问·天元纪大论》之"人有五脏化五气，以生喜、怒、思、忧、恐"所说的情感活动即是五脏之精的气化结果；⑥特指阳气运化津液的作用和过程（《素问·灵兰秘典论》）等内容。

在《黄帝内经》运气理论的12次论气化中，认为风、热、暑、湿、燥、寒六气的运行变化及其相应的自然界的一切变化，包括气运变化对人体的影响，自此以后逐渐成为中医药理论中的重要概念而加以广泛应用。

（五）"气机升降"之论

《黄帝内经》五运六气理论缔造的中医药学知识将人体这一复杂的物质和能量的代谢过程，形象地用"升降出入"予以高度概括。这是脏腑经络、阴阳气血矛盾运动的基本过程。阴阳气血既是内脏活动的物质基础，又在内脏的矛盾运动中产生。升降出入泛指体内所有物质的运动和变化，这一过程包括精微物质的吸收、敷布、利用及相互转化和能量代谢，同样包括所有机体各部分利用后的尾废物质的转化、运送和排除过程。人体内物质这一复杂的升降出入运动是在"神"的统一支配下，每一脏腑组织各自以不同方式的升降出入运动，参与机体的总体运动。生命活动总的"画面"是由各个脏腑功能活动的分"画面"有机组合的结果。由此可见，人体气机升降出入运动，非指一两种物质，亦非指一两个脏腑单独活动的结果。所谓非指一两种物质，就是说体内每一种物质都有自己的升降出入运动方式，而且一切代谢中的物质，又都是围绕整体气机的升降出入而运动；所谓非指一两个脏腑，就是说人体每一脏腑器官都有自己的开降出入的运动方式，而所有的脏腑器官又都是围绕整体气机的升降出入运动进行着协调的活动。所以一切人体内物质的最基本、最重要的活动方式，不局限于任何一物质或任一脏腑。此即"升降出入，无器不有"（《素问·六微旨大论》）之义。由于气机的升降出入运动是对人体脏腑功能活动的基本形式的概括，能使体内外物质在新陈代谢过程中产生升降与出入的变化，并保持协调关系。所以自《黄帝内经》的五运六气理论始，就把人体生命活动的基本过程高度地概括为气机升降出入运动。故有"气之升降，天地之更用也"，"高下相召，升降相因而变作矣"，以及"非出入，则无以生长壮老已，非升降，则无以生长化收藏"之论。可见，气机的升降出入运动和新陈代谢一样，是生物体（植物和动物体的总称）的生命基本特征之一，是维持生物体生长、繁殖、运动过程中化学变化的总称。体现于生命活动的各个环节，贯穿于生命活动的始终。

（六）"组方法度"之论

"主病之谓君，佐君之谓臣，应臣之谓使。"（《素问·至真要大论》）这是《黄帝内经》依据运气理论为中医药学临床治病时遣药组方所立的规矩，并且依据气运变化，示范了如何依据六气淫胜时的疾病流行特点进行组方。在具体组方法度中，又有"君一臣二，奇之制也；君二臣四，偶之制也；君二臣三，奇之制也；君二臣六，偶之制也"（《素问·至真要大论》）之规定，此后《神农本草经·叙录》之"药有君、臣、佐、使以相宣摄合和"又有进一步的发挥，成为历代医家遵循的圭臬和准绳。

（七）"治则治法"之论

《黄帝内经》不仅确立了丰富的治则治法理论，并且结合相关理论给予了丰富的临床应用使用范例，这是在讨论运气原文所传载治病方法中最为丰富而详尽的凝练，如治病求本、标本缓急、正治反治和因时、因地、因人治宜等法则。

治标治本原则认为，临证治病务必要做到制方有法度，治病明标本。只有明确病生于本或生于标，才能"可以言一，而知百病之害"，所以就从辨证求因的角度，并紧扣气候变化，论述了百病之生于本或生于标和中气及其治法："病反其本，得标之病，治反其本，得标之方"。就是说，病有标本，生于本者，生于风寒湿热燥火；生于标者，生于三阴三阳之气。如太阳为诸阳之首，而本于寒水。又若病本寒反得太阳之热化，谓病反其本，得标之病，治宜反用凉药以治热，谓治反其本，得标之方。余仿此类推。治病必求其本，求本即可以治标。

再如正治反治原则，提出了"逆者正治，从者反治""微者逆之，甚者从之"（《素问·至真要大论》）。再如因时、因地、因人制宜原则，《素问·六元正纪大论》之"用凉远凉，用寒远寒，用温远温，用热远热，食宜同法"便是"因时制宜"原则的具体应用之例，《素问·五常政大论》之"高者气寒，下者气热，故适寒凉者胀，之温热者疮，下之则胀已，汗之则疮已，此腠理开闭之常，太少之异耳"就是因地、因人制宜治则应用的例证。虽然多篇都具有治病方法的内容，但真正奠定中医药治病法则的应当是在传载运气理论的篇卷之中。

（八）"君火相火"之论

"君火以明，相火以位。"（《素问·天元纪大论》）以此比喻六气之中的君火在前（二之气），相火在后（三之气），并解释二者所主时令阶段的前、后之意。原文用五行归类六气时，"火"分别表达热气和暑气，为了予以区分，就将热气的属性规定为"君火"，暑气规定为"相火"。自金元时代以降，在人身阳气亦谓之"火"的背景下，缘于"心为君主之官"，故"君火"专指心阳；而"相"则辅佐于"君"，故其他脏腑阳气皆可称之为"相火"，但清代医家则多指心包、肝、胆、三焦之阳。可见，中医药理论中有关"君火""相火"的概念和相关理论，追溯其源头，是不能离开五运六气知识的。

（九）"用药规律"之论

《黄帝内经》中的用药规律，基于对药（食）气味理论的认识，以及根据

第十五讲 五运六气理论传扬并彰显着中医药文化基因与核心观念

不同地域、气候、脏腑病证，以及不同体质的药（食）选择和宜忌规律之用药法则，这一立场集中体现于传载五运六气知识的原文之中。书中虽然载方13首，药物也仅20余种，然而其中有关药物气味的理论以及药（食）五味的临床运用的内容却十分丰富，这部分内容不但是中医药学的宝贵财富，而且是后世药物学发展和临床用药的典祖。《素问·至真要大论》的"五味阴阳之用……辛甘发散为阳，酸苦涌泄为阴；咸味涌泄为阴，淡味渗泄为阳"之论，就是依据其在人体内作用的趋向和功用，对药物的性（气）味予以阴阳属性划分；以"能（音义同耐）毒者以厚药，不胜毒者以薄药"（《素问·五常政大论》）临床实际应用体验为例，提出了"法四时五脏阴阳而治"，及"四时五脏，病随五味所宜"（《素问·脏气法时论》）的用药原则，却是通过运气理论在临床中的应用之例予以践行，并在反复强调"必先岁气，无伐天和"（《素问·五常政大论》），及"无失天信，无逆气宜，无翼其胜。无赞其复，是谓至治"（《素问·六元正纪大论》）的基础上，强调临床用药务必要结合四时五运六气变化，以及由此所致的气候寒热温凉变化而用药的法则。此即"凡治病不明岁气盛衰，人气虚实，而释邪攻正，实实虚虚，医之罪也；凡治病而逆四时生长化收藏之气，所谓违天者不祥，医之罪也"（《医门法律》）之谓也。

附一
《黄帝内经》"标本中气"理论在伤寒六经病辨治中的应用

　　《黄帝内经》"运气九篇"所创的"标本中气"理论是五运六气学说的重要内容之一。该理论成为研究伤寒六经病的主要思路，对指导六经病的辨证论治有重要价值。运用标本中气理论研究伤寒六经病证的方法，被称为"六经气化学说"，成为研究仲景学术思想的主要流派。《素问·六微旨大论》："少阳之上，火气治之，中见厥阴；阳明之上，燥气治之，中见太阴；太阳之上，寒气治之，中见少阴；厥阴之上，风气治之，中见少阳；少阴之上，热气治之，中见太阳；太阴之上，湿气治之，中见阳明。所谓本也。本之下，中之见也。见之下，气之标也。本标不同，气应异象。"《素问·至真要大论》指出："少阳太阴从本，少阴太阳从本从标，阳明厥阴，不从标本，从乎中也……是故百病之起，有生于本者，有生于标者，有生于中气者。有取本而得者，有取标而得者，有取中气而得者，有取标本而得者，有逆取而得者，有从取而得者。"疾病的发生、发展变化，"生于本""生于标""生于中气"的具体情况是怎样的呢？在治疗用药过程中，怎样运用"取本""取标""取中气""取标本""逆取""从取"的治疗原则呢？《素问·至真要大论》虽有提示，但嫌笼统，唯仲景《伤寒论》对此做了示范。

　　标、本、中气理论，可用以指导研究六淫发病规律及治疗用药。风、寒、暑、湿、燥、热六气为本，本，即事物的本体、本质。因为六气是气候物化现象产生的根源，故谓六气为"本"；标，标志、标象，即三阴三阳，是用以表示或者标记六气的标志。这是人们为了便于掌握和认识六气而附加的符号；中，即中见之气，是与标本相互联系，且与标为表里关系者即为中气。六气的标、本、中气关系如下：

表15-附一-1 六气标本中气关系表

本	（火）暑	燥	寒	风	热	湿
标	少阳	阳明	太阳	厥阴	少阴	太阴
中气	厥阴	太阴	少阴	少阳	太阳	阳明

由于六气标、本、中气的性质不同，因此对疾病病理演变过程中的影响各有区别：在六淫致病过程中，有的病理表现为本气特征，即所谓"有生于本者"；有的病理表现与其标的性质相符，即所谓"有生于标者"；也有的病理变化与本、标的性质都不同，而与其中气的性质一致，此所谓"有生于中气者"也。临床应用时，要遵循《素问·至真要大论》所说的这三条原则。

《伤寒论》中虽无标本中气之说，但仲景却巧妙地将这一理论与六淫、脏腑经络病机以及六经辨证用药结合在一起，使六经证治得到较合理的解释。仲景是如何将标本中气理论转换为脏腑经络气化理论，并有效地用之于辨证体系之中的呢？张介宾可谓是解读其中奥理之最早、最著者。张氏深谙其中之旨，指出："脏腑经络之标本，脏腑为本居里，十二经为标居表，表里相络者为中气居中。所谓相络者，为表里互相维络，如足太阳膀胱经络于肾、足少阴肾经络于膀胱也。余仿此。"（《类经图翼》卷四）现将介宾的图示意如表15-附一-2：

表15-附一-2 脏腑应天标本中气表

本 脏腑		心	肾	心包	肝	小肠	膀胱	大肠	胃	三焦	胆	肺	脾
标	经络	手少阴经	足少阴经	手厥阴经	足厥阴经	手太阳经	足太阳经	手阳明经	足阳明经	手少阳经	足少阳经	手太阴经	足太阴经
中气	表里经脉	手太阳经	足太阳经	手少阳经	足少阳经	手少阴经	足少阴经	手太阴经	足太阴经	手厥阴经	足厥阴经	手阳明经	足阳明经

这是张介宾运用标本中气理论，解释脏腑经络之间的气化规律，也是用以阐发伤寒六经病变机理及治疗用药的生理基础，从而形成了研究《伤寒论》的一个重要学派——六经气化学派。这一学派的核心思想就是"六经为

病，就是六经的气化为病"。正如张志聪所注："治伤寒六经之病，能于标中求之，思过半矣"（《素问集注》卷八）。现在以《伤寒论》六经病为例，对标本中气理论的临床应用做示范。

一、标本同气，皆从本化

《素问·至真要大论》说："少阳、太阴从本。"马莳注曰："少阳之本火，太阴之本湿，本末同，故从本也。"少阳之本气为暑，证多热化，所以张仲景辨治少阳病时，总以少阳枢机不利，内郁化热为主要病机。或有胆热横犯于脾之"不欲饮食"；或者犯胃而致胃气上逆之"喜呕"；或有胆火上扰心神而见"心烦"不安（96条。条目序号均以五版《伤寒论》教材为据。下同）；或热迫胆汁外溢而有"面目及身黄""小便难"（98条）；或火热内动而见"呕不止，心下急，郁郁微烦"（103条）。此皆为"少阳从本而化"之例，故仲景遣小柴胡汤，或大柴胡汤，或柴胡加芒硝汤治之。张志聪也有相同见解，他说："少阳标阳而本火，则宜散之以清凉。"太阴之本为湿气。脾主运化水液，为"水之制"，喜燥恶湿为其特性。太阴为病，运化失司而致湿浊停聚为患，故太阴病总以有湿为其特点，如脾虚水停之泄泻、水肿、带下、痰饮、腹满等。脾之实证，无论热化、寒化，总以湿盛为其突出病机，临证所见的太阴湿热诸证，可选茵陈蒿汤、栀子柏皮汤、三仁汤、连朴汤之类以祛湿除热；或为太阴寒湿证，可选平胃散、茵陈四逆汤，以温中助阳利湿。这就是张志聪所注："太阴标阴而本湿，故当治以四逆辈。"后人亦有"治脾不在补，而在运其湿"之论。

二、标本异气，从本从标

王冰注曰："太阳本为寒，标为热；少阴本为热，标为寒。"两者标本异气，故其发病，有从其本者，也有从其标者。临证应用如张志聪所云："且如太阳病，头痛发热，烦渴不解，此太阳之本病也。如手足挛急，或汗漏脉沉，此太阳之病标也。"前者如《伤寒论》的第4、6、11、26、34、63、76、77、79条者是，后者如第1、2、3、6、7、12、35条等。可见太阳本寒而标阳，标本异气，故太阳病既有"必恶寒"之太阳伤寒证（从本化）；也有发热，"不汗而烦躁"之里热（从标化）。仲景制麻黄汤以治太阳从本而化之寒证（如麻黄汤证、小青龙汤证、麻黄附子细辛汤证等），又创大青龙汤治疗既从本（寒）又从标之入里化热证。"少阴之本热，其标阴"。张志聪在论述其临证用药原则时指出："如少阴病，脉沉者急温之，宜四逆汤，此少阴之病标也。如少阴病，得之二三日，口燥咽干者，急下之，宜大承气汤，此少阴之病本也。"

由于少阴之本气为热，其标属阴为寒，因此临证常见的伤寒少阴病，有从本而病的"少阴热化证"，如仲景所论的"少阴病，得之二三日以上，心中烦，不得卧，黄连阿胶汤主之"（第303条），此为心火旺，肾阴虚证。少阴病亦有从标而化之"少阴寒化证"。仲景说："少阴病，脉沉者，急温之，宜四逆汤。"（第323条）又说："少阴病，身体痛，手足寒，骨节痛，脉沉者，附子汤主之。"（第305条）由于此即为少阴寒化证，治当温补心肾少阴之阳。此外，亦有既从标又从本化而病的阴盛格阳证，仲景治用白通汤（第314条）以及白通加猪胆汁汤（第315条）。

三、阳明、厥阴，从乎中气

马莳注曰："阳明之中太阴，厥阴之中少阳，本末与中不同，故不从标本，从乎中也。"阳明为多气多血之经，气血充盛，阳气最旺，故其从标而化，多为阳热主证。热盛伤津，大肠又能"主津"，津液损伤，肠道失润。临证中，阳明病可从本而化，即燥化证，如《伤寒论》第212、220、241、252、253、254、256条者是，即所谓阳明腑实证，用大承气汤下之可愈。也可从标而化为阳热之证，如第168、169、170、176、219、221、222条，即所谓阳明经证者是，可用白虎汤类治之。也可从乎中气而化为太阴病，故在阳明经证之大热证或阳明腑实证之后，转化为太阴虚寒证，如《伤寒论》："阳明病，不能食，攻其热必哕，所以然者，胃中虚冷故也。"（第194条）又说："伤寒发汗已，身目为黄，所以然者，以寒湿在里不解故也。以为不可下也，于寒湿中求之。"（第259条）第243条也说："食谷欲呕，属阳明也。吴茱萸汤主之。"这就是阳明"从乎中气"为病的实例。正如张志聪所说："阳明病，发热而渴，大便燥结，此阳明之病阳也。如胃中虚冷，水谷不别，食谷欲呕，脉迟恶寒，此阳明感中见阴湿之化也。"厥阴之本属阳而标阴，其中见少阳之气，所以伤寒病有从本而化生阳热病者，如《伤寒论》

说："伤寒一、二日至四、五日，厥者必发热，前热者后必厥，厥深者热亦深，厥微者热亦微。"可用白虎汤治疗（第350条）。厥阴病亦可从标而化者生阴寒者，如第353条说："下利厥逆而恶寒者。第354条：若大下利而厥冷者，四逆汤主之。"厥阴之病亦有不从标本而从乎中气（少阳）而病者。如第326条所说："厥阴之为病，消渴，气上撞心，心中痛热，饥而欲食，食则吐蛔。"方用乌梅汤治之。因此张志聪总结说："厥阴病，脉微，手足厥冷，此厥之病阴也。如消渴，气上冲心，心中疼热，此厥阴病中见少阳之火化也。"临证中，厥阴为病，常见寒热错杂，或相火妄行，肝阳上亢而有头晕、耳鸣、四肢抽搐之症，宜用清热泻火，息风止痉治之，亦属"从乎中气"的病理变化。

从上述仲景在《伤寒论》中对标本中气论理的应用情况来看，任何一经的发病，都有"从本""从标""从乎中气"三者。《黄帝内经》之所以说"少阳、太阴从本""太阳、少阴从标从本""阳明、厥阴从乎中气"，一是突出其易生之病，如太阴之本湿标阴其病多湿，少阳之本阳标阳故多阳热之证等。二是强调病情的复杂，如少阴病有寒化、热化之证，太阳为病有从本而化的表寒，表里俱寒（如麻黄附子细辛汤证），也有从标从本之表寒里热证（如大青龙汤证）。三是强调不为人们重视的疾病，如阳明多为实热证，但从中气者，也有寒湿证（如第359、343条之吴茱萸汤证），厥阴"从乎中气"则发寒热错杂证等。临证时应当权变圆活，不可拘泥，故《素问·至真要大论》说："知标与本，用之不殆……不知是者，不足以言诊，足以乱经……夫标本之道，要而博，小而大，可以言一而知百病之害。"足见这一理论在临证中的重要价值。

附二
运气理论中干支应用的背景及意义

十天干原本就是表达一个太阳回归年的十个时节，十二地支与斗建相对应，是用于标记一年十二个朔望月的名称。运气理论将天干地支纳入阴阳、五行构架之中，使之与时空关系密切的气候变化勾连在一起，从而通过表达不同年份、时节的干支，能够对相关年份、时节的气候变化进行预测，这就是"天干化运""地支化气"的思维背景。

《黄帝内经》中的五运六气理论，是通过天干地支、气、阴阳、五行知识，演绎60年、10年、12年、6年、1年，以及一年之中的73.05天、60.875天等长短不同时间周期，并将多个概念相互重叠，用以预测某年某时段气候、动植物和人类身心状态的理论。干支纪时为中国特有的计量时间符号和方法，而各年份气候的变化有其特定的时间阶段和周期变化，所以运气理论就是在这一思维背景下运用天干地支演绎"五运"和"六气"的。

一、《黄帝内经》对一年气候分类的方法及其历法背景

《黄帝内经》根据构建生命科学知识体系不同内容的需要，将天地间的气候遵循不同的依据而有不同的分类方法和内容。

（一）在十二月太阳历法的背景下的分类

在十二月太阳历法的背景下有两种分类方法：一是按一年四季，将气候分为"风、雨、寒、暑"（《灵枢经·百病始生》《素问·调经论》）；二是按一年六季，将气候分为"寒、暑、燥、湿、风、火"（《素问·天元纪大论》等运气九篇）。这是五运六气理论中"六气"理论发生的历法背景。

（二）在十月太阳历法的背景下的分类

十月太阳历法将一年分为五季（春、夏、长夏、秋、冬）。大凡将一年

分为五季的方法，都属于十月太阳历法，一年之中的气候也必然分为"寒暑燥湿风"（《素问·阴阳应象大论》）五者。这是五运六气理论中"五运"理论发生的历法背景。

可见，《黄帝内经》在构建五运六气理论时，应用了两种不同制式的历法，"六气"理论依从于十二月太阳历法，"五运"依从于十月太阳历法。

二、天干化运，地支化气在"天人相应"背景下进行架构

五运和六气是天地间的客观存在，是人类对自然界气候变化的认知和把握。《黄帝内经》为了更有效地将其对五运、六气的认知和把握服务于人类的健康事业，就必须在"天人合一"观念的引领下，将人力不可掌控的气候变化，纳入到其可能会给人体造成伤害的事件进行预测范围之中。这就是《黄帝内经》要将一年之中的气候变化运用阴阳、五行模型予以架构的缘由及其意义。

"天人合一"理念，具有天人"同原、同道、同构、同化、同象"的基本内涵。所谓"天人同原"，即人类和万物一样皆为天地的一"气"所生所成；所谓"天人同道"，是指人类与万物共同遵循着天地间一切规律和法则；所谓"天人同构"，是为了认识自然、掌握自然法则，运用阴阳、五行思想和方法，将人类能够认知的事物，均纳入阴阳（涵三阴三阳）、五行的模型架构体系之中。五运之气或者六气也不例外。

其中的木（风）、火（暑）、土（湿）、金（燥）、水（寒）五运之气，主要将其纳入五行的构架之中；而风、寒、暑、湿、燥、火（热）六气，既要纳入阴阳（三阴三阳）结构模式，也要运用五行架构模型，天地万物都是如此，气候变化也不例外。只有将五运、六气纳入"天人合一"的阴阳、五行构架之中，才能在"天人合一"理念指导下，对一年之中的气候变化及其对人体可能造成的伤害进行预测和预防。

将风、寒、暑、湿、燥、火六者进行架构时，为了与木、火、土、金、水五者匹配，就有了"君火以明，相火以位"（《素问·天元纪大论》），这就是《黄帝内经》引出"君火"（热气）"相火"（暑气）的缘由，并使六气也与五行架构相匹配。如此，既可以应用五行生克制化道理表达其相互间的关系，也能在五行归类理论指导下，用于解释其对人体五脏系统的影响。

三、一年气候分为"五运"及"六气"的理由

《黄帝内经》为何有五行模型的"五运"（主、客之运），或者是阴阳模型的"六气"两种说辞呢？这似乎是将简单的问题复杂化了。其实不然。

其一，一年的气候变化虽然有其规律可循，但各个年份的气候迁移，总会有所差异，或者时间提前，或者时间推后，或者气候变化的性质相同而强弱程度有所不同等等。于是应用两种不同模型的"五运"和"六气"，以及"主运""客运""主气""客气"间的关系，可以预测同一年份不同时段或者不同年份之间的气候差异。

其二，由于十月太阳历和十二月太阳历两种不同制式历法并存。"五行即五时"，五行的本意是指"五个时节"的气候变化。一年分为五季是十月太阳历法的基本特征。

显然，"五运"理论的发生是十月太阳历法制式的应用，是将一个太阳回归年分为五个时段（即五季），使木运（风气）、火运（热气）、土运（湿气）、金运（燥气）、水运（寒气）五运之气纳入到五行模型之中。为了与一年（365又1/4日）的实际气候变化时间完全相符，故将十月太阳历用作年节的5~6日，也纳入到推算气候变化的时日之中，每一时段的实际时间为七十三天零五刻，而非一季七十二日。

"六气"理论，是十二月太阳历制式的具体应用。将一个太阳回归年按每两个月为一时段（六十天零八十七刻半），全年计六个时段。如此，虽然"五运"和"六气"的时间划分方法各自应用了不同的历法制式，但是都以太阳周年时运动为背景，加之二者的交司时刻一致，所以确保了每年的"五运"和"六气"总体运行时间一致。这即是"天以六为节，地以五为制"（《素问·天元纪大论》）之义。

"五运"和"六气"两套理论，既能参与对复杂气候变化的预测，也能更加灵活地运用于复杂气候对人体五脏系统所致病证的预测和防治。

四、天文历法是五运、六气与天干地支结合的终极依据

历法知识是五运、六气与天干地支结合的终极依据，这是毋庸置疑的。所谓历法，就是根据天象变化的自然规律，计量较长的时间间隔，判断气候的变化，预示季节来临的法则。既是通过时间的计量来"判断气候的变

化，预示季节来临"。我国在商代以前就已经开始应用天干地支计时了，并规制了完整的六十甲子周期表。时至今日，人们仍然在应用天干地支标记所计量的时间（包括年、季、月、日时辰）。五运六气理论就是应用天干地支为计量符号，对时间进行计量，并以此为据，对相应时间中可能发生的气候变化进行判断和预测。然后在此基础上，应用"天人合一"理念，预测人体相关内脏可能受到气候变化的影响而发生相关疾病，据此采取相应的防治措施。无论计量或预测五步五运之气变化的五时段，或者预测六步六气变化的六时段，都必须运用天干地支为计量符号，才能运用干支符号所表达的时间，预测相关时段的气候特点。这就是"天干化运，地支化气"的历法背景和依据。

由于"十干、十二支都是表示一个回归年中的时段，故二者的性质类似。但由于十二支以月亮的圆缺为依据，而十干仅与太阳的运行方位有关"。因而天干、地支与一年的二十四节气"有固定的关系"。所以古人将天干地支既用于标记所计量的时间，也用于标记其所划分的区位空间，依照顺时运行法则，将十天干和十二地支，结合二十八宿所分布的四方，按一定次序间隔分布于 360 度周天之上，始天干地支也具有表达空间区位的意义。《淮南子·天文训》就将十干、十二支（也称十二辰）、二十八宿，按一定规律建构在圆形天球上，这是《黄帝内经》"五气经天化五运"图形最早的文字记载。

时间、空间是支撑自然界（即"天人合一"中"同构"的"构"。即"结构"）的主要构架，而天干地支可以表达对此二者的计量，所以天干地支也就具备了时空构架的内涵。一旦用干支表达五运、六气，也就是将其纳入到"结构"之中。

因此，运气理论中的天干地支，通过对所计量的时间、空间区位，勾连与时间、空间密切相关的气候变化，以及由此发生的物候、致病邪气乃至发生的相关病证，从而达到对其预测的目的。

（一）天干化运

"十干是十月太阳历的十个时节"，无论《诗经》《夏小正》《管子》，还是《史记·律书》《汉书·历律志》，都充分证明我国远古时代使用过一年分为十个季节的历法。只要我们将"甲己化土，乙庚化金，丙辛化水，丁壬化木，戊癸化火"十天干化五运的口诀与"河图"之"五行生成数"加以比较，就会发现二者的十干组配方法完全一致，虽然每个天干组配的五行属性不同，但是二者在起始组配的五行属性，存在着很有意思的文化现象，即"水"和"土"，"谁"为万物生成之始的差异而已。《管子·水地》："地者，万物之本原，诸生之根菀（菀，根系）也。"又："水者，地之血气，如筋脉之通流者也……水者何也？万物之本原也，诸生之宗室也。""河图"起始组配的五行属性为"水"（天一生水，地六成之），突出了"水为万物生成之始"的理念；而"十干化运"的起始组配为"土"（甲己化土），突出了"土为万物生成之始"的"重土"思想。二者虽有"五行属性"差异，但是组配方法一致，均为万物生成之始的理念一致。

可见，"天干化运"只是为了表达十干所统十月太阳历的五个季节，不过是将回归年（365又1/4日）实际气候变化周期全部纳入计算时间之中（包括5~6日的过年节），所以每一年分为五步，每步为73.05日。"丹天之气经于牛女戊分，天之气经于心尾己分，苍天之气经于危室柳鬼，素天之气经于亢氐昴毕，玄天之气经于张翼娄胃。所谓戊己分者，奎壁角轸，则天地之门户也。夫候之所始，道之所生，不可不通也。"（《素问·五运行大论》）

所谓"天地之门户"，是指太阳周年视运动，位于奎壁二宿，正当由春入夏之时；位于角轸二宿，正当由秋入冬之时。夏为阳中之阳，冬为阴中之阴，所以古人称奎壁角轸为天地之门户。明代张介宾："是日之长也，时之暖也，万物之发生也，皆从奎壁始；日之短也，时之寒也，万物之收藏也，皆从角、轸始，故曰：春分司启，秋分司闭。夫既司启闭，要非门户而何？然自奎、壁而南，日就阳道，故曰天门；角、轸而北，日就阴道，故曰地户。"

此处不过是将十干纳入五行架构，运用其表达时间、空间的功能，将其转换为相应时空区位的气候内涵。这一思维过程的逻辑程序为：表达回归年的十天干→根据其五行属性进行架构→表达时空区位→预测气候。人们在具体应用时往往省略了中间的"时空区位"，直接将"十干"转换为"五行架构"所表达的气候，这就是运气理论中"天干化运"的思维本质。

（二）地支化气

正由于"十二支都是表示一个回归年中的时段""十二支以月亮的圆缺为依据""代表十二月"，十二支与十天干一样，与一年的二十四节气"有固定的关系"。《淮南子·地形训》指出，十二支属于斗建所指的月名，以及与之对应的时节。这就是"子午之岁，上见少阴；丑未之岁，上见太阴；寅申之岁，上见少阳；卯酉之岁，上见阳明；辰戌之岁，上见太阳；巳亥之岁，上见厥阴。少阴所谓标也，厥阴所谓终也。厥阴之上，风气主之；少阴之上，热气主之；太阴之上，湿气主之；少阳之上，相火主之；阳明之上，燥气主之；太阳之上，寒气主之。所谓本也，是谓六元"（《素问·天元纪大论》）发生的天文、历法背景。

《黄帝内经》根据六气的阴阳属性、五行属性进行架构时指出："寒暑燥湿风火，天之阴阳也，三阴三阳上奉之；木火土金水，地之阴阳也，生长化收藏下应之。"（《素问·天元纪大论》）

可见，运气理论为了预测特定时空区位的气候变化，就将能标记的十二地支予以"阴阳、五行属性"处理，将其纳入到阴阳、五行构架之中，于是进一步与已经"阴阳、五行化"了的"六气"与之匹配，分别将能表达时空区位的十二地支转换为相应的气候特征，即：与二十四节气"有固定的关系"的十二地支→根据其阴阳、五行属性进行架构→表达时空区位→预测气候，这就是运气理论中"地支化气"的思维本质。

人们在具体学习和研究运气理论时，往往省略了思维过程中地支所表达的"时空区位"，直接将"十二地支"转换（即"化"）为"阴阳五行架构"表达的气候名，这就是运气理论中"十二地支化气"的思维本质。

运气理论对此解释时所说的"正化""对化"，《玄珠密语》卷三回答了"正化""对化"为何的问题。如"又生成正化，以何明之？从其本而生，从其标而成也。以何为标？以何为本也？正化为本，对化为标"。大凡五行之生数所化为"正化"，其成数所化为"对化"，如"厥阴正化于亥，风化三，本也。故生数对司于巳，风化八，标也，故成数"。"少阴，正司午，热化二，本也。故生数对司于子，热化七，标也，故成数"。"土"只取生数，故曰"太阴正司于未，对司于丑，皆雨化五，土无成数也，故只生数"。由于六气的五行属性只有"五"，故"热、暑"同属五行之"火"。"寅申少阳相火（暑气）"之"寅"在东方木位，"申"在西方金位，木为火之母（相生），火能克金（相克），所以，"寅"化火为"正化"，"申"化火为"对化"。这些解释，不外乎是为了能将与二十四节气"有固定的关系"的十二支，转化为能够标记与时空区位密切相关的风、寒、暑、湿、燥、火（热）

六气之符号。当然，这一转换是有其天文、历法知识背景的。

但凡讨论运气理论，无不涉及"十干化运"和"十二支化气"，天干地支与气运之间有着天文和历法联系，存在着"天人合一"中的"同构"观念，只有将天干地支与六气、五运之气纳入统一构架体系，才能运用可以计量时间的干支符号，对相应年份、同一年份某时段的气候变化做出可能的预测。此处仅就"天干化运""地支化气"的天文历法背景、思维背景作以研究，求证于读者。

第十六讲
《难经》及其学术特征

　　《难经》以问答释难的形式辑为81节，讨论和阐发了医学的一些重要问题。就其内容而言，主要是以阐明《黄帝内经》缔造的中医药理论为主，同时还分析了一些病证。该书内容简要，辨析精微，在脉学、元气、命门、三焦、奇经、腧穴理论、针刺补泻等方面，均有创造性发挥，对于中医基础理论和诊断学、针灸学等学科的形成和发展贡献卓著。在中医学的发展过程中，该书具有承前启后的作用，并侧重于理论分析，对中医学理论的形成与发展产生了深远而重要的影响，因而受到历代医学家的重视，被尊为"医经"，与《黄帝内经》《神农本草经》《伤寒论》齐名，并称为中医的四大经典著作，是学习和研究中医学知识时的必读之书。

一、《难经》名义

　　《难经》全称为《黄帝八十一难经》，计3卷，为问答体例，对设问的内容予以回答时用"然"表达。"然"有答、是、自问、自答之意涵。

　　"黄帝"为托名；"八十一"者，是就其内容而言，因书中就医学问题，厘定为八十一节论之，有三分之二内容与《黄帝内经》学术思想相关，有三分之一的内容不见于《黄帝内经》。

　　"经"者之义：其一，"经"本义是指串连竹简的绳索，是与纬相对而言；其二，"经"有"径"义，因为书中所阐发的内容，是习医之人探求医学奥理之门径。陆明德《经典释文》释"经"为"常也，法也，径也"。吴崑在诠释《黄帝内经》之"经"时所说"万世宗法，谓之经"。此处"经"引申为经典之义，因其为医学理论的重要典籍，故曰"经"。

　　对于本书名曰"难"的诠释，有以下几种不同意见：

　　一是诘问、责难，读nàn。引申为探求、探讨，即对上古医论的内容中言而未详、未明之理进行探求，故有人直释为"问难《内经》"之义"难，是问难之义"。"难"为"问"的互词，故"八十一难"即"八十一问"。晋代皇甫谧在《帝王世纪》中说："黄帝命雷公、岐伯论经脉，旁通问难八十一，为《难经》。"

二是论说、论述，读如nàn。《吕氏春秋·乐成》："令将军视之，书尽难攻中山之事也。"高诱注："难，说。"又《史记·五帝本纪》："死生之说，存亡之难。"司马贞索隐："难，犹说也。凡事是非未尽，假以往来之间，则曰难。"认为《难经》是解释、论述《黄帝内经》及其他古医籍中疑难问题，故名。因而认为是论说之义。

三是困难、困惑、不容易。读如nán，即今之难易之难。《玉篇·寒韵》："难，不易之称。"《广韵·寒韵》："难，艰也，不易称也。"唐代杨玄操《难经集注》曰："名为《八十一难》，以其理趣深远，非卒易了，故也。"

以上三说各有道理，亦各有据，三义兼而有之更胜。

二、《难经》的成书

关于《难经》为何时何人所著的问题"至今没有确切统一的结论"（《难经校注》）。主要有上古成书说、战国成书说、西汉成书说、东汉成书说等。

其一，上古成书说。此说认为《难经》为黄帝所作。西晋皇甫谧《帝王世纪》："黄帝有熊氏，命雷公、岐伯论经脉，旁通问难八十一，为《难经》。"隋以前多将《难经》附于黄帝名下。此说不可取。

其二，战国成书说。此说认为《难经》出自秦越人之手。此说始自唐代，这一时期杨玄操《难经集注·序》认为"《黄帝八十一难经》者，斯乃渤海秦越人之所作者也"。《旧唐书·经籍志》亦有"《黄帝八十一难经》二卷，秦越人撰"的记载，此论主要依据《史记·扁鹊仓公列传》，因书中有"至今天下言脉者，扁鹊也"之说，而此扁鹊即战国时秦越人。唐后医家，多宗此说。

其三，西汉成书说。此说认为《难经》是淳于意所撰。此说主要依据《黄帝内经》和《难经》的学术源流继承关系，或以《难经》为仓公淳于意的门徒弟子所著，如今人何爱华认为《难经》"其独专取两手寸口动脉，分为寸、关、尺三部，以候五脏六腑之病变为其主流，这是我们探求《难经》著作时代之首要标志"。并以仓公诊籍26例病案中有20个医案以诊脉独取寸口为据，断言"《难经》不是战国时代，而是西汉时代的著作"，"当为淳于意一派医家的著作"。后世宗此说者众。

其四，东汉成书说。此说认为《难经》是东汉名师所作。日本丹波元胤在《难经疏证·难经题解》中认定，《难经》是出自东汉名师之手。现代学者李今庸亦赞成此说，认为《难经》成书的时间，大约在后汉，并进一步确定"下限很大可能就在公元106年，即后汉殇帝延平左右"。

其五，其他观点。除上述观点外，还有成书于六朝说、两汉说、唐以后成书说等。如清代姚际恒《古今伪书考》倡六朝伪书之托名说，认为此书《史记》《汉书·艺文志》未载而首见于《隋书·经籍志》，最早注释者吕广并非汉末三国吴人，而是隋代吴地人，近代学者恽铁樵、廖平、范行准等亦推此说；更有人从《难经》与《脉经》《针灸甲乙经》的关系，推论此书为唐后著作，如黄云眉《古今伪书考补正》即执此说，响应者甚少；迟华基将《难经》与《脉经》众文字进行比较，认为《难经》成书不晚于西汉；湖南张瑞麟认为《难经》的成书在《黄帝内经》之后，仲景之前。笔者认为《难经》成书于两汉。

以上有关《难经》成书年代的争论，并非只是确定书成何时的简单问题，而是涉及学术源流、内涵及其发展的重要课题。成书时间的考据有利于更准确地理解、掌握其理论内容，也有利于全面、系统地整理和确立中医有关理论的学术发展脉络。中国古代文献，特别是经典著作的成书年代的考订，是一项十分复杂且难度很大的学术研究。一是由于经典著作本身写作与成编历程复杂，往往既有创始者的原作，又有门徒、后人的补充或注释混杂其中；二是传承过程久远且多变故，如篇目文字移易、脱简蚀阙以及传抄错误等在所难免。特别是医学著作，古称"禁方"，门派学验，各不交流。即便传世，集文成书，又时空悬隔，给研究者造成诸多困难。

《难经》的成书可以从内容和成编两方面论之。就其内容而言，显然与《黄帝内经》一脉相承，多是针对《黄帝内经》而论，因此，《难经》学术内容的形成较《黄帝内经》晚，或者说《难经》在成编时撷取了与《黄帝内经》成编时所汇聚的相同的古医著。就其书名的出现（即其成编）恐在西汉末期刘歆所撰《七略》之后，公元前25年（上限），在张机撰《伤寒论》

之前（下限）。因为东汉班固所修的《汉书·艺文志》中引用《七略》的内容时未提到《难经》，而仲景的自序中首次提到该书名称，而且《伤寒论》《金匮要略》中所涉及脉象的内容，均与《难经》所论之脉一致。从其书名不载于《汉书·艺文志》而初见于《伤寒论·自序》这一基本事实来看，说明其与《黄帝内经》基本同时代，或稍晚，《黄帝内经》未录入者，其录入。从以上讨论可基本推断，《难经》的成书年代可定于两汉，但有些内容较为古老，或可追溯到战国，而下限不晚于东汉末，有个别后代作品。

关于《难经》作者，从上述可知有黄帝说、扁鹊秦越人说、淳于意师徒说等。黄帝说自不必辩，关于秦越人说，近世有少学者怀疑秦越人著《难经》的说法，理由如下：一是文献无证。《史记·扁鹊仓公列传》《汉书·艺文志》均无记载；《伤寒论》《隋书·经籍志》虽提及书名，但未注明作者；《脉经》引扁鹊诸说，未见于《难经》，而引《难经》文又不属于扁鹊。二是文字、术语的时代性不合。关于淳于意师徒说，虽《难经》"独取寸口"脉法与仓公淳于意诊籍中的脉法相合，但两者在脉法水平上的差距较大。则淳于意师徒或许是《难经》脉法成熟过程中的推进者，若言《难经》成书有他们的参与，当不为过。

从《难经》的学术内容与文字表述情况分析，理论观点有先后演进甚至不相连属的痕迹，如经脉十一到十二的演变、手心主及其经脉的定位、诊脉切按指力三种模式等，说明《难经》非一人之作，故烟建华认为："就文献记载，文义医理而论，此书当非一人所为，很可能是古代医家私授门徒释难解惑的记录，辗转相传，又不断整理补充而成的。"民国医家张寿颐《难经汇注笺正》也说"八十一难本文，盖出于战国秦汉之间，各道其道，必非一时一人之手笔"。

三、《难经》的流传沿革

最早记载《难经》书名的是张机的《伤寒论》，最早注释《难经》的是三国时期吴太医令吕广，最早引用《难经》原文的是西晋王叔和的《脉经》。第一次记载《难经》的官方文献资料是《隋书·经籍志》，此后，唐代杨玄操亦为《难经》作注，《旧唐书·经籍志》《新唐书·艺文志》均记载了此书。但是，随着历史的变迁，《难经》原书及这些相关书籍均已佚失。现存最早的《难经》版本是宋代王九思所辑，吕广、杨玄操、丁德用、虞庶、杨康侯等五家注释的《难经集注》。

现行的《难经》版本，虽然经过历代医家的编辑注释，古今文字可能有所不同，但这些编注，仍基本保留了《难经》原貌。如杨玄操《黄帝八十一难经·序》亦云：“此教所兴，多历年代，非唯文字舛错，抑亦事绪参差，后人传览，良难领会，今辄条贯编次，使类例相从。”清代孙鼎宜说：“今文之注，始吴广而渐盛；而古文则传云出自王叔和。”故张寿颐《难经汇注笺正·自序》说：“是真医经中的最早古者。”

《难经》与《黄帝内经》两部古典医籍，均为中医理论体系形成的标志性著作，关于《难经》与《黄帝内经》的关系，历代学者大多认为《难经》系为《黄帝内经》释难解惑而作，如《难经集注》杨玄操序云：“按黄帝有《黄帝内经》二秩，秩各九卷，而其义幽颐，殆难穷览，越人乃采摘英华，抄撮精要，二部经内凡八十一章，勒成卷轴，伸演其道，探微索隐，垂示后昆，名为《八十一难》，以其理趣深远，非卒易了故也。”后世医家均本其说，遂成“定论”。

有的医家甚至不承认《难经》是经典著作，如《难经经释》徐大椿说：“《难经》非经也。以《灵》《素》之微言奥旨，引端未发者，设为问答之语，俾畅厥义也。”这种认识固然有一定道理，盖书中自《七难》起，引“经言”者凡35处，其中大部分可以在《黄帝内经》找到出处，但也有称“经言”而《素问》《灵枢经》无其文亦无其义者，如《四十五难》所云“经言八会者”等，在《黄帝内经》找不到出处。更有在《黄帝内经》中虽可找到出处，但其答辞不相属者，如《二十二难》十二经“是动”“所生”病，文在《灵枢经·经脉》篇，但《难经》答云：“经言是动者，气也；所生病者，血也。邪在气，气为是动；邪在血，血为所生病。”众皆哗然，皆以《难经》为非。

除此而外，还有许多重要学术发明，如《一难》至《二十一难》之寸口脉诊理论与法，《三十六难》《三十九难》之命门说，《三十八难》《六十六难》之三焦说，虽在《黄帝内经》有其三焦之名，但《难经》之论与之大有不同，并能敷畅发明、创新学术，即使徐大椿亦不得不承认《难经》是“别有师承”。

其实，所谓“经言”，不一定均出自《素问》《灵枢经》，因为《黄帝内经》所引《上经》《下经》等50多种古代医学文献，则《难经》所引“经言"安知非亡佚的古经？故《难经》作为中医经典著作之一，其学术价值在于有原创理论，并在中医学术发展中经受住了考验而成为中医学范式的基本内容，如独取寸口脉法，命门、元气、三焦理论、奇经理论等。因此，《难经》作为阐释、发挥中医古典文献的学术理论和临床方法而著称于世，虽与《黄帝内经》关系密切，亦不必限于此，两者各有阐发，并作为中医经典共存。

四、《难经》的学术体系

《难经》作为中医理论体系的奠基之作，与《黄帝内经》一样在当时人们所掌握哲学、医理和思维方法的基础上，将他们长期在生产、生活过程中所观察到的大量自然、社会的现象，以及在与疾病做斗争中长期积累的防病治病经验体会，逐渐升华成理性的认识，构建了较为完整的医学知识体系，并运用这些知识探索和阐释生命规律。《黄帝内经》《难经》所创造的医学知识体系，成为中医理论中的基本概念、基本原理，以及临床操作规范的依据和范式，二者构建的特有医学思维方式影响着中医学2000多年来的宏观走向，因而在《黄帝内经》《难经》理论体系基础上构建的中医学理论，具有十分浓郁的中国传统文化特征以及相关的科学内涵、科学价值和医学科学意义，所以和发生于西方文化背景下的西医学具有不同的评价体系和评价标准。要想深刻理解发生于差异很大的东西方文化背景下的两个不同医学体系的不同特征，就必须对《黄帝内经》《难经》学术体系的内涵、内容、特征有深刻的认识。

（一）《难经》学术体系的结构内涵

《难经》学术体系的结构内涵主要有脉学、经络、藏象、疾病、腧穴、针法6个方面。

1.脉学 《难经》在继承了《黄帝内经》独取寸口诊脉的基础上又有创新，使其进入了临床实用阶段。因此，《难经》中所论的寸口诊脉法才成为真正意义上的切脉法的先驱。《难经》用了四分之一的篇幅，从《一难》至《二十一难》主要论述脉学的基本理论、基本技能及其实践意义。主要内容有四：其一，切脉独取寸口诊病的原理；其二，寸口脉的三部划分，阴阳属性及与脏腑经脉的配属关系；其三，寸口脉的主病、预后及诊断学方法及意义；其四，经脉的长度、循行，脉、证、色、尺脉诊的关系以及诸经气绝时人的表现。

指出独取寸口诊断疾病的原理在于寸口是"脉之大会"，是十二经经气，即脏腑之气汇聚之处；并用阴阳理论指导脉学研究，探讨经络脏腑在寸口三部中的配合关系；又有脉有胃气、原气的重要意义等。提出诊脉独取寸口、脉分寸关尺三部，浮中沉九候，以及切脉候阴阳、经络脏腑之气的方法，诊尺脉的意义等。论述了正常脉象以胃气为本、脉象随四时气候变化呈四时旺脉，并以此辨析其反常脉象。而反常脉象有辨别脏腑疾病的十变脉、歇止脉和损至脉；有辨别寒热证的迟脉与数脉；有辨别虚实证的损小脉与实大脉；有阴阳相乘的复溢脉和伏匿脉；还有脉证相应、色脉尺肤相应、脉证逆从判断吉凶等。

2. **经络** 《黄帝内经》奠定了系统的经络学理论，《难经》对此内容作了简明扼要的整理和补充与阐发。《二十二难》至《二十九难》从十二经脉、十五别络和奇经八脉三个方面进行了继承和发扬。主要介绍经脉的长度、流注次序、阴阳各经气绝的症状和预后、十二经脉与十五别络的关系以及奇经八脉的问题。提出了手厥阴心包经是手少阴心经的"别脉"，故有脏腑十一、经脉十二的观点，并对《灵枢经·经脉》篇十二经"是动"和"所生病"的含义提出独到见解，指出"是动者，气也；所生病者，血也"（《二十二难》）。其次规定了十二经脉之数（《二十五难》），论述了十二经脉的长度和流注次序（《二十三难》），对十二经脉气绝时的临床症状和预后进行了专节讨论（《二十四难》）。关于十五络之数，《难经》在十二正经和脾经多一条的认识上与《黄帝内经》一致，所别之处是另外的两条别络，分别是阳跷、阴跷脉各一条，计15条（《二十六难》）。《难经》首先创立"奇经八脉"之名（《二十七难》），系统整理与阐述了奇经的名称、数目、循行部位及其与十二经的关系及发病证候等，特别是对奇经生理功能的论述，丰富和发展了《黄帝内经》奇经八脉的理论。后世有关奇经的理论研究，多宗于此。

3. **藏象** 在《黄帝内经》已取得的研究成就基础上，《难经》从《三十难》至《四十七难》计18节中，进行了补充和发展，主要介绍人体脏腑解剖知识、生理功能及其与组织器官之间的关系等。有内脏器官的解剖、原气说、命门说、三焦理论、营卫气血说、脏腑器官相关说等。

在解剖方面，《难经》详细地记载了五脏六腑的形态；分别介绍了一些脏腑的外形特征、周长、直径、长度、阔度以及重量、容量，肝与肺的比重（《三十三难》《四十二难》）和分叶等，还对肾、肝、肺进行了局部形态观察和记录（《三十六难》《四十二难》）；对于消化道的某些重要部位，即所谓"七冲门"，不但对每一部位从其功能特征出发进行了命名，而且对其各自的解剖特征做出了相应的描述，并分别予以命名。说明当时的解剖学已有相当的水准。在脏腑的生理功能及其内外联系方面，简要论述了各脏腑的功能及其与五声、五色、五臭、五味、五液、七神的对应联系；概括介绍了营卫气血的生成、循行、功能；详细指出了三焦的部位、功能和主治腧穴，同时还提出三焦有名无形的论点，成为中医学中长期争论的课题；提出命门的新概念，强调命门在生命活动中的重要意义，是中医学基本理论的重要组成部分；对八会穴的生理作用也做了论述。

《难经》首创原气说，由于原气（又称元气）产生于肾，与生命活动休戚相关，因此又称之为"生气""肾间动气"。此气是生命之源，是十二经脉、五脏六腑之根本，是性命的动力。从肾中产生之后，由三焦输布于全身各处（《八难》《三十八难》《六十六难》）。

4. **病证** 《四十八难》至《六十一难》计14节，从病因、病机、病传规律以及病证的诊断等方面，突现其对疾病的认识。

在病因方面，提出了风、寒、暑、湿、温、热和忧愁、思虑、恚怒、饮食、劳倦等致病因素，运用五行学说论述"正经自病"和"五邪所伤"两类不同性质的疾病，并以此作为临床分析病因的示范。在疾病的诊断方面，系统提出望、闻、问、切四种诊法；结合脏腑的生理功能，分析病证的阴阳、表里、寒热、虚实，作为辨证的基础；运用五行生克理论说明疾病的传变规律和预后的顺逆。

《难经》分别用虚邪、实邪、贼邪、微邪、正邪之名，论述了五脏间的病传规律。其所论病传有五：一曰"虚邪"，是指母病传子之邪；二曰"实邪"，是为子病传母之邪；三曰"贼邪"，指相乘而传之邪（即传其所胜之脏）；四曰"微邪"，指相侮而传之邪（即传其所不胜之脏）；五曰"正邪"，指正经自病之邪，即各自直接伤及受病之脏，非他脏所传。前两者是病邪按相生关系传变，又称为"间脏"传；后两种病传规律是按相克关系而传，又叫"七传"（亦有作"次传"）（《五十三难》）。这是对《素问·玉机真脏论》所讲的"五脏受气于其所生，传之于其所胜，气舍于其所生，死于其所不胜"内容的发挥。在病证方面，举出伤寒、积聚、泄泻、癫狂、头痛、心痛等常见病作为临床辨证的范例，特别是外感病的分类，提出"伤寒有五"，区分了广义伤寒与狭义伤寒，同时鉴别了它们的脉象，指出了汗下治疗的原则。《难经》虽然所论病证不多，但其影响却较深远。

5. **腧穴** 《六十二难》至《六十八难》计7节，讨论了腧穴中的6组常用的特定穴，即五输穴、原穴、募穴、背俞穴、十五络穴和八会穴。

五输穴虽然创自《黄帝内经》，但《难经》对其作了较为系统深刻的论述。如《三十六难》论述五输穴为何以井穴为始，五输穴命名含义；《六十五难》论井穴、合穴出入的意义；《六十四难》论五输穴的阴阳属性及五行属性及其阴阳相配的道理；《六十八难》论五输穴的主治病证等。使《黄帝内经》中所创立的五输穴理论得到了补充和完善，更有利于临床应用。原穴在脏腑活动中有特殊意义，因而《难经》认为"五脏六腑之有病者，皆取其原"（《六十六难》），分析了阳经之原、阴经之俞与三焦的关系，特别是原穴理论的阐发，乃是对命门原气和三焦理论的具体应用。络穴，是络脉从经脉分出部位的腧穴，络脉有15条，故有十五络穴（《二十六难》）。由于络穴是经脉与络脉的交汇处，联络着相表里的两经，所以在临床运用中，刺灸络穴时，一可以治本经病，二可以治相表里之经的病，三可以治疗一些难愈的慢性疾病。八会穴是《难经》所首创，是指脏、腑、气、血、筋、脉、骨、髓的精气聚会的八个腧穴，多分布于躯干。《难经》以八者治疗热病为例，阐述了会穴的意义，故曰："热病在内者，聚其会之气穴也。"（《四十五难》）后世扩大了此类特定腧穴的应用范围。此外，还讨论了脏腑俞募穴的意义和治疗作用。

6. **针法** 《难经》全书81节，其中有30多节涉及针灸，并在最后从《六十九难》至《八十一难》13节中集中阐述了针刺治病的原则、针刺的补泻大法和多种运针手法，使针刺疗法不仅在学术上随其藏象、经络、腧穴等理论的创新而有所提高，而且在针刺技术上有新的发明而更加实用、易于操作。

《难经》论述的针刺治疗原则：其一，辨证补泻，即"虚者补之，实者泻之，不实不虚，以经取之"（《六十九难》）；其二，因时制宜。此则又有两种方法：一是四时针刺有深浅，二是四时选穴不同。《难经》针刺方法，特别在操作手法上传授机要，特于"脉气""得气"的概念、诊察与施术方面有独特体悟，为后世针刺的临床实际操作奠定了基础。介绍了刺手和押手，如何掌握针刺深浅程度，进针、出针、留针待气等多种手法。还介绍了四时刺法、四时五脏刺法。针刺补泻的临床运用，有迎随补泻法、刺进泻荥法、补母泻子法、迎随母子补泻法以及刺营刺卫深浅等。对针刺补泻的步骤、手法和误用后的不良后果，也进行了详细讨论，强调临证要掌握治未病的原则。

（二）《难经》的学术特征

《难经》有其独特的学术思想，自成体系，贯穿于本书的始终，体现于生理、病理、诊断、治疗诸方面。这些特征是区分与《黄帝内经》之间特别显著的征象和标志。

1. 以命门—原气—三焦为轴心认识和把握生命规律 整体观是指用普遍联系的观点看待一切事物的思维方式，是中医学的基本学术思想和学术特点。《难经》的整体生命观，可以归纳为命门—原（元）气—三焦为轴心的生命调节理论。

其一，原气是生命的根本。"元气"一词在医学典籍中首见于《难经》。《难经》一再强调，元气（原气）是关系生命存亡的本原之气，有则生，无则死。其生理作用，从名曰"动气"而论，当系生命活动中激发、推动、生化的源能力，能推动人身的生长发育，激发各脏腑组织器官的活动，是生命的根本。原气来源于先天，系于命门，藏于脐下两肾之间，故称为"肾间动气"，是生命的原动力所在，正如《六十六难》所云："脐下肾间动气者，人之生命也。"原气是维持人体脏腑经络活动的动力，有抗御外邪的功能，故《八难》说："所谓生气之原者，谓十二经脉之根本也，谓肾间动气也，此五脏六腑之本，十二经脉之根，呼吸之门，三焦之原，一名守邪之神。"原气是脉之根本，故《十四难》说："脉有根本，人有原气。"

其二，命门为原气之所系。"命门"一词首见于《黄帝内经》，在《难经》则独辟蹊径，《三十九难》提出"腑有五脏有六"，将命门作为独重之脏，为"诸神精之所舍，原气之所系也。男子以藏精，女子以系胞"（《三十六难》）"其气与肾通"（《三十八难》）。命门具有藏精、舍神、系原气的作用，精、气，神三者均与命门相关。这是命门义理概念上的一次根本转变与演化，自此便成为中医理论中的重要知识版块。

其三，三焦为原气之别使，原气根源于肾中所藏的先天之精，又不断地依赖后天水谷精气的充养，并通过三焦而布达于舍身。可见，原气从产生、补充、运行并发挥作用的全过程均不离乎三焦，皆在三焦的气化作用下完成，所以《三十一难》说："三焦者，水谷之道路，气之所终始也。"《三十八难》说三焦"有原气之别焉，主持诸气"。《六十六难》又说："三焦者，原气之别使也，主通行三气，经历于五脏六腑。"原气能纳气归原，是呼吸功能的关键，它使三焦有所禀受，是三焦气化产生各生理效应的源泉，又是人体抗御邪气的功能主宰。原气之所止，为十二经之原穴，十二经原穴是原气在沿经脉运行过程中留驻之处。原气系于命门与肾，经三焦而行于脏腑经络、布达于周身。其中原穴是原气运行过程中所驻处，故《六十六难》说："五脏俞者，三焦之所行，气之所留止也……故所止辄为原。五脏六腑之有病者，皆取其原也。"

《难经》认为，原气的盛衰变化可反映于两手尺脉，正如《十四难》说："人之有尺，譬如树之有根，枝叶虽枯槁，根本将自生。脉有根本，人有元气，故知不死。"故后世将两手尺脉作为判断脉之有根无根的关键。可见，《难经》中以命门—原（元）气—三焦为轴心的生命调节理论，是《难经》独特的生理病理学理论体系，贯穿于生理、病理、诊断和治疗各方面，自成系统，反映了《难经》对生命的基本认识，在临床上具有重要的指导意义，对历代医家产生了极为深远的影响。

2. 以五行生克为重心认识和把握生命规律 《黄帝内经》较多地运用阴阳之理论生理病理，而五行则多用于分类，如外邪六淫（五气）伤五脏、内伤五脏化五邪等，更复杂的五行运用则受限。而《难经》则较多地运用五行之理分析人体的生理病理，指导疾病诊治，如《十九难》就运用五行相生理论，解释了男女两性不同的胎生学。《四十难》用其说明鼻嗅觉功能的发生与心肺的关系，听觉与肺肾关系等。在病理上，《难经》运用五行生克理论，阐明疾病的发生和传变规律。认为五脏疾病的发生，既可以是本脏本经直接受邪而发病。又可以由他脏他经病邪传变而生成。既有按五行相克而传，如《五十三难》所论者是，又有按五行相生之序而成，如《十难》所述者是。

《难经》运用五行学说分析病机，在两个方面具有突出特点：

一是充分运用五行之理，论述复杂的病理关系。如《四十九难》首先论述了两种发病规律：一种是"正经自病"，如该节认为"正经自病"不是他脏病变中之病邪传变而成，而是病邪直接伤害相关的内脏而病，亦即五脏本经自病的原发病。另一种是"五邪所伤"致病。所谓"五邪"是指风邪、寒邪、暑邪、湿邪及饮食劳倦。所谓五邪所伤，是指这五种邪气中的任何一种邪气，既可直接伤及相关的内脏而致病，如风伤肝、暑伤心、饮食劳倦伤脾、寒伤肺、湿伤肾，此即为"正经自病"；又可传及其他脏而引起另一类疾病，即所谓"五邪所伤"。这两种发病规律对指导后世临床具有重要意义。

二是以五行生克机理把握五脏疾病传变及预后规律。疾病之间的传变形式多种多样，《难经》继承了《黄帝内经》五脏病传的精神，且有所发扬，特别是阐明了五脏之间病传及其生死预后的机理。

五脏疾病之间传变不外乎生克乘侮的关系，如《五十难》认为五脏间的病传规律有五：一曰"虚邪"，是指母病传子之邪；二曰"实邪"，是为子病传母之邪；三曰"贼邪"，指相乘而传之邪（即传其所胜之脏）；四曰"微邪"，指相侮而传之邪（即传其所不胜之脏）；五曰"正邪"，指正经自病之邪，即各自直接受病之邪，非他脏所传。其中"虚邪""实邪"是病邪按相生关系传变，又称为"间脏"传。"贼邪""微邪"两种病传规律是按相克关系而传，即《五十三难》所谓"传其所胜也"，又称其为"七传"（亦有作"次传"）。

《难经》运用五行学说指导诊断。如《十八难》运用五行理论阐明寸口三部脉的脏腑定位及候诊原理，并明确指出："此皆五行母子更相生养者也。"在《二十四难》中运用五行相胜理论，阐述经气绝亡甚至死亡时日的判断。

《难经》运用五行学说指导疾病的治疗。如《难经》对十二经脉、十二脏腑、各经脉的五输穴等进行五行属性的规定，这一规定是确立治疗方法及刺治选穴的依据（《十八难》《六十四难》）。《七十五难》运用五行相生理论，阐述了肝实肺虚的病证发生及其治疗，不直接用泻肝补肺之法，而是根据"子能令母实，母能令子虚"的原理，取泻火补水之法，达到泻肝实，补肺虚之目的。还在《六十九难》《七十五难》《七十七难》《七十九难》中运用五行相生相克理论提出了种种补泻法则，如补母泻子法、泻南补北法、肝病实脾（即扶土抑木）法等。《难经》虽然在运用阴阳五行学说方面较《黄帝内经》更全面、深刻，但同时也存在着将阴阳五行神秘化的倾向，如《十九难》中"男生于寅、女生于申",《四十一难》中"肝属于少阳,犹如两心,故有两叶"等,这是汉代崇尚阴阳五行学说这一社会学背景的遗痕。

3. 以独取寸口为重点认识和把握生命规律 《难经》用了四分之一的篇幅,从《一难》至《二十一难》主要论述脉学的基本理论、基本技能及其实践意义,突显了其以独取寸口为重点对生命规律的认识和把握。独取寸口的切脉方法,虽然在《黄帝内经》中已经提出,但实为《难经》首创。

其一,《难经》从十二经脉的动脉中筛选出手太阴肺经的动脉——寸口为切脉部位。确定寸口切脉的理由,是寸口脉为"脉之大要会"(《二难》),是"五脏六腑之所终始"(《十难》)。

其二,首创了寸口脉寸、关、尺三部的定位、定位名称、定位方法,以及寸、关、尺三部脉位之长短(《二难》);

其三,创三部各有浮、中、沉三种指力及候诊方法(《五难》);

其四,提出"脉有三部,部有四经"(《十八难》),首次确定了十二经以及人体不同部位的疾病在寸口三部的候诊部位(《十八难》)。由于寸口脉反应灵敏,切脉简便易行,所以得到了推广和普遍运用。

《难经》在突出切脉诊法的基础上,从整体观出发,强调要诸诊合参,如在《十三难》中说:"色与脉当相参应"又说:"五脏各有声、色、臭、味,当与寸口尺内相应。"《十八难》又说:"脉不应病,病不应脉,是为死病也。"在强调切脉重要性的基础上,要求医生在临床上还必须结合内证、外证;在辨证时,或从脉,或从症,综合疾病,这就为后世提出脉症相参、脉症从舍的理论提供了依据。这些学术思想,集中体现于《十三难》《十六难》《十七难》《十八难》中。

与《黄帝内经》所载的十二经脉遍诊法、三部九候诊法、人迎气口二部合参诊脉法、独取寸口诊脉法四种诊脉方法相比,《难经》的十二经脉遍诊法应当是最早采用的、以经络学说为基础的一种早期诊脉方法,由于这一方法在诊病时必须诊查全身二十四个脉动部位,对病人和医生来说均显得烦琐,不适应诊病要求而渐被淘汰;

三部九候全身遍诊法虽然较遍诊十二经脉法有所简化,但仍比较繁杂而不切于实用,因而亦渐被更替淘汰;

人迎气口诊法虽然比三部九候法更为简化,但由于人迎脉位于颈部喉结旁,病人在接受此处诊脉时没有安全感,故可能在临床上亦因病人有所抵触而未能持久推行；

独取寸口脉法之所以能广为流传，是因为该诊脉方法是人迎、气口诊脉法进一步简化而成，从《史记·扁鹊仓公列传》所载诊籍，可见仓公已经采用这一诊脉方法，并且"一处三名"（气口、脉口、寸口）也在此篇文献中体现。通过诊察手太阴肺经的动脉（寸口脉），全身脏腑经络气血的病变，体现了中医的整体观念，又大大简化了诊脉手续，为医生所乐于采用，对病人来说，亦简便安全而乐于接受，故取代其他三种诊脉方法，为《难经》所继承发展而沿用至今。

《难经》选择独取寸口的诊脉方法而舍弃其他方法，不但深刻地阐明了它诊病原理，而且明确界定了寸口部一寸九分的诊脉部位，并划分寸、关、尺三部并配属相应的经脉脏腑，同时还完善了切脉指力使用及脉象生理、病理的分析方法。通过这一创造性的发挥，《黄帝内经》独取寸口诊脉法得到了发展，并臻于完善，提高了可操作性和诊病效果。

《难经》诊脉方法的创立，在中医脉学发展史上具有划时代的意义，《难经》独取寸口脉法，不仅在《黄帝内经》的基础上对脉学理论进一步发挥，更重要的是其将寸口部位分成寸、关、尺三部，每部各分浮、中、沉三候，称之为三部九候，并将三部配属相应脏腑经脉以诊病。经过《难经》的这一创造性发展，独取寸口诊脉法才得以完善确立并为后世所传承。

第十七讲
《难经》的学术贡献

　　《难经》是以阐明《黄帝内经》以及先秦时代的医籍要意为宗旨的医学典籍，在继承前贤医学成就的基础上，对医学的发展也多有创见，特别是在脉学、命门学说、原（元）气理论、三焦理论、奇经八脉、腧穴学、解剖学及针刺方法等诸多方面颇有新意，推动了医学事业的发展，所以清代徐大椿在《难经经释·序》中说："是书之旨，盖欲推本经旨，发挥至道，剖析疑义，垂示后学，真读《内经》之津梁也。"又："其中有自出机杼，发挥妙道，未尝见于《内经》，而实能显《内经》之奥义，补《内经》之所未发，此盖别有师承，足与《内经》并垂千古。"此评价甚为中肯。

一、《难经》参与构建中医药学的理论体系

　　《难经》参与构建了中医药学的理论体系，如在藏象方面，突出五脏为主体的内外统一的"四时五脏阴阳"整体观；在病机证候方面，从五邪所伤、五脏正经自病概括外感和内伤的病因，从五脏之气太过不及论病变，从五脏生克乘侮论病传，以寒热、动静、喜恶之阴阳论脏腑证候等，都是阴阳五行学说的具体应用；诊治方面，脉位尺寸和脉象动静分阴阳，脏腑经脉五行相生定脉位，以及脏腑五输穴、子母补泻配五行合阴阳等等，都是在阴阳五行学说指导下制定的原则。

二、《难经》对脉学的突出贡献

　　《难经》从《一难》至《二十一难》，运用全书四分之一的篇幅，集中论述了脉学的基本理论、基本技能及其实践意义，提倡和完善独取寸口的诊脉法。此前虽有"气口独为五脏主"（《素问·五脏别论》）之说，但诊脉并非独取寸口，实际上是以三部九候遍诊法和人迎寸口二部合参诊脉方法为

主。《难经》则对诊脉"独取寸口"的原理进行了进一步阐释，并系统论述了这种诊法的有关实际问题，颇有创新，使其所论的寸口诊脉法成为真正意义上的切脉方法的先驱。

所谓脉学，是指专门研究脉象形成原理、诊脉部位、诊脉方法以及各种脉象特征及其意义的学科。独取寸口诊脉法虽然创自于《黄帝内经》，但该书对究竟怎样诊寸口脉以辨五脏六腑的病变却论之不详，显然难于付诸治病实践，秦越人则汲取这一诊脉之法，并对其具体操作予以明确规范和完善，使其流行于世。正因为如此，史学家司马迁在认真考察了历史上医学发展成就的基础上说："扁鹊言医为方者宗。"扁鹊"视病尽见五脏症结，特以诊脉为名"，"至今天下言脉者，由扁鹊也"。深究其脉学成就，主要有以下五点。

（一）确定诊脉取寸口

《难经》开宗名义，在第一节中便力倡"独取寸口"诊脉法，认为"十二经皆有动脉，独取寸口，以决五脏六腑生死吉凶之法"。寸口动脉是手太阴肺经的动脉，不但是手太阴肺的功能活动敏感反应点，也是全身脉气盛衰变化最灵敏的部位，凭此处脉象变化就可测知全身的生理和病理，这就是其确定独取寸口诊脉法的依据，也是论述脉学的出发点。

（二）深析独取寸口诊脉的原理

独取寸口何以能察知全身的病变？《黄帝内经》虽然已有研究，从寸口与肺、寸口与脾胃、寸口与五脏六腑的关系进行了阐释（《素问·五脏别论》）；又从"肺朝百脉"的角度进予以探讨（《素问·经脉别论》）。扁鹊在继承上述理论的基础上，从脉动（象）与呼吸、寸口为"脉之大会"方面进行了补充和剖析。

（三）厘定寸口的三部九候操作方法

《黄帝内经》和《难经》虽然都有"三部九候"之说，其内涵却大相径庭。《素问》是指全身遍诊方法，《难经》则指寸口诊脉操作方法。难经提出"三部者，寸、关、尺也；九候者，浮、中、沉也"（《十八难》），并且明确了寸、关、尺三部脉的阴阳属性及其意义，并将诊脉时的指力量化为"三菽、六菽、九菽、十二菽、深按至骨"（《五难》）5个量级，自此诊脉时指力的应用有了规范。

（四）首创寸口三部分候脏腑

寸口分候脏腑的方法为《难经》独创。其配属方法有二：

一是按人体的上、中、下三部划分。寸部候察隔以上至头的疾病，关部候察腹以下至脐的疾病，尺部候察脐以下至足的疾病（《十八难》）。

二是按五行相生关系配属内脏及其经脉。指出左尺配足少阴、足太阳膀胱（水），左关配足厥阴肝、足少阳胆（木），左寸配手少阴心、手太阳小肠（火）。左手从尺至关而寸，为水生木、木生火的相生关系；右手尺脉配手厥阴心包、手少阳三焦（火），右关配足太阴脾、足阳明胃（土），右寸配手太阴肺、手阳明大肠（金）。从尺至关至寸，为火生土、土生金的相生关系。即"此皆五行母子更相生养者也"（《十八难》）之义。

（五）详论寸口病脉与主病

《难经》以阴阳为纲，论述了浮沉、迟数、虚实、大小、濡弱、长短、滑涩、弦紧、洪细、伏、牢、结、缓、散、微、疾（急），以及弹石、解索、屋漏、雀啄等病脉及其主病意义。通过脉象以辨病位（《四难》），判断病性（《九难》《四十八难》），确定病机（《十难》），预测吉凶（《十五难》），以及辨别五邪所伤，辨外感与内伤，辨五脏的虚实之病等。

三、《难经》对藏象理论的贡献

在《黄帝内经》已取得的研究成就基础上，《难经》从《三十难》至《四十七难》计18节发挥藏象知识，对中医藏象理论进行了充实和创新。

（一）脏腑的解剖学成就

《黄帝内经》时代不仅对机体外部有了细致的观察度量，对机体内部器官也有研究，但较为笼统和粗略。《难经》对于内脏解剖知识，较其此前之著作更为精细，将中医脏腑的解剖知识提高到了新的水平。

其一，补充了五脏的局部解剖。如肝、心、脾、肺、肾五脏的局解资料，明确了肺、肝是分叶性器官，其中关于肝分七叶的记载，与格利森的肝脏分区一致，他也将肝分为右四叶段：右后叶有上、下二段，右前叶和尾状叶。左肝分为左内叶、左外叶上段、左外叶下段。首次记载了胰脏（"散膏半斤"）并将其归之于脾，发现肾有左右两枚。对各脏的颜色、重量、体积、容积均有详细记录（《四十二难》）。

其二，对肝、肺进行了水中浮力的比较观察。如"肝得水而沉……肺得水而浮……肺熟而复沉，肝熟而复浮者"（《三十三难》）。

其三，指出胆与肝的解剖关系及胆的形态结构。如"胆在肝之短叶间，重三两三铢，盛精汁三合"（《四十二难》）。

其四，明确了膀胱是"盛溺"器官，记载了其容积（《四十二难》）。

其五，对"七冲门"进行了解剖命名并做了详细记录。"七冲门"理论（《四十四难》）即是其创新，这是古人从尸体解剖的直接观察中发现，结合对其生理功能的认识而命名的，故而"会厌""贲门""幽门"等名，仍为现代解剖学所沿用。

（二）脏腑功能理论的贡献

《难经》重点对五脏功能和外在象方面整理和归纳，并提出了新的见解。

其一，对五脏理论的整理与发挥。如五脏与声、色、嗅、味、液的五行归属以及五脏和神关系的阐述。

其二，将五脏与声、色、嗅、味、液的联系进行了系统整理归纳，提出了一个较为完整的运用五行学说归类五脏与声、色、嗅、味、液之间关系的框架，而在此框架中，包含了丰富的五脏的生理病理特点、症状特征以及五脏病变诊断、防治原则和方法的学术内容，成为中医以五脏为中心的藏象学说重要的组成部分。

其三，对于肝肺浮沉的讨论，提出了肝肺在水中浮力比较，以此为据，阐述了五脏阴阳相互为用、相互克制的道理（《三十三难》）。

其四，鼻嗅耳闻与五脏的关系。如"肝主色，心主臭，脾主味，肺主声，肾主液"的说法（《四十难》《四十九难》），结合人的官窍生理功能，提出了肺主声，但肺所开窍的鼻也主香臭（嗅觉）；肾主液，然肾所开窍的耳却主闻声（听觉）。

其五，脏腑数目。既提出"脏五腑六"，还有三焦一腑而称其为"外腑"（《三十八难》）；又因肾有两枚，左为肾，右为命门，故有"五腑六脏"之论（《三十九难》）。

其六，率先提出"三焦有名而无形"，引发三焦"形名之争"，称为中医学独特的理论特点（《二十五难》《三十八难》）。

其七，首次将"命门"纳入于"脏"。"命门"一词于《灵枢经》凡六见，均指眼睛（睛明穴）。《难经》以人体内脏中"脏"主"藏"（一藏精，二藏神）的命名原则出发，将"命门"归定为"脏"，并总结其具有藏精气，舍神，主生殖的功能（《三十九难》）。

其八，突出六腑泻而不藏的功能特点，特以"五色肠"统称五腑（"小肠谓赤肠，大肠谓白肠，胆者谓青肠，胃者谓黄肠，膀胱者谓黑肠，下焦所治也"），以示传输通畅为顺之意（《三十五难》）。

其九，《难经》有关营卫气血的论述。营卫的生成和运行，以及气血和营卫关系的论述，与《灵枢经·营卫生会》的内容基本一致（《一难》《二十难》《三十难》《三十二难》《四十三难》《四十六难》）。第一次提出"气主呴（通'昫'）之，血主濡之"，则是对气、血的生理功能的高度概括（《二十二难》）。

（三）创原气、命门、三焦理论的贡献

《难经》在藏象理论方面最突出的学术成就，莫过于创说元气、发明命门、开拓三焦等理论观点。

1.创说原气理论 原气，即元气，未见载于《黄帝内经》，最早将"原气"引入医学领域的，当首推《难经》，《难经》亦对元气生理功能予以论述。认为元气（原气）是关系生命存亡的本原之气，有则生，无则死。其生理作用，从名曰"动气"而论，当系生命活动中激发、推动、生化的源能力。原气激发推动精化为气；原气使三焦有所禀受，是三焦气化产生各生理效应的源泉；原气能纳气归原，是呼吸功能的关键；原气又是人体抗御邪气的功能主宰，称为"守邪之神"（《八难》《十四难》《六十六难》）。

原气发生于先天，得后天之滋养，生于命门，借三焦之通道布达周身。原气既然对于生命活动如此重要，那么如何判断原气的盛衰变化呢？《难经》提出了两种候察原气状态的脉诊方法：

其一，候诊于尺部。两手尺脉是诊察脉气变化之根的关键，脉之根本就是性命之根本，脉之有根，虽病则病轻而易愈，主吉；脉之无根，其病难疗，主凶。此即是《难经》以尺候肾、候原气、以尺候命门的意义之所在。

其二，诊于沉候。如"按之至骨，举指来疾者，肾部也"（《五难》）。诊脉时沉取所得的脉体气象即可诊察原气之状态，沉取有力者为有根之脉，提示原气充足，这就是后世重视"脉贵有根"的理论依据。

2.发明命门为脏　《难经》认为命门是"诸神精之所舍，原气之所系也。男子以藏精，女子以系胞"（《三十六》），"其气与肾通"（《三十八难》）。这是命门义理的一次根本性转变与演化。明代医家们就命门的概念、生理功能及其临床意义进行论证推导，形成了系统的命门学说。纵览《难经》所论"命门"之功能：能贮藏全身的精气；参与神的活动；维系原气，是人体生命活动的原动力；主管生殖。后经王叔和、滑寿、赵献可、张介宾、孙一奎等人的阐发，便成为中医独立的学术知识版块，丰富和发展了中医藏象学说的内容。

3.首倡三焦"有名而无形"　三焦之论始于《黄帝内经》，但未明其形态与部位。自《难经》提出"三焦有名而无形"（《三十八难》）之论后，中医界关于三焦名义、形态、部位及功能的争议旷日持久。特别是《难经》三焦论的创新特议，促进了中医学术的发展。三焦通行原气说为《难经》所首创。如"三焦者，水谷之道路，气之所终始也"（《三十一难》）；"三焦也，为原气之别（使）焉，主持诸气"（《三十八难》），指出三焦不但是人体之气运行的通道和气化活动的场所，也是原气发生（在下焦肾）和输布的通道，是营卫之气化生之处（中焦的脾胃），是宗气形成及体内清浊之气交换的场所（上焦肺）。可见，人体所有气的生成、运行，无不与三焦有关。《难经》的"有名无形"三焦说，引发了2000多年的三焦形名之争，促进了三焦理论的发展。

《难经》关于命门、原气、三焦的理论是相互贯通的：命门者，是原气产生的场所，乃先天之本原；原气产生于命门，为先天本原之气，推动激发脏腑的功能，维持人体基本生命活动；原气通过三焦布达全身，发挥其生理效应，调控机体内外统一。总之，"命门—原气—三焦整体生命观"发《黄帝内经》之所未发，为《难经》独树一帜的学术观点，在中医发展史上属创新之举。

四、《难经》对经络理论的贡献

（一）完善十二经脉理论

《难经》撷取《黄帝内经》十二经脉相关内容之要，阐明了其中的几个基本知识，如经脉之数、经脉长度和流注规律、手足三阴三阳经经脉气绝的临床表现和预后判断等，并将经络理论与临床病证相结合，阐发了经络理论的诊断学意义，从而充实了十二经理论。

如"是动""所生病"最早见于《灵枢经·经脉》，该篇在叙述十二经脉病证时，每经均用"是动则病"和"是主某所生病"的句式，将每一经的病候又分为"是动"病和"所生病"两组。但未明确"是动"病和"所生病"的内涵，是《难经》率先创立气血先后病说，认为"经言脉有是动，有所生病，一脉辄变为二病者，何也？然：经言是动者，气也；所生病者，血也。邪在气，气为是动；邪在血，血为所生病。气主呴（同'煦'）之，血主濡之。气留而不行者，为气先病也；血壅而不濡者，为血后病也。故先为是动，后所生病也"（《二十二难》）。明确地指出，"是动"病，病在气；"所生病"，病在血。由于经脉是运行气血的道路，气对经脉具有温煦作用，其性主动，属阳；血对经脉具有滋润、濡养作用，其性主静，属阴，经脉得气血之温养才能发挥正常的生理功能。邪气侵犯经脉，则气血被扰，气性刚悍，为血之帅，推动血行，故首先影响气的运动，使"气留而不行"。邪在气，产生相关病证，故气的病证称为"是动"。血性柔静，随气而行，气滞而血失温煦推动，血行受阻为病，故血后病，血的病证称为"所生病"。

（二）发展奇经八脉理论

八条奇经最早见于《黄帝内经》，但内容古朴零散，并未冠以"奇经"之名，也未能形成系统理论。《难经》以"奇经"名之，并明确其概念和功能，系统整理了奇经八脉的起止循行与生理病理，使之自成体系，是对经络学说的创新与贡献（《二十九难》）。正如李时珍在《奇经八脉考》中所说："正经犹夫沟渠，奇经犹夫湖泽。正经之脉隆盛，则溢于奇经，故秦越人比之天雨降下，沟渠溢满，滂霈妄行，流于湖泽。此发《灵》《素》未发之秘旨也。"

此外，《难经》还讨论了阴维脉和阳维脉的生理功能；概括、规范了冲论述了奇经八脉的病理变化、临床症状(《二十九难》)：一是对冲脉、任脉、督脉病变进行论述，使人们对奇经病变的认识系统而规范；二是补充了带脉、阴阳跷脉、阴阳维脉的主病，深化了中医学对奇经病变的认识。

(三)丰富十五别络知识

《灵枢经》和《难经》十五络之数均言十五，但具体所指小有差异。《灵枢经》有任脉之尾翳、督脉之长强两络，而《难经》所论十五络则以阳跷、阴跷之络，易任、督之络(《二十六难》)。可能是因为跷脉自足至头，分布广泛，且左右成对，经气也有灌注，在下影响下肢运动，在上影响眼目开合和睡眠，故而特别予以强调。可见，两者别有师承，学术"和而不同"，均是经典之论，可相互参照。

五、《难经》对病机理论的贡献

《难经》论病机，以五行为纲领，以脏腑为核心，简明扼要，更宜于临床实用。

(一)以五行为纲阐释病机

1.论述了两种发病规律　一是"正经自病"，即五脏本经自病的原发病；二是"五邪所伤"致病。这两种发病规律对指导后世临床具有重要意义。

2.运用五行互藏之理，说明复杂的病理关系　所谓五行互藏，即五行之中复有五行(《四十九难》)。如以肝木主色，心火主臭，脾土主味，肺金主声，肾水主液为基础，以中风为受肝邪、伤暑受心邪、伤寒受肺邪、中湿受肾邪、饮食劳倦受脾邪为病因，结合五脏各具特点的脉证，从五脏受邪不同出现特征性的色、臭、味、声、液的变化进行辨识，提纲挈领，简便易行。盖风为肝邪，肝主青色，故肝邪伤诸脏，可从五色变化表现出来；心病中风当出现赤色，余脏中风后亦从五色表现出来，其色类推。这种古朴经典的病机分析方法，有条不紊，层层明晰，简捷明快，独具学术特色，值得研究。

3.运用五行生克机理，把握五脏疾病传变及预后规律　疾病之间的传变形式多样，《难经》发扬了《黄帝内经》五脏病传知识，特别是阐明了五脏之间病传及其生死预后的机理。认为五脏间的病传规律有五：一曰"虚邪"，是指母病传子之邪；二曰"实邪"，是为子病传母之邪；三曰"贼邪"，指相乘而传之邪（即传其所胜之脏）；四曰"微邪"，指相侮而传之邪（即传其所不胜之脏）；五曰"正邪"，指正经自病之邪，即各自直接受病之邪，非他脏所传（《五十难》）。其中"虚邪""实邪"是病邪按相生关系传变，又称为"间脏"传。"贼邪""微邪"两种病传规律是按相克关系而传，即所谓"传其所胜也"，又称其为"七传"（亦有作"次传"）（《五十三难》）。又以心为例，详细论述了五脏病传的五种规律及其所表现的脉象特征（《十难》）。这种以脉象测病传的理论，是对《黄帝内经》的发展。

4. 以"五脏合五体"的理论为依据，从五体症状揭示了虚损病在五脏间的传变规律 在论述病传规律时，充分利用其脉诊理论。认为五脏病传有两种规律：一是从肺传至心、脾、肝、肾的自上而下传变，其脉象特点为"脉从上下也"。二是从肾传至肝、脾、心、肺的自下而上传变，至肺为极点，故曰："从下上者，皮聚而毛落者死。"（《十四难》）这一传变规律的论述，对后世产生了深远的影响，如张介宾在发挥本篇"虚损重肾"的观点时，提出了"五脏之伤，穷必及肾"，"脏气受伤，肾穷则死"（《景岳全书·杂证谟·虚损》）的著名论断，即是其例。

（二）以脏腑为核心分析病机

藏象学说以脏腑为生命活动的核心，论病机也贯穿了这一精神，以脏腑为核心对于疾病进行定位、定性、预测预后。

1. 以患者喜恶辨脏腑病位 在分析病机时，强调从患者的喜恶分析病在脏、在腑，以及病证的性质（《五十一难》）。不仅体现了中医诊断"从容人事"的系统诊察原则，而且以此辨病之在脏、在腑更突出了《难经》病机论的特点。

2. 以脏腑为核心揭示积聚癥瘕的病变性质 《难经》将"积"与"聚"作了区别，以脏与腑别其病机，首开区别"积"与"聚"症状之先河（《五十五难》）。自此以降，遂成共识，如张仲景就秉承此旨，认为"积者，脏病也，终不移；聚者，腑病也，发作有时"（《金匮要略·五脏风寒积聚病脉证并治》）。

3. 以五脏传变理论，结合脏气法时分析积证形成机理 《难经》举"积"

为例，在论述五脏积证形成机理时，运用了脏气法时理论，说明时令是五脏积形成的重要因素，进一步强调脏气法时在审察病机中的重要意义，从五脏积的形成强调脏气法时的学术价值（《五十六难》）。

4.从伤经、伤脏的病位深浅辨别预后生死　《难经》以心痛、头痛有厥痛、真痛，辨病机有在经、在脏之别，从病位深浅辨预后生死（《六十难》）。

（三）运用多种病机综合分析病证

1.五脏虚损病机　《难经》以脉象变化辨别五脏病证之虚实（《十二难》），以脉率减少定虚损，将虚损病证划分为"离经""夺精""死""命绝"4个量级（《十四难》），以示虚损程度的轻重。

2.营卫气血失和病机　以老人不寐与少壮易寐为例，论述人体睡眠与营卫运行、气血盛衰的关系（《四十六难》），为后世运用调理营卫气血之法治疗睡眠节律紊乱性病症提供了独特的思路。

3.十二经脉失调病机　《难经》明确了"是动"病是气分病，"所生病"为血分病（《二十二难》），还以五脏外合五体、主五华的理论为依据，论述了阴经阳经之气终绝时的临床表现及预后（《二十四难》）。

4.奇经八脉病机　详述了奇经八脉的虚实病证，使奇经理论得以规范和系统（《二十九难》）。使奇经八脉具有其相对独立的生理和病理，丰富了经络学说的内容。

5.阴阳失调病机　见于《三难》《四难》《六难》《八难》之中。

六、《难经》对病证理论的贡献

《难经》提出了"证"的概念，"是其病，有内外证"（《十六难》），即疾病的临床表征，如其所言的面青、烦心、善怒、食不消、喘咳、善欠等等皆是。

1.积聚病　《难经》始将积病与聚病分而论之，明确了二者的不同，分别从阴阳、气血、脏腑方面，对其形成的机理、病位、局部形质特点及症状特征等进行了鉴别。如"积者，五脏所生；聚者，六腑所成也。积者，阴气也，其始发有常处，其病不离其部，上下有所终始，左右有所穷处；聚者，阳气也，其始发无根本，上下无所留止，其痛无常处，谓之聚。故以是别知积聚也"(《五十五难》)。认为积病属阴，其形成与五脏有关，病性属阴，部位深，按之有形，部位固定，界线清楚，痛有定处；聚病属阳，其形成与六腑有关，病性属阳，部位浅，时聚时散，部位不固定，痛无定处。

2.泄泻病 泄泻是临床常见疾病，以便次增多，质地变稀为特点。由于致病的原因不同，发病的脏腑有别，所兼症状互有差异，故而有不同的名称。如《五十七难》指出因寒湿伤脾而致的泄泻有胃泄、脾泻、大肠泄；因湿热蕴结所致者有小肠泄和大瘕泄等。

3.伤寒病 《难经》首开广义伤寒和狭义伤寒的分类先河，认为"伤寒有五：有中风，有伤寒，有湿温，有热病，有温病，其所苦各不同"(《五十八难》)。前者即广义伤寒，泛指六淫外感病的总称，涵盖中风、伤寒、湿温、热病、温病五者；后者为狭义伤寒，仅指寒邪所伤之病。同时指出"阳虚阴盛，汗出而愈，下之即死；阳盛阴虚，汗出而死，下之而愈"。强调了治疗伤寒病汗、下两法的应用原则。

4.狂癫病 狂、癫二者都是以神识失常为主要特征的病。《难经》沿袭了癫、痫不分的认识方法，故从其描述的临床症状看，所论之癫实乃后世之"痫"。《难经》从临床症状方面和尺脉(阴)和寸脉(阳)的变化对狂病和癫病进行了鉴别，提出了"重阴者癫，重阳者狂"的著名观点(《五十九难》)，为后世历代医家所遵从。

5.头痛病 头痛是临床常见的疾病。《难经》认为头痛有真头痛和厥头痛之分。如果因邪气伤犯经脉，或因别处疾患的影响而致头部气机逆乱所引起的头痛，为曰厥头痛；如果是邪气直犯脑髓而致的头痛则为真头痛。前者病轻而易治，后者病重而难瘥(《六十难》)。

6.心痛病 《难经》认为心痛亦有厥心痛和真心痛之分。若五脏受邪，气机逆乱，波及于心而致痛者，为厥心痛，其痛缓，证情轻；若为邪气直犯心脏而致心脏脉络闭阻不通之痛者，为真心痛，其痛剧，病情重(《六十难》)。

7.脱阳与脱阴 所谓脱阳，即今之亡阳，是指人体阳气突然大量脱失而致全身功能严重衰竭的病证。由于阳气严重损伤，五脏藏神功能受损，临证可见神识恍惚，有种种幻觉症状，故曰"见鬼"。所谓脱阴，即今之亡阴，是指人体阴精突然大量损伤，而致全身功能严重衰竭的病证。由于脏腑阴精亏耗脱失，不能上荣于目，因而有视力障碍，故曰"目盲"(《二十难》)。

此正是《灵枢经·大惑论》之"五脏六腑之精气皆上注于目"理论的临床佐证。

8.七疝病 《难经》所谓仅有"七疝"之总名,但无具体之名谓(《二十九难》)。后世诸说不一。多从《儒门事亲》之论,言七疝为寒疝、气疝、血疝、水疝、筋疝、狐疝、癫疝。虞庶认为这些疝病是"由气血虚弱,寒温不调致之也"。

9.瘕聚病 瘕聚病是妇女任脉失常所致,是气机不畅,结聚而成的病。此类病是以腹腔有包块,时聚时散,痛聚无定处为特点的疾患,病在气分(《二十九难》)。虞庶认为有"八瘕":"谓青瘕、黄瘕、燥瘕、血瘕、狐瘕、蛇瘕、黛瘕、脂瘕。瘕者,谓假于物形也。"

10.十二经气绝病 《难经》详论了六阴经气绝的病证及其预后(《二难》)。

总之,《难经》从疾病发生的原因、发病规律、基本病机、病证诊治和病证举例等方面,突现了其疾病观。其对诸病临床症状、发病机理、鉴别诊断等的详细论述,对后世病证学的形成和发展,有着重要影响。

七、《难经》对腧穴理论的贡献

腧穴是脏腑经络气血输注出入于体表的特殊部位,《难经》主要论述了五输穴、原穴、募穴和背俞穴,着重讨论了十五络穴和八会穴,这些理论在临床应用中具有重要意义。

(一)丰富了五输穴内容

1.明确了五输穴的五行属性 《灵枢经·本输》中仅仅指出阴经的井穴属木,阳经的井穴属金,但并没有确定阴经和阳经其他五输穴的五行属性,而《难经》明确指出了阴经和阳经五输穴每一穴的五行属性,即"阴井木,阳井金;阴荥火,阳荥水;阴输土,阳输木;阴经金,阳经火;阴合水,阳合土",并就阴阳两经五输穴五行属性不同的理由做了解释(《六十四难》)。五输穴五行属性的确立为其后提出的子母补泻法提供了理论依据。

2.明确提出五输穴的主治功用 "井主心下满,荥主身热,俞主体重节痛,经主喘咳寒热,合主逆气而泄"(《六十八难》)。关于五输穴的主治早在《黄帝内经》中就已经提出,"病在脏者,取之井;病变于色者,取之荥;

病时间时甚者，取之输；病变于音者，取之经；经满而血者，病在胃及以饮食不节得病者，取之于合"（《灵枢经·顺气一日分为四时》）。其主要针对的是五输穴应五变、五季而言的。而《难经·六十八难》则按照五输穴的五行属性，确定五脏疾病的临床治疗规律。

3.解释五输穴以井穴为始的原理 《难经》根据标本根结理论，将五输穴的次序从四肢末端向肘、膝方向排列，并把经气在经脉中运行情况以自然界的水流为喻，说明经气的出入之开端，故称为"井"；经气所溜（即流），如同刚出泉的水，小而微，故曰"荥"；经气所注，好像流水由浅入深，故称为"俞"；经气流行，像水在河谷中畅通的流淌，因而曰"经"；经气充盈，由此向更深层次运行而汇聚于脏腑，恰似百川入海，故曰"合"（《六十三难》）。这种排序方法体现了经脉中气血的循行方向，从而为后来的十二经脉气血循环奠定了基础。此外，这种气血由小变大的过程还具有深刻的临床价值。

4.提出了按时选穴，依时针刺的理论，开后世的时间针灸学之先河 如"春刺井，夏刺荥，季夏刺俞，秋刺经，冬刺合者，何谓也？然春刺井者，邪在肝；夏刺荥者，邪在心；季夏刺俞者，邪在脾；秋刺经者，邪在肺；冬刺合者。邪在肾"（《七十四难》），继承了《黄帝内经》中依照时序进行针刺的理论，并加以发扬从而便于临床使用。

（二）完善原穴理论

原穴是脏腑原气经过和输出体表的部位。《难经》完善了十二经脉的原穴，为其在临床使用奠定了理论基础。对于为何命名为"原穴"，《黄帝内经》中未能明言，而《难经》才予以明确，如"三焦所行之腧为原者，何也？然：脐下肾间动气者，人之生命也，十二经之根本也，故名曰原。三焦者，原气之别使也……五脏六腑之有病者，皆取其原也"（《六十六难》）。所谓"三焦所行"，是指三焦所通行的原气。原气经三焦的转输，通达全身，历经五脏六腑，汇聚于十二经的原穴，以维持或激发、推动脏腑经脉的活动，因此，针刺原穴就能通调三焦原气，调整脏腑经脉的功能活动，故有"五脏六腑之有病者，皆取于原也"之论，将《灵枢经·九针十二原》提出的"五脏有疾，当取十二原"的应用范围加以扩大和拓展。

（三）详述俞募配穴的治病机理

俞，特指背俞穴，是五脏六腑经气输注于人体背部的部位；募，即募穴，是脏腑经气汇聚于胸腹部的部位。所谓俞募配穴方，是指以背俞穴与募穴相配，用以治疗本脏疾病的选穴方法。如胃脘痛，取胃俞和中脘；肝病取肝俞和期门即是。《灵枢经·背腧》提出了背俞穴的名称、部位及主治功效，《素问·奇病论》提到募穴的主治功效，并已出现了同时采用俞穴及募穴治疗疾病的记载，如《素问·奇病论》："此人者，数谋虑不决，故胆虚，气上溢而为之口苦，治之以胆募、俞。"这是关于俞、募穴临床治疗疾病的最早记载，但此时仅限于某种疾病的个案治疗，未涉及其治病机理，而《难经》则将此作为治疗脏腑病证的原则提出，并阐述了俞、募配合治疗疾病的道理，是后世针灸俞募取穴法的理论源头。如"阴病行阳（背俞穴），阳病行阴（指募穴），故令募在阴，俞在阳"（《六十六难》）。认为内脏、阴经有病时，病气常会出行于阳分的背俞穴，所以刺背俞穴，可收从阳引阴之效而治阴病；体表或阳经有病时，病气常出行于阴分的募穴，所以刺募穴，可收从阴引阳之功而治阳病。晋代王叔和在《脉经》的卷三至卷六中论脏腑疾病的针刺治疗时，就依据《难经》的俞募治病机理，列举了各脏腑病证的俞募配穴处方。

（四）首创"八会穴"

所谓"八会穴"，是指脏、腑、筋、髓、血、骨、脉、气这八者精气输注于体表的八个部位，对人体的正常功能活动具有重要的调节作用。如"腑会太仓（中脘穴），脏会季胁（章门穴），筋会阳陵泉，髓会绝骨，血会膈俞，骨会大杼，脉会太渊，气会三焦外一筋直两乳内（膻中穴）也。热病在内者，取其会之气穴也"（《四十五难》）。

这是秦越人首次提出"八会穴"并加以命名，由于这八穴与其相对应的脏、腑、气、血、筋、脉、骨、髓间的关系密切，故后世常用其治疗相应病证。

因此，可以说《难经》对腧穴学的贡献，是对《黄帝内经》的继承和发扬，有待我们进一步发掘和研究。

八、《难经》对针法理论的贡献

针法，是指医生利用针具刺入人体腧穴，通过对经气的调理，达到扶正祛邪，除疾却病的操作方法。

（一）提出了简便易行的针刺操作手法

《难经》对针刺时的双手配合、进针与出针的角度与深度以及行针与候气等操作方法作了详细的介绍。发扬针刺时的双手配合，临床上把持针的手称为"刺手"，辅助进针的手称为"押手"。押手的作用是按压穴位、减少进针时的疼痛。《灵枢经·九针十二原》已有"右主推之，左持而御之"的明示，《难经》在充分肯定这一操作方法的基础上予以发扬，使之更加具体，更便于临床操作。要求施针者在"当刺之时，必先以左手在按所针荥俞之处，弹而努之，爪而下之，其气之来，如动脉之状，顺针而刺之"（《七十八难》）。临床实践证明，施针时运用左右手配合，既有利于探准穴位，方便进针，易于调气、催气和行针得气，又有利于进行针刺补泻手法的实施，减轻或免除进出针时患者的不适感，稳定腧穴部位和针身，从而获得最佳的治疗效果。

（二）重视进针的角度与深度

掌握正确的进针角度与深度，是增强针感、提高疗效、防治意外的重要环节。《难经》提出，进针的深浅一定要根据病情而定（《七十一难》），还要根据不同时令气候中人体经气运行情况，决定进针的深浅（《七十难》）。并首次提出了沿皮而刺的平刺法，即所谓"卧针而刺"（《七十一难》）。

（三）强调行针与得气

行针即运针，是指将针刺入腧穴后，为了使之得气、调节针感以及进行补泻而施行的各种针刺手法。所谓得气，也称之为针感，是指在针刺入腧穴后所产生的经气反应，当这种反应产生时，施针者会感觉到针下有徐和而沉紧的感觉；同时患者也同样会感觉到针下有酸、麻、胀、重的感觉，这种感觉会沿着患者的躯体向一定方向或一定区域扩散、传导。《难经》提出了提插行针候气的手法，也首次提出了"得气"的概念，强调针刺手法与得气的关系，"左手见气来，乃出针；针入见气尽，乃出针"（《八十难》）。

（四）丰富创新针刺补泻方法

针刺补泻方法是根据《内经》"实则泻之，虚则补之"原则确立的具体针刺治疗方法。这是通过一定的针刺手法，产生补泻效果，促进机体内在因素转化的主要手段。在临床上为了使针刺产生补泻的治疗作用，《难经》在总结古代医家经验的基础上，创造和总结了以下几种针刺补泻方法。

1.母子补泻法 "虚则补其母，实则泻其子"（《六十九难》），在具体运用这一治疗原则时，《难经》所确立的方法有4种：一是根据十二经脉之间的异经母子关系进行补泻，按照十二经脉之间的五行配属，虚则补母经的本穴，实则泻子经的本穴，如肺虚可补脾经俞穴（土）太白，肝实可泻肾经合穴（水）阴谷；二是根据发病经脉五输穴的五行属性进行本经的母子补泻，如肺属金，肺虚可补其母穴（土）太渊，肺实可泻其子穴（水）尺泽（《七十九难》）；三是刺井（母穴，木）泻荥（子穴，火）法（《七十三难》）；四是刺井（子穴，木）补合（母穴，水）法（《七十三难》）。

这一原则对后世针法影响极大，如明代高武在《针灸聚英》中设有"十二经病井荥俞经合补虚泻实"，专述"子母补泻"、迎随、五输穴和时支相结合，指导针灸临床立法处方。灵活运用五输穴，施行针法补泻对于创立"纳支法"起到了重大作用。可以说《难经》提出的"补母泻子"法开创了"子午流注纳支法"的先河。这一刺治方法不但对后世针刺治疗方法产生了深远影响，并且其亦可拓展到临床处方用药，如临证中的滋水涵木法、培土生金法、益火补土法、金水相生法等均是这一思想影响下发展而成的。

2.泻南补北法 "东方实，西方虚，泻南方，补北方"（《七十五难》）是针对肝旺肺虚所采用的一种补泻手法，其宗旨是"补母泻子"法的延伸与拓展。后世将其发展为"损有余，泻不足"，并由此拓展为五行相克理论指导下的"抑强扶弱"原则，如抑木扶土法、佐金平木法等均是在其思想启迪下产生的。

3.迎随补泻法 逆其经气运行方向而刺为"迎"，可泻除有余之邪；顺从经气运行方向而刺为"随"，可达到补益不足之正气的作用。此法首见于《灵枢经·九针十二原》，但《难经》对此法做了具体的描述和进一步的阐释。"所谓迎随者，知荣卫之流行，经脉之往来也，随其逆顺而取之"（《七十二难》），进而更将其拓展为"迎而夺之者，泻其子也，随而济之者，补其母也"的综合式子母迎随补泻法（《七十九难》），即施针时将迎随补泻法与五输穴的母子取穴相配合所进行的一种补泻方法，后世医家的一些针灸歌赋中，将提插补泻、呼吸出纳概称为迎随者也源于此。

4.刺井泻荥法 井穴位于指（趾）之端。"诸井者，肌肉浅薄，气少不足使也。刺之奈何？然：诸井者，木也；荥者，火也。火者，木之子，当刺井者，以荥泻之"（《七十三难》），即须泻井时，采用"实则泻其子"的方法，取荥穴以泻之。《难经》中虽未言及补井之法，然后人补充为"泻井须泻荥，补井当补合"。

5.提插补泻法 《难经》在《黄帝内经》所创呼吸补泻法的基础上，提出了提插补泻方法的雏形，操作方法是"得气因推而内，是谓补；动而伸之，是谓泻"（《七十八难》）。后人所用的紧按慢提为补，紧提慢按为泻的补泻方法，就源于此。

6.营卫补泻法 由于营卫之气的分布、循行部位不同，所以在调理营卫时针刺的深浅自当有别，"刺营无伤卫，刺卫无伤营"（《七十一难》）。"当补之时，从卫取气；当泻之时，从荥置气"（《七十六难》），从原则上就告知医家进针的深浅要根据具体病情而定，补则予之，故从卫取气以深纳之入内；泻则夺之，故从荥弃气以散之外出；指出"得气，因推而内之，是谓补；动而伸之，是谓泻"（《七十八难》）。后世医家把补法从卫取气，泻法从营取气作为补泻法的规范，并遵此创造了烧火山、透天凉以及补法先浅后深、泻法先深后浅等手法。明代的阳中隐阴、阴中隐阳刺法，即是这种补浅泻深法的运用。

（五）发挥因时施针方法

《黄帝内经》所创因时取穴、因时施针的方法，在《难经》中得以补充和发挥。

1.丰富了因时取穴 所谓因时取穴，是以五输穴及一年五季的五行属性为理论依据，然后根据五脏的发病季节，刺取相应的五输穴。在具体操作时，又有根据五行生克规律取穴（《六十三难》）和五脏主时取穴（《七十四难》）两法。

2.强调因时用针 所谓因时用针，是指要根据病情的具体变化及人体气血在不同季节循行部位的深浅，或浅用针或深刺之，正确掌握针刺的深度（《七十难》）。

3.重视因时致气 所谓因时致气，是根据时令气候的寒热温凉，引导人体阴阳之气，使人与自然界的阴阳趋于和调共谐状态而达到治病除疾的目的。春夏气候温热，阳气偏盛，要通过针刺引导人体的阴气，其针刺的方法是先深刺到肝肾所主的筋骨深层，得气后再提针，使阴气达于阳分；秋冬之时气候寒凉，阴气偏盛，针刺时必须引导阳气，针刺方法是先浅刺心肺所主的阳分，待得气后再推针深处，以引导阳气深抵阴分（《七十难》）。

《难经》对刺法学的贡献是多方面的，这些刺法对后世针刺手法的发展产生了举足轻重的影响，如子午流注针法即是《难经》中取穴补泻法的一种发展。明代更是将《难经》中手法补泻演化得多姿多彩，到达了针刺手法补泻的鼎盛期。由此可见，《难经》与《黄帝内经》当同为针道之宗。

总之，《难经》是继《黄帝内经》之后又一部对中医学发展影响深远的奠基之作，是中医药理论形成的标志之一。其学术贡献还有病证学（五损、伤寒后广义狭义分类）、病传规律（七行）等，都有较高的学术价值，应当予以重视和研究。

第十八讲
《难经》历代研究概述

　　《难经》是中医学的重要奠基性的典籍之一，其学术思想及学术内容对后世的医学发展产生了深刻的影响，故历代研究《难经》的学者不乏其人。据不完全统计，有书名可考的研究专著有150多种，见各类专论有300余篇，至于像张仲景《伤寒杂病论》、皇甫谧《针灸甲乙经》、王叔和《脉经》等将《难经》作为重要参考而加以援引者，更是不胜枚举。自三国时吕广开《难经》研究之先河，历代中外医家和学者从文献、专题发挥、临床应用、实验等方面对《难经》进行了广泛的研究，成果丰硕。下面就研究方法、历代研究的状况、代表性注家与注本做一概述。

一、研究《难经》的方法

　　《难经》的研究方法可归纳为文献研究、专题发挥研究、临床应用研究、实验研究等。

（一）文献研究

　　对于《难经》的文献研究，主要有分类研究、校勘、注解、注解译释、校注译析等几个方面：

　　1.分类研究　杨玄操是分类研究《难经》的第一人，由于《难经》原本已亡，无从可查，对《难经》的分类，在表达其内容的系统性上是非常必要的。杨氏的注语保留于《难经集注》中，计185条。自杨氏始，此后又有吴、滑等人进行了分类研究。

　　2.校勘　历代对《难经》进行训校研究的医家颇多。两宋有王九思、王鼎象、石发谅、王惟等校正音释，论在《难经集注》中；元代滑寿的《难经本义》2卷，校勘错简衍文19条，多为理校；民国时期张寿颐（字山雷）的《难经汇注笺正》4卷，对滑寿《难经汇考》《阙误总类》加以审订，考证精

389

详，厘校勘正；现代有南京中医学院（现南京中医药大学，后同）的《难经校释》、何爱华的《难经（校订）》、凌耀星的《难经校注》，以及《难经》重要注本的点校，如吴考槃的《难经正义》点校本、傅贞亮的《难经正义》点校本、张登本的《难经通解》、孙理军的《难经发挥》等，都有详细的训校。

3.注解 自三国时吕广开《难经》研究先河以来，历代医家和学者关于《难经》注述颇丰，其主要的形式与特点如下。

（1）随文注释：三国时期吴太医吕广撰《难经注解》，采取随文注释的方法，共24难167条，这是《难经》最早的注释本。惜已亡佚。

（2）分类注释：杨玄操是分类研究注释《难经》的第一人。杨玄操《难经注释》对《难经》重新编次，采取"类例相从"的分类方法，将《难经》分为13类。其后，元代吴澄也采取分类注释的方法，将《难经》分为6类。元代滑寿在撰写《难经本义》时，又将《难经》分为7类。

（3）图注：锦章图书局印行有《校正图注难经》王叔和先生原本一书。江阴宝文堂藏版、民国重刊的张世贤校《王叔和图注难经脉诀》，即《图注八十一难经》。今人有王叔权著《图注八十一难经译》（科学技术文献出版社）。

（4）单注：吕广《难经注解》是最早的《难经》单注本；其后杨玄操据吕广注本对《难经》进行了编次整理及补注；宋代丁德用《补注难经》五卷，虞庶《注难经》五卷，杨康候《注难经》（卷数不详）等，均亡佚。又元代袁坤厚《难经本旨》、谢缙孙《难经说》、滑寿《难经本义》等，明代熊宗立《勿听子俗解八十一难经》，清代莫熺《难经直解》、徐大椿《难经经释》、丁锦《古本难经阐注》、叶霖《难经正义》等也都是单注。民国时期，单注《难经》的学者有孙鼎宜《难经章句》等。

（5）集注：现知最早的《难经》集注本是《王翰林黄帝八十一难经集注》，简称《难经集注》，它保存了北宋以前的五家注、三家校及一家音释，是现存的最早注本。据丹波元胤《医籍考》转引，有《难经十家补注》，当是《难经集注》的前身。金代有纪天锡《集注难经》，现代有郭霭春《难经集解》等，均系集注。

（6）注解译释：南京中医学院的《难经译释》、陈璧琉的《难经白话解》、王洪图及烟建华的《难经（白话本）》、凌耀星的《难经语评》、何爱华的《难经解难校译》、郭振球的《简明难经注疏》等。

尤其是自各地中医高等教育学府创立以来，相继有28所中医药高等学府在各省成立，为了适应高等教育的需要，出现了选释讲解的研究方法，相继有《难经》的选读、选释、讲义问世，在注解译释方面有湖南的《难经选读》、北京烟建华的《难经讲义》、阎洪臣及高光震的《内难选释》、黄明安和余国俊的《内难经荟释》、何任的《难经选释》、台湾黄维三的《难经知要》等。

（7）校注译析论综合研究：校注译析论综合的研究方法是陕西中医药大学在古典医籍研究中开创的研究方法，代表著作有张登本的《难经通解》、孙理军的《难经发挥》。

（二）专题发挥研究

现今，对于《难经》的研究达到空前的水平，学者们在校勘、注解、注解译释、校注译析等研究方法的基础上，重视了对《难经》的综合应用研究，其中专题发挥研究是近50年研究《难经》的一大特征。这些研究的范围十分广泛，包括了《难经》的成书年代、作者、学术渊源、学术思想、学术内容、学术成就等多角度、多层面的研究。

1.作者研究 从20世纪80年代至90年代初的十余年间，就有近20篇刊载专论研讨之，涉及了秦越人与扁鹊、秦越人的里籍、生卒年代、生平事迹以及与《难经》关系等，进行了深入研究。

2.成编年代研究 涉及这一专题的论文亦有近20篇之多，以李今庸、范行准、李聪伯、何爱华、廖育群、张瑞麟等人的探讨最为深刻。

3.解剖学研究 以陕西的李映芬、朱长庚，湖南张瑞麟，以及杨仕哲等的研究工作较为深刻。

4.学术思想研究 所谓《难经》的学术思想，是指贯穿于《难经》全书，并对全书内容具有指导作用的纲领性理论。研究者认为，《难经》的学术思想与《黄帝内经》不同，独树一帜，自成体系。如张瑞麟、凌耀星、烟建华、孙理军、张登本等就其中的五行长生说、整体生命观、人与自然相应观、辨证论治观、肾（命门）—元气—三焦为轴心的整体生命观等。

5.脉学研究 首推西晋代王叔和的《脉经》。因为真正意义上的寸口脉诊方法当属《难经》所创。王氏《脉经》加以全面继承和弘扬，后经元代滑寿《诊家枢要》、明代张介宾《景岳全书·脉神章》、明代李时珍《濒湖脉学》、清代李延昰《脉诀汇辨》等前贤的发展，脉学成为独具特色的诊病方法，仅就刊载的数十篇的研究专论而言，当以张瑞麟的"《难经》脉学"最为深刻而系统，从"脉学的基本理论""基本知识""脉象辨别方法""脉症合参原则"4项11款详细论之。

6.原气理论研究 原气概念最早见之于西汉《淮南子》，于医学著作则未见于《素问》《灵枢经》，而首载于《难经》，自此始，便成为中医学的重要命题。

7.命门学说研究 命门概念始于《黄帝内经》，凡6见，皆指眼睛。《难经》赋予了全新的内涵，成为与五脏齐名的重要器官。

8.三焦理论研究 自《难经》首倡三焦"有名而无形"之说后，给唐朝孙思邈的"部位三焦说"和清代温病学家吴瑭"三焦辨证"理论的创立以启迪。几十年来，有从淋巴、神经、体液、物质代谢等方面研究三焦者，张氏于20世纪80年代初提出了"气化三焦说"。这些深入的研究，都是秦越人"有名无形"之论所引发。

9.腧穴理论研究 如"俞募配穴法"及其治病机理的研究、原穴理论的阐发及运用的研究、五输穴理论的研究、八会穴理论的研究等，均是后世临床广泛运用之滥觞。

10.刺法理论研究 对《难经》针法研究是近些年来医学界另一研究热点。学者们从理论、文献、实验、临床多个层面进行研究，有人将其归纳为双手针刺法、刺荣刺卫法、四时异刺法、针刺补泻法。也有人归纳为迎随补泻法、营卫补泻法、推内动伸补泻法、刺井泻荥法、补母泻子法。

（三）临床应用研究

1."五损"治疗的临床研究 五脏虚损的治疗是《难经》的重要贡献之一，有人对"损其肺者，益其气；损其心者，调其营卫；损其脾者，调其饮食，适其寒温；损其肝者，缓其中；损其肾者，益其精"（《十四难》）的机理进行了深刻研究，认为"五损"的治疗是对病损脏腑以综合调整。有人用自己的临床体会，历数验案以证之。

2."五积"病理论的研究 《五十六难》专论五脏积病，为此有人从现代临床的角度，对"五积"病进行了深刻的临床研究。

3.元气理论的临床应用研究 有人根据《难经》所论元气的理论指导难

治性肾病的治疗，取得理想的效果。也有人用这一理论辨治慢性肾小球肾炎和治疗慢性肾功能衰竭、肾性贫血等。

4.五输穴、募俞配穴法、八会穴理论、原穴理论的临床应用研究 五输穴的阴阳五行配穴法、络穴理论在针灸临床应用则更为广泛，其资料更为丰富，大量的临床研究资料均显示其具有重要价值。

（四）实验研究

《难经》理论的实验室研究，主要集中在脉象的现代化、客观化、脉图描记等方面。还有关于原穴理论、络穴理论、背俞穴理论、五输穴理论等方面的实验研究。

二、《难经》的历代研究概况

《伤寒杂病论》最早记载《难经》之名，书称"撰用《素问》《九卷》《八十一难》"，其"平脉法""伤寒例"所引《难经》文字，虽与现行本《难经》有出入，但平脉辨证、伤寒中风、汗下大法等，莫不以《难经》为圭臬。说明《伤寒杂病论》在《难经》理论的应用方面已经探索了一条成功之路。

三国时期孙吴的太医令吕广是最早注释《难经》的医家。在《隋书·经籍志》中记载："《黄帝八十一难经》二卷。注，梁有《黄帝众难经》一卷，吕博望注。亡。"此处的吕博望，亦作吕博，实乃吕广。后人将吕广注本称为《难经注解》，唐代尚存，唐代杨玄操在研究《难经》时还参阅了该书内容。今吕广的《难经注解》已佚，其注载于《难经集注》中，共计24难167条，是《难经》最早的注释。其后，唐代杨玄操在保留吕广旧注的基础上进行了补充，并成为分类研究《难经》的第一人。由于《难经》原本已佚，无从考证，所以对《难经》进行分类以表达其内容的系统性，是非常必要的。杨玄操作《难经注释》将《难经》"类例相从"，重新编次，为后世分类研究《难经》开了先河。两宋时代有15位注解《难经》的医家，侧重于注解和著述，仅有3家存本：王宗正《难经疏义》2卷（见《绍兴医学史略》）、李駉《难经纂图句解》4卷（见《国史经籍志》）、王惟一《王翰林集注黄帝八十一难经》5卷。金元注解《难经》有7家，将《难经》的研究引向深入，现仅存两书：一是纪天锡的《集注难经》5卷，集吕广、杨玄操、高承德、丁德用、王宗正5家之注（《医集考》）而解之，与王惟一的《难经集注》有别。二是滑寿的《难经本义》2卷，《难经本义》校勘错简衍文19条，且多为理校。明代有16家注解《难经》，特点是披图解难，发微释奥，唯张世贤的《图注八十一难经》（简称《图注难经》）8卷，刊本最多，流传甚广，颇有成就。清代注解《难经》有40余家，深受人们推崇的有徐大椿的《难经经释》、丁锦的《古本难经阐注》以及叶霖的《难经正义》。以上对《难经》的古代研究，主要是注释经文、阐释经义，使《难经》确立的基本概念、理论与临床方法，成为中医学的医学规范。

民国时期对《难经》进行注解者有29家，其中最为优秀者莫过于浙江张寿颐（字山雷）的《难经汇注笺正》4卷，还有黄竹斋的《难经会通》。

时至科学技术兴盛发达的20世纪，对《难经》理论的研究与探讨有了进一步深入，但也杂有西化研究的通病。

20世纪50年代以来，研究《难经》的著作约有二三十种，如南京中医学院的《难经校释》、郭霭春的《八十一难经集解》、何爱华的《难经解难校释》、张登本的《难经通解》、凌耀星主编的《难经校注》、烟建华的《难经讲义》、孙理军《难经发挥》等，率多校勘经文、疏解经义，整理系统理论及其临床应用，间有探索《难经》学术，发掘新论者，如烟建华《难经讲义》提出的"命元三焦系统"，《难经校注》概括的"肾（命门）—元气（原气）—三焦为轴心的整体生命观"，填补了中医经典中先天生命理论的不足，可谓现代《难经》研究的重要成果之一。

早在1059年，《难经》就传入朝鲜，并有刻本传世。除有81难的《难经》原文本外，刊行的还有王惟一的《难经集解》、熊宗立的《勿听子俗解八十一难经》。1986年德国慕尼黑大学的文树德将其译为德文本。日本对《难经》的研究成就尤为突出，据统计有18家研究著述流行，影响较大的有草刘三越的《难经正意》（1679年）、名古屋玄医的《难经注疏》（1679年）、加藤宗博的《卢经裒腋》（1721年）、滕万卿的《难经古义》（1760年）、古林正祯的《难经或问》（1715年）、丹波元胤的《难经疏正》（1819年）等。

从以上对历代医家对《难经》的注疏研究概况简述所见，《难经》于中医学的地位是显而易见的。

三、代表性注家与注本简介

《难经》一书的古传本早已亡佚，流传于世的主要是该书的各种注本。现谨选历代《难经》注家与注本中颇有代表性者予以简要介绍。

（一）《难经集注》

该书5卷，书名原为《王翰林集注八十一难经》。题王九思、王鼎象、石友谅、王惟一。王惟一又名王维德，江苏吴县人，曾任太医局翰林医官，王鼎象、石友谅并不可考，王九思为明代人。数人中，王九思最晚出，故一般称该书为王九思辑。

该注本收录了吕广、杨玄操、丁德用、虞庶、杨康侯的注解，并附有音释。其中吕注167条，杨注185条、丁注247条、虞注291条，杨康侯注2条。注家中，杨康侯考证未详，注中称康侯而辩驳丁德用之说有2条，余者均与杨玄操注相混，难以分辨。该注本是《难经》一书现存最早的注本，流传较广。

本书依照杨玄操"条贯编次，使类例相从"的原则，按脉诊、经络、脏腑、疾病、腧穴、针法等次序分为13篇。书中的分类虽然较为烦琐，注释并未尽善，但是，该书集宋以前注《难经》的成就，有注有评，对于经义隐奥者又列有图表加以阐发，因而可以开拓思路，是学习《难经》的重要参考书。

该书之吕注是已知的《难经》最早注文，丁注中载有最早的古本《难经》遗文。另外，书中还多处引用《黄帝内经》等经典医籍及其他经史书籍的书文，故本书对于后人整理研究古本《难经》、了解《难经》早期注本情况及古医籍的校勘等，均有重要参考价值。

（二）《难经本义》

该书为元代滑寿著。滑寿，字伯仁，号樱生，河南许昌人。元初，因其祖父任官江南，迁居仪真和浙江余姚。滑氏先后师从于王居中和高洞阳，博通经史，尤精于医，对《黄帝内经》《难经》《伤寒论》研究造诣精深。撰有《难经本义》《十四经发挥》等书。滑氏治学严谨，善于审证用药，尤长于针灸，考订经络腧穴较详，对中医学的发展有积极贡献。

滑寿的《难经本义》首列"汇考"一篇，论述原书名义源流；次列"阙疑总类"1篇，记述脱文误字；再次列"图说"1篇，制图13幅，将有关疑难的内容加以图解。正文2卷，先列原文，次置注释，注中考证原文在《黄帝内经》的出处，融合张仲景、王叔和以及唐、宋、金、元20余家的论述，并结合个人见解加以发挥，因此能够博采诸家精要，发明《难经》本义。对《难经》作者、名义及流传等均有个人见解，凡于文意隐奥之处，以图解经，共载图13套。旁搜博证，融会贯通，疏证本义，说理条达，词旨雅驯，注释晓畅，广为发挥，并参以己意，所注经文，自成体系，对《难经》进行了全面注释，成为注释《难经》的经典之作。影响较大，流传甚广，刊本众多，《全国中医图书联合目录》共收载22种。

（三）《图注八十一难经》

该书8卷，为明代张世贤注。张世贤，字天成，号静庵，宁波人，正德年间（16世纪）以医术闻名。他继宋代丁德用、元代滑寿之后，对《难经》八十一篇全部加以图释，称为《图注八十一难经》，简称《图注难经》。此书多与张氏的《图注（王叔和）脉诀》合刊，是后世刊本最多，流传最广的一种注本。

以图解《难经》者，前已有之，丁德用之始，滑氏紧随其后，张氏《图注难经》注文亦有颇见功底之处，所附之图不乏精辟者，如所绘的"肝有两叶图"（《四十一难》）和"人身之背面脏腑形状图"（《四十二难》），图所标注心、肝、脾、肺、肾、胃、小肠、大肠的解剖部位，都达到了相当高的科学水平，几乎与现代解剖图谱完全一致。此书可谓是明代研究《难经》中最有成就的代表作。

（四）《难经经释》

该书2卷，为清代徐大椿注。徐大椿，原名大业，字灵胎，晚号洄溪，江苏吴县（现苏州）人。著述较多，有《难经经释》《神农本草经百种录》《医学源流论》等，并曾对《外科正宗》《临证指南》加以评定。

徐氏知识渊博，医学素养高深，对《素问》《灵枢经》经旨理解透彻娴熟，认为《难经》不能称为经典著作，而是把《难经》视为是传《黄帝内经》之学者。他认为历代注家，不能从源及流，纵然有对此大存可疑者，也多曲为解释，所以采用"以经解经"的方法，"悉本《内经》之语而数畅其义"，其注《难经》以《黄帝内经》理论为本，对照两书有关内容，阐发义理及其学术渊源。凡阐论考辨均悉数以《黄帝内经》为据。此书引《黄帝内经》以释《难经》，注文文理畅达，独具风格，注文前后联系参照，并从而发挥经旨，阐发真义，说理条畅，特别是不杂引诸注，而独抒己见，更难能可贵，有助于读者对经文的整体认识。

然智者千虑，也难免有失，由于徐氏把"《难经》之必不可违乎《内经》"的信条绝对化，因而对于"有不合《内经》之旨者，援引经文以驳正之"，造成失当之举。如援引《黄帝内经》论述，驳《难经》右肾命门、三焦无形之说，便是如此。

（五）《难经汇注笺正》

该书为民国张寿颐著，分上中下3卷。张寿颐，字山雷，江苏嘉定县（现属上海）人。生于1873年，卒于1934年。张寿颐是近代医学家，因开办中医学校，缺少《难经》教材，遂编著此书。曾任教于神州中医学校、兰溪中医医专，对临床各科有一定心得，尤其对中风症较有研究，著有《中风斠诠》《难经汇注笺正》。

该书以滑寿《难经本义》及徐大椿《难经经释》为主，汇集各注精要，并结合自己的见解而进行疏证，间或引现代医学加以印证，颇能阐发真义。张氏遇经文不通者，决不穿凿附会，而能直抒己见，所持理论与本经歧异，必欲确合生理病理为正鹄，以求临证时有功效，所以论中多有新义。但是，由于作者生活的年代正值二十世纪初期，当时中西医汇通学派极有影响，因此，张氏书中也不乏"非其所不当非"之处。其以西医的解剖学、生理学方面的知识，来否定中医的藏象学说、经络理论，在今日看来，十分简单化、机械化，显然是其不足之处。

（六）《难经会通》

该书为陕西现代著名医家黄竹斋注。他是陕西长安人，撰《难经会通》于1945年，石印于1948年。该书不分卷，博采众家之长而融会贯通之。黄氏见解独特，文辞质朴练达，畅快淋漓，颇多精彩之处，该书又一显著特点是对每难的经文，整节进行完整注解，流畅诠释，是研究《难经》的诸注本中不可多见者之一。黄氏在进行"秦越人事迹考据"时，引征的书证达42

种之多，考据扁鹊墓在陕西就有城固、临潼2处。"难经注家考"对吕广以降的48家予以考辨，其中最详者有10余家。

（七）《难经校注》

该书是奉国家中医药管理局之命，由凌耀星主编的集体著作。全书不分卷，按《难经》原文八十一难次序编排。首列目录，以备检索。每难内容均依"提要""原文""校注""按语"的顺序，对《难经》的每一难勾玄旨要、校勘讹误、训释词义，并联系临床实际，论述医理，探隐发微，解析疑难。末附"校注后记"及"附录"部分。

此书的校注后记，探讨了《难经》的成书年代与作者；钩玄《难经》一书的主要内容；论述其学术思想及主要成就；缕述其历代注本的版本源流及流传情况；附录部分，一为序文，二为历代《难经》书目，收载历代以来《难经》注本136种。存亡兼收，包括日本医家所注汉文本。

（八）《难经疏证》

该书为日本丹波元胤著，2卷。该书首列"难经解题"一篇，录入其父丹波元简之说，征引各家学说结合个人见解补其义理，讨论《难经》名义、沿革及分篇、注家；次即原文疏证。盖以《难经集注》为本，兼采诸家之注，按吴澄法分6篇注释。所选注家，以吕、杨、丁、虞参引较多，宋以后惟斟于滑、徐二家之间，选注相当审慎。又作者精于疏义之理，采用汉学家训诂法疏证经文，在字、义、理各方面，提出了相当宝贵的佐证，为之疏通，实非望文生义者可比，如《八难》肾间动气之辨，《十四难》元气考证等，甚为精彩，足以启发后学。

（九）《难经语译》

凌耀星主编的《难经语译》以阐明《黄帝内经》等古医经的要旨为主，用问答的体裁，设为八十一难。内容包括生理、病理、诊断、治疗等各方面。特别是对脉学的论述尤为精要，有创造性的立说。对三焦和命门学说，提出了新的论点，并比较系统地论述了奇经八脉的循行、功能与病症，以及腧穴、原穴、募穴在针刺治疗上的作用。本书对深入研究中医理论，更好地指导临床实践，有重要的价值。

《难经语译》是对《难经》整理研究的成果。本书是在其《难经校注》

一书的基础上，对《难经》古奥的原文进行了深入浅出的译释，并力求"信、达、雅"。该书是《难经校注》的姊妹篇，很适合初学中医、大专院校学生及西学中医师参考。

（十）《难经临床学习参考》

迟华基主编的《难经临床学习参考》，对每难原文的解释，先出原文，相继分提要、注释、原文分析、参考资料、按语等项。该书为迟教授多年研究中医经典，潜心临床几十年的智慧结晶，并能结合临床实践和具体病例，诠释经文，使《难经》原文能够落地生根，彰显经典的现实意义和实用价值。

（十一）《难经》（点评本）

该书是烟建华教授几十年研究《黄帝内经》《难经》等经典医著心得之结晶，书中首次提出《难经》命元三焦系统理论及其临床价值，并且对原文予以深入浅出的诠释，彰显了中医名家的治学成就和临床治验心得，具有重要的参考学习价值。

（十二）《难经发挥》

该书由孙理军教授编著。该书作者在多年教学、研究和临床实践的基础上，借助前贤的校勘、疏注成果，对《难经》内容着重从学术层面进行了全面的梳理，对一些临证实用的学术观点的应用发挥做了重点探讨，力求准确反映原文旨意，充分展示《难经》的科学性及其对临床的指导价值。本书层次清晰，说理透彻，重点突出，实用性强，可供各类中医、中西医结合从业人员学习和研究之用。

（十三）《<难经>理论与实践》

该书是国家中医药行业高等教育"十三五"规划教材。该教材在汲取历代《难经》研究成果的基础上，吸纳了其他院校本科生、研究生《难经》教材建设经验及其研究成果，根据新世纪对高等中医药人才知识、能力、素质的要求，在编写内容和思路上具有显著不同于以往的教材和研究成果的特征。尤其是上篇《难经》概论部分，涵盖了《难经》的成书与流传《难经》与《黄帝内经》关系、《难经》的历代研究概况、《难经》理论及其学术贡献、

《难经》的学术思想特征、《难经》的学习及其方法等内容。下篇依照八十一难的原文之序，逐一进行讲解，展示了作者在中医经典研究方面扎实、深厚的学术功底，是不可多得的《难经》研究、教学、参考的上乘之作。

（十四）《难经通解》

《难经通解由》张登本编著。该书上篇部分从《难经》释名、成书、分节、学术思想、主要内容、历代研究概况和学术贡献七部分，展示作者潜心研究成果的概述；下篇分为脉学、经络、藏象、疾病、腧穴、针法6章，分别对81节原文，逐条予以校勘、注释的前提下，在遵循经文旨意的基础上对原文予以"语译"，然后有别具匠心地对原文的医学义理进行剖析，并结合后世在其理论研究和临床应用方面作以展示。该书独辟蹊径地运用"校、注、译、析、用"五位一体的综合解经方法研究《难经》，故而此书于经文的学习、研究、应用均有启迪。

总之，本讲从研究《难经》的方法、《难经》的历代研究概况和代表性注家与注本简介，概要性地介绍了该书的历代研究，使读者能够从时（从成书至今的2000多年）、空（每一时期研究者的成果）两个维度，理解这一经典的发展轨迹和各个时期的研究状态。

第十九讲
《神农本草经》的成书及其沿革

　　《神农本草经》简称《本草经》或《本经》，是中医经典名著之一，作为现存最早的中药学著作，其学术思想及其理念约起源于神农氏，代代口耳相传，于东汉时期集结整理成书，故非一时一人之作，当为秦汉时期众多医学家搜集、汇总、集结、整理当时药物学成就的专著。其中包括所载药物四性五味理论之规定、药物配伍规则、主治宜忌，及其首次提出的药物组方之"七情和合"原则等，均为此后2000多年的用药实践发挥了巨大的引领作用，也必然是中药学发展的源头。书中文字简练古朴，是中药理论的精髓。

　　凡论《神农本草经》的成书，必分为两个方面：一是就其内容而言，所涉及的本草知识，是自有人类开始，通过长期的切身体验以及在与疾病抗争过程中所积累相关知识的结晶；二是作为文献而言，是在中华民族有了人类相关活动的文字记载以来的资料整理或汇集，也就是其文献的成编（即"成书"），应当是在东汉时期。

　　全书共计收录了365种药物（分为上、中、下三个品类），恰与太阳回归年365日相合。事实上，古人当时掌握的药物数量远超于此。这是作者在人道、万物之道合于天道理念背景之下有意而为的结果。故曰："法三百六十五度，一度应一日，以成一岁。"如果用后世审视品名的角度言之，该书共记载了470余味药物，如"术"条下又有"白术""苍术"；"芍药"分为"白芍"和"赤芍"；"桑白皮"条下又增加了"桑叶""桑耳""五木耳"（其他植物所生的菌类药物）；"大豆黄卷"条下又附有"生大豆"和"赤小豆"；"丹雄鸡"条下又分鸡头、鸡肪、鸡肠、鸡屎白、鸡翮（羽毛）、鸡子、鸡胆、鸡白蠹、鸡内金等多味药物品名等。

　　书中对于所收录的各种药物的功效和主治疾病都进行了简明扼要的记载与描述，这无疑是早期临床药学宝贵经验的总结和精华。长期临床实践和现代研究都证明,《神农本草经》中所载药物的功效认识大部分是正确的,其中绝大多数药物至今仍然在临床上广泛地应用,比如人参补益、黄连止痢、麻黄定喘、常山截疟、大黄泻下等。而且各种药物主治疾病的种类也非常广泛,约有170余种,包括了内、外、妇、儿、五官等科疾病。此外,还对于药物的性味、产地与采集时间、炮制方法,乃至用药原则、宜忌和服药方法等都有论述,极大地丰富了药物学的知识。

《神农本草经》是中医药学理论体系形成的标志之一,奠定了中药学基础,使中药学自此成为一门独立的分支学科。

一、《神农本草经》名义及其由来

《神农本草经》历来又被简称为《本草经》,之所以将其冠以"神农"之名,是因为在西汉及以前,"世俗之人,多尊古而贱今,故为道者,必托之神农、黄帝而后始能入说"(《淮南子·修务训》)。显然,这是当时崇尚黄老之学的社会风气使然。对于该书而言,托名"神农"不仅仅是一种托词,而且既有相当长的历史渊源,又有相关的史料为依据。

据现存史料记载,神农早先是与农耕活动发生联系的,将三皇(《尚书大传》)中的炎帝称为"神农"就是明证,认为他是最早的农业专家,并教人稼穑。《孟子·滕文公》中就有相关的记述。在《吕氏春秋》中早已有类似的记载,认为"神农身亲耕,妻亲绩"。《淮南子·修务训》载:"神农乃始教民种五谷……尝百草之滋味……一日而遇七十毒。"班固整理上古的文献之中,有关"神农"治农内容的资料就有20篇之多,认为"六国时,诸子疾时怠于农业,道耕农事,托之神农"。班固对此补注曰:"古之人民皆食禽兽之肉,至于神农,人民众多,禽兽不足,于是神农因天时分,地之利,制耒耜,教民农作,神而化之,使民宜之,故谓之神农也。"(《汉书·艺文志·农家类》)这里不但将"神农"与古代农事活动联系在一起,还诠释了将炎帝尊为"神农"的理由。

本草类中药属于古代农事活动乃至现代的大农业范围,这是人所共知之事,这也是古人将本草乃至中药学知识与"神农"挂钩的理由之一。加之人类为了生存,要与饥饿、疾病做斗争,这都无法与本草分开。植物类食物绝大多数都是药食两用的,古人在将炎帝与农业联系的同时,也就自然而然地将药物、本草与其联系并托名于他。西汉刘安认为，"古者民茹草饮水，采树木之实，食蠃（luǒ，螺，或蚌蛤之属）蚌（bié，昆虫，金龟子）之肉，时多疾病毒伤之害，于是神农乃始教民播种五谷，相土地宜燥润，肥饶高下，尝百草之滋味，水泉之甘苦，令民知所避就。当此之时，一日而遇七十毒"（《淮南子·修务训》）。司马迁将古人对炎帝与医药密切联系的认识作了总结，明确指出"神农，以赭鞭（鞭通'辨'）草本，始尝百草，始有医药""神农和药济人"（《史记·补三皇本纪》）之后，世人便毫无争议地将本草的发掘和医药创始之功归之于神农。此后人们将传载古代有关药物知识的专著托名神农，便是情理之中的事了。

汉晋至今，医药界将传载治病疗伤的药物知识著作命名为"本草"。复习古代相关文献可以这样认为：一是"本草"之辞在汉代已是政府官方用语，并将专司"本草"的官职称为"本草待诏"（《汉书》的《平帝纪》《郊祀志》《游侠传》等）。二是汉代已将"本草"作为书名（《汉书·楼护传》），楼护阅读过书名为"本草"的文献，说明当时其他医学文献中已将"本草"作为医用药物的专用词。如《汉书·艺文志·经方类序》就有"本草石之寒温"之语即是例证。三是神农开创农耕，为人类生存提供了可靠、稳定的饮食和药食两用的原料，无论是天然野生或者人工经过驯化栽培的植物，均是民众果腹乃至治病除疾之根本，因而以"本"字冠"草"。可见，"本草"作为药物专著名不但由来已久，而且意义深远。

二、《神农本草经》的成书

根据目前检阅到的文献，《神农本草经》之名最早见于西晋皇甫谧的《针灸甲乙经》序，所以认为其成书于汉代的理由是充足的。不过称之为《神农本草经》的时间稍晚。一是三国东吴名医吴普著有《吴普本草》，这应当是从文献名录考据中为最早专载本草的著作了。若据《汉书·游侠传》中记述楼护在长安贵族亲戚家读"诵医经、本草、方术数十万言"的文献可知，汉代已有"本草"专著，而且早于三国时代的《吴普本草》。二是西晋文学家张华（232—300年）撰著的《博物志》将《神农经》与《山海经》相提并论。张华参阅的《神农经》与《神农本草经》有何关系？是否就是《神农本草经》的简称？只要我们运用比较学的目光审视《博物志》引用《神农经》的内容就可看出端倪。如《太平御览》引用《博物志》的内容云:"《神农经》曰……上药养命,为五石之练形,六芝之延年也。中药养性,合欢蠲忿,萱草忘忧。下药治病,谓大黄除实,当归止痛。夫命之所以延,性之所以利,痛之所以止,当其药应止痛也。违其药,失其应,即怨天忧人。"又:"药有大毒,不可入口、鼻、耳、目者,入即杀人。一曰钩吻。卢氏曰:阴也,黄精不相连,根、苗独生者也。二曰鸥(chī,指鹞鹰、老鹰),状如雌鸡,生三川。三曰阴命,赤色,著木,悬其子,生海中。四曰内童,状如鹅,亦生海中。五曰鸩羽,如雀,墨头赤喙。六曰螭蜍,生海中,雄曰蜍,雌曰螭也。"又:"药毒有五物:一曰狼毒,占斯解之;二曰巴豆,藿汁解之;三曰藜芦,卢汤解之;四曰天雄、乌头,大豆解之;五曰斑茅,戎盐解之。毒菜害小儿,乳汁解,先食饮二升。"至于《神农经》是否与《山海经》同时代,目前没有足够的证据予以评价,虽然不能断定这些内容就一定是后来的《神农本草经》所载,但可以肯定《神农经》和《神农本草经》的内容十分相近,都是传载药物学知识的古代文献,都是梁齐陶弘景、初唐苏敬、宋代唐慎微编撰本草的文献史料和依据。

三是班固《汉书·艺文志》中不曾著录《神农本草经》,但绝不能否认班固未检阅有关本草类文献的史实。

其一,《汉书·艺文志》的《方技略》将所著录的文献分为医经、经方、房中、神仙四类,而且"经方类"的小序内容正是对西汉时期"本草"内容的介绍,"经方者,本草石之寒温,量疾病之浅深,假药味之滋,因气感之宜,辨五苦六辛,至水火之齐(通'剂'),以通闭解结,反之于平。及失其宜者,以热益热,以寒增寒,精气内伤,不见于外,是所独失也"。此序文不但运用了"本草"之辞,而且论及了药物的性质和作用;不仅谈到了方药的制备,药物的功效,而且论及了药物应用不当给人体造成的伤害。另外,班固还在《郊祀志》《平帝纪》《游侠传》等多处使用"本草"一词。

其二,班固将"本草"文献归并到"经方"类中。因为在《方技略》中辑录的"经方"十一家,其中有九家是言方剂的,一家言各类剂型的制备,名曰《汤液经法》,另一家讲食物禁忌,名曰《神农黄帝食禁》。《汉书·艺文志》将此三类文献合称"经方",显然是将"药"(本草)纳入"方"中。因为"方"因"药"(本草)而成,有"药"(本草)才能成"方"。这与表述楼护在长安贵戚家读"医经,本草数十万言"(《汉书·楼护传》)时只言"医经、本草"而不言"经方"的表达方法相仿佛。

其三，据尚志钧考证班固的《汉书·艺文志》是根据当时"石渠天禄阁"藏书编撰而成，未能穷录阁中所藏之书，所以清代姚振宗又撰《汉书艺文志拾补》"方技略"就辑录散佚的"本草"文献有《神农本草经》3卷、桐君《药录》2卷、雷公《药对》2卷、子仪《本草经》1卷4种。这4本有关本草的文献可以从陶弘景《本草经集注》卷一序录中得到印证。因此，南朝梁齐陶弘景的《本草经集注》是以当时流传的《神农本草经》和其他版本的《本草经》为底本整理编著而成。

综上所述，汉代及以前，已经有了本草专著，并有专司本草的官职官衔，即"本草待诏"。汉代及以前，已经将"本草""医药"与"神农"联系在一起，不但认为炎帝是教化民众稼穑的"神农"，而且是医药（主要是药物，即本草）的创始人。《神农本草经》作为书名最早见于西晋皇甫谧的《针灸甲乙经》，西晋张华《博物志》中认为与《山海经》齐名的《神农经》虽不能断然肯定就是世传的《神农本草经》，但两者传载的内容如出一辙。南朝梁齐陶弘景（456—536）的《本草经集注》是以《神农本草经》及当时流行的其他《本草经》传本为底本编辑而成的。根据《本草经集注·序》对当时所见古本《神农本草经》混乱状态的评价所云："此书（注：指《神农本草经》）应与《素问》同类，但后人更修饰之耳。"又："魏晋以来，吴普、李当之等更复损益，或五百九十五，或四百四十一，或三百一十九，或三品混糅，冷热舛错，草石不分，虫树无辨。"以及"三品三百六十五种，法三百六十五度，一度应一日，以成一岁"的立场可知，该书载药365味之数由此确定。

任何重大事件的发生绝不是偶然的，总是在相关背景之下予以孕育和滋生，《神农本草经》的成书也不例外。只要对汉代及以前相关文献之中草药物知识记载稍作梳理，就不难发现这一奠基中药学科专著的出现是顺理成章的事情。

中国科技史专家吕子方对《山海经》中所载药物进行了统计，总计137种。其中动物（兽、禽、鱼、龟）76种，草木类54种，矿物类7种。成书于战国末至西汉早期的《五十二病方》，不但记载有内、妇、儿、外、五官诸科103种病症名称，治疗诸病之方280余首，药物240种，有草、谷、菜、木、果等植物药，也有兽、禽、鱼、虫等动物药，还有雄黄、水银等矿物药。书中很多药物的功效和适应证都与后世医药文献和临床实践相吻合。还记载了有关药物的采集、收藏方法等，反映了西汉以前药物学的发展。在西汉早期成书的《淮南子》中也再有药物20余种，并指出"神农……尝百草之滋味……一日而遇七十毒"（《淮南子·修务训》）。仅仅从该书形成之前的相关资料的征引就可以看出，其药物内容的整理成册，具有成熟的药物学实践研究背景为其提供可靠基础的。

东汉张仲景的《伤寒杂病论》共载方260首（其中《伤寒论》115方，《金匮要略》184方，两书重叠，或同方异名，如桂枝汤又名阳旦汤、理中汤又名人参汤、吴茱萸汤又名茱萸汤、桂枝去桂加白术汤又名白术附子汤、麻黄附子甘草汤又名麻黄附子汤、肾气丸又名崔氏八味丸、八味肾气丸等，共计260首），共使用了206味药物（《伤寒论》载药90种，《金匮要略》载药195种，两书重复用药76种），其中149种为《神农本草经》所载。书中十分娴熟地运用这些具有不同功效主治的药物组成治疗不同病证的方剂，足以证明这一时期，医药界对药物的认知水平已经相当深刻，所以在这一时期出现药物学专著是水到渠成的事情。

三、《神农本草经》的流传沿革

自从西晋皇甫谧《针灸甲乙经·序》第一次提到《神农本草经》书名以来，张华《博物志》将其简言之为《神农经》，经南朝齐梁陶弘景对当时载药分别为595种、441种、319种的至少3种不同传本的《神农本草经》进行整合，从中选定了365味药物及其内容，又从《名医别录》中选择了365味药物及其内容，共计730种，在保留上、中、下三品分类的基础上，根据药物的自然状态及临床所用，创造性地将药物分为玉石、草木、虫兽、果、菜、米食及有名无用7类。陶氏为了区分两种底本不同资料源的内容，采用"朱文"和"墨文"两色书写方式予以标记，这对后世识别《神农本草经》的原貌有十分重要的文献学价值。这就是他所说的"苞综诸经，研括烦省，以《神农本草经》三品，合三百六十五种为主"（《本草经集注·序》），此乃"法三百六十五度，一度应一日，以成一岁"（《神农本草经·序》）。显然，"三百六十五种"之数是陶弘景确定的，《神农本草经·序》文中的"三百六十五种，法三百六十五度"也应当是出于陶氏之笔，只要认真研读两书之序，是不难得出这一结论的。

《隋书·经籍志》虽然转引了梁国阮孝绪《七录》中的5种《神农本草经》和9种《本草经》书名，但却无法知晓这14种古"本草"文献的具体内容。唐初经苏敬等人在陶弘景《本草经集注》的基础上，补充了隋唐时期所增的药物，修编了世界上第一部由政府颁行的药典——《新修本草》（659），又称为《唐本草》，共54卷，收载850种药物，并将陶氏的7类分法调整为玉、石、草、木、禽兽、虫鱼、果、菜、米谷和有名无用9类。同时，苏敬等人又亲自绘制和征集了相应的药图，这就是世传的《本草图经》。作为独立传本的《神农本草经》在《唐书·艺文志》中仍著录有三卷本和署名雷公集注的四卷本两种。为何从隋代至唐代著录的《神农本草经》传本数目减少了呢？最主要的原因是经过陶弘景和苏敬等人的精心整理修订，使本草的内容趋于全面、详尽、适用、规范，未经过整治的古本《神农本草经》也就失去了存世的价值。其次，因战乱丢失，以及唐以前的各类文献书籍均为手抄本而不便于收藏等，也是十分可能的原因。

北宋初期，经刘翰等人取《新修本草》《蜀本草》校订，又参以《本草拾遗》内容，修编成《开元本草》（973）。次年李昉予以重新修订，名曰《重订开元本草》，其序言称镂版时"以白字为'神农'（指《神农本草经》）所说，以黑字为'名医'（指《名医别录》）所传，'唐'（指《新修本草》，又名《唐本草》）附。今附（指《重订天宝本草》所增），各加显注，详其解释"，全书共收载药物983种。此书已佚，但其内容被收录于唐慎微的《经史子集证类备急本草》。可见，《重订开元本草》收录《神农本草经》内容可能有三个途径：一是此书作者在修编时还见到《唐书·艺文志》注录中的《神农本草经》原著，因为在李昉编撰的《太平御览》（976—983）所载《经史》图书纲目中还有《神农本草经》的书名。李昉对《重订开元本草》重新修订时参阅了该书内容，其"序"言之"以'白'字为'神农'所说"亦可为此判断之佐证。二是凭借《新修本草》中传载的相关内容。三是依据陶弘景《本草经集注》的内容。

另外，苏颂与当时的药物学家掌禹锡、林亿等编辑补注了《嘉祐补注本草》一书，校正出版了《急备千金要方》，在此基础上，独立编著了《本草图经》21卷。

对《重订开元本草》中有关《神农本草经》的内容取材于《本草经集

注》的判断有两点理由：其一，陶弘景的《本草经集注》是从《神农本草经》和《名医别录》中各选365种药物集注而成，而《重订开元本草》所载的983种药物内容也是以这两书为主。其二，李昉等人借鉴了陶氏以朱、黑两色区别不同资料源的做法，让当时及后来者能识别《神农本草经》的古朴风貌。虽然《神农本草经》在北宋初期还尚存于世，但在天圣年间编撰的《崇文总目》（1023—1031）以及嘉祐五年（1060）掌禹锡编著的《嘉祐补注本草》所引《书传》中均无其书名，说明在北宋中期，此书已经亡佚，这也是《宋史·艺文志》中没有著录的缘由。

《经史子集证类备急本草》是蜀地出生于祖传医家唐慎微编撰而成，后来在大观二年（1108）、政和六年（1116）和绍兴二十九年（1159）三次大的修订，更名为《重修政和经史证类备用本草》，这是当今人们能阅读到的《证类本草》。该书是以《嘉祐补注本草》为基础，总结了宋代以前药物学成就，共收载药物1746种，仍以"白文"与"黑文"区别《神农本草经》的古文献与别本文献。

《证类本草》在中国药物史上具有承前启后的里程碑的意义，无论是对后来在海内外产生过广泛影响的《本草纲目》，还是对后人辑录《神农本草经》都产生了巨大的作用和深远的影响。若仅就后世多个辑录《神农本草经》版本言之，陶弘景的《本草经集注》是文献取材的源头，人们无法从现存文献中觅寻比其更早的完整文献了。唐初《新修本草》和《证类本草》则是取材的重要依据，尤其是后者。根据尚志钧先生考证，明代的卢复，清代的孙星衍和孙冯翼、黄奭、王闿运、姜国伊，以及日本的狩谷望之志和森立之等人所辑录的《神农本草经》本，悉以《证类本草》的"白文"为主，参以别本所载"本草"内容的文献（如《太平御览》等）整理而成。正因为各种辑录本中三品365种药物的主体内容源于《证类本草》的"白文"，而诸如药物的产地、生长环境、别名等相关文献参考了别的文献资料源，加之流传转抄的原因，这就使得诸家《神农本草经》辑录本之内容大同小异的缘故。

四、《神农本草经》的现代研究

一是皖南医学院尚志钧教授的《神农本草经校点》本。就其《神农本草经校点》一书而言，不但对宋代王炎至清末姜国伊9种复辑本的多个资料源的药物条文分两部分予以校点。第一部分资料源名曰"《神农本草经》校点"，是以《证类本草》白字为依据，对上、中、下三品365味药物内容详加校点，还对"《神农本草经》序文"及"《神农本草经》七情"内容进行点校和考证。第二部分资料源名曰"古书所引《本草经》文校点"，这部分内容主要取材于《太平御览》，还有西晋张华的《博物志》，以及《艺文类聚》《三国志·华佗传》《抱朴子》《水经》《齐民要术》《初学记》《本草纲目》等文献，既对其中所辑录的252种药物进行点校，还对《艺文类聚》《文选》《博物志》《抱朴子》《外台秘要》《太平御览》等《神农本草经》的相关文献进行了整理。此书的价值远不止于此，尚氏为了研究《神农本草经》所参阅的资料达44种之多，对当今人们关注《神农本草经》的诸多问题均进行了较深刻的探讨，诸如有关《神农本草经》的概况、学术成就、9种复辑本的简介等。尚氏在对以上两部分内容进行高水平的校勘后，又对《神农本草经》的名义、成书、最早注录及不录于《汉书·艺文志》缘由、流传变革、三品考异、药物的合并与分条、陶弘景与《证类本草》白文、《证类本草》白文与诸家辑录《神农本草经》关系、《本草纲目》中所引《本草经》考异、《神农本草经》与《五十二病方》及与《山海经》关系等20个专题进行了较深入的研究，真可谓是《神农本草经》研究之大成，从某种意义上讲，尚氏对《神农本草经》的研究之深、之广、之详是前无古人的，是研习本草、研习本草沿革史不得不读的书。

二是杨鹏举先生的《神农本草经校注》，实为"校注语译"，由北京学苑出版社1998年出版。杨氏之作是以顾观光辑录本为底本进行校注、语译和按评。此书可以作为了解《神农本草经》者的泛读本。

三是马继兴教授主编的《神农本草经辑注》。该书对《神农本草经》的研究，是当代在该领域的里程碑。首先，当今中国著名医史家及中医文献学奠基人马继兴教授领衔，亲自制定工作计划、样稿体例，撰写"辑复《神农本草经》的研究"《神农本草经辑注》"部分的辑佚、校注、训诂、按语的全稿；其次，本书的编委会成员也是当代中医药界的顶级学术团队。史常永、颜正华、王绵之、吴贻谷、余瀛鳌等专家均为该书编写委员会成员；再次，苦心钻研《神农本草经》12年的尚志钧教授也参与该书的撰写，还有当下享誉中医药界的谢海洲、王淑民、陶广正、张同君、陈湘平、胡晓峰等学者均参与其中。

该书由"辑注"和"研究"两部分组成。"辑注"部分，首先从既知传世的各种早期古籍中收集、分析、编排第一手《神农本草经》遗文资料入手，将原书四卷文本，及其在汉魏以前古注（六朝以后古注除外）加以辑复；其次，将辑复后的《神农本草经》文本及其古注进行校注、考证和按语，立足于重辑遗文，辑、校、注并举，注重正本清源，考证详实，注释精当。其遗文的信实程度和校注的深度，比之诸家辑本均有超越之处。"研究"部分，对辑复《神农本草经》的研究思路和辑注方法等有关问题，进行了详尽的考证与论述，涉及原著的药数、药名、三品药目的考定，原著佚文的深入发掘与辨析，《神农本草经》诸辑本的得失与评估，以及引用传世的、出土的和可供间接辑佚古籍版本的依据等23个专题。对诸家辑佚本中的歧异与争议问题，据证提出独特而有创新意义的见解，以反映当代《神农本草经》最新的研究成果。所以，该书集研究《神农本草经》古今历代文献之大成，具有很高的文献意义和实用价值。

四是张登本的《全注全译<神农本草经>》。该书由"《神农本草经》研究述评"和"《神农本草经》三卷原著内容的校注和语译"组成。2009年12月由新世界出版社出版。

五、从《神农本草经》到《证类本草》的变迁

尚氏对《神农本草经》至宋代唐慎微编著《经史证类备急本草》其间的变革过程做了详细的回顾。

《神农本草经》是后世公认的现存最早的药物学专著，是汉代以前人类与疾病做斗争过程中有关药物学知识的总结。该书分为总论和各论两部分，总论概括地记述了君臣佐使、七情和合、四气（性）五味等药物理论，以及药物的采收、炮制、贮藏和用药方法等。各论部分介绍了每种药物的具体内容，全书收载药物365种，其中植物药252种，动物药67种，矿物药46种，并按药物的功效和主治，分为上、中、下三品。上品药120种，多属补养药，除矿物药外，毒性小或无毒，可以多服或久服；中品药120种，多为祛邪治病兼有补养作用，有的有毒，有的无毒；下品药125种，多属攻邪治病之药，毒性较大，适用于寒热、积聚、癥瘕等病证。

全书药物主治病证名约170余种，其中内科病证名如中风、痹、痿、水肿、疟、肠澼、下痢及各种血证等；外科病证如痈疽、鼠漏、恶疮、漆疮、痔等；妇科病证如崩中、漏下、乳难、月闭等；五官科病证如目赤肿痛、青盲、目翳、衄血、鼻息肉、耳中流脓、耳鸣、耳聋等；口腔咽喉病如喉痹、口疮等；寄生虫病如三虫、疥虫等。

南朝齐梁时代的陶弘景沿用《神农本草经》原有分总论、各论的体例，把总论部分增补并加以注释，成为《本草经集注》卷一序例。各论部分除了将《神农本草经》不同版本的药物种类确定为365味，从《名医别录》中也选用药物365味，合计730味，并按他自己研究本草的成果予以注解，成为《本草经集注》后6卷的内容。730味药物按玉石、草木、虫兽、果、菜、米及有名无用分为7类，除后者外，前6类均尊古法分为上、中、下三品。可见药物的资料源是由古本《神农本草经》《名医别录》及陶弘景的注释3部分构成。陶弘景为了让读者和后人能够明晰地区分两个不同资料源的内容，特地采用朱、墨杂书的方法，以红字朱文书写《神农本草经》，以黑字墨文书写《名医别录》。这对保存、标记、识别《神农本草经》的原来面目有着非常重要的价值，这也是唐代《新修本草》、宋代《证类本草》乃至后人辑录经典得以见到《神农本草经》内容真目并为之仿效（《证类本草》缘镂版印刷之故而变通为"白文"和"黑文"）。

唐初苏敬《新修本草》是由《本草经集注》和《药图》《图经》3部分组成，《神农本草经》的内容是正文、是主体，《药图》是当时唐代中央政府征集全国各地选送的药物标本绘制而成，《图经》是药图的文字说明。其主体内容沿用了陶弘景的体例和方法。在药物数量上增加了114种，由于将《神农本草经》中的数味药物（如"由拨"与"鸢尾"）进行了分条，所以其中所载药物为850种。在药物分类上，将原有的"草木""虫兽"分解为"草、木、兽禽、虫鱼"而成为九类分法，极个别药物在原有类别中作了调整。《新修本草》对药物资料来源也仿照陶弘景的思路而采用大、小号字的办法予以处理，凡陶弘景注文用小字书写，而新增注文不但用小号字书写，还冠以"谨案"予以区别。

北宋马志等人在《新修本草》的基础上经过两次修订，著成《开宝重定本草》（即《开宝本草》，974）。沿用苏敬的九类分法，新增药物133种，载药为983味。《开宝本草》的正文用大字单行，注文小字双行。正文出于

《神农本草经》者印成白文，出于《名医别录》印成黑文，出于《新修本草》则在文末加注"唐附"，出于《开宝本草》新增者于文尾加注"今附"。

《开宝本草》问世数十年后，掌禹锡等完成了《嘉祐补注神农本草经》，简称《嘉祐本草》（1057—1061）。其分卷、药物分类、编写体例、文献出典等，完全依照《开宝本草》，共21卷，载药1082种。其中983种承袭《开宝本草》所载的全部药物及内容，新增99种，唯文献来源的标记方式略有区别。凡正文出于《神农本草经》者印成"白文"，出于《名医别录》者印成黑字，出于《新修本草》补充的内容用"唐本先附"标记，出于《开宝本草》者用"今附"标记，若为掌禹锡等人新增内容则用"新补""新定"标记。标记为"新补"者为择引的文献，标记为"新定"者是取于当时。以上方法均指"正文"。若是"注文"，皆沿袭《开宝本草》之旧，唯《嘉祐本草》新增者，冠以"臣掌禹锡等谨案"字样。

《嘉祐本草》新增的注文很多，内容也很丰富，引用的文献约50余种，相当广泛。与此同时，宋朝政府于1058年下令全国征集药物产地的实图，由苏颂等人整理，于1061年编辑成《本草图经》20卷，另有目录1卷。

《嘉祐本草》和《本草图经》问世后，由于分刊不便于检阅，由陈承将两部分合为一书，于1092年编成23卷的合刊本，名曰《重广补注神农本草并图经》。合刊时增添了陈承个人见解名"别说"44条以及林希的一篇序文。

蜀地世医唐慎微又将二者合而为一，增加的内容更多，举凡经、史、子、集中有关药物学知识，一概收入书中，定名为《经史证类备急本草》（1097—1100），载药1746种，析为32卷，在分类和文献来源及标记方面，悉依《嘉祐本草》之旧，唯唐氏所增补的资料，皆冠以黑色鱼尾括号。他将所增加的资料分为"药物"和"注文"两部分。"药物"新增628种，"注文"新增的更多，特别是方论和单验方，几乎全是新增内容，约有3000余首，征引经、史、子、集和方书近250家。《经史证类备急本草》除序例上、下两卷同于《嘉祐本草》外，主体内容由18卷扩充为29卷，使本草的研究在宋代达到了巅峰。后来虽在1108年稍作修订改为《大观经史证类备急本草》，1116年由曹孝忠校刊更名为《政和新修经史证类备用本草》，但其基本内容未作变更。南宋时期虽对《政和新修经史证类备用本草》数次翻刻、校刊，唯1249年张存惠的翻刻不但重新校刊，更将寇宗奭的《本草衍义》附入其中，书名也改为《重修政和经史证类备用本草》。

总之，从《神农本草经》至《证类本草》的发展历程：《神农本草经》→《本草经集注》→《新修本草》→《开宝本草》→《嘉祐本草》→《证类本草》。

这些本草专著是一脉相承的。虽然在卷数、药物数量、注释及相关内容方面历代都有发展和增加，但在总的体例、分类、编排方式等，仍与《神农本草经》相同。可以说后世的本草都是在其基础上发展起来的。"序文"发展为后世本草的"叙例"，三品药物发展成为后世本草的各类及分卷，药物条文保留在《证类本草》及各本草书中。今日所见《证类本草》的"白文"，即是《神农本草经》的古文献，也即陶弘景的"朱文"。

六、《本草纲目》中《神农本草经》的引文考辨

尚氏对李时珍《本草纲目》中引用《神农本草经》的内容进行了十分认真的考证辨异。由于《证类本草》版本繁多，《本草纲目》也有30多个不同版本，尚氏为了确保引文考辨的客观准确，于是《证类本草》取光绪三十年甲辰（1904）武昌柯逢时影刻唐慎微《经史证类大观本草》，1921—1929年商务印书馆影印金太和甲子下乙酉晦明轩刊本（四部丛刊初编子部）和1957年人民卫生出版社影印张存惠晦明轩本。而《本草纲目》取人民卫生出版社1957年影印本进行校对分析。他认为《本草纲目》中以"本经"进行标识的内容，都是李时珍认为是《神农本草经》的原始资料，这些资料都是摘自《证类本草》的"白文"。发现《本草纲目》摘引《证类本草》的白文内容，不像诸家辑录本之全文抄录，而是据《本草纲目》所载药物内容按释名、气味、主治、修治、附方等项目分别摘录，因此《神农本草经》（李时珍简称为《本经》）是被分割窗切的，很难从中看到《神农本草经》条文的完整面目。

尚志钧将《本草纲目》中用《本经》标记的文献与《证类本草》白文做了对照，发现李时珍标记为《名医别录》的内容却见于《证类本草》标记为《神农本草经》的"白文"，计有69味药物的部分内容，占《神农本草经》所载药物的18.9%。反之，李时珍标记为《本经》的文献却见于《证类本草》标记为《名医别录》的黑文，计44味药的相关内容，占《神农本草经》所载药物12.54%。同时，李时珍标记为《本经》的内容却是《证类

本草》引用的其他文献，计13种药，占《神农本草经》所载药物的3.56%。此种情况多见于药物别名表述，个别为药物的主治或药物的生长环境的介绍。

李时珍引用《证类本草》"白文"时，还有以下几种有意或无意的文字处理：一是将原有文字作重新排列和文字调整，使文字较前顺畅。如"大枣"条，《证类本草》"白字"为"养脾，助十二经，平胃气，通九窍"。李氏调整为"养脾气，平胃气，通九窍，助十二经"即是其例。二是删除赘字。如"玉泉"条，《证类本草》"白字"为"人临死服五斤，死三年色不变"，显然后一个"死"为赘词，李氏删之。三是增字，使文意更顺畅。如"生大豆"条，《证类本草》"白字"为"生大豆涂痈肿"，李时珍改为"大豆生研，涂痈肿"。四是漏注《本经》。如"络石""龙胆""芫荑"等条，《证类本草》"白文"分别有"一名石鲮""一名陵游""一名蕨塘"，而《本草纲目》则分别在各药"释名"下，未注《本草》字样。五是因字形相近而至笔误，如"礜石"条，《证类本草》"白文"有"一名青分石"，《本草纲目》却为"一名青介石"。"分""介"形近致误。六是脱漏条文。如营实、苦菜、吴茱萸等。《证类本草》"白文"分别有"一名蔷薇""一名选""一名薮"，而《本草纲目》在这些药物"释名"项下皆无著录。尚志钧将《本草纲目》以上引用《本经》文与《证类本草》"白文"不同的文字表述，经过认真的统计，涉及86种药的相关内容，占《神农本草经》所载药物的23.56%。这些情况可能是李时珍发现古本《神农本草经》的文字古朴、简略，甚至謷涩而不便于诵读，加之流传转抄中各种版本之间的差异，于是予以径改，使其顺畅明了的缘故。总之，要识读《神农本草经》的原来面目，李时珍的《本草纲目》所引《本经》的文献是不足为凭的，应当以《证类本草》镂版刻印的"白文"为据。

七、《神农本草经》与《山海经》的关系

"太古书，今见存者，有《神农经》（即《神农本草经》）和《山海经》。"（晋代张华《博物志》）《山海经》的成书和作者无法确定。过去认为是禹、伯益所作，不可信。大约出于周秦人的记载，现代学者多认为成书非于一时，作者亦非一人。成书时间大约是从战国初期至汉代初年，楚、巴蜀，东

至齐鲁一带的人所作，到西汉校书时才合编在一起。其中许多内容可能是来自民间口耳相传。其书名及内容最早见之于西汉刘向、刘歆父子的校刊整理并著录于《七略》之中。晋代郭璞曾为之作注。刘歆是《山海经》最早的编辑者，因为此前司马迁的《史记》并无记录。对《山海经》考证注解者还有清代毕沅的《山海经新校正》和郝懿行的《山海经笺疏》。

《山海经》成书虽然于西汉刘向、刘歆父子所处的时代，但其内容传载之事却是先秦之事，主要记载了古代神话故事、地理、物产、巫术、宗教、古史、医药、民俗、民族等方面的内容。全书18卷，其中"山经"5卷，"海经"8卷，"大荒经"4卷，"海内经"1卷，共31000余字。记载了100多个古代邦国，550座山，300道水，以及这些邦国的山水地理，风土物产。其中"山经"所载内容大部分是当时巫师、方士和祠官的踏勘记录。

《山海经》记载的动物、植物、矿物品名772种。其中有137种的内容涉及医用功能，占所载物品的18.01％。有44种的名称与《神农本草经》药物相近和相同，占《神农本草经》传载药物的12.05％。这44种两书均载的药物都是后世医家注释《神农本草经》时要引用《山海经》资料的理由。据尚志钧统计，宋代唐慎微的《经史备急证类本草》有10种药注释，明代李时珍《本草纲目》对18种药物注释，清代孙星衍辑录《神农本草经》对24种药物注释时均引用了《山海经》的相关文献。

通过《神农本草经》所载365味药物与《山海经》所载772种之物比较有以下几点不同：一是药品相合的不多，《山海经》所载药用139种品名中仅有44种与《神农本草经》相合。相合药物分别占《山海经》可作药用品物和《神农本草经》365味药物的31.65％和12.05％。二是药物种源不同。《山海经》所载139种药物中动物药26种，植物药55种，矿物药5种，类别不详者3种，分别占所载药物总数的54.68％、39.57％、3.60％、2.19％。《神农本草经》所载365种药物中，动物药67种，植物药252种，矿物药46种，分别占所载药物总数的18.37％、69.04％、12.60％。可见，《山海经》以动物药为多，而《神农本草经》则以植物药为多。说明《山海经》时代，人类尚未完全摆脱狩猎和游牧生活，而《神农本草经》时代，人类已以农耕经济为主要生活来源。三是《山海经》不是专言品物之书，因而139种有药用功能的品物是分散的，主治功用也是随意记载的，没有分类迹象，纯属原生的自然状态。而《神农本草经》是传载药物的专著，因而365种药物分类明确，品名、性味、主治功用的文字陈述有序而集中。当然，《山海经》也不可能像《神农本草经》那样总结出药物的君臣佐使配伍、七情和合、四气五味等药物学方面的相关理论，更绝少涉及药物的炮炙方法和"膏、丹、丸、散、汤"等剂型。因此，《山海经》中所载药物内容更早于《神农本草经》，两者不存在必然的渊源关系，前者更多地表现了药物的原始状态和当时人们的原生态认识。重庆学者吕子方对《山海经》所记载的137种药物名称进行了考辨，从另一角度提示《神农本草经》内容发生的知识背景。

此外，尚志钧先生还将《神农本草经》与《五十二病方》所载药物进行了比较，认为《五十二病方》载药247味（有草木、果蔬、五谷，有兽、禽、鱼、虫类，和矿物类雄黄、水银），如果把动植物药个体作为药用单元计算，实为196个品名。在这196个药物品名中有94个药物品名与《神农本草经》相同，分别占两书的47.96%和25.75%。作者认为还有102个药物不载于《神农本草经》，一种可能是《神农本草经》辑录时未被采用，二是当时医药界流传不甚广泛，还有可能是陶弘景限于365种之数。两书立论出发点不同，所以在记录药物的主治功效、药物的产地、药物的性状等方面均有差异。

《神农本草经》的问世，不但是中医药学理论体系形成的四个最显著标志之一，而且在总结汉以前药物学成就的基础上，为中药学的学科建立奠定了坚实的基础，后世历代的中药学论著，莫不本源于此。

第二十讲
《神农本草经》的学术贡献

《神农本草经》不但是中医药学理论体系形成的四个最重要著作(《黄帝内经》《难经》《伤寒杂病论》《神农本草经》)之一，而且在总结汉以前药物学成就的基础上，为中药学学科建立奠定了坚实的基础，是历代所有研究中药学知识的有识之士遵循的文献本源。就其学术成就，结合历代中药学家及现代诸如尚志钧等人的研究，可以从以下诸方面予以述评。

一、传载药物资料真实可靠

自从有了人类社会以来，为了生存，古人类在采摘食用植物和狩猎动物的同时，直接感受和接触并逐渐认识了植物和动物对人体的正面或负面的作用和影响，在饵食这些动、植物的时候，既可能在不经意间发现消除了人体的某些疾病，又可能会出现"神农尝百草，一日而遇七十毒"(《史记·补帝王本纪》)的现象。古人就这样经过长期无数次从无意间到逐渐有意的试验、观察、验证，渐渐总结并形成了药物知识。从现存最早的文献记载考察，西周已有操持医药的"医师"，而且"医师"专事"聚毒药以共医事"(《周礼·天官》)。现存最早的诗词专书《诗经》中涉及动、植物有300多种，其中不少都是后世本草专著中收载的药物。《山海经》记载的动物、植物、矿物品名有772种，其中139种讲到其医药功用，有44种和《神农本草经》相似或者相同。《五十二病方》中载方280余首，涉及药物196种。《神农本草经》是现存最早的药物学专著，经南朝梁代陶弘景整理，确定其药物365种，于是与其选定《名医别录》的365种药物并加以注释，合编为《本草经集注》。

虽然《神农本草经》成书已有2000多年的历史，但是由于其中传载的365种药物来自人类长期与疾病做斗争的经验实录，因而药物及其主治功效基本是真实可靠的，绝大部分为目前仍然在应用的药物，如茯苓利小便，猪苓利水道，远志治咳逆、强志，人参补五脏、安精神，牛膝治寒湿痿痹，大黄荡涤肠胃、推陈致新，款冬治咳逆上气善喘，海藻治瘿气颈下核，黄连治肠澼下痢，茵陈蒿治热结黄疸，青蒿（即草蒿）治热在骨节间（骨蒸劳热），恒山（即常山）治疟疾，雷丸驱虫，水银灭疥，通草利尿，麻黄治喘，柴胡退热，凡此等等，都是世界药物史上最早记载的特效药，充分说明其中所记载药物疗效的真实可靠。当然，限于古人当时的认知水平，其中也有诸如某药"久服不老""轻身延年""延年神仙""久服通神明"或者"化铁为铜，成金银"，以及"辟精怪鬼魅"等说法，这是由于当时生产力不发达，科学技术还较原始落后，人们对某些现象还不能洞明而产生的一些认识，但这些内容在《神农本草经》中所占比例极少，终归瑕不掩瑜，其中传载的大量科学而翔实的药物学资料仍是其绝对的主流，绝不可因其中少许不正确的内容而抹杀其重要的学术价值。

二、开创药物分类之先河

《神农本草经》将传载的365味药物按其功用分为上、中、下三品，将《素问·至真要大论》中提出药物三品分类的理论付诸实践。其分类主要是根据药物的性能特点和应用目的。"上（品）药一百二十种为君，主养命以应天，无毒，多服、久服不伤人。欲轻身益气，不老延年者，本上经"。"中（品）药一百二十种为臣，主养性以应人，有毒、无毒，斟酌其宜。欲遏病补虚羸者，本中经"。"下（品）药一百二十五种为佐使，主治病以应地，多毒，不可久服，欲除寒热邪气，破积聚愈疾者，本下经"。其着墨不多，寥寥数语，就将365种药物分为上、中、下三品的分类主旨表达得明晰透彻。简言之，一是三类药物在当时组方中担当着不同角色，或为君，或为臣，或为佐使。当然，这只是当时组方的经验或者是作者的建议，并非是一成不变的定则。二是根据药物"主养命""主养性""主治病"之不同应用目的分类。此处之"养命""养性"或"治病"，亦为作者鉴于当时对药物使用范围及目的的认识或经验，仅属泛泛之论。三是依据不同类别药物"无毒""有毒（或）无毒""有毒"之毒性大小有无进行分类。此处仅仅说明当时作者对药物分类的一种思路，绝不可望文生义，如上品中的丹砂、水银、空青、曾青、石胆等均有毒，但这些都是自先秦至唐代，帝王、士大夫阶层为了追寻长生不老的欲望而炼制长生不老丹药的原材料，这就是将其归为能"养命"而"无毒"上品的思想根源及缘由。而"有毒"的下品药中之马刀、贝子、豚卵等却是无毒之品。因此，以"毒"之有无及大小进行分类仅是一种分类思路。三是根据药物的功用进行分类，凡有"轻身益气，不老延年"功用者，归之于上品；凡有"遇病补虚羸"功效者，归于中品；凡有"除寒热邪气，破积聚愈病"作用者，归于下品。可见，其分类依据明晰，对后世药物分类研究仍有重要的启迪作用。

整理《神农本草经》的陶弘景在其《本草经集注》中，仍然保留了上、中、下三品分类法，不过是将此三类分法隶属于他的玉石、草木、虫兽、果、菜、米、有名无用七类之下。唐代《新修本草》把"草木""虫兽"两类析解为草、木、兽禽、虫鱼四类，加上原有的玉石、果、菜、谷米、有名无用共九类，仍将上、中、下三品分类隶属于九类分法之下。成书于1097—1100年的《证类本草》载药1746种，仍按上述九类下列三品的分法。至明代李时珍的《本草纲目》，仍能窥视到上中下三品分类的痕迹。由此可见，《神农本草经》的分类方法虽然未能尽善尽美，也不是严谨无瑕，但其分类研究思路对后世的影响是巨大而深远的。

三、首先记载药物疗效与产地、采集时间、加工方法

中药的产地、采收、贮存，尤其是炮制加工是否适宜，是影响药材质量的重要因素。

1.中药产地　天然药物的分布和生产，离不开一定的自然条件。我国幅员辽阔，地理状况、气候条件都是十分复杂的，水土、气候、日照、生物分布等生态环境各地差异很大，这都影响药材的质量和药用效果。《神农本草经》中首次记载了药物生长环境，也就是说，首次告诫人们药物的功用与其生长环境有关。如大黄生河西，甘遂出中山，藜芦生太山，乌头生朗陵，款冬生山谷，柳华生川泽等。后世将某地区生长的药材质量最优者称之为"道地药材"，将能产生优质药材的地区作为"药出道地"。如四川的黄连、川芎、川乌、附子等，江苏的薄荷、苍术，广东的砂仁、木香，东北的人参、细辛、五味子，云南的茯苓，河南的地黄，山东的阿胶，安徽淮北的山药等

等。长期的实践证明，中药的质量与产地的关系十分密切。《神农本草经》的这一认识源于实践，因而经得起时间和实践的验证。

2. 中药采集 "阴干暴干，采造时月，生熟土地所出，真伪陈新，并各有法"。这是《神农本草经·序录》通过药物应时采集实例践行了《素问·至真大论》"司岁备物"的理念。在众多的中药种类中，植物药所占比例最大，生长发育不同阶段中的植物药的药用价值有很大差异，加之植物药又有花、叶、果、子实、茎、根干之别，而果实又有药用其果肉（如山萸肉、乌梅）、果核（如橘核、荔核）、果壳（如连翘壳）、果皮（如橘皮）之分，尤其是花、叶和果实，其药效与采摘时间的关系十分密切，如青皮与陈皮即是其例。如果不遵循时间而采集药材，就会像孙思邈批评的那样，"夫药采取，不知时节，不依阴干暴干，虽有药名，终无药实，故不依时采取与朽木不殊，虚费人工，卒无裨益"（《千金翼方·采药时节》）。

3. 中药炮制 炮制是药物在使用前进行必要的加工处理，包括各种剂型。《神农本草经》所说的"阴干暴（暴，通'曝'，日晒）干"，以及"宜丸者，宜散者，宜水煮者，宜酒渍者，宜膏煎者"皆含炮制。药物的加工，雷公称之为"炮炙"，李时珍称"修治"。就目前药物加工方法而言，有挑、拣、刮、刷等纯净处理，有捣、碾、锉、磨、水飞等粉碎处理，有切、铡等切制处理，有用水洗、淋、泡、漂、浸、润等处理，还有炒、炙、煅、煨、烘焙等火制法，另外还有煎、蒸、熬、淬等水火共制处理。此外还有制霜、发酵、发芽等方法。无论现在或者今后加工方法如何改进，但其源头仍不出《神农本草经·序录》所言之药物加工的立场。

四、明确规定药物应用的不同剂型

"药性有宜丸者，宜散者，宜水煮者，宜酒渍者，宜膏煎者，亦有一物兼主者，亦有不可入汤、酒者，并随药性，不得违越"（《神农本草经·序录》）。此处一方面体现了在2000年前中药的剂型已有的辉煌成熟，另一方面体现了药物剂型工艺和哪些药宜哪种剂型的研究已有丰富的经验。如消石"炼之如膏"，术"作煎饵"，茺蔚子"可作浴汤"（外用洗剂），葡萄"可作酒"，白芷"可作面脂"，牛角䚡（sāi，角中骨）、（牛）"胆可丸药"，猬皮"酒煮杀之"，露蜂房"火熬之良"，当归治"金创煮饮之"，雷丸"作膏摩，除小儿百病"，蛇蜕"火熬之良"，贝子"烧用之良"等。无论是历代药物学家对药物剂型的研究，还是现代药物剂型的改良，其目的仍然不脱《神农本草经》创立各种剂型之主旨大义。

五、客观评价药物的治病功效

药物治病是否痊愈，是否有效，甚或产生毒副作用，除了药物自身的品质之外，主要取决于患病机体的反应能力，取决于人体在药物干预下机体自身的调节能力，药物的治疗作用是辅助性的，而不是愈病除疾的决定因素。《神农本草经》正是站在这一科学的、辩证唯物主义内外因关系的立场上评价了药物在治病中的从属地位，认为凡"欲治病，先察其源，先候病机，五脏未虚，六府未竭，血脉未乱，精神未散，服药必治。若病已成，可得半愈。病势已过，命将难全"（《神农本草经·序录》）。此处首先告诫人们，有病必须早治；其次强调了疾病的痊愈与否，不能完全依赖药物的作用，主要是依靠机体的防御功能和在药物干预下机体驱邪愈病的内在能力。这种重视机体内在因素的观点和立场，在今后的医学研究中都有十分重要的意义。

六、强调临床辨证施药

"辨证施治"是中医学最基本、最重要的特点和临床治疗思路。千百年来，这一思路一直十分有效地指导着中医临床医学的发展，也指导着临床药物学的研究。《神农本草经》深谙其中的真谛和重要意义，全书内容高扬"疗寒以热药，疗热以寒药，饮食不消，以吐下药，鬼疰蛊毒以毒药，痈肿疮疡以疮药，风湿以风湿药，各随其所宜"（《神农本草经·序录》）。此处简明扼要，透彻明了的数语，不但突出了辨证施治用药的主旨，还提示在辨证施治用药的前提下，务必要辨别疾病的性质（寒、热）用药，辨别病因而审因论治（如"饮食不消""风湿"），辨别病情轻重并根据病情轻重而施以用药（如"鬼疰蛊毒"为重危病证），还要辨别躯体病（"痈肿疮疡""风湿症"）与内脏病（如"鬼疰蛊毒"）的差异而用药。前者用"疮药""风湿药"，后者用"毒药"。若通览365味药物之主治和功效，还可以发现，书中根据今之所言的内科疾病、妇科疾病、外科疾病、五官科疾病、皮肤病等等不同病种而施以不同药物予以治疗。这些内容都体现其重视辨证施治的用药思想。

七、重视服药时间与疗效关系

"病在胸膈以上者，先食后服药；病在腹以下者，先服药而后食；病在四肢血脉者，宜空腹而在旦；病在骨髓者，宜饱满而在夜。"(《神农本草经·序录》)这说明本书作者在认真总结前人用药经验的基础上，认识到服药时间与药物疗效之间的密切关系。此处提出的饭前服药、食后服药、早晨空腹服药、晚间饱食服药等不同服药时间的规定。这些规定不是随意提出的，而是在认真辨识疾病部位的基础上，根据病情、病位的差异而规定不同的服药时间。现代人认为这种规定符合"时间治疗学"的思想。

八、践行"药有阴阳"理论的价值

《黄帝内经》是"药有阴阳"理论的创立者。《神农本草经》对这一理论予以践行。所谓"药有阴阳"，其含义甚广。若仅从植物药与矿物药分阴阳，矿物药质地沉重而主降，属性为阴，植物药质地轻清而属阳。若就植物药而言，凡药用其花、其叶、其枝者多属阳，若用其根、其干者多为阴。如若对药物深层的内涵分阴阳，"阳为气，阴为味……阴味出下窍，阳气出上窍。味厚者为阴，薄为阴之阳。气厚者为阳，薄为阳之阴。味厚则泄，薄则通。气薄则发泄，厚则发热。"又说"气味辛甘发散为阳，酸苦涌泄为阴"(《素问·阴阳应象大论》)。四气，又称"四性"，药物之寒、热、温、凉是也，四气之中又有阴阳属性之分，具有温、热之性者为阳，具有寒、凉之性者属阴。药味之中亦再分阴阳，辛、甘之味者为阳，酸、苦、咸者属阴。五味之外又有淡味属阳，涩味为阴。就药物在人体内的作用趋向而言，有的药物能升提，如《神农本草经》所载，有的药物能治"下气"，治正虚之"头晕""目眩"等，其药皆有升提、举陷之作用。有的药能治疗"气逆""奔豚""喘""水肿""大小便不利"等，说明这类药物具有降逆、下行之功效。有的药物治疗伤风感寒之身痛、疹痒、无汗者，提示此类药物有向外、向表发散的功效。有的药能治疗多汗、少气等，提示此类药物有内敛的功效。后世将其归纳为"升降浮沉"，这一作用趋向性也可分为阴阳，凡药物具有升、浮作用趋向者为阳，具有沉、降作用趋向者为阴。此外，凡属花、叶、细枝之药者属阳，凡属植物药之根、干者属阴。凡此等等，皆属于经文所言"药有阴阳"之意。

九、"药有酸、咸、甘、苦、辛五味"的临床意义

所谓"药有酸、咸、甘、苦、辛五味"（《神农本草经·序例》），其本义是指人们可以品尝到的药物真实滋味。药物的真实滋味不止五种，而是受事物五行属性归类理论的影响，将药物之滋味统统纳之于五味之中，并将涩味附之于酸，淡味附之于甘，以合药物五味的五行属性归类。

由于药物"入口则知味，入腹则知性"，所以古人很自然地将药物滋味与药物的功效和主治病证联系在一起。为何说"入口则知味"呢？因为"心气通于舌，心和则舌能知五味矣"（《灵枢经·脉度》）。心主血脉，藏神，心脉入通于舌，舌是人体唯一的味觉器官。但舌能否准确地辨知不同滋味，除舌的局部功能外，还取决于心及心所藏神的主宰。所以说"心和则舌能五味矣"，显然"心和"是"舌能辨知五味"的前提。

药食的五味理论起源很早，在现存最早的文献《尚书》中已有明确记载，后来的《周礼·天官》则更加明确地指出分辨五味的临床价值，并且明确地指出"凡药以酸养骨，以辛养筋，以咸养脉，以苦养气，以甘养肉，以滑养窍"。药物的五味理论与药物紧密地联系在一起，而将药物五味理论上升到理性层面，并与调治五脏相结合则是《黄帝内经》的功绩，具体反映在《素问》的《脏气法时论》《至真要大论》，以及《灵枢经》的《五味》和《五味论》等篇中。《黄帝内经》最早并较系统地归纳了五味的基本作用，明确地指出了辛散、酸收、甘缓、苦坚、咸软等至今仍然适用的观点。论述了五脏系统与药物酸、苦、甘、辛、咸的"苦""欲""补""泻"关系。强调了过食、偏嗜五味会对相关内脏造成伤害。五味对五脏的伤害不是单向的，而是多向性、多脏器、多系统的。"味过于咸，大骨气劳，短肌，心气抑"（《素问·生气通天论》）即是其例。此处指出，过嗜咸味，不但损肾之精气而有"大骨气劳"之病理损害，还会出现"水胜侮土"的相侮局面，损伤脾胃，脾胃受损，致使肌肉失养而见消瘦（即"短肌"）。还会出现"水胜乘火"而抑伤心气。

中药学科在《神农本草经》及《黄帝内经》的基础上，经过历代医药学

家的共同努力，对五味理论有了更进一步的发挥，使五味理论更加丰富和完善。具体言之：凡辛味之药，具有能散、能行之功效，因而有发散、行气、行血之作用，可治疗气血阻滞之证以及外感表证。药物学中常将具有芳香气味的药物也标记为"辛"，亦称之为辛香之气。此时"辛"就不只是味觉，还与嗅觉有关。并且发现凡芳香、辛香之品不仅有能行、能散、能行气血之功用，还有辟浊除秽、开窍、醒神之功用。

凡甘味之药，能补、能缓、能和之功用。即所谓有补益，缓急止痛，调和诸药，调和内脏之作用。如人参之大补元气，鹿茸之补益精血，饴糖之缓急止痛，甘草之调和诸药等。

凡酸味之药，能收、能涩，即有收敛、止涩之功用。多用于体虚多汗、久泻久痢不止、肺虚久咳、遗精、滑精、早泄、尿急、尿频、遗尿等。如山茱萸、五味子之涩精、敛汗，五倍子、诃子涩肠止泻，乌梅敛肺止咳等。

凡涩味之药，能收敛固涩，与酸味药的作用相似，因而药物学中将其归于酸之类。如龙骨、牡蛎之涩精，赤石脂、禹余粮之涩肠止泻，芡实之固精止带，乌贼骨收敛止血、固精止带、抑制胃酸分泌而治疗反酸。虽然在五味的五行属性归类时将酸与涩同归于"木"类，但酸不能等同于涩，如酸味之药多能生津，故有"酸甘化阴"之论，这是涩味之药不能企及的。

凡苦味之药，能泄、能燥。"泄"之义甚广，有指通泄作用的，如大黄、芒硝之通便泻下作用，用于治疗热结大肠之便秘；有指降泄作用的，如杏仁有降泄肺气，可用于治疗肺气上逆之咳嗽，枇杷叶味苦，除能降泄肺气，治疗咳喘之疾外，还能降泄胃气，用于治疗胃气上逆之呕吐、恶心、呃逆、嗳气等；有指清泄之功用，如栀子、黄芩清泄火热，用于火热上炎之神躁心烦，目赤肿痛，口舌糜烂生疮等。所谓"燥"，指味苦之品有燥湿作用，可用于治疗湿证。临证中所见之"湿证"，又有寒湿和湿热之殊，因而凡苦味偏温之品，皆可用于寒湿之证，如苍术、厚朴，此时称为苦温燥湿；凡味苦偏凉、偏寒之药，均可用于湿热之证，如黄连、黄柏，此时又称之为苦寒燥湿。在"肾欲坚，急食苦以坚之"（《素问·脏气法时论》）理论启迪下，后世的药物学专家们将其总结为"苦能坚阴"，如知母、黄柏用于治疗肾阴亏虚，相火亢盛的痿证。或者用于治疗肾中阴虚火旺，精关不固之遗精、滑精、早泄之证。今人多认为"苦能坚阴"是通过泻火（可以是虚火或实火，但主要指虚火）间接达到"存阴"之"坚阴"效果。显然，"苦能坚阴"的本质与苦能清热泻火有直接关系。

凡咸味之药，能软、能下，是指其能软坚散结和泻下作用。主要是指临证治疗瘰疬、瘿瘤、痰核、癥瘕积聚等病证时，常常选用诸如海藻、昆布等消散癥结之品。鳖甲软坚消癥，芒硝攻坚硬之肠中燥屎等。

凡淡味之药，在五味的五行属性归类中与甘同属土类，故曰"淡附于甘"。淡味之药能渗、能利，是指此类药物具有渗利水湿的作用，多用于治疗水湿停聚之水肿、带下诸病。如猪苓、茯苓、薏苡仁、冬瓜皮、通草、车前子等皆是。

药物"味"之确定，最主要是依据人们味觉感知到的真实滋味，绝大部分中药之味均如此。但也有部分药物之味是通过其临床效果推定的，如葛根、皂角刺并无辛味，但前者能解表散邪，常用于治疗表证，故据"辛能散之"的理论，推论并确定其味为"辛"；皂刺能消痈散结，常用于痈疡初期，或脓成不溃而使之疮破脓出，故而以功效标定其味为"辛"；磁石并无咸味，因其能入肾，潜镇浮阳，而咸味与肾之五行属性相同，故而以功效定其味为"咸"等。可见，药物五味之标定依据有二：一是实有之滋味，二是凭功效定滋味。前者是诸多药物之味确定的依据，后者所占比例不多。

十、药"有寒热温凉四气"的实用价值

"调气之方，必别阴阳……寒热温凉，衰之以属。"（《素问·至真要大论》）此处的"寒热温凉"就是指药物的性质。药物的性质在《黄帝内经》及《神农本草经》时代称之为"气"，是人们无法凭借感官直接感知的。在《黄帝内经》中，常把人们凭借感官能直接感知的，用"有形"属阴概括。而把人们凭借感官无法直接感知，但是又客观存在的，需要间接获得其相关信息的，用"无形"属阳概括。这也就是"阳为气，阴为味。味归形，形归气，气归精，精归化"以及"阳气出上窍，阴味出下窍"（《素问·阴阳应象大论》）之论形成的依据。隋唐之前，皆遵《黄帝内经》和《神农本草经》之旨，将药物的性质称为"气"，且与药物之功效紧密地联系在一起。故有"经方者，本草石之寒温，量疾病之深浅，假药味之滋，因气感之宜，辨五苦六辛，至水火之齐（齐，通'剂'），以通闭结解，反之于平"（《汉书·艺文志·方技略》）之论。《神农本草经》则径言药物有"寒热温凉四气"，可

知药物"寒热温凉四气"的理论在汉代已经确立并得以广泛的应用。宋代寇宗奭为了避免人们将"寒热温凉"四气之"气"与焦、臭、腥、膻、香之"气"从字面上和内涵上混淆，于是将"四气"改为"四性"，认为"凡称气者，即香臭之气，其寒热温凉则是药之性……序例（指《神农本草经》卷一'序例'）中'气'字，恐后世误书，当改为'性'字，于义为允"（《本草衍义》）。古人称"寒热温凉"为"四气"并非寇氏所言之误笔，这不过是古人和后世两相称谓和表述不同而已，当然称"四性"更加明白了然一些。明代李时珍对此持公允严谨态度，认为"寇氏言寒热温凉是性，香臭腥膻是气，其说与《祀记》文合。但自《素问》以来，只以气味言，卒难改易，姑从旧尔"（《本草纲目·序例》），并在他的《本草纲目》所载众药的内容中，皆从《神农本草经》及《素问》旧说而言"气味"。

四气，即四性，是药物或食物的寒热温凉四种性质，与人们味觉可感知的"有形"五味对言，四气属阳，五味属阴，此即"阳为气，阴为味"（《素问·阴阳应象大论》）之意。而事物之阴阳属性是可分的，"阳中有阴，阴中有阳"，故属阳的药物寒热温凉之性还可再分阴阳。温性、热性为阳，凉性、寒性属阴。热甚于温，寒甚于凉，其中只是程度的差异。就温热而言，常又有微温、温、热、大热的不同量级；寒凉又有凉、微寒、寒、大寒的不同量级。如果在性质上没有寒热温凉明显的性质差异，就用"平"标定其性质。

药物寒热温凉的四气（性）是如何确定的？若据"寒热热之，热者寒之""治热以寒，治寒以热"（《素问·至真要大论》）"疗寒病以热药，疗热病以寒药"（《神农本草经·序例》）理论言之，古人是根据药物作用于患病机体后的药效反应而确定药物寒热温凉四性的，显然药物的性质是与药物所治病证的性质相对立的。因此，药性的确定是以临床实践为基础，依药物效应为根据，以所治病证的寒热为前提。凡能减轻或消除热性病的药物，确定其为寒性或凉性，如石膏、黄芩、黄连、连翘、金银花等；凡能减轻或消除寒性病证的药物，可以确定其为热性或温性，如附子、干姜、乌头、黄芪等。

总之，药性的寒热温凉与药效之间的关系是共性与个性的关系。药性的寒热温凉具有共性特征，但药效是具体的，是指某药治某病所产生的具体效果。药性是抽象的，药性是人们从长期的、具体的药物所治病证而获得相应药效中抽象产生的。另外，药性是从特定的角度概括了药物的作用，因此所反映药物的作用仅仅是该药物可能的全部作用中的一部分，因为任何一个药物的全部作用包括作用的性质、范围、趋势、强度、正向或者负向等等。所以对药性的认识必须要与药物其他方面的知识相结合，方能全面、客观、准确地把握药物的性能和作用。

十一、药"有毒无毒，斟酌其宜"的具体应用

"有毒无毒，斟酌其宜"（《神农本草经·序录》）是指临证用药时，务必要先知道哪些药物有毒，哪些药物无毒。有毒之药，其毒性之大小及程度等等，然后再根据临证实际情况，斟酌用药。临证如何"斟酌其宜"呢？"病有久新，方有大小，有毒无毒，固宜常制矣。大毒治病，十去其六；常毒治病，十去其七；小毒治病，十去其八；无毒治病，十去其九。谷肉果菜，食养尽之，无使过之，伤其正也。不尽，行复如法。"（《素问·五常政大论》）

药物之"毒"性，古今认识有广狭之别。汉代及其以前的"毒药"，是指所有治病药物的总称。如"医师聚毒药以供医事"（《周礼·天官》）。"毒药攻邪，五谷为养，五果为助，五畜为益，五菜为充"（《素问·脏气法时论》）。说明药物的治疗作用和对人体的毒害作用常常是界线不清，难以辨别的，因此以"毒"命药，告诫人们临证用药要谨慎小心，不能草率鲁莽从事。

《神农本草经》首先提出了药物之"有毒、无毒"的界分，并提出"若用毒药疗病，先起如黍粟，病去即止。不去倍之，不去十之，取去为度"（《神农本草经·序录》）。自此以后，所有的本草专著始对有毒性的药物进行标记。

历代医家是以药物的偏性来解释药物有毒、无毒及毒之大小的。有毒药物的治疗剂量与中毒剂量比较接近或相当，如乌头、天雄等，因而此类药物的用药安全性小，容易引起中毒反应。所谓无毒的药物，仅指其用药安全度较大，但绝对不是说不会引起中毒反应。加之个体差异，某些特异的有过敏体质的人，即使是无毒的药物，甚至某些食物也会引起一些不良反应，如过敏反应。因此，药物的毒性反应，一方面与剂量过大、用药时间较长有关，

另一方面是与病人的体质和机体反应性有关。

有毒的药物，其偏性较强，根据"以偏纠偏""以毒攻毒"的原则，某些有毒之药其毒性还有可利用的一面，如硫黄之毒可治疗疮且很有效等。但《神农本草经》中将丹砂、矾石、曾青、空青等均列在无毒的上品，还认为此类药物"久服不伤人"，可以使人"轻身，益气，不老，延年"（《神农本草经·序录》）。实质上，这些矿石类药物均有毒，都不能长期服用。因此，应当正确对待古人的经验。

十二、以"七情和合"观点，践行《黄帝内经》的药物配伍原则

药"有单行者，有相须者，有相使者，有相畏者，有相恶者，有相反者，有相杀者。凡此七情，合和视之"（《神农本草经·序录》）。这就是药物配伍理论中"七情和合"的源头。"七情和合"是指药物配伍中的特殊关系。关于药物的配伍原则在《黄帝内经》中已有明确的规定。"黄帝曰：善，方制君臣何谓也？岐伯曰：主病之谓君，佐君之谓君，应臣之谓使，非上下三品之谓也。""君一臣二，制之小也；君一臣三佐五，制之中也；君一臣三佐九，制之大也。"又说："君一臣二，奇之制也；君二臣四，偶之制也；君二臣三，奇之制也；君二臣六，偶之制也。故曰：近者奇之，远者偶之，汗者不以奇，下者不以偶。"（《素问·至真要大论》）这就是后世所说的大、小、缓、急、奇、偶等制方法度的源头。

药物的配伍，是指医生有目的的根据病情需要和药物性味特点，将两种以上单味药物按一定法度配合使用。《黄帝内经》所言之君臣佐使是从配合使用药物在方剂中担当不同角色之方面立论的。但每一方剂中的多种药物，像其药性、药味以及进入体内后的作用趋向之区别，相互间还会产生种种作用。《神农本草经·序录》则把组方时所选药物可能会产生的"相须""相使""相畏""相恶""相反""相杀"等情况，加上"单行"概括为"七情"而称之为"凡此七情，合和视之"。

所谓"单行"，既是指单用一味药物治疗疾病。只有病情单纯、轻浅者，可选一味针对性强的药物治疗而获效，即是"单行"。如清金散单用一味黄芩，治疗轻度肺热咳嗽，用鹤草芽驱除绦虫，用苦楝树根皮驱除蛔虫等。"单行"也在于强调组成方剂所有药物的协同治病功效必须方向一致、靶点

一致，能够达到最优治疗效果的组方原则。这一内涵应当是将"单行"放入"七情合和"最为贴切的理解，否则，就很难将单用一味药物治病的方法与"七情"与"合和"的意涵相联系。

所谓"相须"，是指在性能、功效相类似的药物配合使用，以增强原有治疗效果的配伍关系。如知母与黄柏配合，能明显地增强清热泻火又不伤阴的效果；知母与石膏配伍，其清热泻火功效明显增强；大黄与芒硝配合，使攻下泻热作用增强显著；全蝎、蜈蚣配伍，其止痉治抽搐作用更加显著等。

所谓"相使"，是指性能和功效在某些方面有共性，或者性能和功用虽然不完全相同，但治疗目标一致的药物相配伍，其中又是以一种药物为主，另一种药物为辅，以提高疗效的配伍关系。如有补气又能利水的生黄芪与利水健脾功效的茯苓、茯苓皮、猪苓、泽泻配伍应用时，后者能提高黄芪补气利水的治疗效果；再如黄连配木香治疗湿热泄痢，腹痛里急，其中黄连清热燥湿，解毒止痢为主，以治病本，而木香调中宣滞，行气止痛，可以增强黄连治疗湿热泻痢的效果。再如雷丸驱虫，配伍具有泻下通便的大黄，可以增强雷丸的驱虫效果。

所谓"相畏"，是指组方中的一种药物之毒性反应或副作用，可以被另一种药物消除或者减轻，那么这两种药物的配合应用即称为"相畏"。如生半夏和生南星的毒性作用可以被生姜减轻或消除，这就是所谓的生半夏、生南星畏生姜。在药物炮制中，制半夏、制南星常用生姜炮制，也是取其"相畏"之意。后世的"十九畏"配伍禁忌经验，就是在《神农本草经》"相畏"理论的基础上总结、凝练而成的。后世所谓的"十九畏"是指：硫黄畏朴硝，水银畏砒霜，狼毒畏密陀僧，巴豆畏牵牛子，丁香畏郁金，川乌、草乌畏犀角，牙硝畏三棱，官桂畏石脂，人参畏五灵脂。此处应当明白，配伍禁忌中的"十九畏"，虽然是"七情和合"中"相畏"演化而成，但与《神农本草经》中的"相畏"有很大距离，不可混淆。"相畏"是组方中两种药物毒副作用的抵消、减弱。两者可以配伍应用，如生姜与生半夏。而"十九畏"中列举的十九种药物中的九组药物是禁止配伍，禁止在同一组方中同时应用的。对两者的源流关系及其内涵间的差异不可不知，不可不察，也绝不可混淆。

所谓"相杀"，是指组方中一种药物能减轻或消除另一种药物的毒性或副作用。如前述的生姜能减轻或消除生半夏、生南星的毒性或副作用，因而称生姜能杀生半夏、生南星的毒。可见，相畏和相杀是同一种配伍关系的两种不同称谓。两者所站的角度不同而有两种不同的说法。具体言之，站在生姜的角度就称为"杀"，即生姜能"杀"生半夏、生南星的毒。若站在生半夏、生南星的立场就称之为"畏"，即生半夏、生南星"畏"生姜。

所谓"相恶"，是指在组方中，两种药物只是在某些方面的功效有所减弱或丧失。由于两种药物并非丧失全部的功效，所以这两种药物仍然可以在某些特定情况下配伍应用。例如生姜恶黄芩，只是生姜的温肺、暖胃功效与黄芩的清肺、清胃功效有所抵触而使某些功效降低。但是生姜还有和中、开胃、止呕而治疗不欲饮食，伴有恶心、呕吐之证，黄芩还可消除少阳之邪热，两药在这些方面的功效并不"相恶"，所以仍然可以配伍应用。

再如人参恶莱菔子，人参治疗纯虚无实之证，莱菔子消积导滞而用于实证。若脾虚而挟食积之证，两药伍用，各得其所，效果更优，故又有"人参得莱菔子，其功更神"（《本草新编》）之说。可见，对药物配伍中的"相恶"应当视具体情况而定，临证组方配伍时要兴利避弊，随机圆活，不可拘执。

所谓"相反"，就是指组方中两种药物合用，能产生新的毒副作用或者增强两药原有的毒副作用。此种药物的配合应用称之为"相反"。五代后蜀地名医韩保升在修订《蜀本草》时，率先统计药物配伍中"七情和合"的药物数目，提到"相恶者方十种，相反者十八种"。后世所谓的"十八反"即源于此。

"十八反"是组方之禁忌，具体言，"甘草反甘遂、大戟、海藻、芫花，乌头反贝母、瓜蒌、半夏、白蔹、白及，藜芦反人参、沙参、丹参、玄参、细辛、芍药（含白芍、赤芍）"，总计三组十八种药物，故名"十八反"。

历代医家对"十八反"以及"十九畏"作为组方时配伍禁忌的评价不一，遵循信奉者居多，这是"医者，仁术"的信仰和崇尚重宝性命的医生信条有关，谁也不会拿病人的身家性命作代价而违背前人临证总结的"十八反""十九畏"进行组方。但也有人认为"十八反""十九畏"并非绝对禁忌，更有甚者认为相反之药同用，能产生相反相成的效果，若能运用得当，还可能起沉疴、愈痼疾。此说虽然也有道理，但却缺乏有力的大样本的临床例证。

现代的一些药物学专家对"十八反""十九畏"进行了药理实验研究，取得了一些成绩，但由于这其中涉及的问题甚多，加之实验条件和实验方法的差异，使各地实验结论相差很大。简单的毒性实验，大多得出负向结果或互相矛盾的结论，因此近些年来，对"十八反""十九畏"的配伍禁忌"不宜轻易否定"的呼声甚高。实验室的工作尚且如此，临床工作者更是，不应轻举妄动。

综上所述，《神农本草经》根据汉代以前临证用药经验所总结的"七情和合"理论，至今仍是医师临证组方用药的绳墨和规矩，足见其意义之重大，影响之深远。

此外，《神农本草经》首先记载了具有堕胎作用的药物有水银、牛膝、石蚕、地胆、鼺鼠、瞿麦6味。陶弘景在设堕胎药专项，收载有堕胎作用的药物41种（《本草经集注·序例》）。历代医家均将药物有堕胎作用列为药物的毒副作用和妊娠用药禁忌，并非寻求堕胎的专用药。现代中药学中对妊娠用药有两种标记方法：

一是禁用药，如水银、砒霜、雄黄、轻粉、斑蝥、马钱子、蟾酥、川乌、草乌、天雄、藜芦、胆矾、巴豆、甘遂、大戟、芫花、牵牛子、商陆、麝香、干漆、水蛭、虻虫、三棱、莪术等。

二是慎用药，如牛膝、川芎、桃仁、红花、姜黄、牡丹皮、枳实、大黄、芒硝、附子、肉桂等。

古人认为能引起堕胎是确认妊娠禁忌药的主要理由和依据。现代药物学家结合实践和实验，对妊娠禁忌药物有了更深层次的认识，认为这些妊娠禁忌药物可能对母体不利、对产程不利、对胎儿不利、对孩子出生后生长不利等，这些认识是从妊娠安全用药和优生学角度进行研究的，应当予以重视。这一全新妊娠安全用药思路仍然肇端于《神农本草经》，是其向历代药物学家和临床实践家昭示了重视妊娠安全用药的重要性。

总之，中医药学理论体系确立的四大标志之一，中药科学发生的典祖——《神农本草经》是中药学科学体系发生的源头，其贡献就药物学而言，几乎是全方位的，此处仅从十二个方面予以简要述评，虽然未能涵盖其价值的全部，但已可窥其一斑。虽然该书中还有些现代人不齿的内容，但只要站在辩证唯物主义和历史唯物主义的立场上去看待和评价，也就不难得出中肯的结论。

参考文献

［1］张登本，孙理军.黄帝内经素问（中医古籍名家点评丛书）［M］.北京：中国医药科技出版社，2020，6.

［2］傅贞亮，杨世兴，张登本，等.中医常用术语选释［M］.西安：陕西科学技术出版社，1989，10.

［3］张登本.中医学基础［M］.北京：中国中医药出版社，2003，1.

［4］张登本.《内经》二十论［M］.北京：中国中医药出版社，2017，4.

［5］马继兴.马王堆古医书考释［M］.长沙：湖南科学技术出版社，1992，11.

［6］山东中医学院.《黄帝内经素问》校释［M］.北京：人民卫生出版社，1982.

［7］王庆其.《内经》临证发微［M］.上海：上海科学技术出版社，2007，10.

［8］河北中医学院.《灵枢经》校释（第二版）［M］.北京：人民卫生出版社，2009，2.

［9］孙国中.洛书河图解析［M］.北京：学苑出版社，1990.

［10］刘明武.换个方法学《内经》［M］.长沙：中南大学出版社，2012.

［11］罗竹风.汉语大辞典·中卷（缩印本）［M］.上海：上海辞书出版社，2007.

［12］李守力.周易诠释［M］.兰州：兰州大学出版社，2016.

［13］张登本，武长春.《内经》词典［M］.北京：人民卫生出版社，1990.

［14］王洪图.《内经》研究大成［M］.北京：北京出版社，1996.

［15］张登本.张登本解读五运六气［M］.北京：中国医药科技出版社，2019，6.

［16］张登本.《难经》通解［M］.西安：三秦出版社，2001，10.

［17］张登本.全注全译《神农本草经》［M］.北京：新世界出版社，2009.